看護師
できるナース
と言われるために
5年目までに
知っておきたい
108のこと

Gakken

監修・編集・執筆者一覧（敬称略）

〈監修〉

浅香　えみ子　東京医科歯科大学病院　看護部長

〈編集・Part リーダー〉

村田　中　日本赤十字社医療センター　看護部　慢性疾患看護専門看護師　糖尿病看護認定看護師

出本　明　日本赤十字社医療センター　看護部　母性看護専門看護師

長岡　孝典　独立行政法人国立病院機構呉医療センター　救命救急センター　急性・重症患者看護専門看護師

青山　道子　日本赤十字社医療センター　看護部　主任　集中ケア認定看護師

大森　泉　医療法人徳洲会　東京西徳洲会病院　看護部　慢性疾患看護専門看護師

神馬　紗智　株式会社 Plusbase コンテンツディレクター

三橋　啓太　国家公務員共済組合連合会　横浜南共済病院　地域支援センター　慢性疾患看護専門看護師

坂本　未希　ウィル訪問看護ステーション江戸川　診療看護師

伊藤　麻紀　日本赤十字社医療センター　看護部　慢性疾患看護専門看護師　皮膚・排泄ケア認定看護師

松村　麻衣子　一般財団法人信貴山病院　ハートランドしぎさん　精神看護専門看護師

藤　健二郎　広島文化学園大学　大学院　看護学研究科　博士前期課程　クリティカルケア看護専攻

菊池　亜季子　日本赤十字社医療センター　看護部　主任　急性・重症患者看護専門看護師

〈執筆〉（掲載順）

鶴岡　典子　日本赤十字社医療センター　看護部

出本　明　前掲

村田　中　前掲

町田　景子　東京都病院機構　東京都立多摩北部医療センター　看護部　主任　慢性疾患看護専門看護師　糖尿病看護認定看護師

藤森　雅　日本赤十字社医療センター　看護部　副看護師長

大森　泉　前掲

三橋　啓太　前掲

柳澤　篤志　日本赤十字社医療センター　看護部教育企画室　副看護師長

中村　剛士　日本赤十字社　愛知医療センター名古屋第一病院　救命救急センター初療室　家族支援専門看護師

菊池　亜季子　前掲

髙原　有貴　信州大学医学部附属病院　集中治療部　長野呼吸療法研究会　集中ケア認定看護師

青山　道子　前掲

伊本　賢司　独立行政法人　国立病院機構呉医療センター　救命救急センター　集中ケア認定看護師

伊沢　明子　国保直営総合病院　君津中央病院　脳卒中リハビリテーション看護認定看護師

田端　恭兵　Footage 訪問看護ステーション　精神看護専門看護師

平佐　靖子　日本赤十字社医療センター　看護部　老人看護専門看護師

前澤　美代子　山梨県立大学看護学部　教授　がん看護専門看護師

横田　夏紀　日本赤十字社医療センター　看護部　がん看護専門看護師

石田　恵充佳　東京医科歯科大学病院　看護部　感染症看護専門看護師　集中ケア認定看護師

大久保　佳代　日本赤十字社医療センター　感染管理室　感染管理認定看護師

坂本　未希　前掲

長岡　孝典　前掲

永松　純一　日本赤十字社　福岡赤十字病院　看護部

伊藤　麻紀　前掲

谷口　肇　国家公務員共済組合連合会　舞鶴共済病院　摂食・嚥下障害看護認定看護師

石川　史明　日本赤十字社医療センター　医療技術部　栄養課

神馬　紗智　前掲

松村　麻衣子　前掲

武田　美和　社会福祉法人　三井記念病院　看護部　がん看護専門看護師

合澤　葉子　国家公務員共済組合連合会　虎の門病院分院　総看護師長

津嘉山みどり　医療法人おもと会　大浜第一病院　副院長兼看護部長

松下　博宣　学校法人東京農業大学　東京情報大学看護学部　教授

浅香えみ子　前掲

河野　一也　公益社団法人　山梨勤労者医療協会甲府共立病院　医療安全管理室　感染管理認定看護師

藤　健二郎　前掲

グラフィックレコーディング／サマリーグラフィック　Reona（看護師）
プラクティスイラストレーション　はや（看護師）

序のことば

新人看護師指導，プリセプター役割，看護ケアといった多くの学び実践力を身に着けるとともに，経年的に期待される役割が増えてきます．看護師の成長の在り方は個々によってさまざまですが，ある時期に急激な成長を見ることがあります．3年目，5年目にその節目があるようです．

看護師の成長は必ずしも経験年数に比例するとは限りませんが，熟達は経験と共にあることは頷けます．熟達に必要な時間は1万時間といわれ，それは5年の勤務時間に近い状況です．実務経験5年は，多くの職能において，“一通りの仕事を任せられる能力評価”のスケールになっています．日本看護協会認定看護師のエントリー要件にも5年の実践経験が含まれています．

5年目として，名実ともに独り立ちした看護師になっていくみなさんは，ご自身の直接的なケアのみならず，病棟，部署内で提供されるケアの質を意識するころになります．部署のリーダーとしてチーム活動を視座に置き，実践や調整，教育といった期待役割が向けられます．これらは一通りの仕事を任せられる独り立ち看護師の目安といえます．

実務経験を1年，3年，5年と重ねることで，人としての成長が著しく進みます．と同時に，専門職者としての風格も出てきます．看護を通して人として成長する仕組みは経験からの学びであり，その促進要素は経験数と振り返りの深さにあります．

これらを効果的かつ効率的に進める方法を身につけることは，一人前看護師となり，生涯にわたって輝き続けるために大切なことです．具体的には，知識をもつこと，知識を活用すること，行動すること，意思決定すること，自己を管理することを意識して行動することです．慣れに任せた日々の行動から，意味ある経験につながる行動を増やしていく必要があります．これが，独り立ち看護師への成長の過程です．

本書では，5年目ナースを表示していますが，これに限定せず一通りの仕事を任せられ独り立ちしていく皆さんにとって，経験しておくべきこと，経験が有利なことを紹介しています．

108のitemは一通りの仕事を任せられ独り立ちした方々の経験において必要だった，有効だった内容を厳選しています．さらに，それがなぜ有用なのか，どう扱えば有用なのかといった経験のリフレクションを含めています．実践者の思考とともに共有いただくことで，みなさんの経験値の量を増やすことになります（そうそう…あるよね～．そういうことか！　ならば，こうだ！　など）．他者の体験内容を自ら経験学習にプラスすることで，いまさら聞けない，いまさら体験できないことを補充していただけると思います．

読み方のポイントは，筆者と対話するつもりで読んでいただきたいと思います．“なぜそうなんですか？こういうことはどうですか？　私もそう思います”と，文脈を共有していただくと効果的だと思います．

本書が経験値をより有効に活用するための考え方，不足している補充すべき知識をお届けし，独り立ちに向かうみなさんの心のメモになり，自信に満ちたチームリーダーになってくださること，いつかみなさんが本書を刷新してくださることを願っています．

2022年6月

監修　**浅香　えみ子**

本書ができるまで

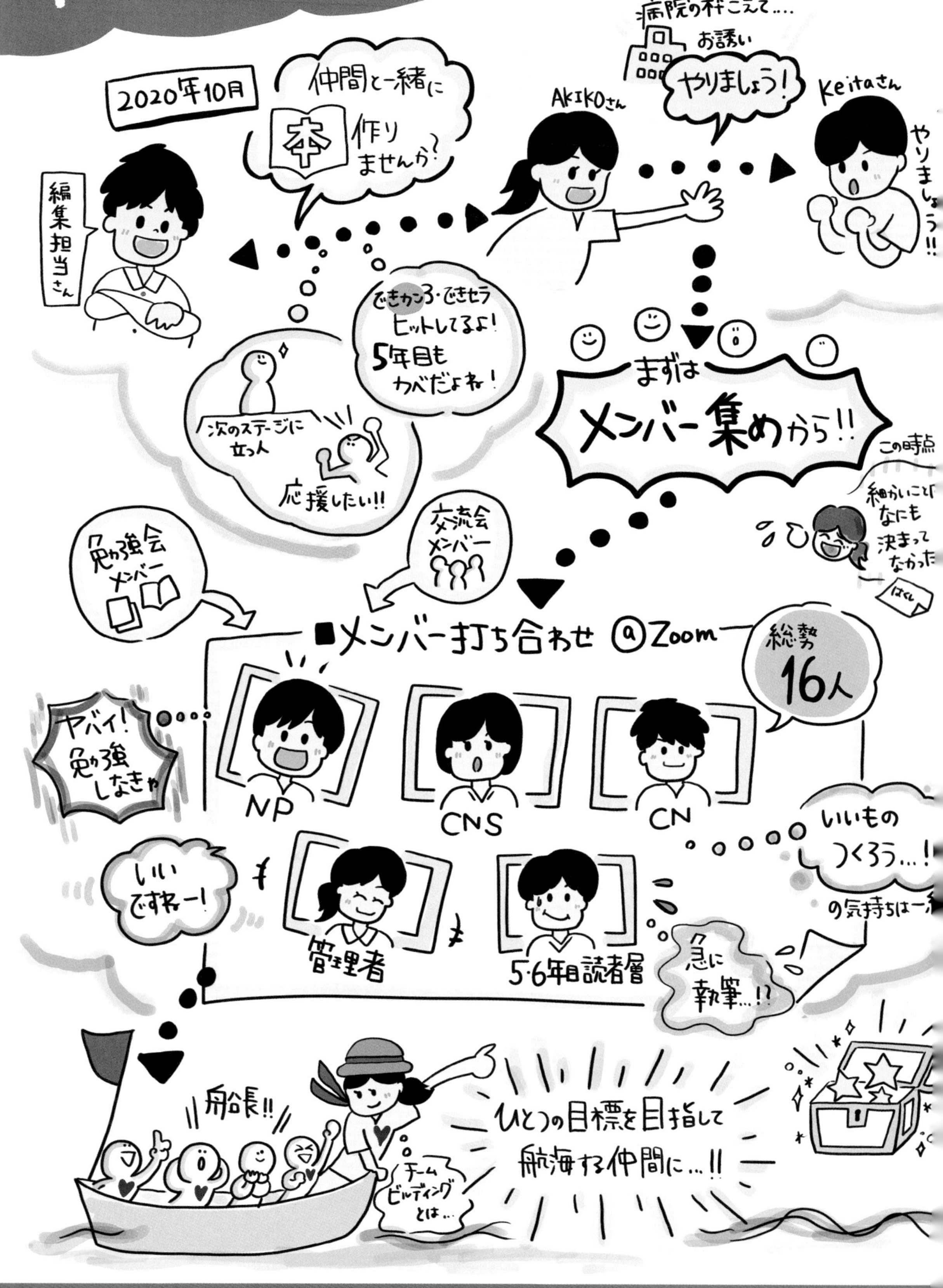

2020年10月

編集担当さん

仲間と一緒に 本 作りませんか？

AKIKOさん

病院の枠こえて….

お誘い

やりましょう！

Keitaさん

やりましょう!!

できカン3・できセラ ヒットしてるよ！
5年目もかべだよね！

次のステージに立つ人

応援したい!!

まずは メンバー集めから!!

この時点 細かいこと なにも 決まってなかった

はくし

勉強会メンバー

交流会メンバー

■メンバー打ち合わせ @Zoom

総勢16人

ヤバイ！勉強しなきゃ

NP

CNS

CN

管理者

5・6年目読者層

いいですねー！

いいものつくろう…！

の気持ちは一

急に執筆…!?

船長!!

チームビルディングとは…

ひとつの目標を目指して航海する仲間に…!!

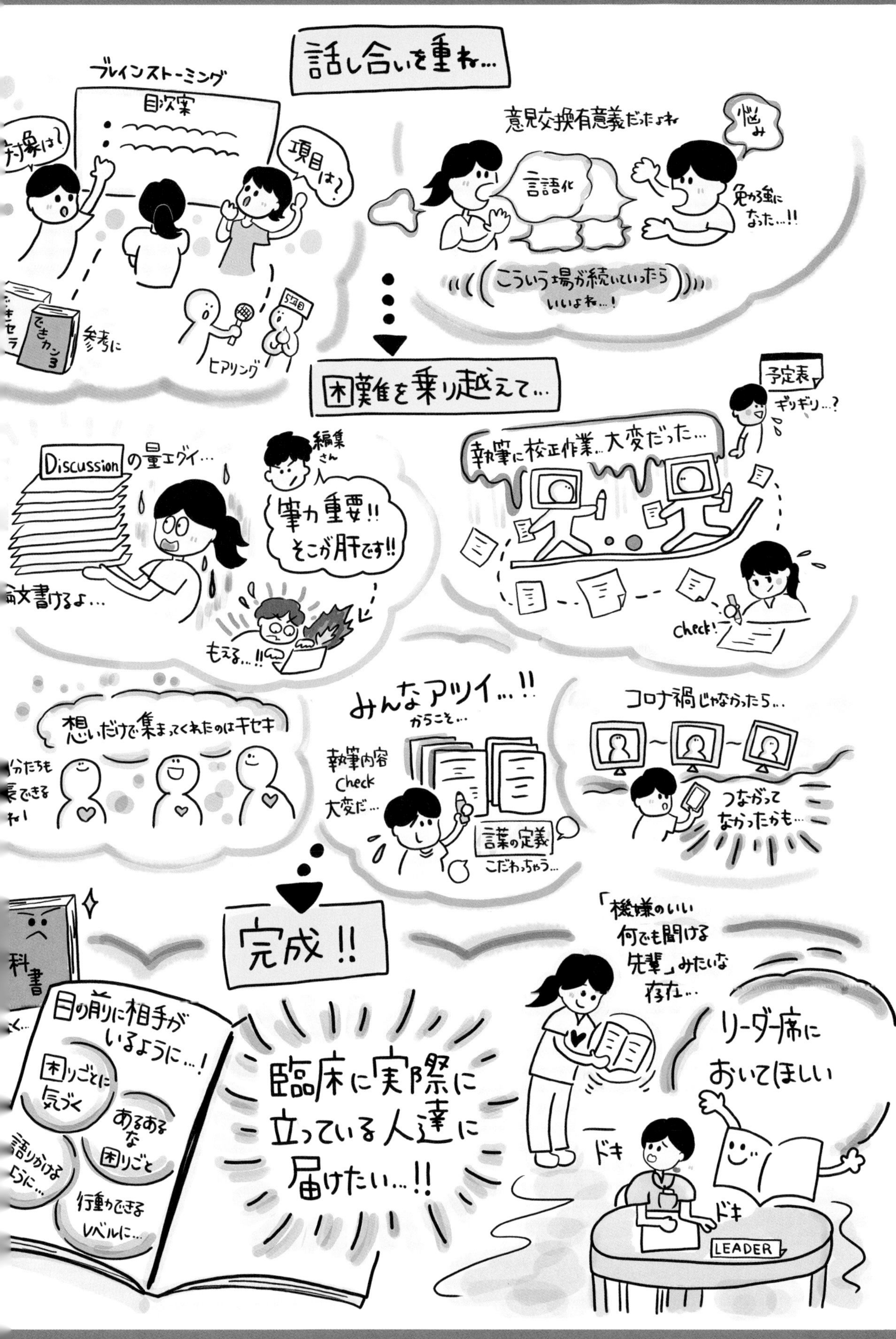

話し合いを重ね…
ブレインストーミング
目次案
項目は？
参考に
ヒアリング
意見交換有意義だったよね
悩み
言語化
勉強になった…!!
こういう場が続いていったら
いいよね…！
困難を乗り越えて…
予定表
ギリギリ…？
執筆に校正作業…大変だった…
Discussionの量エグイ…
文書けるよ…
編集さん
筆力重要!!
そこが肝です!!
もえる…!!
Check!
想いだけで集まってくれたのはキセキ
みんなアツイ…!!
からこそ…
執筆内容
Check
大変だ…
言葉の定義
こだわっちゃう…
コロナ禍じゃなかったら…
つながって
なかったかも…
完成!!
目の前に相手がいるように…！
困りごとに気づく
あるあるな困りごと
行動できるレベルに…
臨床に実際に立っている人達に届けたい…!!
「機嫌のいい
何でも聞ける
先輩」みたいな
存在…
リーダー席に
おいてほしい
ドキ
ドキ
LEADER

はじめに

読者のみなさま，数ある看護実践書の中から，この１冊を手に取ってくださりありがとうございます．本書は，プリセプターやリーダー業務を始める，すでに役割についた 2〜8 年目くらいの看護師のみなさんに向けた看護の実践書です．

私が臨床現場で大切にしていることは，「期待はしない」けれど「いつだって応援する」というマインドです．やりたい，頑張りたい時にはいつでも応援する，でもそれを押し付けない．そんな気持ちでかかわっています．

これくらいできるだろう，これはやってもらわないと，逆にこれは無理だろうという思い込みが，教育の姿勢において脅威となる場面を多くみてきました．だからこそ頑張りたい，興味があるというサインに対してはそれを見逃さずにその時は全力で応援する，そんなマインドを本書に注ぎました．

私たち執筆者の多くは，今もみなさんと同じように日々看護に携わっている看護実践者です．本書が企画段階にあったとき，一緒にこの企画を創り上げた編集者から「菊池さんの信頼のおける仲間で書きましょう」と依頼を受けました．これまでの本作りとは異なるかもしれませんが，伝えたいという熱意にあふれる看護師の仲間集めから始まったことを思い出します．

先の見えない１人での船出と仲間集めは，さながらどこかのマンガのよう．船のオーナー役を引き受けてくれた編集者から湧き出てくる斬新なアイディアとフリをどのように解釈し，咀嚼して仲間に伝えるか，私はその海賊船の船長としてリーダーシップ力を試されているかのような１年半．時には逆風で航路がずれそうにもなりました．しかし航海士や射撃手，二刀流の剣士らの仲間たちに助けられ，突き動かされ，とことん支えられ，ようやく今日を迎えることができました．

私たち現任者が現場の課題をもってかかわった本書には，現場にいるみなさんが，すぐに使ってみよう，すぐにやってみようと思える内容を盛り込みました．「後輩に教えるなんてまだできない」「リーダー業務が不安」「困ったスタッフへの対応はどうしたら」など，なかなか教科書では一般化できない，でも現場にあふれる課題に向き合い書き進めました．

本書が完成するまで，執筆者，編集者間で看護の悩み，キャリアの悩みに真っ向から向き合い，熱い議論を重ねてきました．特にキャリアにおいては，正解は１つではなく，選択できることに目を向けました．現場で困っていたり悩んだりというみなさんと，それらの課題を一緒に考えたいと思っている仲間からのメッセージとして読んでいただけたら嬉しいです．そして迷った時には本書に戻って，みなさんだけではないことを思い出してみてください．

最後に，本書の刊行にあたって，常に温かく励ましてくださった監修者の浅香えみ子先生，常に創造性あふれるアイディアを提案くださり，私たち執筆者を盛り立ててご尽力くださったメディカル・ケア・サービス株式会社の向井直人氏に心より感謝申し上げます．

2022 年 6 月

編者を代表して
菊池亜季子

目次｜Contents

Part 1 プリセプターになるあなたへ 教育について知っておこう

村田 中・出本 明

Part 2 根拠を持って看護技術を伝えよう

長岡孝典・青山道子

Part 3 リーダー業務 1日を責任持って乗り切るリーダーマインド

大森　泉・神馬紗智

Part 4 リーダーが知っておきたい スペシャリストの思考と実践

三橋啓太・坂本未希

表紙・本文デザイン：野村里香 DTP：真興社
イラスト：小林麻美，日本グラフィックス
編集協力：藤澤愛美，藤原蓉子

Part 1

プリセプターになるあなたへ

教育について知っておこう

編集リーダー
村田　中
出本　明

＼伝えたいこととそのゴール／

- 新人・新人教育に関する背景を知ることで，**新人について理解する**ことができる
- 新人教育に関わる**自分に与えられた役割**について理解することができる
- 成人教育の方法について理解し，**教育計画を立案する**ことができる
- **自身のスキルアップ**に向けた方法について知ることができる

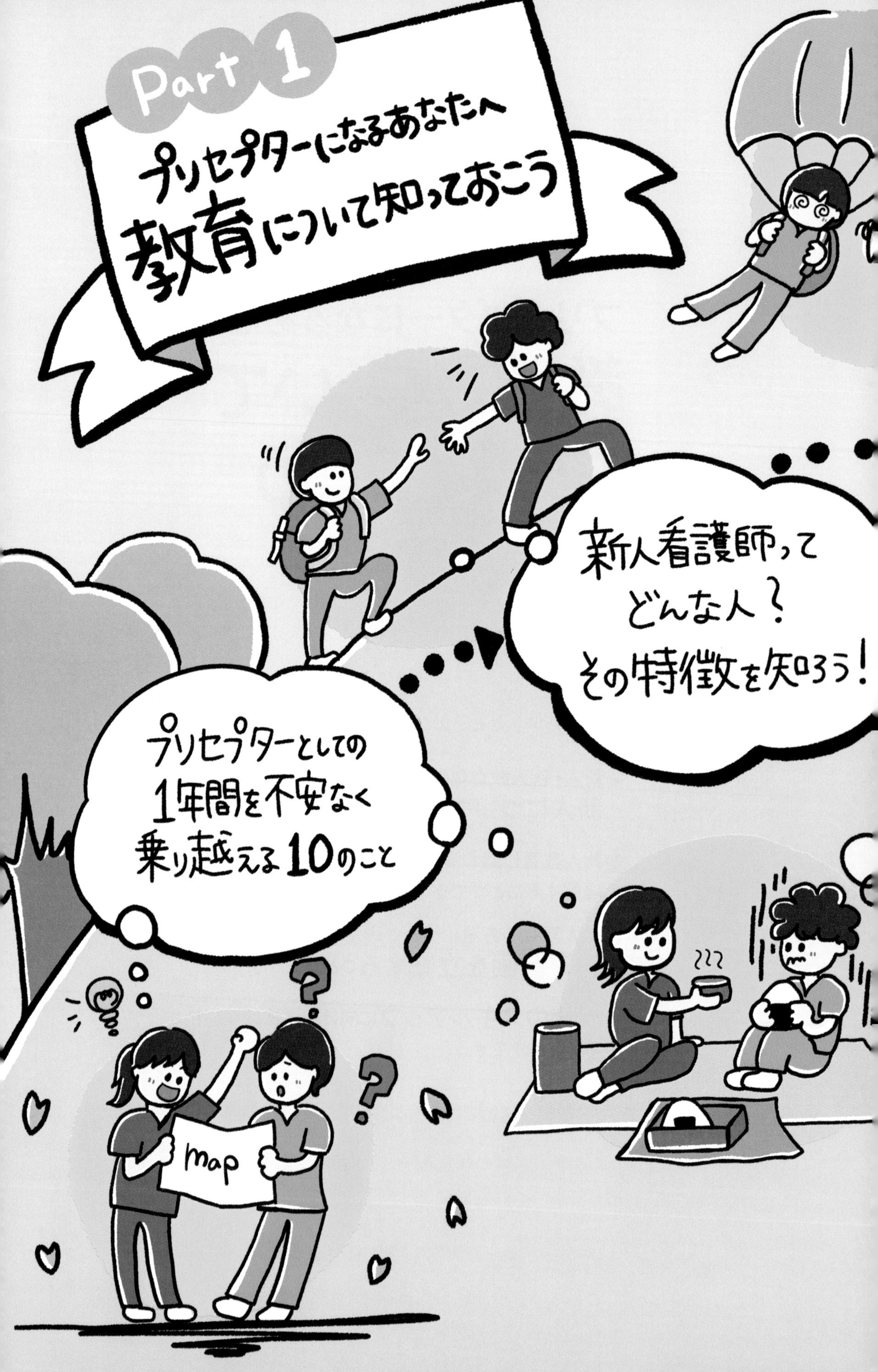
Part 1
プリセプターになるあなたへ
教育について知っておこう
新人看護師ってどんな人？その特徴を知ろう！
プリセプターとしての1年間を不安なく乗り越える10のこと
map

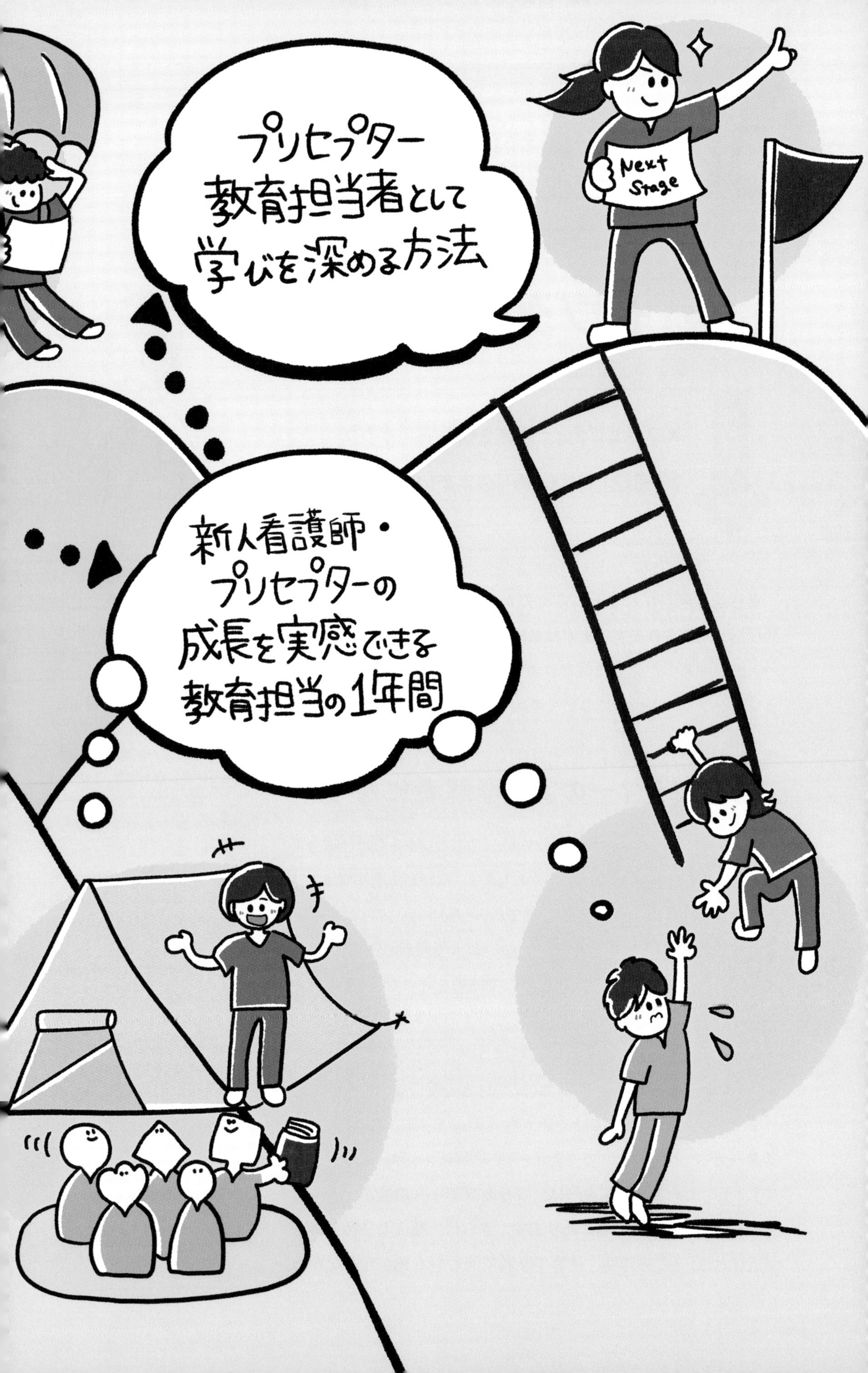
プリセプター
教育担当者として
学びを深める方法
Next Stage
新人看護師・
プリセプターの
成長を実感できる
教育担当の1年間

001 「教える」「教わる」の関係ではなく，ともに学ぶ姿勢を持つことが大切

「プリセプターって何する人?」プリセプターの役割

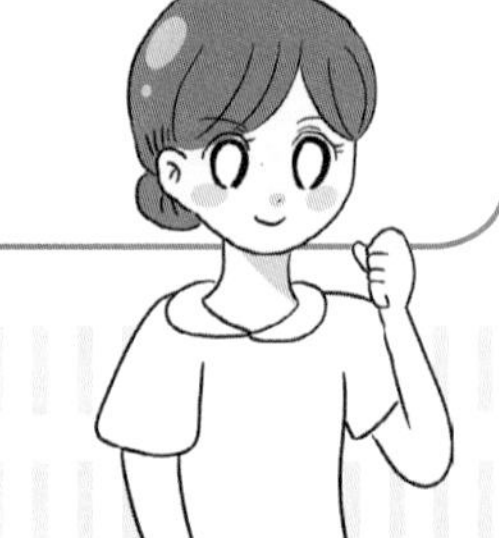

Contents

■プリセプティーのよき理解者になろう

■「完璧」よりも「ありのまま」の姿を見せよう

看護師3年目になると，多くの人がプリセプターとして教育的役割が期待されます．まずはじめに，本項では，看護師として一人前レベル[1]に達したばかりの2，3年目の皆さんだからできるプリセプターの役割について考えてみたいと思います．

プリセプティーのよき理解者になろう

新人看護師（プリセプティー）たちが，「プリセプターだけは味方でいてくれた」と話しているのをよく耳にします．なぜ新人看護師は，プリセプターが自分を認めてくれる存在であると感じられるのでしょうか．

例えば，課題の提出期限を守らない新人看護師がいたとします．状況を何も知らなければ，「なんで期限を守れないんだろう」と感じたり，「やる気がない」と思ったりする人もいるかもしれません．一方，その新人看護師が日頃はコツコツと勉強していたことを知っていたら，「何かあったのかな」と心配になりませんか？

プリセプターシップでは，新人看護職員1人に対してプリセプターがマンツーマンで，ある一定期間新人研修を担当します[2]．そのため**プリセプターは，プリセプティーの置かれた状況を最も理解しやすい立場にあります**．さらに，新人看護師と年齢が近ければ，「この時期，仕事で疲れて何もやる気が起きなかっ

一人前レベル

一人前レベルは，看護師がスキルを獲得していく5段階のレベルの1つです．

5段階のスキル獲得過程は，米国の看護理論家パトリシア・ベナー（Patricia Benner）が示したもので，ベナーは，スキル取得のDreyfusモデルを看護分野で実証し，“From Novice to Expert：Excellence and Power in Nursing Practice”（邦題『ベナー看護論-初心者から達人へ』）を著しました．

スキル獲得には，初心者レベル（novice），新人レベル（advanced beginner），一人前レベル（competent），中堅レベル（proficient），達人レベル（expert）の5つのレベルがあることを示しています．

さらに近年は，達人レベルの先に，熟達レベル（mastery）を加えています．

たな」などと，**自分の経験を思い返し，新人看護師の気持ちを想像しながらかかわることができます**.

先輩から「何で課題を出さないの？」と聞かれたら，プリセプティーは，きっと責められているように感じるでしょう．しかし，「あんなに勉強していたのに，何かあったの？」と聞かれれば，自分のことを気にかけてくれていると感じることができます.

また，近くにいるからこそ気づくことができる日々の頑張りや成長を，小さなことでもよいのでプリセプティーに伝えることも大切です．**自分のことをわかってくれている，理解してくれていると感じられる存在が職場にいることは，新人看護師にとって大きな支えです**．そして，日頃からのコミュニケーションを大切にすることが，新人看護師を理解したかかわりへとつながっていくのです.

新人看護職員研修ガイドライン

厚生労働省は，看護基礎教育の充実を図るとともに，臨床実践能力を高めるための新人看護職員研修の実施内容や方法，普及方策について検討し，『新人看護職員研修ガイドライン』を作成しました．新人看護職員を支援し，周りの全職員が共に支え合い，成長することを目指しています.

ガイドラインでは，プリセプターシップを「新人看護職員１人に対して決められた経験のある先輩看護職員（プリセプター）がマンツーマン（同じ勤務を一緒に行う）で，ある一定期間新人研修を担当する方法」と定義しています[2].

「完璧」よりも「ありのまま」の姿を

プリセプターは，プリセプティーにとって一番身近なロールモデルです．しかし，先輩として完璧な姿を見せなくては，と意気込む必要はありません．実は，完璧すぎるモデルは逆効果と言われ，完璧なモデルが原因で自己評価が低くなったり，失敗を恐れるようになったりするとも考えられています[3].

ある新人看護師は，患者の急変対応をしたプリセプターの先輩が，「びっくりした」「怖かった」と，自分の気持ちを素直に表出している姿を見て，「先輩でもそんなふうに思うんだ」と初めて感じたそうです．そして，このことが先輩を身近に感じられるきっかけとなり，「**この先輩なら自分のことをわかってくれるかもしれない**」と思えたそうです.

新人看護師にとって，5年目，10年目の先輩は，手の届かない遠い存在に映るものです．ですから，少し頑張れば自分もあのようになれるかもしれない，と思えるようなプリセプターの存在により，新人看護師は自分自身の1年後，2年後の具体的なイメージを持つこともできるのでしょう.

プリセプターに求められる役割とは，間違いのない手本を見せることではなく，ありのままの自分の姿を見せることです．後輩に自分の弱い部分を見せるのは，勇気のいることかもしれません．しかし，プリセプターとプリセプティーの関係で大切なのは，「教える」「教わる」の関係ではなく，ともに学ぶ姿勢を持つことです．**プリセプティーと一緒に悩み，考えていく時間を共有することで，お互いの信頼関係が深まり，プリセプター自身も成長していくのです．**（鶴岡典子）

引用・参考文献

1）パトリシア・ベナー：ベナー看護論　新訳版−初心者から達人へ（井部俊子監訳），医学書院，2005
2）厚生労働省：新人看護職員研修ガイドライン【改訂版】，p.6，厚生労働省，2014
3）パトリシア・クラントン：おとなの学びを拓く−自己決定と意識変容をめざして（入江直子，豊田千代子訳），鳳書房，1999

002

「話をしてくれてありがとう」「よく聞いてくれたね」と言って，本題に入ろう

話しかけやすい先輩になるための オープンマインドの姿勢

Contents

- ■相手の考えは否定しない
- ■話しかけてきたことに意味がある
- ■「気にかけてもらっている」という安心感が始めの第一歩
- ■話しやすさは日頃の態度で決る

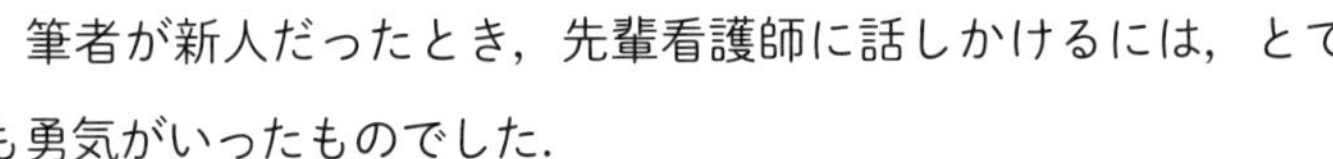

筆者が新人だったとき，先輩看護師に話しかけるには，とても勇気がいったものでした．

忙しそうだな？　こんなことを言っても大丈夫かな？ なんて……．きっと新人看護師はこういったことを思いながら先輩看護師に話しかけていると思います．

ですが，新人看護師との開かれたコミュニケーションは新人のメンタルヘルスにとても重要ですし，先輩看護師とのコミュニケーションが円滑であれば，新人看護師が疑問を表出しやすくなったり，報告・連絡・相談が盛んになったりと，事故回避につながることが期待できます．**話しかけやすい先輩になるための開かれたコミュニケーション**を一緒に考えてみましょう．

相手の考えは否定しない

オープンマインドとは，**自分の価値観や考えをオープンにすると同時に，相手の価値観や思考について受け入れる姿勢**を言います．自分が誰かに今日のケア場面で感じたことを話したときに，真っ向から否定されたら，“あー，なんだかこの人とは合わ

オープンマインドのポイント

- ●相手の考えを否定しない．
- ●相手の話を，興味を持って聞く．
- ●相手の考えを一度受け止め寄り添う．
- ●話しかけてきたことに意味を認める．
- ●気にかけていることを伝える．
- ●話しかけやすい姿勢を示す．

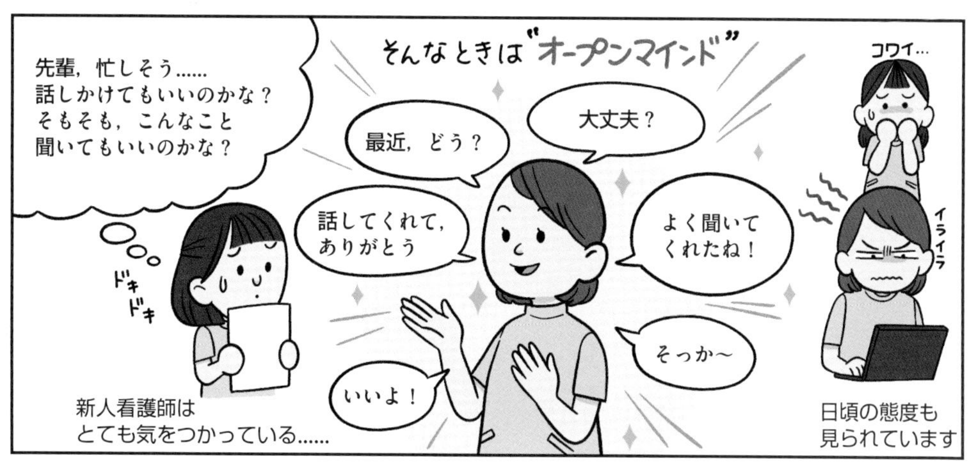
そんなときは“オープンマインド”
先輩，忙しそう……
話しかけてもいいのかな？
そもそも，こんなこと
聞いてもいいのかな？
ドキドキ
新人看護師は
とても気をつかっている……
最近，どう？
大丈夫？
話してくれて，
ありがとう
よく聞いて
くれたね！
そっか～
いいよ！
コワイ…
イライラ
日頃の態度も
見られています

ないな”なんて思って，“その人に心の内を明かすことを控えちゃう”，なんてことありませんか？

新人からそう思われないように，**まずは相手の話を興味を持って聞いてみる**ことが大事です．

あまりに自分の価値観と異なっていたとしても，「そういう風に思ったんだね．それは疲れちゃったね．お疲れさま」などと，相手の考えを一度受け止め寄り添ったうえで，ディスカッションするとよいと思います．

そうしていく中で，新人のパーソナルな部分や物の捉え方などがあなたにも見えてきて，振り返りなどに活かせるのではないでしょうか．

話しかけてきたことに意味がある

新人が自ら話をしてくれたときには，「話しかけてくれた」こと自体に重きを置いてみてください．

どのような内容でも，新人看護師は新人なりに先輩看護師と話す必要があると考えているかもしれませんし，もしくは先輩看護師に話をしたい，先輩の話を聞いてみたいと何らかのヘルプを求めて話をしているかもしれません．

まずは，その**「話しかける」と判断して行動に移せたことをちゃんと認めましょう**．

これがオープンマインドの姿勢につながると思いますが，「話をしてくれてありがとう」「よく聞いてくれたね」などと言った枕詞を置いて，本題に入りましょう．

もし，話の意図がわかりにくかったり，要領を得ない時は，枕詞を置いたうえで「どうしてこの質問をしようと思ったの？」と理由を聞くとよいでしょう．きっとそこには新人なりの理由があるはずです．

クッション言葉

本題に入る前に添える言葉が枕詞です．枕詞は，クッション言葉と言われ，相手を気遣う気持ちを伝えることで，コミュニケーションをスムーズにすることができます．

「気にかけてもらっている」という安心感が始めの第一歩

新人は仕事内容や職場の人間関係などすべてにおいてまだ順応できていません．そういう状況においては，まずは**自分が誰かから「気にかけてもらっている」と思えないと，なかなか自分から相手に話しかけていこう，と思えません．**

そこで，同じ勤務帯で仕事をしている時や，休憩時間のちょっとした時間などに，「最近どう？ 連勤だけど眠れている？」などと普段から気遣い，勤務中に多重課題など思考が停止していそうなときに「困っている？ 一緒に整理しようか？」と**声をかけ，気にかけていることを伝えましょう**．

Part 1-14 の項にも書かれているように，新人をしっかりと観察することで，自然と気遣いの言葉が出てきて，それが相手にも伝わるはずです．

話しやすさは日頃の態度で決まる 見極められている

新人から，この先輩に話しかけてみよう，と思われるためには，私たちに話しかけやすさが必要です．こういった話しかけやすさは，日頃から先輩の行動や会話を観察して感じ取っています．

例えば，多忙になったときの立居振る舞いであったり，同僚同士の休憩室での会話であったり，そういった普段の姿から，先輩のキャラクターを新人は敏感に感じ取り判断しています．

新人と接している時はもとより，それ以外でもオープンマインドであることが新人に伝わるように心がけることが大切です．ですから，**日頃からどのような状況においても，オープンマインドな姿勢で業務に取り組んでいきたい**ものですね．（出本　明）

003 できるまでのプロセス，理解度を確認し，的確な指導をしよう

「ちゃんと伝わっているかな?」と不安になったときに使える「できる」までのプロセスの見極め

Contents

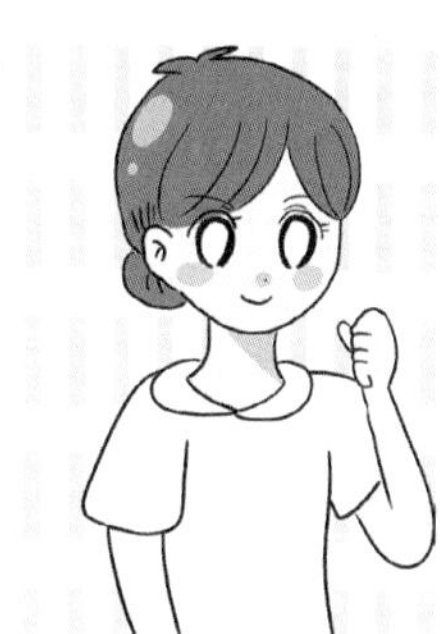

新人看護師の指導の際に，新人看護師が顔を曇らせることがありせんか．そんな時は大抵，新人看護師にとってレベルの高いことを伝えたり求めたりしているのだと思います．このような場合は，そのことにこちらが気づいて指導方法を修正する必要があります．

本項では，“まだ，レベルが高かったかな？”というときに，“じゃあどう指導すればいいの？”と困ったときの対応についてお伝えしたいと思います．Part 1 の他項も参照してご覧ください．

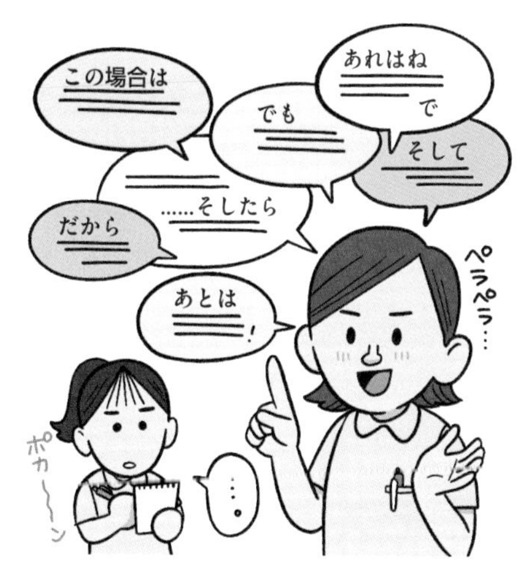

できるためのプロセスをサポートすることが大事

「できる」とは「助言なく自立していること」を言いますが，できるようになるまでに，あなたはどのようなプロセスを踏んでき

ましたか？　まずは**教科書で見聞きし→見学し→実践する→その後もさまざまな状況で実践を繰り返し→“できるようになる”**というプロセスを行き来していると思います．

期待する実践の見学なくしていきなり実践はできませんし，一度の実践で完璧にできるようになるわけではなく，何度も実践しながら，時折，教科書を見返し先輩の手技を見学しながら，できるようになります．ですから，私たちは新人のこのプロセスに沿ったサポートが必要です．

プロセスのどこにいるのか見極めよう

今，新人がプロセスのどこにいるかは，病棟の特性や新人によって異なります．例えば化学療法が行われる病棟であれば，化学療法の取り扱いに関しては半年でできるようになるかもしれませんが，一方で，透析に関しては教科書で見聞きした程度かもしれません．そして新人によって，できるようになるまでの実践回数は異なります．

プロセスのどこにいるかは，その都度，確認が必要です．この確認は，すでに経験したのか，まだ見学をするところなのか本人に聞くだけでなく，**新人から出てくる質問や，実際に新人が実践している場面の観察などを通して判断**するとよいでしょう．その際に，**根拠や思考を問いすぎると，新人が萎縮してしまいます**．

知識を得ることが実践を保証するものではないので，まずはそれとなく，新人の行動や表情を観察することをお勧めします．

プロセスに応じてサポート方法を使い分けよう

上記のプロセスごとにサポート方法は異なります．例えば，教科書で見聞きして見学する段階においては，先輩が使っている言葉が理解できません．「ルート取り」と言われても，それを「末梢静脈路確保」であると認識できません．

しかし新人は，「末梢静脈路確保」と言われたら，きちんと教

簡略語，略語に注意

アレストって？（心停止），カルチって？（悪性腫瘍），スタプレって？（現症），先輩看護師が話す言葉には，このような医学用語を縮めた慣用語や省略語，英語用語の頭文字を縮めた略語が多く使われています．

英語用語を英語のママに使い，カタカナ言葉にすることもあります．

また，病棟特有の用語もあります．日頃から接している医療者同士では通じることも，新人や学生には耳慣れない言葉となります．

教科書的にはどのように表現されているかを念頭に置いて，話すことが必要です．

科書に書いてあったことを引っ張ってこれるはずです．ですから最初はきちんと教科書で用いられる用語を使用したり，できるだけ教科書通りに再現したりすることで，理解が進むと思います．

「わかる」と「できる」の狭間をしっかり埋める

次に，実践回数を積んで「できる」になるまでのプロセスにおいては，**教科書と実践をつなぐ作業**に入ってきます．

例えば，ある新人が術後のドレーンの観察をしていると，ドレーン内に排液を認めました．量は 5 mL 程度であり，“経過観察範囲内である”と考えることができたのですが，その排液が血性なのかどうなのかは区別がつきませんでした．

こういった時には，「そのドレーン排液の色調は淡々血性だよ」と教えてもらえば，“淡々血性なら経過観察して大丈夫”と判断することができますし，次から色調を見て自分で判断することができるようになります．

このプロセスを踏む段階においては，新人から出てくる質問が具体的になってきますし，口で説明しても体得できないことが多いので，必ずベッドサイドに同行することをお勧めします．

最後はしっかり保証して承認する

最終段階に来ると，新人を信じ，しっかりと**安全を保証したうえで，どんどん実践を促していく**というサポートが非常に重要です．

そうすると，こちらは上記のようにどの狭間を埋めればよいのかが具体化されたり，もう大丈夫と保証できたりするため，新人の「できる」につながっていきます．（出本　明）

わかる！

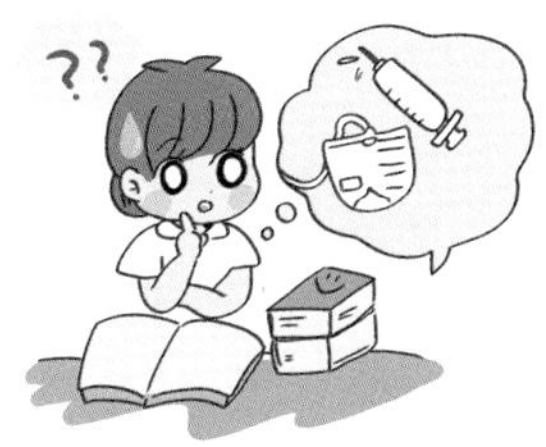

できる！

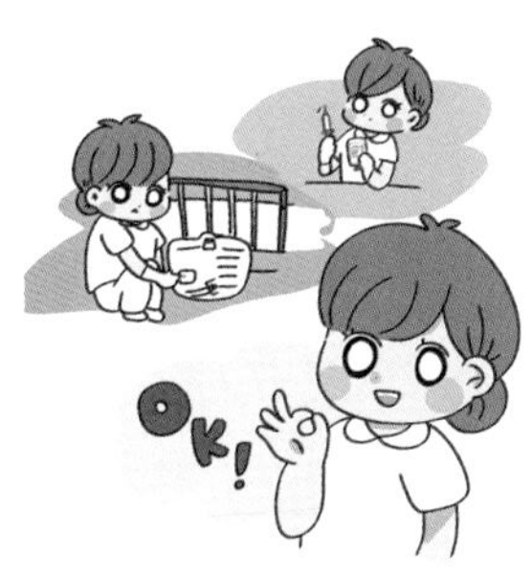

004

前向きに思考していけるように
未来型・肯定型の質問をしよう

「あれ？ プリセプティーの思考が止まっちゃったかな？」と感じた時に使える コーチングの方法

Contents

■患者との約束を忘れたことに気がついて，驚きのあまり思考が止まったプリセプティー

■コーチングとはどのようなものか

■大切な問いかけ—未来型・肯定型の質問

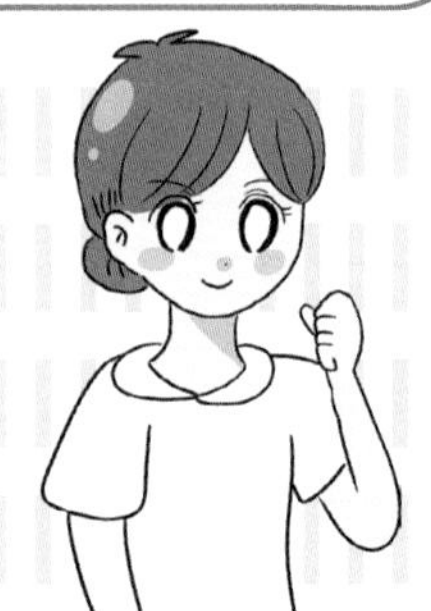

患者との約束を忘れたことに気がつき，驚きのあまり思考が止まったプリセプティー

新人看護師が患者を受け持ち始めて1か月経過した時のことでした．新人は日勤の1日のタイムスケジュールに慣れ，1人で実施できる処置も学習を進めながら，少しずつ増えていました．

ADLが低下している寝たきりの患者を担当した日のことでした．新人が他の患者の検査を慌ただしく出し終え，寝たきりの患者のもとに行くと「お水をお願いしたのに，30分も来ないなんて!!」と大声が聞こえました．

ベッドサイドで震えているプリセプティーを見つけたあなたは，患者との間に入り上手く取りなし，その場をプリセプティーとともに離れました．

ナースステーションに戻り，プリセプティーに経緯を聞こうとしましたが，ショックのあまり考えられない様子でした．

さて，プリセプティーの思考が止まってしまった時，どのようにコーチングに結びつけたらよいでしょうか．コーチング技法について触れながら一緒に考えて行きましょう．

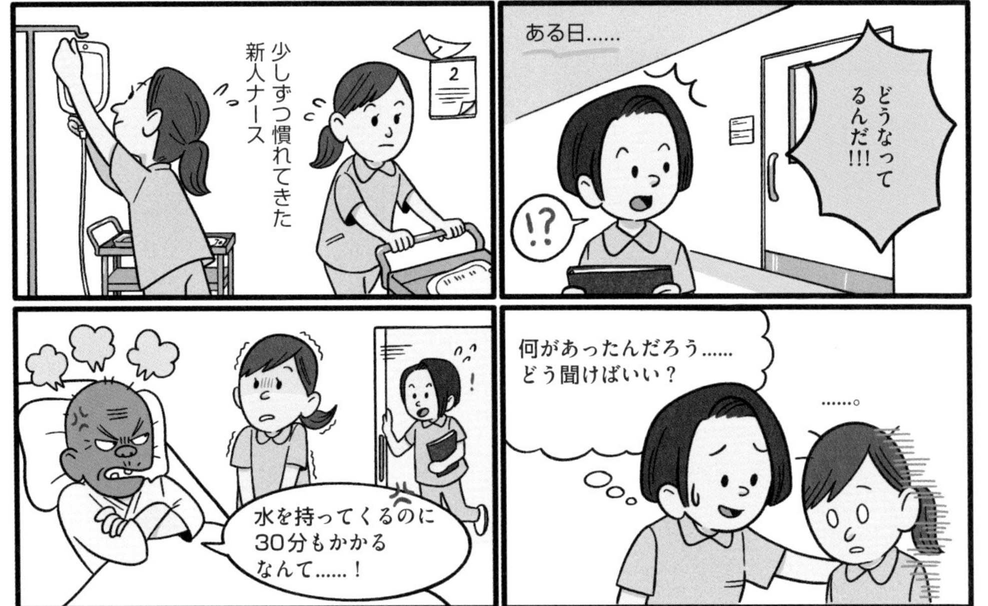
少しずつ慣れてきた新人ナース
2
ある日……
どうなってるんだ!!!
!?
水を持ってくるのに30分もかかるなんて……！
何があったんだろう……どう聞けばいい？
……。

コーチングとはどのようなものか

コーチングはさまざまな書籍で解説されており定義もさまざまですが，集約すると「**相手の中にある答えを引き出し，目指すべき場所に到達できるようにする手法**」となります．そのために以下の3ステップを踏んで行きます．

❶ まず，相手が本心から到達したいと考えるゴールを設定します．

❷ 次に，ゴールに到達するために行える詳細なアクションプランを考えます．

❸ 最後に，相手が到達できるようにサポートします．

こうした流れの中で，あなたと相手の中でコミュニケーション技法の「聴く力」(Part 1-8 を参照）を使いながら，相手との信頼関係を作っていきます．中でも重要なのは，先入観を持たず共感を示しながら話を聴くことです．

また，コミュニケーション技法にこだわりすぎてしまうと，相手が見えなくなることがあります．**常に相手がどう感じているか配慮しながらサポートしていきましょう**．

コーチング技法は万能ではありません．どうしたらよいかまったくわからない場合や，すぐに対処が必要な依存度が高い場合には，積極的に指示しティーチングします．一方，助言により問題が解決する半自立の場合にはコーチングすることが効果的[1]とされており見極めが大切です．

大切な問いかけ ―未来型・肯定型の質問

この事例をコーチングしていく時に重要になるのが，プリセプティーへの問いかけです．コーチであるあなたが問いかけることで，事例のようにプリセプティーが感情優位となり思考が止まっている状態から，考えられる状態へリードしていくことができます[2]．

ポイントとなるのは，未来型・肯定型の質問[3]です．

例えば，「うまくケアを組み立てられるように，今後できることは何ですか？」などです．

逆に「患者に怒られないためにどうしたらよかったの？」は過去型・否定型の質問です．過去型・否定型の質問は，責められていると感じませんか？

コーチングで大切なのは，**相手に寄り添いポジティブに目標に向かえるようサポートしていくことです**．前向きな思考になるため未来型・肯定型の質問をしていくことを糸口に，目標の到達に導いていきましょう．（村田　中）

コーチングとティーチング

コーチングは，相手への問いかけを通して，相手の中にある答えを引き出し，その人が成長していけるよう支援する人材開発方法です．

従来の人材開発方法はティーチングが一般的であり，自分が持っている知識，技術，経験などを「教える」ことで成長を促す方法です．

コーチングが自発的・主体的であるのに対し，ティーチングは指示的・受動的であるとも言えます．コーチングとティーチングは，それぞれメリット・デメリットがあり，適切に，効果的に使い分け，時には両者を併せて使うことが大切です．

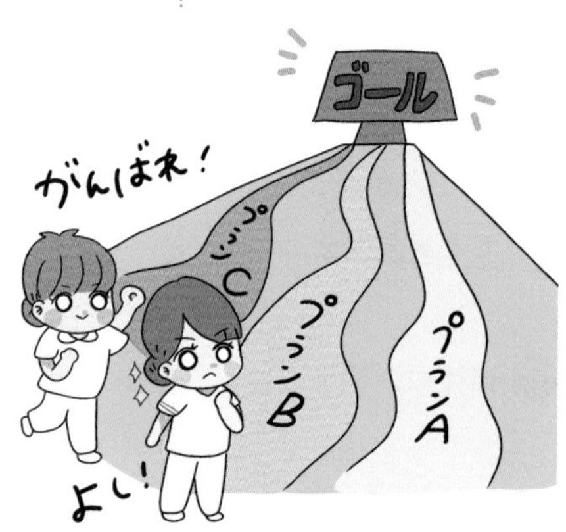

引用・参考文献

1）諏訪茂樹：柔軟なリーダーシップ・モデルの登場．看護にいかすリーダーシップ-ティーチングとコーチング，場面対応の体験学習（第2版），p29-59，医学書院，2011

2）奥山美奈：医療者にとって本当に必要な「コーチング」とは．医療者のための共育コーチング-心を動かしチームを動かす，p10-36，日本看護協会出版会，2019

3）奥田弘美：新人の本音をどう探る？②．Smart Nurse Books 15　ナビトレ　スマ子・まめ子とマンガで学ぶ　新人・後輩指導コーチングスキル超入門，p40-47，メディカ出版，2012

005 ＼ シャドーイングがただの景色に なってしまわないように工夫しよう ／

シャドーイングで看護の極意を魅せて，“できる”プリセプターに

Contents

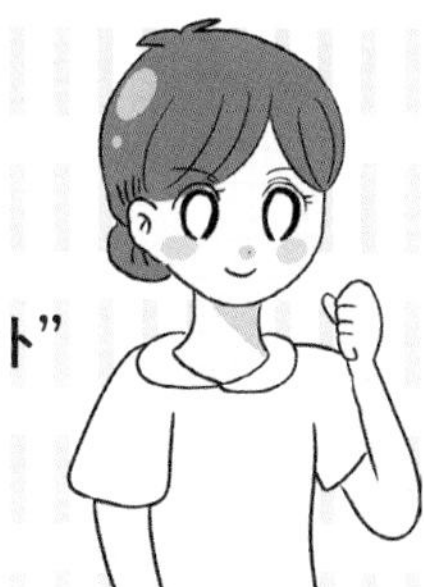

現場でよく用いられているシャドーイングですが，本項では改めて，効果的なシャドーイングについて説明していきたいと思います.

シャドーイングとは?

シャドーイングは，元々はアメリカで職業体験の１つとして取り入れられ，いまでは医療の現場において基礎教育や現任教育などで広く使われています．シャドーイングとは，言葉から想像できる通り，ある特定の人の後ろをまるで影のようについて回り，その人の**仕事ぶりや一連の業務の流れ，組織の雰囲気などを観察すること**を言います.

ですから，新人に組織の雰囲気や仕事の流れを知ってもらうために，まず初めにシャドーイングを行う施設もあるのではないでしょうか.

本当に影のようになってはダメ?!

シャドーイングは影のようについて回ること，と言いましたが，本当に新人が影のように先輩を追いかけるのに必死になってしまっては，しっかりとした学びにはつながりにくいでしょう．

なぜなら，入職して数日の新人は，目にする人やシステム，環境が初めましての連続です．そういった中で，ついて回る先輩がいったい何をしているのか，何を考えているのかを観察するのは困難であり，さらには自分にとって重要なことを見分けるのは非常に難しいです．

最初は，どれもこれも目に焼き付けようと頑張っている新人ですが，慣れない場でわからないことが積み重なり，あまり重要でないことにも一生懸命になるうちに，段々と先輩のなすことが景色のように流れていってしまいがちです．

行為の前に，“これからやること”と“見て欲しいポイント”を伝えよう

せっかくシャドーイングをしているのですから，ただの景色になってしまわないような工夫が必要です．まずはシャドーイングの前に業務の流れがわかる紙面や説明を示し，**1つ1つの行動に移る前にこれから何をするか**，**そして確実に見て欲しいポイントを明確に伝える**ことをお勧めします．

この時，心がけて欲しいのは，行為の「前」にこれから行う内容を伝えることです．後から，「あの患者に，化学療法の副作用のマネジメント方法を指導していたのよ」と先輩に言われても，新人にとって景色になってしまっていれば，それがどのシーンだったのか，なかなかピンときません．

新人の見たことや感じたことを大切にしよう

1つの行為が終わったら，その都度，少しでもよいのでリフレ

シャドーイングのポイント

- 目的を明確にしないと，本当に影のようになってしまい学びにならない．
- 行為の前にこれから確実に見て欲しいポイントを明確に伝える．
- 1つの行為が終わったらその都度振り返る時間を設ける．
- 新人の言葉で感じたことや気づきを語ってもらう．
- 新人にポイントを詰め込みすぎないように気をつける．

クション（振り返り）をしましょう．この際，シャドーイングで**見たことや感じたことをできるだけ新人の言葉で語ってもらう**とよいと思います．感じたことや気づきの言語化を通して，シャドーイングした内容が，より印象深くなります．

また，見た内容を話してもらうことで，新人の思考がわかり，タイムリーな解釈の軌道修正や疑問の解決ができます．何より新人の話を聞くことは，“その場にいてもよい”という心理的安寧や場の適応の促進にもつながりますね．

あれもこれも教えようとしなくてよい

シャドーイングをするうえで指導者側が心得ておかなくてはいけないことは，**シャドーイングは新人が観察を通して学んでいくという，新人が主体となった学習方法**です．

ですから，シャドーイングをする際に，先輩看護師が教え込もうと躍起になって新人に**ポイントを詰め込みすぎない**ように気をつけなくてはいけません．

シャドーイングをしたからといって，次から自立してできるわけではありません．シャドーイングはできるようになるための最初のステップなので，新人が混乱しないように，最低限伝えたい物事の順位をつけておくことが重要です．

新人の考えたことや気づきに目を向けてそれらを引き出し，新人自らが興味を持って学びを深めていけるような支援をすれば，新人自ら先輩の看護からしっかりと極意を感じ取ってくれると思います．（出本　明）

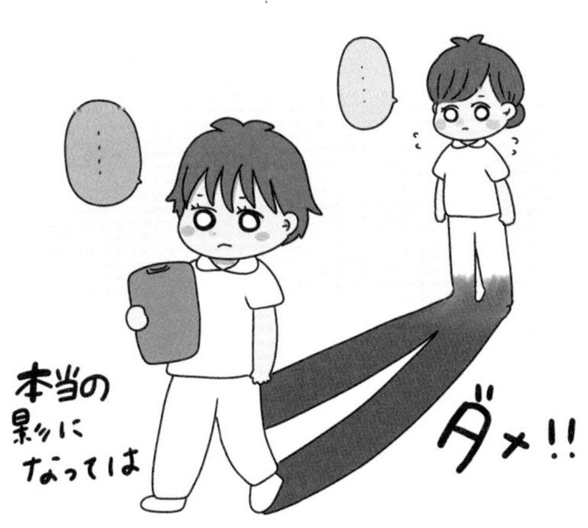

006 達成できる目標を決め，成功体験を動機づけにつなげよう

プリセプティーのモチベーションが落ちているなど感じた時に使いたい動機づけ法

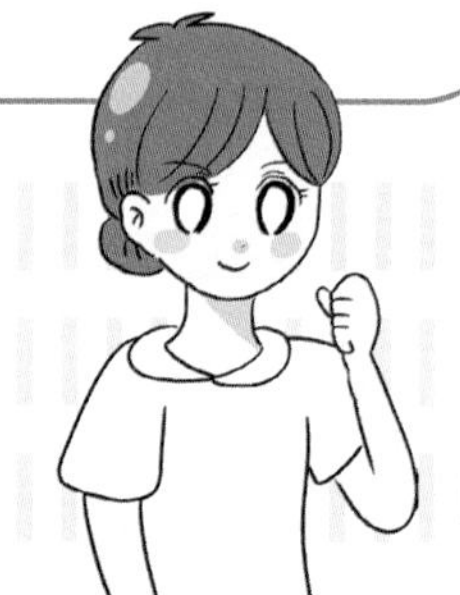

Contents

動機づけとは

心理学的に「動機づけ」とは，行動を起こさせたり持続させるための心理的過程であり「やる気」とか「欲求」[1]などを指します．英語では，“motivation”（モチベーション）です．そう聞くと，どこか聞きなれた言葉に感じると思いませんか？ **つまり，モチベーション＝やる気を起こさせること，が動機づけ**になります．ここからは，やる気になってもらうヒントをご紹介していきます．

まず，動機づけの種類[2]には，「外的動機づけ」と「内的動機づけ」があります．

- **外的動機づけ：仕事に必要であるとか高収入のためのなどの外部からの賞罰（報酬や罰）など．**
- **内的動機づけ：仕事の満足度．自尊感情（self-esteem），QOL，趣味などの興味や関心など．**

この点をふまえ，**プリセプティーが，今，何を欲求しているのかを知ることが大切です**．

さて，こんな研究結果があります．就職後１か月と３か月時点でプリセプティーが必要とする支援として共通していたのは，「一番身近にいて見守る人」「業務遂行上の助言・指導」[2]であり，いず

動機づけと自己効力感

動機づけ（モチベーション）と関連する言葉に「自己効力感（セルフ・エフィカシー）」があります．

自己効力感とは，「行動を計画し実行する能力に関する個人の判断」と定義されています．

つまり，その行動を起こすことが「できる」と思える心の状態であり，自分に対する信頼感です．

その行動を実行するように「動機づけられる」には，自己効力感が働きます．行動の持続にも自己効力感が有効に作用します．

自己効力感を高める要素には，①行動の達成，②代理体験，③言葉による説得または励まし，④生理的フィードバックがあります．

れも業務に関するものと言われています．このような傾向も踏まえて，動機づけ法を実践してみましょう．

外的動機づけを実践するには!

外的動機づけ法は，具体的に賞罰を受けることが目標になります．

これは行動目標が明確になる一方で，賞罰を強調して動機づけを行い続けると「上司に注意されるからやる」「残業代が出ないからやりたくない」という思考に陥る可能性があります．やり過ぎると逆効果になることも考えて使っていきましょう．

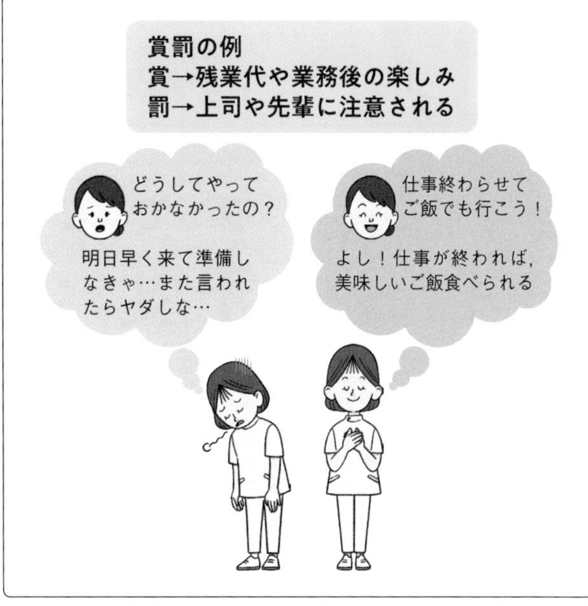
賞罰の例
賞→残業代や業務後の楽しみ
罰→上司や先輩に注意される
どうしてやっておかなかったの？
明日早く来て準備しなきゃ…また言われたらヤダしな…
仕事終わらせてご飯でも行こう！
よし！仕事が終われば，美味しいご飯食べられる

図1：外的動機づけ

内的動機づけを実践するには!

内的動機づけで大切なのは，プリセプティーの仕事の満足度，仕事を任せてもらえたという自信，そして，仕事への関心といった自らの中に動機の原点を置くことです．そして，その動機づけが継続されるようにしていくことです．
そして，プリセプティーの動機が継続するように目標を決めてみましょう．

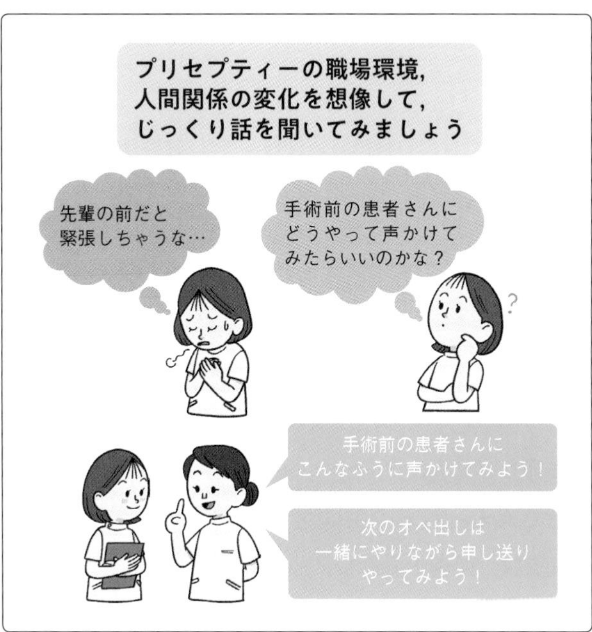
プリセプティーの職場環境，人間関係の変化を想像して，じっくり話を聞いてみましょう
先輩の前だと緊張しちゃうな…
手術前の患者さんにどうやって声かけてみたらいいのかな？
手術前の患者さんにこんなふうに声かけてみよう！
次のオペ出しは一緒にやりながら申し送りやってみよう！

図2：内的動機づけ

少し努力すれば達成できそうな目標にすることで，「達成できた」という成功体験となり，「自分でもやれる」とやる気を引き出すきっかけになります．（町田景子）

引用・参考文献

1）市川伸一：学ぶ意欲の心理学．PHP 研究所，2001
2）佐藤栄子編著：中範囲理論入門─事例を通してやさしく学ぶ．日総研出版，10：477-486，2009
3）唐澤由美子，中村惠，原田慶子，太田規子，大脇百合子，千葉真弓：就職後１カ月と３カ月も新人看護者が感じる職務上の困難と欲しい支援．長野県看護大紀要 10，79-87，2008

007 プリセプティーが時間の感覚を身につけられるようにしよう

多重課題でトラブってない？ 新人看護師が ケアの優先度をつけられる臨床判断

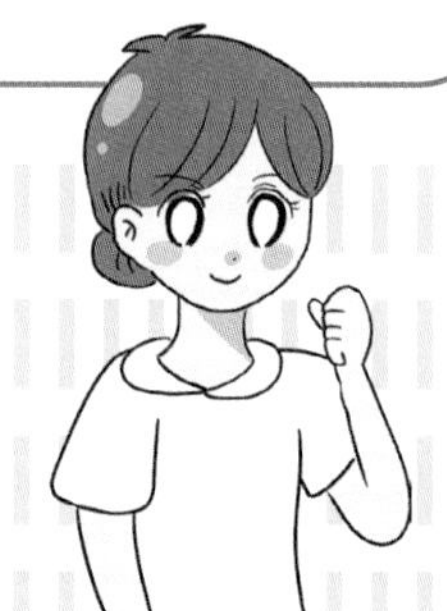

Contents

■成長の壁と多重課題

■優先度が身につくかかわりをしよう

■時間の感覚を身につけられるかかわり

■新人看護師の弱みを捉える前に強みを伸ばそう！

成長の壁と多重課題

新人看護師が「成長の壁」と感じる１つは“多重課題”ではないでしょうか．学生時代は１人の患者を受け持ち，じっくりと看護展開を行うカリキュラムになっています．そのため，**看護師になったといっても，経験のない多重課題をすぐにこなせるわけではありません**.

皆さんも，新人の頃はケアの途中でオペ迎えに呼ばれたり，点滴交換，処置の介助に入ってしまったりして，夕方，患者に謝りながらケアをした経験はありませんか？

多重課題に困っている新人看護師は，何から手をつければよいのかわからず，あたふたと走り回ってしまうものです．以下のような新人看護師が多重課題でパニックになっている場面に遭遇したら，こんなサポートをしてみてはいかがでしょう．

新人看護師の山口さん（仮名）は夜勤で複数の部屋持ちをしていました．夕方の抗菌薬の点滴８人分，食事介

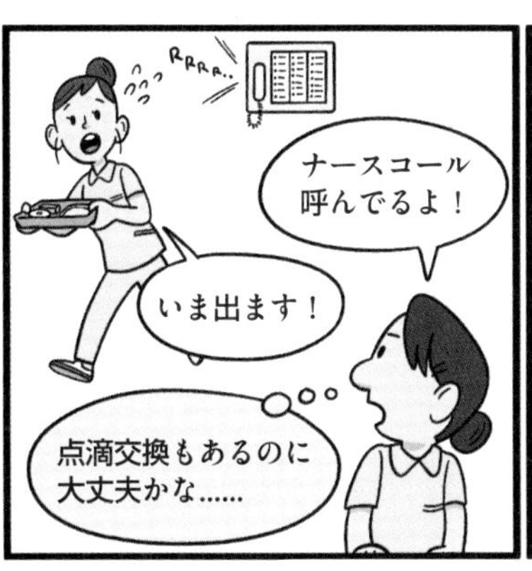
RRRR...
ナースコール
呼んでるよ！
いま出ます！
点滴交換もあるのに
大丈夫かな……

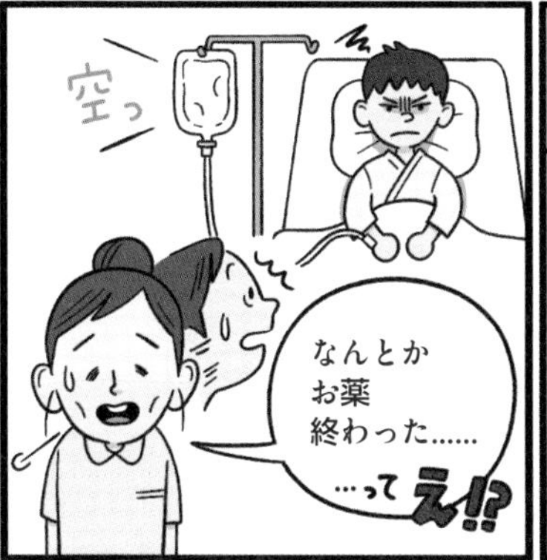
空っ
なんとか
お薬
終わった……
……ってえ!?

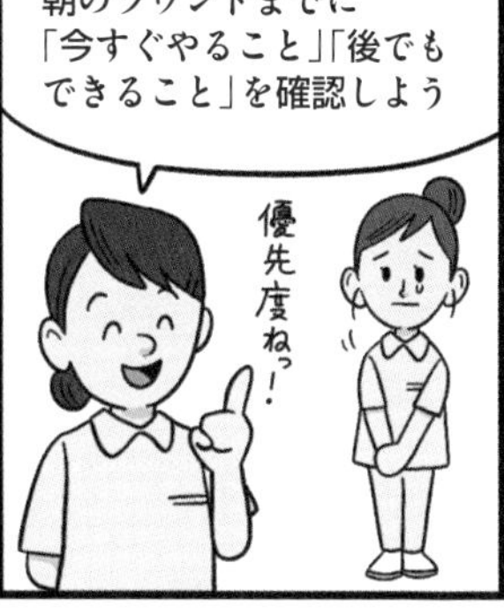
朝のラウンドまでに
「今すぐやること」「後でも
できること」を確認しよう
優先度ねっ！

助，配薬の確認，ナースコール対応とバタバタと走り回っていました．声をかけても「今からやります」と必死の形相で答えています．結局，消灯までに，点滴交換が間に合わなかった患者に迷惑をかけてしまいました．先輩は朝のラウンドでも同じようなことが起こると予測して，まずはラウンド前に患者の優先度と業務の優先度を確認しました．

　また，抗菌薬の点滴の時間は山口さんに声をかけて，「今すぐにやること」「後でもできること」を山口さんと確認してからラウンドをサポートしました．山口さんは朝のラウンドも先輩のサポートを受けながら何とか乗り切ることができました．

優先度が身につくかかわりをしよう

　新人看護師は，知識はあるけれど臨床との状況が合致していない，「何を知らないかがわからない」状態と言えます．つまり，新人看護師は何が優先度が高いことなのかを知らないのです．また，落ち着いた状況で聞けば答えられるものの，逼迫した状況の中では判断が難しくもあるでしょう．看護師が考えたことを言語化することは「看護師のように考える」力をサポートすると言われています[1)]．つまり，自分が**何に気づいて，どう考えたか，行動したのかをすべて言葉にして伝えることに効果があるのです**．

　優先度についても「なぜ，自分がこれを重要であると判断したのか，優先度を高くしたのか」を１つ１つ新人看護師に伝えていきます．そうすることで，新人看護師は，先輩の考えや行動を丸ごと聞いて，自分の経験に置き換えていきます．それが新人看護師には大きなヒントになって，考えの幅が広がっていくものです．

最初は真似事のように考え方を覚えていくことも大切です．その後に，自分の考えを付け足せるようになっていくからです．

時間の感覚を身につけられるかかわり

新人看護師の多重業務が課題となる１つの要因は，ケアや記録に自分が「どのくらいの時間を要するのか」という，時間の感覚が身についていないからです．西田は，「新人は看護実践全般に関する経験の蓄積が少ないため，予測するときに用いる蓄積された経験知が十分でない」[1]と述べています．

経験の少ないうちは，どのくらいの時間で１つの業務を終えられるのかがわかりません．**新人看護師と同じ患者を受け持ち，一緒に行動する機会を作り**，**そのうえでケアや記録の入力など，１つの行動にかかる時間を把握できるように一緒に考えることで時間感覚をつかみやすくなります**．

時間の感覚がつかめるようになると，行動計画を立てる時，自然と時間を逆算して自分がすべき業務やケアの優先度がわかるようになります．

新人看護師の弱みを捉える前に強みを伸ばそう!

新人看護師の多くは，最初の頃は，「自分だけができていない」とか，「同期と比べて遅れている」など比較しがちで，自己肯定感が低い状態です．覚えることが多いため，すぐにできるようにはならないのは当然なのですが，そう感じてしまいます．

でも，**１人１人，必ず強みがあります**．時間はかかるけど丁寧にケアができる人，不器用だけど患者へのタイミングのよい声かけがとびきり上手な人，など個性を照らした強みです．

今回のケースで山口さんを振り返る時は，できたこと（具体的

多重課題に関する研究

2021年に発表された看護師の多重課題に関する研究（小口翔平：看護師の多重課題の現状と課題に関する文献レビュー．清泉女学院大学看護学研究紀要　1（1）：27-37，2021）では，新人看護師は，「想定外や未経験のケア，先輩看護師との人間関係，他職種との協働」に苦慮しており，「検査や処置，日常生活援助といった日々の業務に加え，複数の患者に対応する上での優先順位の判断，予定の変更」といった場面で多重課題を困難に感じている現状が示されています（http://id.nii.ac.jp/1048/00000534/より2022年2月22日検索）．

に）やこれからの課題を振り返り，良かった点はポジティブにすぐにフィードバックするといいでしょう．

プリセプターは新人看護師の一番身近にいる理解者です．できないことに目を向ける前に，プリセプティー自身が，強みに気づけるようにサポートしてあげてください．（藤森　雅）

引用・参考文献

1）三浦友理子・奥裕美：臨床判断ティーチングメソッド，p39，2020

2）西田朋子：新人看護師の成長を支援するOJT，p141，医学書院，2016

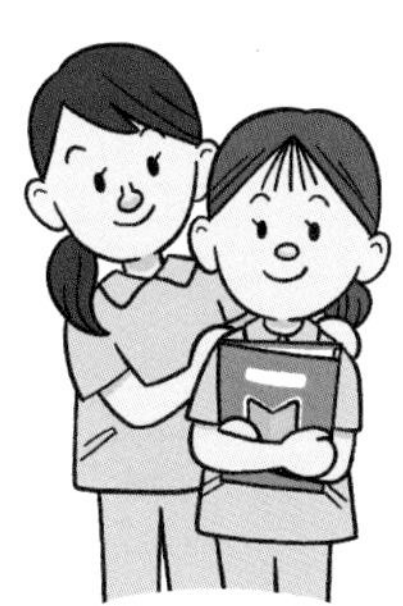

008 プリセプティーが安心して話せる場を作ろう

身につけておきたい プリセプティーの思いを「聴く力」

Contents

■思いを聴く"場づくり"を

■質問していこう

■どのように答えるのが，答えやすいかを意識しよう

■聴く態度・姿勢

■さらに大切なこと，それは普段の人間関係

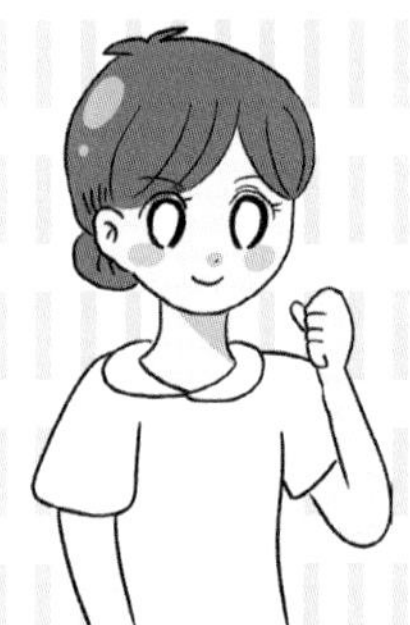

あなたがプリセプターになって半年，プリセプティーは特に問題なく業務拡大できていますが，今月に入った頃から，患者に頼まれたことを忘れたり，何となく表情が暗かったりと元気がないように見えて心配していました．

そこであなたは面談の時間を持ち，プリセプティーの思いをしっかりと聴いていきたいと考えました．

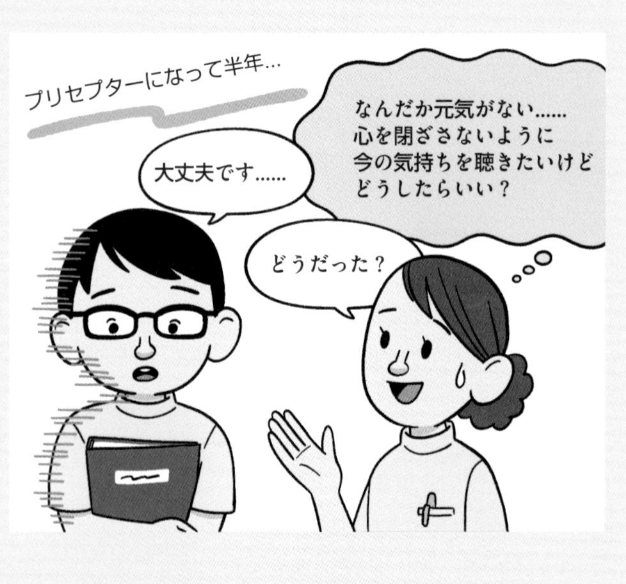
プリセプターになって半年…
なんだか元気がない……
心を閉ざさないように
今の気持ちを聴きたいけど
どうしたらいい？
大丈夫です……
どうだった？

思いを聴く“場づくり”を

照明や物音，机や椅子の位置などの部屋の環境，座る位置関係など，まずは，思いを聴く場づくりが大切です．落ち着いた雰囲気でプリセプティーが安心して話せる場とはどのような環境か，あらかじめそれぞれの職場で考えていきましょう．

大切なことは落ち着いて話せる環境です．できれば静かな個室で，お互いに穏やかな気持ちになれる場所を用意しましょう．ガヤガヤしていたりして周りの状況が気になってしまうと思いを表出するどころではありません．ナースコールや電話もできるかぎりフォローしてもらうようにしましょう．

最もしやすい工夫は，座る位置関係でしょう．通常の環境で可能な位置関係は，向かい合う・隣り合う・直角になるかと思います．大事な話をしたいと思うほど，しっかりと目を見て思いを伝えたくなりますが，あまり視線がぶつかりすぎると緊張感や恐怖感につながりやすくなります．そこでお勧めなのは直角の位置関係です．これは適度に視線を合わせたり，外したりもでき，また，お互いにリラックスしやすい位置関係であるとも言われています．

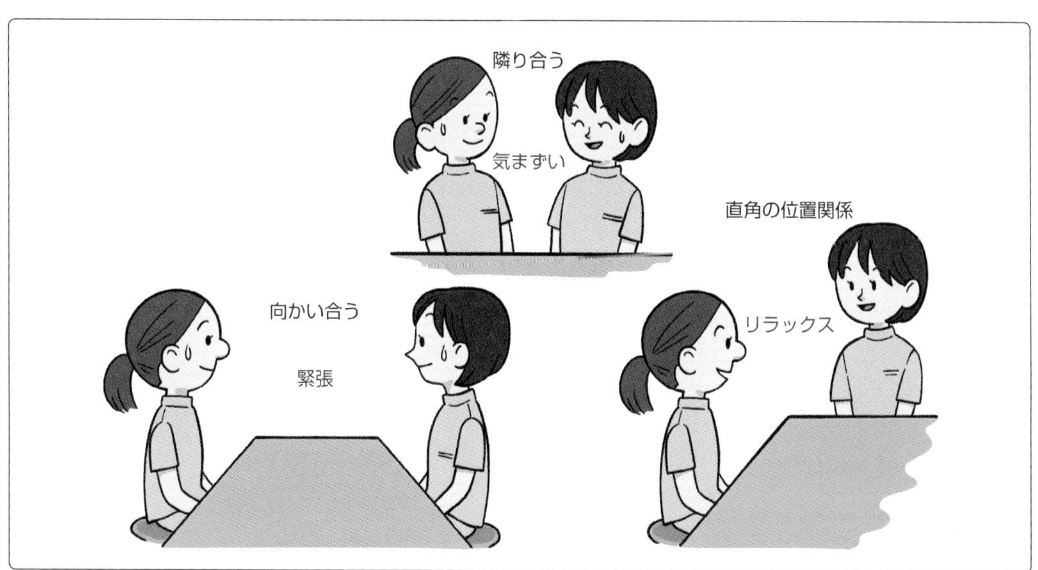

図 1：座る位置関係

表 1：質問の種類

	内容	活用場面
クローズドクエスチョン	閉じられた質問 はい/いいえ，YES/NO，A か B かなど，答えが制限される質問	答えが限定されているため，答えやすい 端的に答えが欲しいとき 確認したいことが限定的であるとき
オープンクエスチョン	開かれた質問 相手に自由に考えてもらい，自由に答えてもらう質問	自由に考えて自由に答えることで情報を得たいとき

文献 1）を参考に著者作成

質問していこう

質問の種類には大きく分けると，「クローズドクエスチョン」と「オープンクエスチョン」があります（表 1）.

「クローズドクエスチョン」とは，答えが「はい/いいえ」の 2 択など答えが制限されている質問のことを言います.

これに対して，「オープンクエスチョン」とは，答えが「はい/いいえ」のように制限されたものにはならず，自由に考え，自由な言葉で答えることができる質問のことを言います.

これは明確に分けられるのではなく，答え方の制限の度合いによって無数の段階があり[1)]，質問をするときには意識的に使い分けてプリセプティーの思いを聴いていくようにしましょう.

どのように答えるのが答えやすいかを意識しよう

では，どのように使い分けていくのがよいのでしょうか.

「自由に考えて自由に答えることによって情報を得たい場合には『オープンクエスチョン』，あまり余計なことは言わず，端的に答えが欲しい場合は『クローズドクエスチョン』」[1)] がよいと言われています. **どのようなことを聴きたいのかによって質問の方法，使う言葉を変化させていきましょう.**

重要なのはその言葉で質問をされた場合，相手がどのように答えるのが答えやすいのかということを意識して，相手が答えや

中立的質問

臨床現場における質問には中立的質問というものもあります.

クローズドクエスチョン（閉鎖型質問），オープンクエスチョン（開放型質問）は，答え方の制限の有無はあるものの答えの内容そのものは相手にゆだねられています.

それに対して答えが決まっている質問を中立的質問（ニュートラルクエスチョン）と言います. お名前は？ 生年月日は？ どこにお住まいですか？ 職業は何ですか？ など基本情報に関する質問です.

すい言葉を選ぶことです．

例えば，「最近元気なさそうだけど，大丈夫ですか？」と質問した場合，その答えは「大丈夫です」「大丈夫じゃありません」の２択になるでしょう．「大丈夫じゃありません」という答えがあった場合には，そこから「どのように大丈夫ではないのですか？」というように質問を展開させて，その思いを聴くことができるかもしれません．

ただ，「大丈夫ですか？」と質問された場合，なかなか「大丈夫じゃない」とは言えないことがほとんどです．その場合は，「何か悩みがありますか？ それはどのようなことですか？」や「今の気持ちを聴かせてください」などという聴き方もできるでしょう．

聴く態度・姿勢

本当の思いを聴くということは，どのように見かけ上の言葉を駆使したとしても，相手に関心を寄せ，相手のことを理解しようとしなければ，できるものではありません．穏やかな表情でプリセプターを見つめ，頷きや相槌を織り交ぜながらプリセプティーの伝えたい本心を見つめていきましょう．

時には沈黙の時間もあるかもしれません．大切なこと，本心を言葉にするのは難しいものです．それを言葉にするために考えをまとめているそんな時間が沈黙です．そんな時には焦らせることなく，考えている時間を共有していきましょう．

さらに大切なこと，
それは普段の人間関係

プリセプティーの思いを「聴く力」，その根底にあるのは普段からのお互いの人間関係です．

プリセプティーとの良好な人間関係を構築するためにコミュニケーションを日々取り続け，話しやすい雰囲気づくりを常に意識し，プリセプティーの言葉だけではない表情や仕草，雰囲気などにも関心を寄せ，思いを聴いていきましょう．（大森　泉）

引用・参考文献

1）谷原誠：「いい質問」が人を動かす，p20-32，文響社，2016

009

＼何を考えて実践をしたか，意識化させる振り返りをプリセプティーと一緒にしよう／

プリセプターとしての成長を再発見する リフレクション

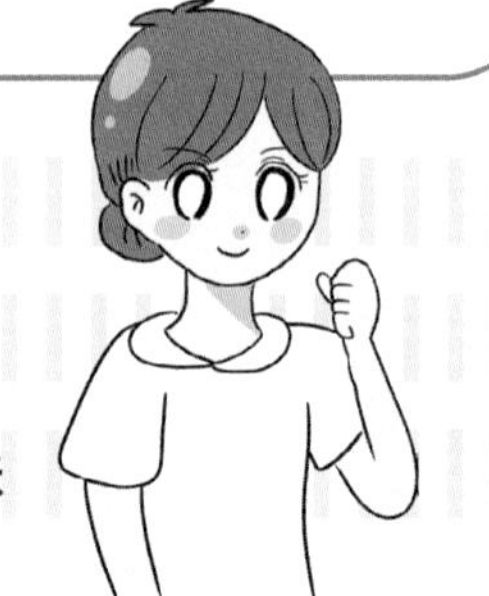

Contents

- ■新人のリフレクションを支援するポイント
- ■リフレクションをする際の注意点
- ■看護師を成長させるために“振り返り”がある意味

多くの病院では，勤務終わりに新人と振り返りをしますよね．振り返りのことを“リフレクション（reflection：省察，内省）”と言ったりします．

本項では，新人の成長を促すために現場で行いたい“質のよい振り返りとは何か”ということについてお話ししたいと思います．

新人のリフレクション支援のポイント

1 看護実践までの思考の流れをおさらい

看護師の行う行為には，**“気づき→判断・分析→計画→実践”**という思考過程があり，経験を積んだ人ほど**“気づき→……→実践”**となっています（図1）．これは悪いことではなく，**看護師は経験を積むほど，何を思って看護をしたかという意図や判断が実践の中に埋め込まれていきます．**

実はこの「判断・分析・計画」を言語化する作業が，学生時代の時に嫌というほど記述してきた看護過程なのです．

これら看護過程における「判断・分析・計画」が看護師の実践の質に直結するので，新人の振り返りでは，まずは彼らが**何を感じ，考えて実践をしたか，意識化させること**を大切にしてみてください．

看護実践を言語化するナラティブス

リフレクションは，看護の経験を書いて語り，それを聞いて語り合う過程が重要です．

経験を語る，あるいは書くことは，「ナラティブ」として重要視されています．

ナラティブは「物語，語り」の意味ですが，単なるストーリーの語りを超えて，大きな広がりをもって注目されています．

語りに含まれる意味を解釈し，共有することが重視されます．

ナラティブ・ベースド・メディシンという言葉があり，これは「物語と対話に基づく医療」という意味です．

2 実際に振り返ってみよう（表1）

例えば,”術後の痛みで辛そうにしている患者に対し痛み止めを使用する”ことがありますが，ここには看護的な判断が存在しており，それが実践につながっています．

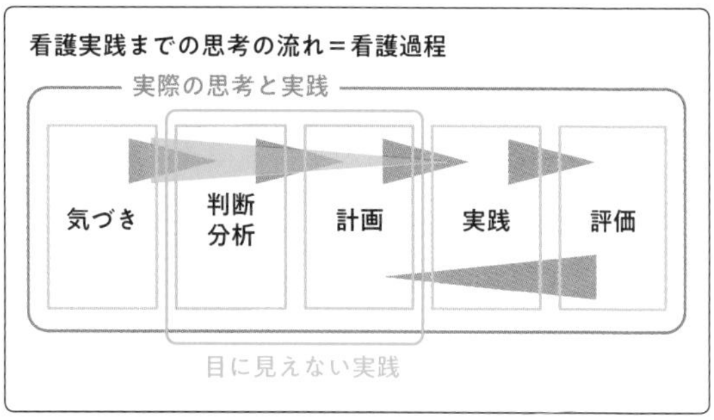

看護実践までの思考の流れ＝看護過程
実際の思考と実践
気づき
判断 分析
計画
実践
評価
目に見えない実践

図1：実践に埋め込まれた看護師の思考

振り返りを行う際に大事なことは，**新人が普段より意識的，目的的に行っている看護を意識化させる**ことが1つ目のポイントです（①）．**図2**の例で言えば，新人は病棟業務に慣れ，周術期の患者の観察や対応ができることを目標に実践している場面であるとします．

2つ目のポイントは，**新人は患者の何に気づいたのかを確認していきます**（②）．看護は患者のケアニーズから開始されることが多く，例の新人は患者の表情から苦痛があることに気づき，スケール評価から疼痛時薬の使用を検討することとしました．

3つ目のポイントは，**どのような判断や計画のもとに実践されたかの認識を促すこと**です．患者の病態やニーズはそれぞれであり，必ずしも”術後○日目だから○○しなければならない”ということはないため，実践内容だけでなく，**新人が何を考え行動したのか，というプロセス全体を見てあげること**が大切です．

そして4つ目のポイントは，**次回どうするかを話し合うことです**（④）．例の患者がどうして痛みを我慢していたのか一緒に考えてみます．それにより，患者に病状や離床に対する思いなどを直接聞いてみるなど，かかわる際の行動計画を検討することができます．もちろん，新人の気づきが疼痛緩和から離床につながった実践が素晴らしかったことを認めるのも大事です．

表1　ある看護場面に対する新人との振り返りのポイント

①新人の目標に立ち返ってから開始する
②振り返った場面において，患者の何に気づいたのかを確認する
③どのような判断で実践が行われたのかの認識を促す
④次回さらに良い実践するための方法を一緒に検討する

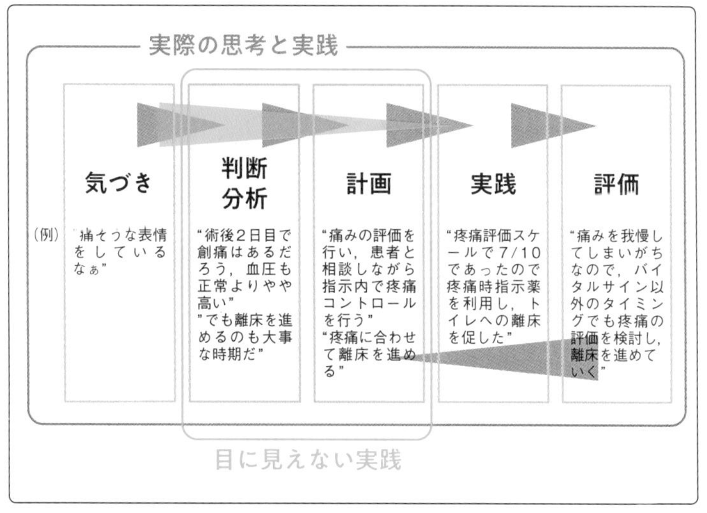

図2：思考の実際：周術期の患者の観察や対応例より

3 具体的に，そして何気なく振り返る機会をつくろう

まず大切なことは，新人に対し，**学業を終えた成人学習者であることを再認識**しましょう（Part1-12 を参照）．成人学習者はその特徴から，「実践的な課題に取り組み，自己の経験を資源として考えることが多い」[1] と言われています．リフレクションは，新人が目的的に行った看護場面について振り返り，その時の患者の反応や自分の感情から，新たな学びを得ます．

しかし，日本人は自分の心の内を話すことが苦手です．患者も同じですが，**新人の思いを表出させることだけ**を求めてしまうと，新人にとってリフレクション自体が苦痛で，苦手なものになってしまいます．

「清拭の時，**患者さんが安心したように見えたよ．**何を思って声をかけたの？」

などと具体的に振り返るチャンスって，勤務の終わり以外にもたくさんあると思いませんか．

リフレクションをする際の注意点

さらに，リフレクションにおいて注意したいのは，あくまで**新人自身が起きたことや行ったことに対する意味を見出すことが重要**です．明らかに突拍子もない意見は別としても，先輩看護師の意見や経験を新人の意見として上塗り，誘導してしまうと，新人による自発的な意見の表出や学びを阻害してしまう可能性があるので注意しましょう．

もう 1 つ注意しなければいけないのは，**リフレクションは内容によっては患者の悪化の過程や失敗した場面などを想起させる**ことになります．新人の感情の揺れ動きへの対処が必要になることも覚えておいてください．「前の夜勤で亡くなった患者さんのことだけど，思い出して辛くなったりしてない？」など，いったん新人に感情を整理する時間を作ってあげてから振り返りを提案するのもいいかもしれません．

先輩看護師も一緒に成長させるために“振り返り”がある意味

普段自分たちが普通のように行っている看護行為について“なぜその行為（言動）に結びついたのか”という思考（判断・分析・計画）の言語化は，大切な経験知です．それを語り継ぐも，改変するも，言葉にして初めてできることです．その経験知を積むこと，つまり自己のリフレクションの繰り返しが，看護師としての成長につながっていくのです．（三橋啓太）

引用・参考文献

1）鈴木康美：リフレクションによる新人・看護管理者の支援と研修の方策．リフレクションの目的，経験との関係について–理論と実践を結ぶ架け橋．看護人材育成 14（2）：89–93，2017

2）クリス・バルマン，スー・シュッツ：看護における反省的実践，第 5 版（田村由美，池西悦子，津田紀子），看護の科学社，2014

010 プリセプティー支援は，部署全体で考える

どう役割を果たせばよいかわからない！ と悩んだ時にしておきたいこと

Contents

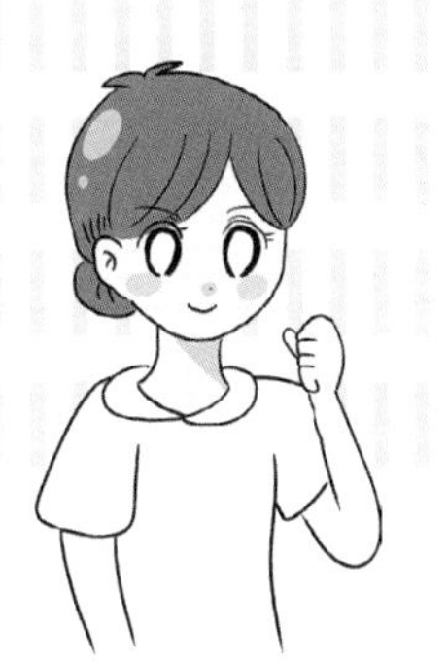

プリセプターをしていると，プリセプティーのことを思うあまり熱心になりすぎたり，役割を負担に感じたり，プリセプターとしての自分の能力についていろいろと考えてしまうことがあるのではないでしょうか．

きっとこの本を開いてくれているあなたは，一生懸命日々頑張っていると思います．そんな読者が，本項を読むことによってほんの少しでも肩の荷が下りることを願って記していきます．

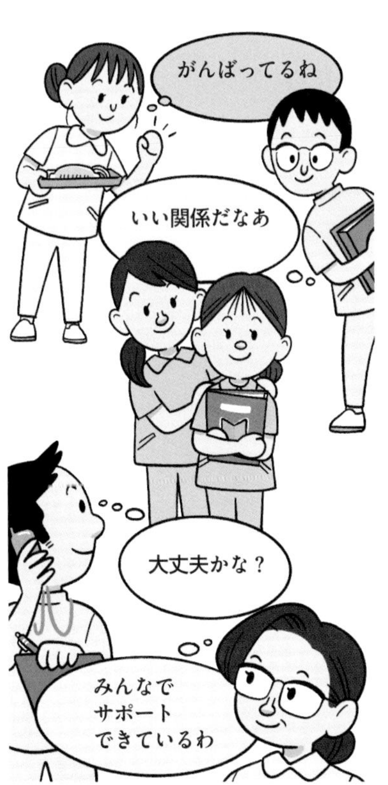
がんばってるね
いい関係だなあ
大丈夫かな？
みんなで
サポート
できているわ

新人教育はあなただけの役割ではない

まず，最初にお伝えしておきたいことは，「新人教育」はプリセプターである“あなただけ”が担うものではなく，部署全体で行うものです．しかし，プリセプティー教育に関して，プリセプターにすべての責任がのしかかっているという場面もあるかと思います．こうなった時にも使える，部署を巻き込んだプリセプティーの支援について考えていきたいと思います．

プリセプティーのアピールをする

日頃から**プリセプティーの教育に自分以外の他者の視点を入れることは重要です**．これはプリセプターを多角的に捉えて指導できることや，プリセプターであるあなたの心的負担の軽減にもつながります．ですが，なんにせよ忙しい臨床現場です．

スタッフ全員で新人教育に向きあっているわけではない場合は，まずは，プリセプティーのことを知ってもらう必要があります．ですから，プリセプティーに代わって，他のスタッフに，積極的にプリセプティーのことを伝えていきましょう．

伝える内容は「**毎日頑張っているからできることがかなり増えているんですよー**」「**最近少し落ち込んでいるみたいです**」なんていう現状報告のようなものでよいです．

こういった現状報告や他己紹介などパーソナルな情報があると，自然と新人を気にかけるようになるものです．

プリセプティーと他スタッフのパイプ役になろう

プリセプティーにとってよき理解者であるあなたは，プリセプティーの思考や行動パターン，困りごとなどに加えて精神状態やプライベートな事情などを他のスタッフよりも少なからず把握していると思います．さらにあなたは，新人より何年か長く組織にいるので，日頃のかかわりの中

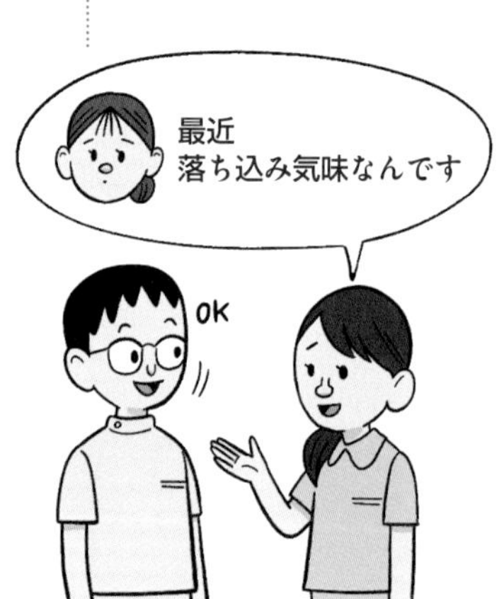

からそれぞれのスタッフの強みや弱みを捉えているはずです．

そんなあなただからこそ，プリセプティーの状況を踏まえた指導を他のスタッフに上手に依頼することができます．

長く看護師をしている先輩のほうが指導スキルも多くもっており上手にできるのは当然です．また，いつもプリセプティーと同じシフトで働いているわけではないですし，**あなたがいない時にもプリセプティーがきちんと指導を受けることができるよう調整するのが，プリセプターの大事な役割です**．

プリセプティーを守るクッションになろう

プリセプティー教育に自分以外の他者の視点を入れるメリットについてお伝えしましたが，一方で，プリセプティーにとってデメリットとなることもあります．

例えば，スタッフによって言うことが異なっていてプリセプティーが混乱したり，プリセプティーが落ち込んでいるときに，普段から言い方がちょっとばかり強い先輩がダイレクトにプリセプティーに指導をして余計に落ち込ませてしまったり，ということがあります．

そこで，プリセプターにとって，デメリットを少なくするような工夫が必要です．他スタッフから指導内容を聞いて，プリセプティーと一緒に情報整理をしましょう．また，少し強めの先輩には，直接プリセプティーに返さずに，自分にフィードバックするよう依頼したり，という工夫がお勧めです．

繰り返しますが，あなただけが指導をする必要はありません．こうやって他のスタッフとのパイプ役になって先輩の指導の様子を見ていると，1年経った頃にはあなたにとってもよい学習機会になったと思うはずです．

焦らず，気負わず，上手に人の力を借りて，あなたもプリセプティーも成長していけるとよいですね．（出本　明）

プリセプターシップ以外の新人を支える組織体制

厚生労働省『新人看護職員研修ガイドライン【改訂版】』では，プリセプターシップ以外の新人を支える組織体制として，チューターシップ（エルダー制），メンターシップ，チーム支援型を上げています．

チューターシップ（エルダー制）は，「各新人看護職員に決まった相談相手（チューター）を配置し，仕事の仕方，学習方法，悩みごとなどの精神面，生活など広範囲にわたり相談や支援を行う」方法です．

メンターシップは，「新人看護職員を援助し，味方となり，指導し，助言し，相談にのる役割であるメンターが，通常，直接的な実地指導者として関わることはなく，支援者的役割を果たす」方法です．

チーム支援型は，「特定の教育係を置くのではなく，チームで新人看護職員を教育・支援する」方法です（新人看護職員研修ガイドライン［改訂版］，p.6）．

011 プリセプティーの背景を知り，何でも言い合える信頼関係を構築していこう

「新人てどんな人?」多様化する新人看護師の背景を知る

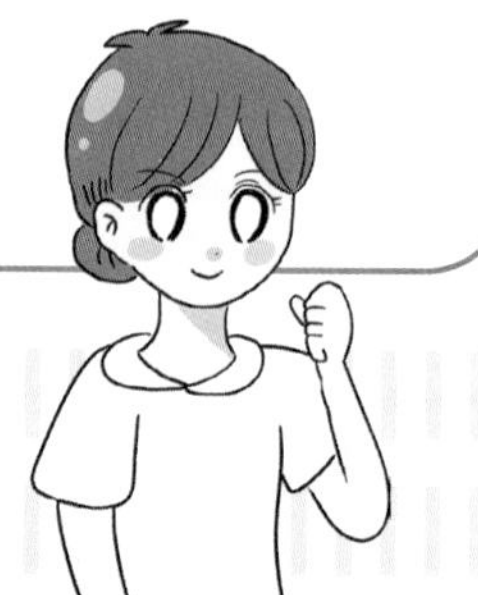

Contents

- ■多様化する新人看護師の背景
- ■プリセプティーのとの関係を見直そう

あなたが担当するプリセプティーは30代半ばです．一般の大学を卒業し大手メーカーに勤務した後，看護師を目指しました．研修で習った内容を実践しようと意欲的です．また，患者とのコミュニケーションも上手で「私よりしっかりしていて，教えることはないかも」と安心していました．

2か月後，プリセプティーが担当する患者が点滴刺入部の痛みを訴えナースコールをしてきました．確認すると点滴が漏れていました．プリセプティーに伝えると「さっき見た時には気がつきませんでした．患者が引っ張ったんじゃないですか」と返答しました．あなたは衝撃のあまりどう接すればよいのか頭が真っ白になりました．さて，どうしていけばよいか一緒に考えていきましょう．

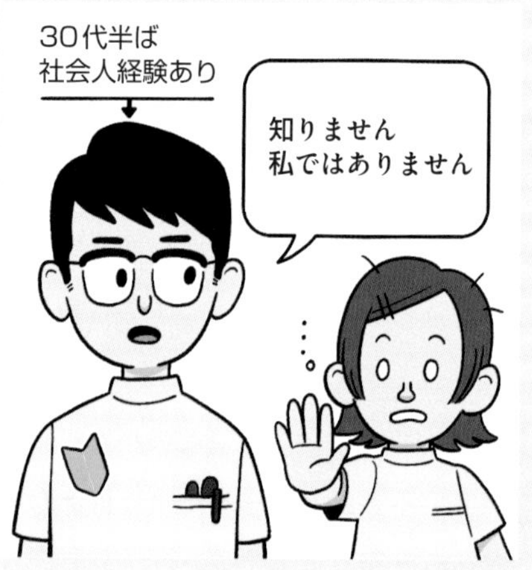
30代半ば
社会人経験あり
知りません
私ではありません

多様化する新人看護師の背景

高校卒業後，看護学校に入学する人もいれば，一般の大学を卒業した人や企業で就労した人など，新人看護師の背景はさまざまです．こうした，多様な経験を持つ人の教育について厚生労働省は「看護師養成所における社会人経験者の受け入れ準備・支援のための指針」[1)] を提言して

表 1：「強みとなる体験」と「弱みとなる体験」

強みとなる体験	新人として指導を謙虚に受け止め，辛いことはやり過ごすなど対処している
	前職での特技や技術を生かしながら自分のペースで看護実践能力を獲得することを期待している
	前職や年齢を重ねた対人関係能力を強みにしている
	若い同期とかかわる中で自らの看護実践能力の課題や成長を認識する
	患者とのかかわりから看護の素晴らしさやりがい，自己の適性を前職と比較して実感する
弱みとなる体験	前職の経験や年齢の高さに伴って上司や先輩からの期待に応えられないプレッシャーや気遣いに対する申し訳なさなど関係性の難しさを感じる
	看護の職場や風土に対して前職と比較して驚きや違和感を抱く

文献 2）を参考に著者作成

います．その中で，社会人経験を持つ人の割合は 23.7％に及び，学生の約 4 人に 1 人と増加傾向にあります．

また，多様な経験を持つ新人看護師には，職場に適応していく過程で**表 1** に示す体験があります．**今までの多様な経験を看護に活かそうとする「強みとなる体験」と経験がマイナスに働く「弱みとなる体験」です．こうした体験を考慮し個別的にかかわることが重要です．**

プリセプティーとの関係を見直そう

プリセプティーは勤務に対して意欲的で，早く職場に適応し同僚からの期待に応えようとしています．しかし，期待に応えようとすることは，プリセプティー自身のプレッシャーの現れかもしれません．そうした中で起きた点滴漏れの出来事は，プリセプティーをさらに追い詰めました．

成人学習者（Part1-12 参照）は自分たちの経験の価値が見下されていることがわかると，その経験のみが拒絶されているのではなくて，人間として拒絶されていると感じる[3)]とされています．プリセプティーが点滴漏れを素直に認められないのは，人間として拒絶されていると感じ，自尊感情を守ろうとした反応と考えられます．

まずは，**プリセプティーと何でも言い合える信頼関係を構築していくことからはじめてはどうでしょうか．**（村田　中）

引用・参考文献

1）厚生労働省：看護師養成所における社会人経験者の受け入れ準備・支援のための指針，2015　https://www.mhlw.go.jp/file/06-Seisakujouhou-10800000-Iseikyoku/0000079680.pdf より 2021 年 2 月 14 日検索

2）佐々木幾美ほか：多様な背景をもつ看護職員に対する教育支援体制の構築のためのモデル作成．科学研究費助成事業研究成果報告書（課題番号：26463261），p4，2017

3）マルカム・ノールズ：成人教育の現代的実践-ペダゴジーからアンドラゴジーへ（堀薫夫，三輪健三訳），p49-50，鳳書房，2002

新人看護師の**特徴を知ろう**

012

プリセプティーを１人の
成人学習者として尊重しよう

「どう教えたらいいの?」と疑問を感じたら読む

成人学習者の特徴

Contents

- 成人教育理論って何?
- 新人看護師の教育におけるポイント

あなたがプリセプターになって６か月，プリセプティーに対して疾患や治療の知識，看護技術などを定期的に課題としていますが，なかなか進まず，さらに勉強してきた内容であっても実践する場面では，それらが活用できずにいます．

先輩たちからも「全然できていない」「どういう風に指導しているの？」という指摘があり，あなたは「どう教えたらいいんだろう？」と悩みました．

さて，どのように教育をしていくのがよいのでしょうか．成人学習者への成人教育理論を手がかりに考えていきましょう．

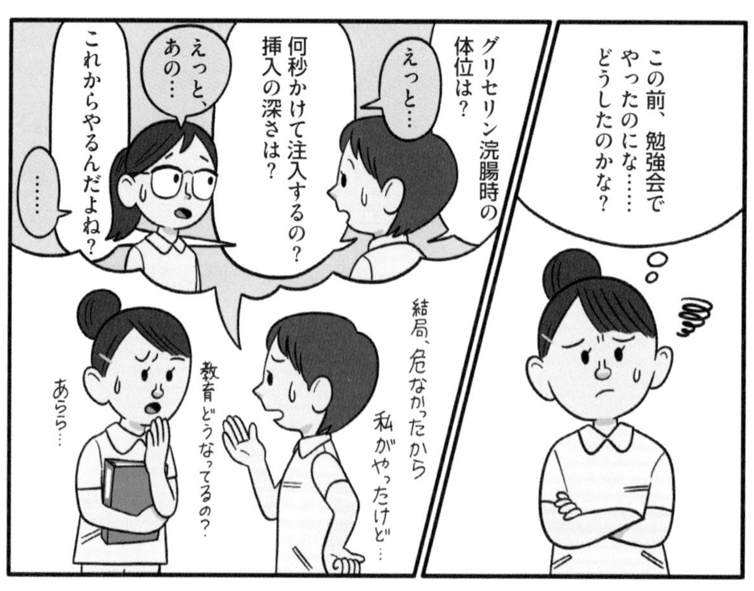
この前、勉強会でやったのにな……どうしたのかな？
グリセリン浣腸時の体位は？
えっと…
何秒かけて注入するの？挿入の深さは？
えっと、あの…
これからやるんだよね？
……
結局、危なかったから私がやったけど…
教育どうなってるの？
あらら…

表1：ペダゴジーとアンドラゴジー

	ペダゴジー	アンドラゴジー
自己概念	依存的	自己決定的
経験の存在	経験を蓄積していっている段階 外的な要因であって，学習の資源として必ずしも必要ではない	人生の中で蓄積した経験が，自己を形作っており，学習の資源として活用価値が高い
レディネス（準備性）の高まり方	年齢などによる発達課題を達成するため	社会的役割や生活上の課題・問題点等を解決すための方法を見出すため
方向性	教科・教材中心型	課題達成中心型 問題解決中心型
モチベーション	報酬や罰などの外的要因	興味・関心などの内的要因

文献1)，2)を参考に著者作成

成人教育理論って何？

「教育」と聞くと，「先生がカリキュラムに沿って知識や技術を指導する」ということを思い浮かべる人が多いかと思います．これは，子供に対する教育を意味し，ペダゴジーと言います．それに対して，**成人（大人）に対する教育は，アンドラゴジー**と言い，**表1**のような特徴があります．

成人はこれまで生きてきた経験を基に自分自身の考え，自己概念を作り上げています．その経験は，自分自身が学習したり他者の学習を支援したりすることの糧となり，さらに経験そのものが学習になるという性質を持っています．

学習意欲は，社会的役割や生活上の課題・問題点などから発展していき，**社会的役割の発揮や生活上の課題・問題点等を解決するための方法を見出すことが学習の方向性となります**．**いかに興味・関心を寄せられるのかということが重要となります**．

新人看護師の教育におけるポイント

新人看護師にはそれぞれの人生の経験があり，さらに国家試験までクリアしてきた成人です．看護師という社会的役割を発揮

ノールズの成人教育論

アンドラゴジー（成人教育学）を体系化したのは，米国の教育学者マルカム・ノールズ（Malcolm S. Knowles, 1913-1997）です．

ノールズは，子供と成人の学習特性の違いに注目し，子供を対象とした教育がペダゴジーと呼ばれるのに対して，成人を対象とした教育学の体系をアンドラゴジーと命名しました．

するために学ぼうとしている成人学習者であることを皆が意識して教育していくことが重要です．

そのために大事なポイントが３つあります．

1 新人看護師を１人の成人学習者として尊重する

「成人は尊敬を持って扱われ，自己決定することができ，１人の独自の人間として扱われたいというニーズ」[1]を持つと言われています．教育のプロセスのなかでは欠点に視点が向きがちですが，**その人がどのような経験をしてきたか，相手の人となりに目を向け，新人看護師のよいところ，強みに目を向けていきましょう．**

また，教育に際しての関係性は，教える―教えられるという上下関係ではなく，学習の支援者として心理的安全性を保証し，**共に学び合うパートナーであることを意識**していきましょう．

2 学習課題に興味・関心を持てるように支援する

「学習は，学習者が要求を実現しようとする，また目的に到達しようとする過程」[1]であるとされ，要求や目的を持つためには，興味・関心がベースになります．学習課題を押し付けるのではなく，**新人看護師が看護師としての経験を積むにあたって，学習したいという興味・関心を持てるように支援**していきましょう．

3 看護実践の経験を学習へと結びつけられるように支援する

成人学習では，経験が学習の資源として大きな意味を持ちます．**プリセプティーが経験したことを振り返り，経験した内容や意味をよく考えること，それを支援するのがプリセプターの大きな役割です**．学習した内容を実践に結びつけ，実践をさらなる学習へと結びつけられるようにプリセプティーを支援していきましょう．（大森　泉）

引用・参考文献

1）西岡正子：生涯学習の創造-アンドラゴジーの視点から，p129-138，ナカニシヤ出版，2000

2）Malcolm S. Knowles：The Modern Practice of Adult Education From Pedagogy to Andragogy p40-59, CAMBRIDG Adult Education, 1980

013

教育計画は「目標設定を高くしすぎない」「目標を具体的にする」ことに注意しよう

「教育係っていわれても困る!」と思ったら読む 教育担当者の役割

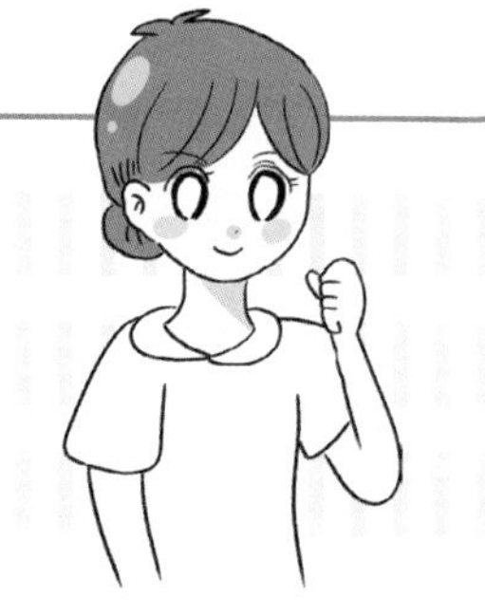

Contents

- ■教育担当者の役割とは
- ■教育計画の立案と評価
- ■新人看護師と部署のスタッフをつなぐ

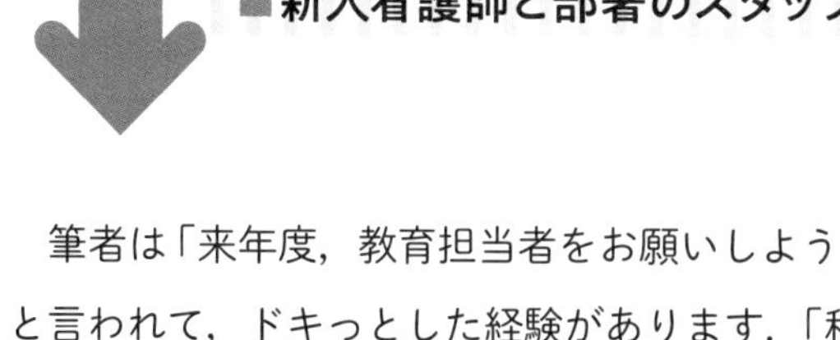

筆者は「来年度，教育担当者をお願いしようと思っているの」と言われて，ドキッとした経験があります.「私に教育担当者なんてできるのだろうか？」という漠然とした不安からの困惑でした. 本項では，教育担当者を初めて始めた人に知ってほしいことをお伝えします.

プリセプターと教育担当者

病院によっては，教育担当者とプリセプターを兼ねているという病院もあるかもしれません.

教育担当者の役割とは

『新人看護職員研修ガイドライン【改訂版】』では，**教育担当者の役割を，「新人看護職員の教育方針に基づいて，各部署で実施される研修の企画・運営を中心となって行う者，看護職員の模範となり，教育的役割を発揮できる者が望まれる**」[1)] と示しています.

ここでのポイントは，教育担当者は，「日々の看護実践を相手に言葉で伝えることができる人」「対象の成長を支えることができる人」であってほしいということです. 病院によってはもう少しレベルの高い，病棟の教育計画の企画・運営となるかもしれません. 読者の方は，新人看護師へのかかわりが多いと想定し，教育担当者の役割を示しました.

教育計画の立案と評価

年間の教育計画を立案する際には，予測される新人看護師の状況を踏まえた教育計画を立案することになります．指標には新人看護職員研修ガイドラインを活用したり，病院看護部の理念・教育目標を参考にしたり，キャリア開発ラダーなども踏まえて考えます．そして新人看護師が入職したら，まずはかかわりの中から個別性を把握しましょう．

「どのような教育背景なのか」「どの程度，実習が行えているのか」「どのような性格なのか」を考えてみてください．**主体は，新人看護師です**．教育担当者が教えたいことを教育計画にするのではなく，新人看護師に則した教育計画を考える必要があります．そのため教育計画は新人１人１人にカスタマイズして修正していくと良いでしょう．

目標を立てるときに，２つポイントがあります．「目標設定を高くしすぎない」「目標を具体的にする」ということです．**目標を高くしすぎると，新人看護師の成長に大きなギャップが生まれます**．

例えば，「適切に患者のアセスメントができて処置を行うことができる」は目標が高く，3〜5 年目の目標という印象です．評価項目も漠然として，評価がしにくいでしょう．別の例で，「狭心症の病態を理解し症状を説明できる」「症状があった場合は，心電図を装着し先輩に報告できる」などであれば，具体的に知識・技術・態度において，何を目標とするのかを設定すると評価もしやすくなります．

新人看護師教育の到達目標

厚生労働省の『新人看護職員研修ガイドライン【改訂版】』では，「新人の到達目標を設定する上では，施設の規模・機能，看護部門の理念，看護職員の構成，新人看護職員を支援する体制，新人研修にかけられる時間・予算，目指す看護職員像（どのような新人看護職員に育って欲しいのか）を考慮する．また，到達目標は，①項目→②詳細さ→③難易度→④到達時期の順に検討する」と述べられており，到達目標設定の際に考慮する項目の例や到達目標設定の流れが書かれています（p.7–11）．

新人看護師と部署のスタッフをつなぐ

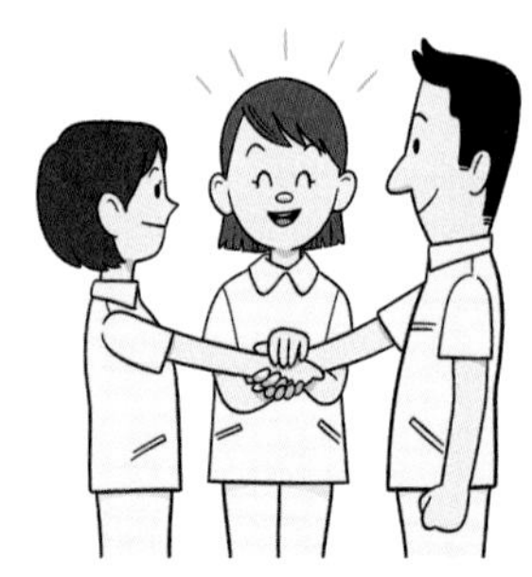

『新人看護職員研修ガイドライン【改訂版】』では，**全職員が新人看護職員に関心を持ち，皆で育てる．そして，全職員が共に支え合い，成長することを目指しています**[2)]．

教育担当者が，すべての教育を１人だけで担う必要はありません．新人看護師とのかかわりで困ったなと感じたら，先輩に聞いてみてください．大切にしている教育への考え方や伝え方などを教えてくれて，勉強になるはずです．

そして，新人看護師と部署の先輩の関係性をつなぐ役割を果たしてください．**新人看護師にとって身近なあなたが，よいところや課題について先輩に丁寧に伝えてください**．

新人看護師にとって，働く環境はとても大切です．**教育担当者は難しく考えず，新人看護師を主（しゅ）に考えて，できることから始めてみましょう**（Part 1–15 参照）．（藤森　雅）

引用・参考文献
1）厚生労働省：新人看護職員研修ガイドライン【改訂版】. 平成 26 年 2 月，p5
2）厚生労働省：新人看護職員研修ガイドライン【改訂版】. 平成 26 年 2 月，p4

014 新人看護師が「心も体も健康に１年間職場に来る」ことができるよう支援しよう

新人看護師の１年間の到達目標
～新人はどこに向かって進むのか？～

Contents

- ■新人看護師が心と体の健康を保つ
- ■日常の業務だけでなく，看護観を養うかかわりを
- ■言いにくいことも丁寧に伝える
- ■１人きりでは決してない

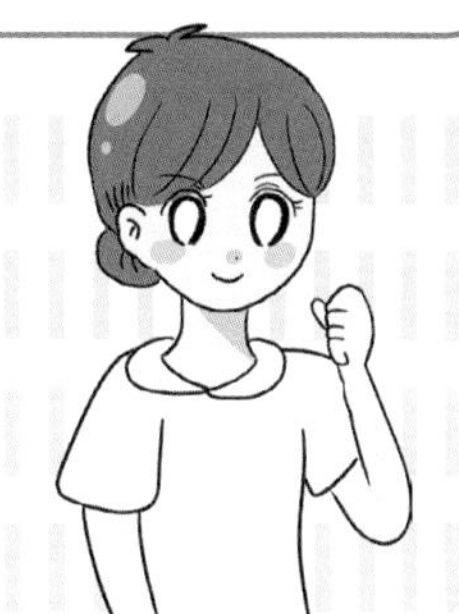

新人看護師の到達目標は，ズバリ「心も体も健康に１年間職場に来る」です．それだけでよいの？ と思いませんでしたか？ もちろん仕事をするので，職場に来るだけではないのですが，根幹はここです．毎日職場に来ることができるのは，新人看護師の成長の証であり，組織社会への大切な１歩だからです．

皆さんが，**新人看護師の成長を支えるために，何を目指し，どのようにサポートすればよいのか**をお伝えします．

新人看護師が心と体の健康を保つ

新人看護師は，リアルな臨床現場に身を置いただけで，緊張を感じます．そんな時には，プリセプターから，「〇〇さん，おはよう」「今はここにいていいよ」と声をかけられたら，どれだけホッとするでしょうか．

まずは，新人看護師の居場所を作ることが一番です．**プリセプターからの何気ない声かけが，心の垣根を外すきっかけとなります**．

新人看護師は，日々に追われるあまり自分の体調に気づきに

くいこともあります．表情が疲れていたら，「夜は眠れている？」「お休みの日は何をしているの？」など体の変化を感じ取れるような声かけをしてあげてください．

新人看護師の変化に気づけるように，程よく距離感を保ちながら「穴が開くほど見て」あげてください．

日常の業務だけでなく，看護観を養うかかわりを

『新人看護職員研修ガイドライン【改訂版】』は，看護職の基本姿勢として「患者の理解と患者・家族との良好な人間関係の確立」[1)] を実践できることを提示しています．

その一例ですが，小児科にいる新人看護師がこんな話をしてくれました．

「普段は，子どもが薬を飲む時，苦い薬は味の濃いチョコレートに混ぜて飲んでいる．でも，あるご両親から家の方針でチョコレートは食べないことにしているから，その方法では飲ませたくないと言われた．

先輩は，両親の意見も尊重して，子どもが薬を飲める方法を一緒に考えて，コップに可愛いイラストを書いたり，ゼリーに混ぜたりしていた．1つの方法にこだわらず，子どもや両親の意向にも配慮したかかわりを見てすごく嬉しかった」

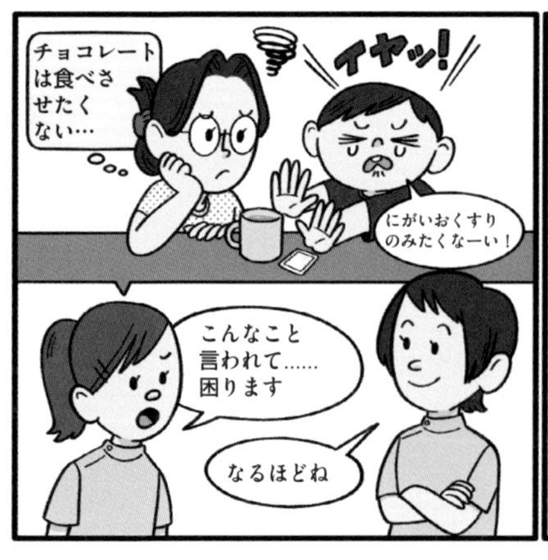
チョコレートは食べさせたくない…
イヤッ!
にがいおくすりのみたくなーい！
こんなこと言われて……困ります
なるほどね

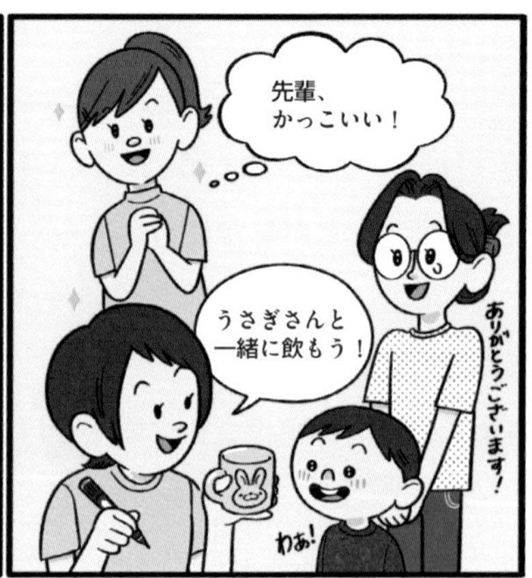
先輩、かっこいい！
うさぎさんと一緒に飲もう！
ありがとうございます！
わぁ!

プリセプターが，新人看護師に看護の場面を見せて「かっこいい背中」を見せることが一番のかかわりになるのだと感動したものです．新人看護師にとってその経験は，一生持ち続ける看護観につながります．**業務のハウ・ツーだけでなく，自分の看護を伝えて看護観を育てるかかわりをしましょう**．

言いにくいことも丁寧に伝える

後輩から，「私のプリセプティーの関さん（仮名），インシデントが多くて困ります．何も報告してくれないし」と相談を受けました．

「関さんと話をする機会があった？」と聞くと，「私からは聞けません．聞いたら傷つけるかなと思って」と言いました．

私は，「まず関さんの話を聞いてみようよ」と伝えました．

後日，話をしたプリセプターから「言わなくっちゃ，とは思っていたけれど，怒られるかもしれないと思うと怖くて毎日そのまま帰っていた．どうしてインシデントが続くのかわからなくて困っていた」と，プリセプティーが話してくれたと報告がありました．プリセプターはプリセプティーと，一緒にインシデントの対策を考えられたことに満足しているようでした．

思い切って，**新人看護師の気持ちや状況を聞く勇気が必要です．そして一緒に考えてあげてください**．プリセプターには新人看護師のよき伴走者になってほしいと思います．

1人きりでは決してない

新人看護師の成長が，教育計画通りにいかない時もあります．自分のせいではないかと落ち込むプリセプターや教育担当者がいます．でも，プリセプターのかかわりが悪いわけではないのです．1人で悩まずに教育担当者や管理者に相談してください．

新人看護師は「心も体も健康に1年間職場に来る」「先輩のサポートを受けてできる」が目標です．心に留めて，焦らず，新人看護師をサポートしましょう．（藤森　雅）

引用・参考文献
1）厚生労働省：新人看護職員研修ガイドライン【改訂版】．平成26年2月，p7.

今どきのプリセプター

今どきのプリセプターの皆さんは，とても心が優しい印象です．

しかしその一方で，話を掘り下げ，核心を突くような会話を苦手としていると感じます．相手を思いやり，聞かないことが，実は不利益なこともあります．

新人教育は全員で

人はそれぞれ歩む速度が違いますよね．まずは，目標や計画のほうが合っていないのではないか，そんな視線で修正する必要があるかもしれません．

教育は部署のスタッフ全員で行うものです．新人看護師が立ち止まったら，一緒に立ち止まって考え，皆で解決するものです．

015 師長と問題を共有しよう．問題解決に向けて仲間を増やそう

「新人と教育の板挟みだよ!」というジレンマを考えた時に使える組織文化(教育風土)の変え方

Contents

- ■先輩たちが新人に教育をしてくれない
- ■組織文化って何?
- ■管理者と問題を共有しよう
- ■問題解決に向けて仲間を増やそう

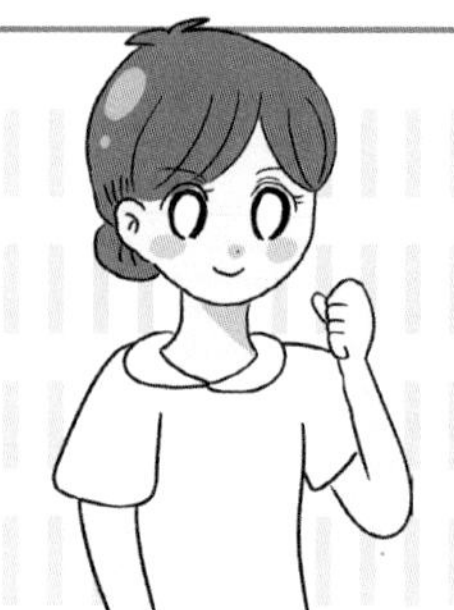

先輩たちが新人に教育をしてくれない

教育担当者のあなたは，意気込んで教育に取り組もうとしています．しかしその意気込みに対して，先輩たちは教育に対して他人事で新人を皆で育てていこうという思いはなかなか理解してもらえません．

そして放置されていると感じてしまった新人から「先輩が何も教えてくれない」という不満を耳にしました．

みなさんは，こんなやりきれない事態を経験したことはないでしょうか．

教育担当者がときにぶつかるこんな悩みは，病棟の組織文化（教育風土）が理由であることが少なくありません．本項では，この「文化」をどのようにして変えていったらよいのかを，順を追ってお伝えできればと思います．

組織風土と組織文化

組織は，その組織特有の特性があり，それを組織風土と言います．組織を構成するメンバーは，直接的あるいは間接的にその風土を知覚し，個人の考え，感情，動機づけに影響を与える要因となります．

組織文化は，組織風土から生まれるもので，組織メンバーの仕事の進め方に直接影響する要因です．患者安全を最優先する組織文化を安全文化と言います．安全文化は，Part3-72 を参照してください．

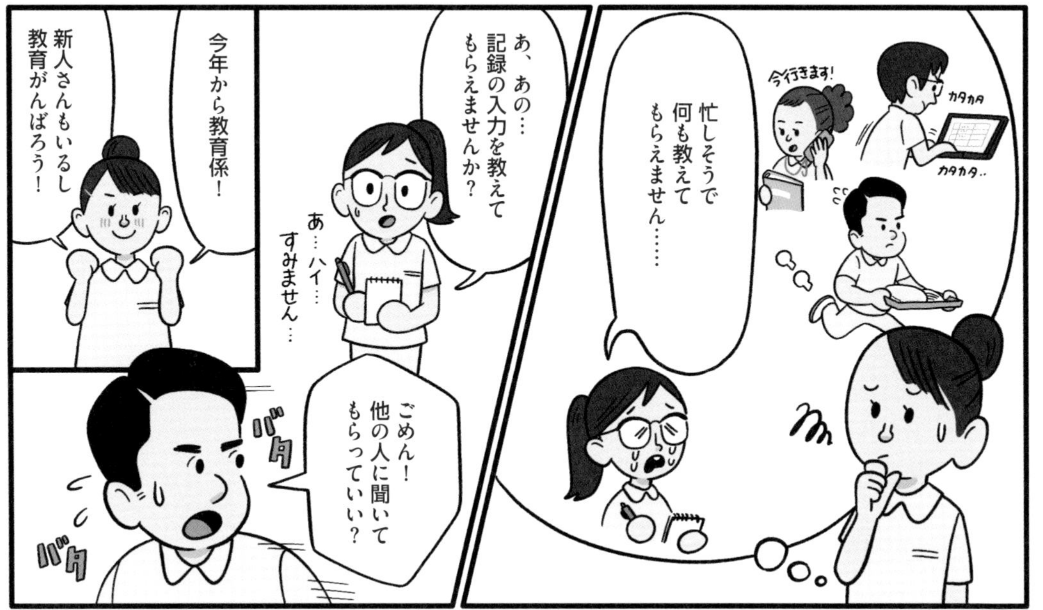
忙しそうで何も教えてもらえません……
今行きます!
カタカタ
カタカタ..
あ、あの…記録の入力を教えてもらえませんか?
あ…ハイ…すみません…
今年から教育係!
新人さんもいるし教育がんばろう!
ごめん!他の人に聞いてもらっていい?
バタ
バタ

組織文化って何?

あなたの病棟にも暗黙のルールみたいなものはありませんか?

例えば「新人教育はプリセプターがする」といったものです. **いつのまにかでき上がり,メンバーで共有されている価値観に基づく行動パターンを組織文化といいます**.

1 組織文化はすぐには変わらない

組織文化は共通の価値観としてメンバー内で共有するため組織運営の統制がとりやすくなるメリットがある一方で,変えることが難しいというデメリットがあります.組織文化は何年もかけて作り上げられた信念や価値観であり,メンバーはそれが正しいと信じているからです.

2 自部署の組織文化を知り分析しよう

あなた自身もその組織に属しているため,組織文化に気づいていないことがあるかもしれません.その場合は他の部署の教育担当者と新人教育について話をしてみましょう.

教育を妨げているような組織文化に気づくことができたら,

その**文化の根底にある信念や価値観は何かを分析することが問題解決には重要**です．

先輩に「いつも新人指導ありがとうございます．最近の新人どうですか？」と切り出して教育への考えを聞いてみましょう．

例えば，事例にあるような「教育に対して他人事」という行動の背景には，「新人のことをよく知っているプリセプターや教育担当者が教育したほうが効率的」という信念を持っているかもしれません．

管理者と問題を共有しよう

根本的な問題が見えてきたら**教育担当者ができることは，まず自分自身の分析した教育の問題を管理者と共有し，サポートを得ることです**．問題がどこにあるのか，そのために管理者にどのようなことを協力してもらいたいのかを伝えることが重要です．

「病棟ではプリセプターが新人教育をしたほうが効率的と思っているようです．しかし経験豊かないろいろな先輩からの視点で教育したほうが新人は成長すると思います．先輩の意識を変えるために協力してもらえませんか」と伝えると師長もわかりやすいですよね．問題によっては**管理者からトップダウンで伝えてもらったほうが早期に解決することもあります**．

問題解決に向けて仲間を増やそう

教育に同様の問題意識を持っている人をみつけ，できそうなことから始めていくことが大切です．1人で問題解決に向かうのではなく，**パワーのある人や同様の価値観を持っている人を仲間にしてリーダーシップを発揮しましょう．**時間はかかりますがその輪は少しずつ広がり，いつのまにか組織文化が変化していくかもしれません．（柳澤篤志）

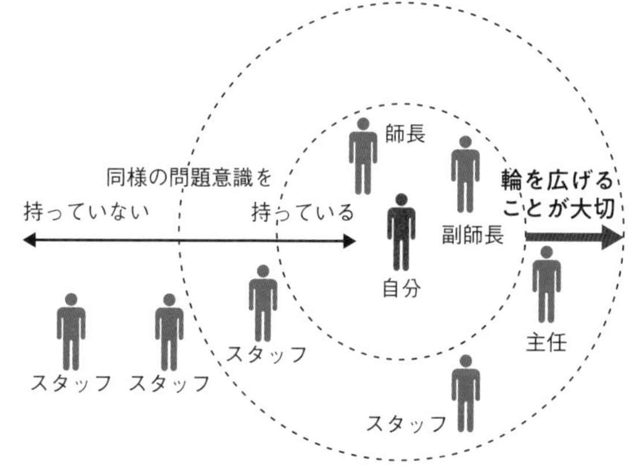

リーダーシップにおける巻き込み力

本書Part3でリーダーシップについて解説しています（Part3-55）．業務リーダーに求められるリーダーシップは「調整能力」ですが，問題解決に向けてのリーダーシップでは「巻き込む力」が求められます．

周りを巻き込むためには，目標やビジョンを相手に伝え理解してもらう力が必要であり，また周りから信頼を得ておくことが大切になります．

016 かかわりにくい新人看護師には，その人の得意なことを伸ばしていく発想を持って接しよう

「なかなかできるようにならなくて困るなー」という新人看護師がいたら… 知っておきたいヒント

Contents

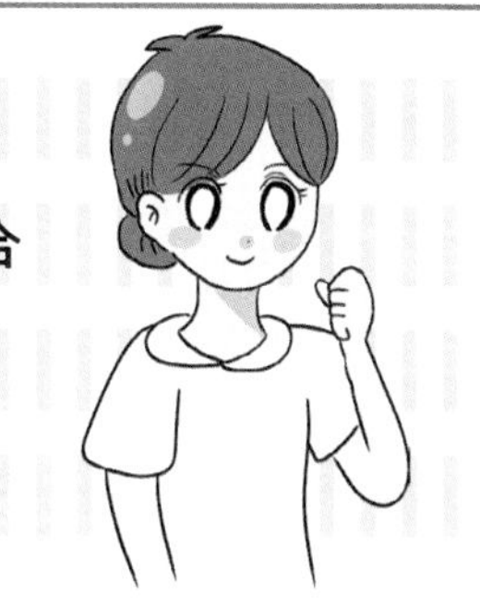

新人看護師に一生懸命指導をしているのに，「いつまでたってもできるようにならない」「何となく伝わらない」そんな経験はありませんか？ このような「かかわりにくさ」を感じる新人看護師への支援について，事例を通して考えてみましょう．

多重業務が苦手な新人看護師の場合

新人看護師田山さん（仮名）は，１日の流れを何度先輩と一緒に確認しても，ナースコールが鳴ったり，急な検査が入ったりした途端に頭が真っ白になってしまうのです．

１つ１つのケアについては問題がないのですが，どうしても勤務時間内に仕事を終えることができません．

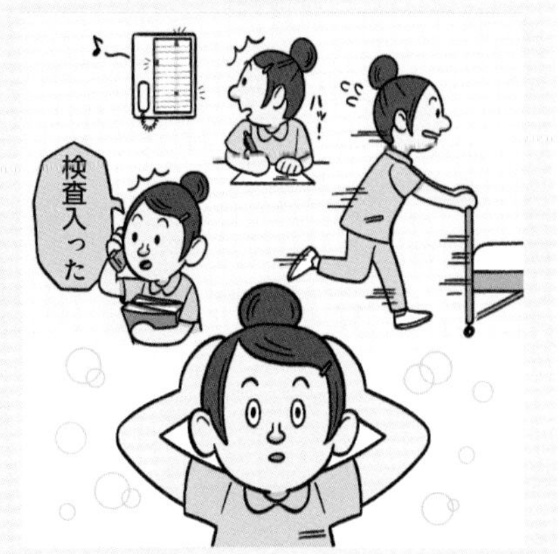

田山さんが，一度に複数のことを行ったり，臨機応変に対応したりすることが苦手なのだということに気づいた教育担当者たちは，1つのケアが終わるたびに声をかけ，次の業務の進め方について，田山さんと具体的に確認するようにしました．すると田山さんは，見違えるようにスムーズにケアを行うことができるようになったそうです．

コミュニケーションが苦手な新人看護師の場合

新人看護師岡本さん（仮名）は，患者の意向を汲むのが苦手で，受け持ちの患者から「担当を変えてください」と言われてしまうことが何度かありました．

振り返りをしても，患者からなぜそのようなことを言われたのか，岡本さんにはなかなか伝わりませんでした．

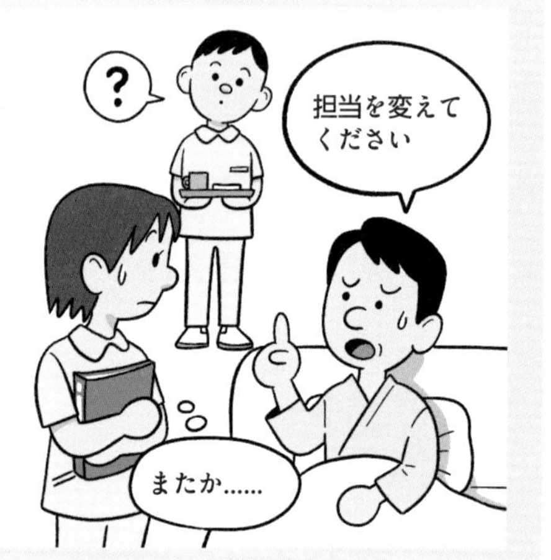

岡本さんの部署の教育担当者たちは，ナースステーションで報告を待つのではなく，できるだけ一緒にベッドサイドに足を運ぶようにしました．

そうすることで，岡本さんと患者との間で誤解が生じることが少なくなっただけでなく，教育担当者が気づいたことを岡本さんへ具体的に伝えることができ，結果的に個別の振り返りをする時間をとらなくても済むようになったそうです．

その人に合った支援方法を見つけよう

このように，たとえ**新人看護師に苦手な部分があったとしても，支援者が新人看護師に合わせた支援を行うことができれば，その人が持つ力を発揮することは十分可能**です．私たち支援者には，目の前のできないことを克服させようとかかわるだけでなく，その人の得意なことを伸ばしていく発想を持つことも必要なのではないでしょうか．

かかわりの幅を広げるために……

平成 28 年 12 月時点で，医師から発達障害と診断された方は推計 48 万 1,000 人と報告[1] されていますが，社会性やコミュニケーションに難しさを感じる新人看護師を，先入観を持って安易に発達障害と決めつけることはあってはなりません．しかし，現場で働く看護師たちから，**「かかわりにくさ」を感じる新人看護師が増えているという声があげられているのも事実**です．

支援者として当事者へのかかわりが求められる前に，ぜひ発達障害に関する正しい知識を身につけ理解を深めましょう．いつか共に働くかもしれない「かかわりにくさ」を感じる新人看護師への支援の糸口となるかもしれません．

インターネット上でも，発達障害の特性に合わせた職場の工夫[2] など，さまざまな情報を知ることができます．**理解ある職場環境づくりに向けて，まずは相手を知ることから始めてみましょう**．そして，このような 1 人 1 人に合わせた教育支援には多くの時間とマンパワーを必要としますが，**1 人で抱え込まず支援に悩んだときは周囲に相談**し，部署全体でよりよい支援体制づくりに取り組んでいきましょう．（鶴岡典子）

「かかわりにくさ」と発達障害

発達障害には，自閉症，アスペルガー症候群その他の広汎性発達障害，学習障害，注意欠陥多動性障害のタイプがあります．

発達障害の原因は，まだ詳しくわかっていませんが，脳の器質的，機能的な障害により，行動や情緒に偏りが見られるのではないかと考えられています．

京都府発行の『発達障害者と共に働くなるほどガイドブック』では，発達障害のある方とともに働くための職場の工夫として，①仕事はひとつずつ，②具体的に話して，ミスを回避，③質問しやすい工夫を，④目標を明確にし，作業効率アップ，⑤手順書（マニュアル）があれば安心，⑥一目瞭然で効率化，⑦集中できる場所で，効率アップ，⑧報告とチェックの工夫でミスはゼロ，が上げられています．

引用・参考文献

1）厚生労働省社会・援護局障害保健福祉部：平成 28 年生活のしづらさなどに関する調査（全国在宅障害児・者等実態調査）結果，2017．https://www.mhlw.go.jp/toukei/list/dl/seikatsu_chousa_c_h28.pdf より 2022 年 4 月 29 日検索

2）京都府：発達障害者と共に働くなるほどガイドブック，小谷裕実（監修） http://www.pref.kyoto.jp/jobpark/documents/honbunall.pdf より 2022 年 4 月 29 日検索

017

「ジョハリの窓」を使って，お互いの認識を深めよう

「新人看護師の本音を知るにはどうしたらいい?」教育担当者がプリセプターを支える コーチングとジョハリの窓

Contents

- 「見たことがない」とウソをつくプリセプティーに困惑するプリセプター
- 肯定的で少しの背伸びで達成できる目標設定する
- プリセプティーの見えてない一面を引き出す「ジョハリの窓」

「見たことがない」とウソをつくプリセプティーに困惑するプリセプター

ある病棟では，初回は見学し，２回目はプリセプティー主体で実施し，３回目は１人で検査・処置を行っています．プリセプティーは，腎生検の介助は初めてと言っており，マニュアルを確認し見学していました．その後，他の看護師からすでに見学をしていたと聞き，驚いてプリセプティーに確認すると「見学をした覚えがない」との反応でした．

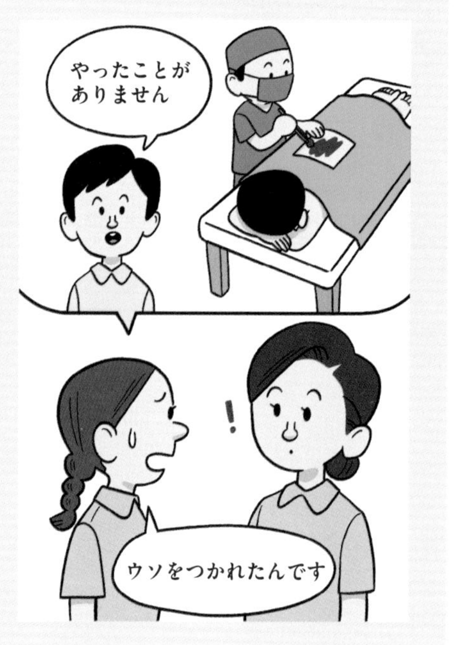
やったことがありません
ウソをつかれたんです

プリセプティーにウソをつかれたと感じたプリセプターは，ショックで教育担当者のあなたに相談してきました．不安のあるプリセプターが役割を果たしていくにはどうしたらよいでしょうか．

肯定的で少しの背伸びで達成できる目標設定する

本 Part1-5 で取りあげたコーチングは「相手の中にある答えを引き出し，目指すべき場所に到達できるようにする手法」です．ここでは，相談者のプリセプターが自分の役割を果たせるようにコーチングを活用します．まず，到達目標を設定しますが，**肯定的かつ具体的表現で少し背伸びをすれば達成できる目標を設定する**[1]**ことが重要**です．

プリセプターは，コーチングを通してプリセプティーの理解をさらに深める必要があると気づき，「プリセプティーと勤務が同じ日には必ず 1 回声をかけ会話ができる」が目標となりました．しかし，プリセプターは「どうしてウソをついたのか」が引っかかるようでした．

プリセプティーの見えてない一面を引き出す「ジョハリの窓」

プリセプターはプリセプティーを支える役割があります．今回の場合，ウソをつかざるを得なかったプリセプティーへの理解を深めることがポイントとなります．そこで，お互いの認識を深めることに役立つ「**ジョハリの窓**」をご紹介します．

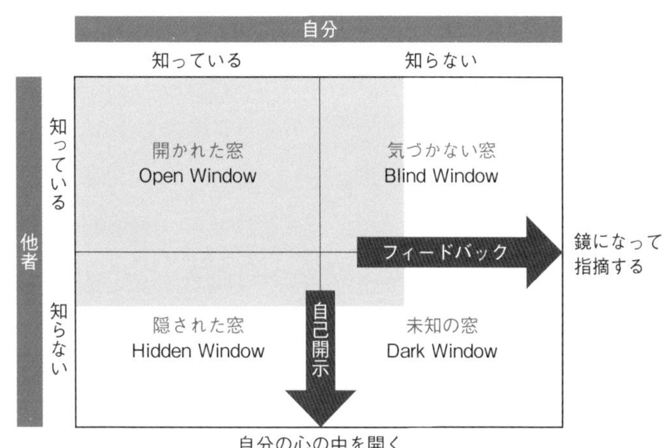

図 1：ジョハリの窓

文献 2）より引用

図 1 のように，自分という人間を「自分/他者」と「知っている/知らない」の 4 象限に分け，互いの認知をすり合わせ，人や組織の問題解決に役立てるものです[2]．

本項では，プリセプターがまだ把握できていない「気づかない窓」について，2 人で掘り下げていきます．具体的には，率直に他の看護師から見学済みであると聞いたとフィードバックし，プリセプティーに配慮しながら話題を展開していきます．その中で，**精一杯日々のケア習得に励んでいるものの，その進度に追いつけないプリセプティーの自己開示がされると，お互いの信頼が深まり，理解も深まると思います**．（村田　中）

引用・参考文献

1）柳澤厚生ほか：GROW モデル．ナースのためのコーチング活用術（柳澤厚生編），p123-127，医学書院，2003
2）堀公俊：ジョハリの窓．問題解決フレームワーク大全，p170-173，日本経済新聞出版，2015

ジョハリ（Johari）の窓：米国の心理学者ジョセフ・ルフト（Joseph Luft）とハリ・インガム（Harry Ingham）が発表した心理学モデルで，ジョハリの名称は，2 人の名前のファーストネームを組み合わせて生まれたもの．自分と他人の認識のズレを自己分析して，他者とのコミュニケーションを模索するモデルです．

018 学習者のレディネスに合わせた効果的な継続教育に取り組もう

臨床だけじゃない“使える”教育手法 e-ラーニング，シミュレーション教育とは

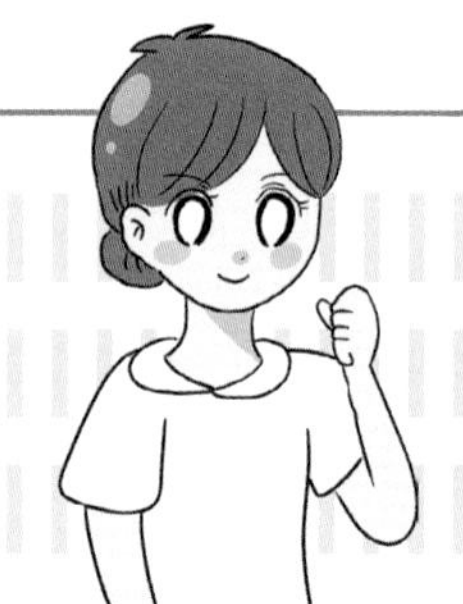

Contents

- e-ラーニングを効果的に選択する
- OJT と Off-JT はバランスと連動がポイント
- アクティブラーニングの普及

皆さんは，自分の継続教育をどのように考えますか．OJT（On the Job Training：オンザジョブトレーニング）は効果的ですが，それ以外にも臨床現場外での学びも重要です．**日々進化する医療に即したケアを行うために，知識や技術をアップデートすることがスキルアップにつながります**．

皆さんが今まさに読んでいる本での知識の取得も非常に大事ですよね．本項では，これからの研修はどのように変化していくのか，また効果的な学修についてお伝えしていきます．

e-ラーニングを効果的に選択する

近年，e-ラーニングが普及してきました．私の所属する病院でも，今回の新型コロナウイルス感染症によって，人の密集を避けることが前提となりました．集合研修で行っていた講義も，いくつかオンライン研修に変更しました．動画などの媒体を共有することでいつでも知識の確認ができます．時間の確保がしやすいため，交替制勤務や時短勤務であっても，意欲があれば勤務内で受講が可能になりました．

問題は，e-ラーニングにおけるウェブ視聴のみに頼りがちで，

コミュニケーションが不足するため，お互いの考えを共有する機会が少なくなることです．そのため，ディスカッションで学びが深まる研修については，集合研修を再編成しました．具体的には人数と時間を制限し，今までの倍の開催回数にしました．

「倫理」「意思決定支援」「セルフケア看護」など，対面による他者とのディスカッションを通して，さまざまな価値観を共有し，自分の看護観や倫理観を養う研修は集合研修でこそ成果の上がるものであると感じています．

このように，**研修の方法は目標を明確にし，学習効果を最大限に発揮できる方法を検討することで，学習者中心の教育に変化します**．皆さんは，研修を受ける側，そして，いずれは研修を企画・運営する立場へと変わるかもしれません．研修の方法は進化していきますが，学習者が中心であることはいつの時代も変わることはないでしょう．看護が人間関係を基本とする以上，対面での学びはゼロにはならないはずです．

OJTとOff-JTはバランスと連動がポイント

継続教育の方法には，大きく分けてOJTとOff-JT（Off the Job Training：オフザジョブトレーニング）があります．OJTは職場内訓練です．日常の仕事を通して必要な知識・技能・態度などについて，先輩から教えてもらったことです．成人教育の観点から考えると，**OJTは看護職教育の理にかなっている教育方法です**．成人教育の考え方については，Part1-12「成人学習者の

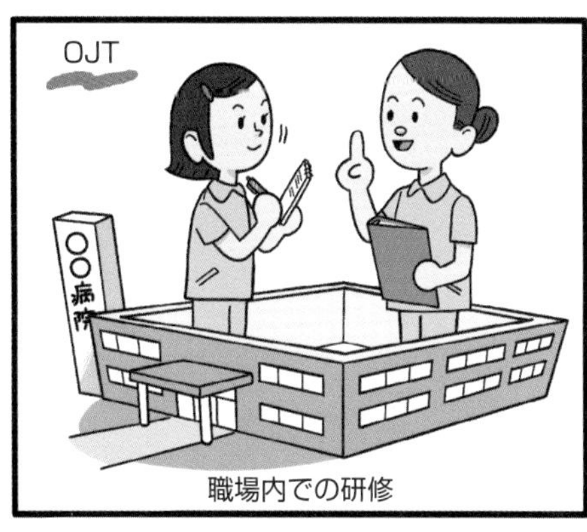

職場内での研修

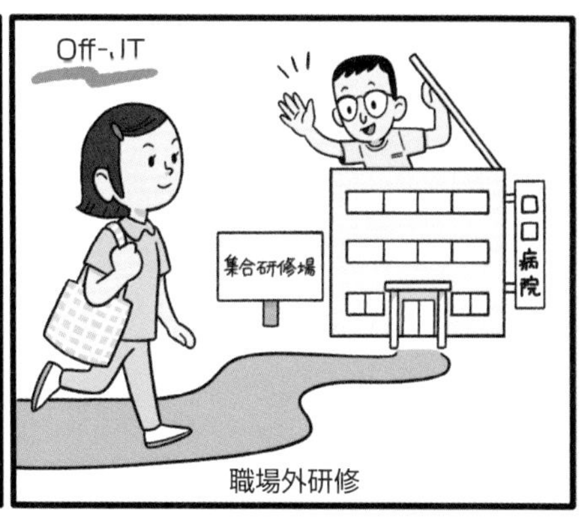

職場外研修

特徴」の項を参考にしてください.

Off-JT とは，病院での集合研修，看護協会や企業などに，自ら申し込み研修を受ける，職場外訓練です．**OJT と Off-JT は偏りなく，バランスよく受けることが必要です**.

例えば，フィジカルアセスメントの研修を受ければ，聴診の具体的な方法がわかり，すぐに臨床で活かすことができるでしょう．逆に，臨床で倫理的問題に遭遇しモヤモヤとしていたとしたら，その後，倫理的問題の解決につながる研修を受けることで，今後の行動が変化するかもしれません.

このように OJT と Off-JT を連動させることが個々の成長を促すポイントになるのです．皆さんが研修に興味を持ち受講した後，じゃあ明日から何が活かせるか，どう行動できるかを考えながら受講すると次のステップにつながります.

アクティブラーニングの普及

医学系教育の手法は，常に深化しています．現在は，学習者が中心の教育から，さらに能力開発に基づいた教育が行われることに主眼が置かれています.

例えば，アクティブラーニング．現在の複雑化した医療に対応するためには，学習者自身が主体的に問題や課題に取り組み，思考しながら行動に移すといった学習経験を積み重ねる必要がある[1)]と言われています.

シミュレーション教育は近年広く普及し，より実践に近い方法で学び，学習者のレディネスに合わせた内容を行うため効果が高い方法とされています.

現場というリアルがある一方で，**どの程度のシミュレーションに時間と人と予算をかけられるのか，病院での現任教育にとって悩ましい問題の 1 つです．しかし，工夫を凝らせば，安全を担保した学習のよい機会となるため，学習方法として取り入れてほしいと思います**.（藤森　雅）

臨床現場でのアクティブラーニング

アクティブラーニングは，学習者が主体的・積極的に学びに取り組む学習方法で，さまざまな手法と実践方法があり，臨床現場に合わせた手法を取り入れることが重要です.

事例や看護経験に基づいて話し合い，経験や知識を共有していくことが大切です.

代表的な手法には，小人数で共通のテーマについて討論するバズ学習，ある問題についてグループで解決策を練る問題解決型学習（PBL：problem-based learning），学習者同士が教え合いながら学んでいくジグソー法，少人数のグループで意見やアイデアを順番に話していくラウンド・ロビンなどがあります

引用・参考文献
1）阿部幸恵：医療におけるシミュレーション教育．日本集中医学雑誌 23（13）：13，2016

019 行動の裏づけになる根拠（エビデンス）を知ろう

「私自身，勉強が足りないな」と感じた時に，自己学習を進めるヒント

Contents

その行動に意味はあるのか

読者の方々は，後輩指導や臨床で中心的な存在として働いている方が多いと思います．そのような中で，自分自身に対して「勉強が足りないなぁ」とか，「ちょっと自信がないなぁ」「なんかモヤモヤするなぁ」という心境になることはないでしょうか．

その理由の１つに“そこに根拠はあるのか”，という課題があるかもしれません．皆さんは，新人の頃から，多忙な業務を一生懸命にこなしながら成長してきたのだと思います．そのため，１つ１つの看護ケアについて考える時間がなかったかもしれません．しかし，**普段何気なく行っている看護ケアにはしっかりとした根拠があります**．

さて，皆さんは，EBN（evidence-based nursing）という言葉を聞いたことがあるでしょうか．EBNとは，患者に対して最善のケアを提供するための手段であり，看護の熟練者の経験と知識に基づいて行われてきた従来のケアに代わり，現時点で得られる最善の科学的なエビデンス（根拠）を活用して個々の患者にとって最善のケアを提供していこうとするものです．

現在の医療において，エビデンスが求められ，看護において

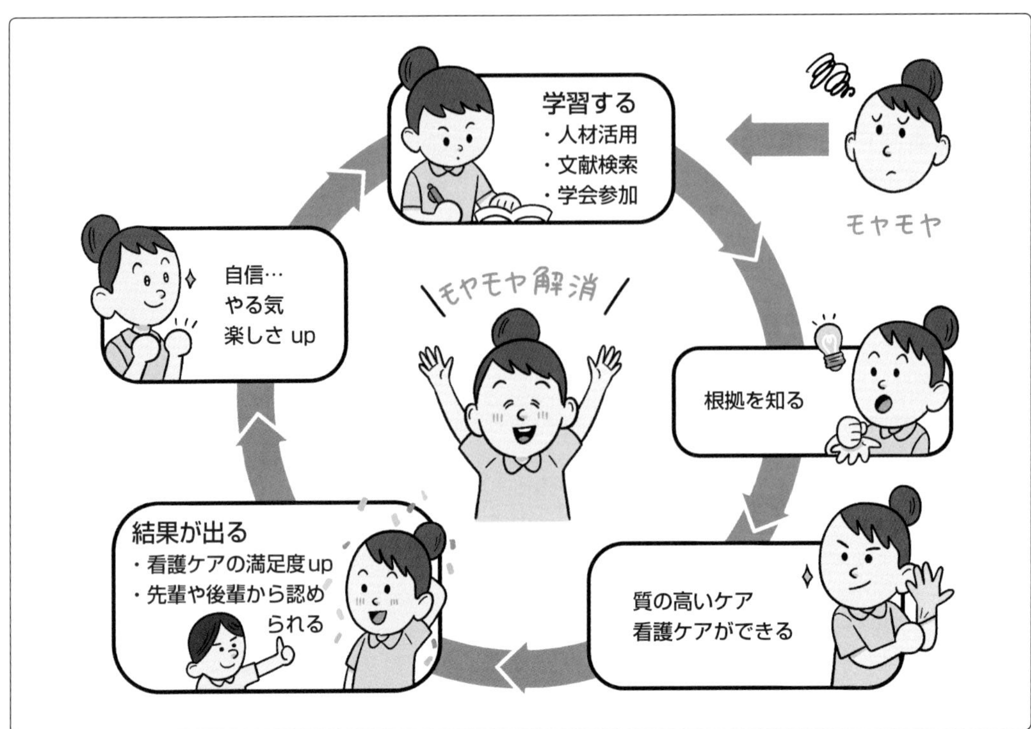

図 1：モヤモヤ解消までの循環図

もエビデンスのある看護ケアを提供することが求められています．そこで，看護ケアのエビデンスを知ることが大切になってきます．「エビデンスがある＝正しい」ではなく，**エビデンスを知ることは皆さんの行動の裏づけになり，大きな武器となります**．

では，どのようにすれば，エビデンスを知ることができるのでしょうか．

職場の人材を活用しよう

職場の同僚や先輩に相談してみるのも 1 つの方法です．同僚や先輩も皆さんと同じように看護ケアのエビデンスについての学習経験があると思います．

そして，**一番活用して欲しいのは，職場にいる認定看護師や専門看護師です**．彼女・彼らはエビデンスのある専門的知識を学んでおり，現場で一番エビデンスに近づける存在ではないでしょうか（Part4-78，79 参照）．

文献を探してみよう

勤め先の病院や看護大学，専門学校，もしくは卒業した学校の図書館には多くの文献があると思います．その**図書館にない文献の場合は，司書がいれば取り寄せてもらうことも可能**だと思います．また，文献はインターネットでも検索できます．

看護に関連した文献検索システムはいくつかありますが，ここでの紹介は知名度の高い，**「医中誌 Web」をお勧めします**．自分の疑問や興味のあるキーワードを入力すると文献が出てきますので，それを読むことで，エビデンスを知ることができます．

医中誌 Web

医中誌 Web は，特定非営利活動法人の医学中央雑誌刊行会が提供する，国内医学論文情報のインターネット検索サービスです．

医学中央雑誌刊行会は，国内医学文献の抄録誌である「医学中央雑誌」を 1903 年（明治 36 年）に創刊しました．

「医学中央雑誌」の冊子体は 2003 年に終刊，CD-ROM 版は 2006 年にサービスを終え，現在はインターネットでの検索サービスを提供しています．

医中誌データベースには，約 7,500 誌が収録されています．

学会に参加してみよう

看護学会が数多く存在しています．自分の所属する領域に関する学会に参加し（例えば救急，ICU なら，日本救急看護学会，日本クリティカルケア看護学会など），ポスター発表や口演をきくことで新たな知見を得ることができます．その内容にはエビデンスのもと発表されているものが多いため，エビデンスを知ることができます（Part1-20 参照）．

自身で分析的に評価すること

これまで，エビデンスを知るための自己学習の進め方を紹介してきました．もう一度言いますが，**必ずしも，「エビデンスがある＝正しい」ということではありません**．看護は人と人のかかわりです．エビデンスで示せないかかわりもあるかと思います．

また，もう 1 歩先に進みたい方は，研究的視点を持つことをお勧めします．**自分の行っている看護ケアが本当に適切かどうか，過去の研究から得られた知見と照らし合わせて分析的に評価する視点を持つ**ことで，ケアの幅が広がっていくと思います．

（中村剛士）

引用・参考文献
1）草間朋子：EBN（Evidence-Based Nursings）を考える．大分看護科学研究 4（1）：12-15，2003

020 副次的産物も多い学会に参加しよう

「もっと新しいことってないですか?」最新のことを知る学会の参加

Contents

- ■感じている現場の課題を私だけじゃないと感じられる
- ■好きな領域の最新のことでモチベーションが上がる
- ■学会のいろいろな演題について
- ■“私にもできる”，研究のハードルを下げてみよう
- ■コラム「学会」の歩き方

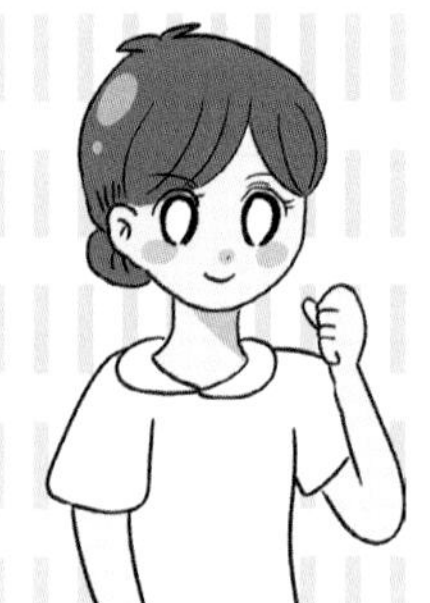

“何がわからないかわからなくて必死に本を読み漁っていた”，そんな新人時代から早数年．後輩指導や教育に触れることは増えたけれど，自分自身の新しい学びについてもの足りなく感じることはあるかもしれません．そんなあなたに学会の学術集会（以下学会）参加のお誘いです．

感じている現場の課題を私だけじゃないと感じられる

みなさんにとって学会のイメージはどのようなものでしょうか？　私自身も当時は学会に興味がもてず，参加せずに数年を過ごしてきました．

ある日先輩に誘われ，小旅行がてら行ってみると，普段何気なくやっている看護について根拠から知ることができて，「わかる」感覚が感じられたことをよく覚えています．

学会って何?

- ●いろいろな領域ごとにある学術団体が開催する学術集会のこと．
- ●その領域の著名人や新進気鋭の人たちが一堂に集まって発表をする．
- ●シンポジウムやセミナー，交流集会，ワークショップ，一般演題などがある．
- ●トレンドや最新のトピックスに触れる機会となる．

好きな領域の最新のことで モチベーションが上がる

皆さんは興味がある領域はありますか？ 学会は本当にたくさんの領域があり，興味・関心のある学会はすぐに調べることができます．ぜひ検索エンジンで「急性期　学会」「循環器　学会」などと調べてみてください．ほとんどの学会は年に１回開催しています．日本全国いろいろなところで開催される学会は気分転換にもなりますし，現在はWeb開催も増えてきているので，家にいながらのぞくこともできます．

学会のいろいろな演題について（かってに一言メモ）

会長講演：その学会の趣意がみえます．朝イチが多くて眠いけどおススメ

教育講演：お金を払うセミナーレベルの充実感

シンポジウム：最近話題のトピックについてさまざまな専門家同士の対談で知見がわかる

ランチョンセミナー：企業協賛だけあって講師が充実，お弁当は早いもの順など

一般口演・ポスター（示説）：全国の病院や施設で行った研究発表，示説は交流もしやすくてよい

“私にもできる”，研究のハードルを下げてみよう

何度か学会に参加してみると，「口演・ポスター」が非常に共感できることが多いと思います．

逆もしかり，**私たちが自部署で困っていることや実践していることが，他の組織や部署へのヒントになります**．皆さんが丁寧に考えたこと，業務改善や患者・家族へのケアを発表することで，看護全体の質の向上につながります．

学会の楽しみ方

- 大きい学会は参加しやすく，扱うテーマが多岐にわたるのでわかりやすい．
- 「○○看護学会」は看護について深堀りできます．
- 聞いたことがある著名人を見に行くくらいの感覚でOK．
- 抄録集やプログラム集をみて，ワクワクするものを聴く．

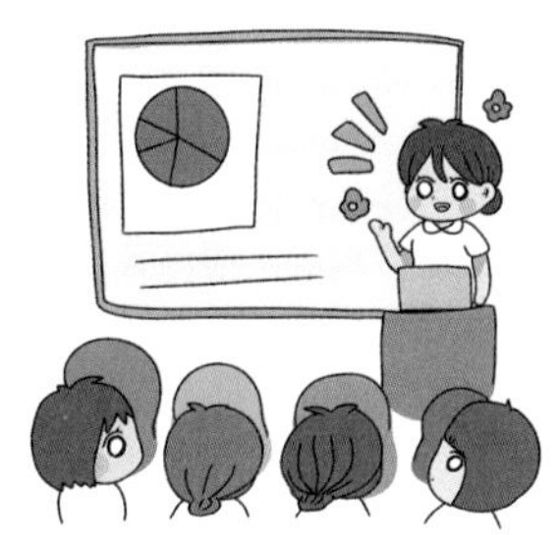

学会参加で得られるものは，小旅行での息抜きや仲間づくりなど副次的な産物もたくさんあります．**最初は部署の仲間を誘って，看護について語るもよし，自分の将来について語るもよし，交流を深める機会になるといいですね．**

そしてあなたが学会に行ってみようと思った時，そして行ってみて楽しかった時に，プリセプティーに「一緒に行ってみない？」と誘ってみましょう．（菊池亜季子）

コラム

学会の歩き方

学会への参加について，本項でもお勧めしていますが，ここではちょっと知っておくとさらに楽しめることをシェアしたいと思います．コロナが落ち着き動けるようになったときに参考にしてみてください．本コラムでは，演者ではなく，あくまで聴講参加のスタンスでまとめます．

学会の歩き方　ワンポイントアドバイス

☆施設からの出張扱いのときに報告書が必要

報告書を書く時のポイントは，学会で一番驚いたこと・面白いと思ったことをメモしておくことです．新しい知見や事実について簡潔にまとめたうえで，なぜそう感じたのか，そして最後に，看護にどう生かすか（示唆）をまとめるとよいでしょう．

☆演者や講師，関係者に挨拶してみよう

学会会場において，口演後や講義後にぜひ声をかけてみましょう．所属と名前を名乗った後に，感想を直接伝えるとよいでしょう．

直接声をかけてもらえることは，演者にとっても貴重なフィードバックの機会となり嬉しいものです．ひょんなことからつながりが深まる可能性もあります．そしてこういうとき，名刺って役立ちますね．簡易なものでも余裕があれば持っておくのをお勧めします．

☆書籍販売では新刊が見つけられる可能性大

学会会場での目玉でもある書籍販売や企業紹介，ぜひ，休憩がてらチェックしにいってみましょう．同僚との待ち合わせにも使えます．

学会でお披露目されている新刊もあるので，だれよりも早く入手できたり，先行発売に出会えることもあります．

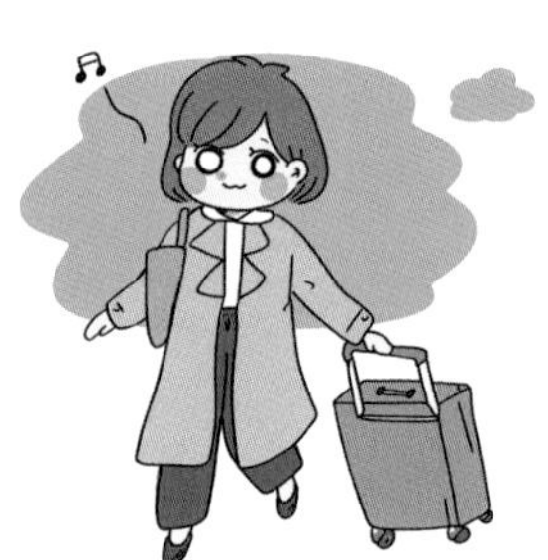

学会を楽しむモデルプラン

看護に関する学会は，2日開催であることが多いです．医学学会では3～4日間かけて開催されることもありますし，より専門的な学会では単日開催もあります．

場所は日本全国さまざまで，旅行がてら行けるのも楽しみの1つです．

《日帰りコース》

「1日しか休みがとれなかった」「いきなりだけど行ってみたい」

そんなあなたには，気持ちよく朝イチの出発で弾丸旅行を楽しみましょう．

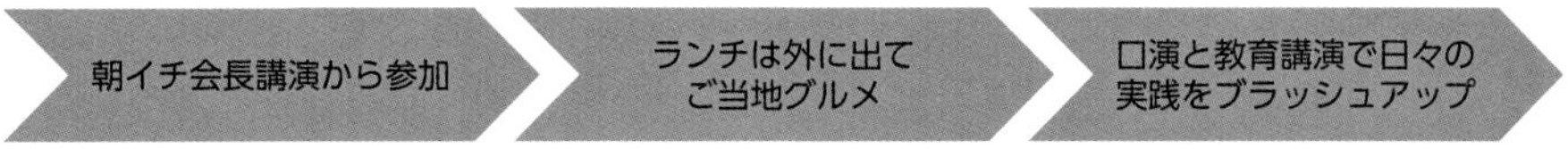

朝イチ会長講演から参加 → ランチは外に出てご当地グルメ → 口演と教育講演で日々の実践をブラッシュアップ

新幹線や飛行機の中は寝ても良し，友達と談笑しても良し．お勧めは普段読む時間がないと積んだままの本を読むことです．

帰路では，学会で見聞きした内容を臨床でどのように活かせるかの思いをはせる時間に使ってはどうでしょう．普段やろうと思っていてもなかなか時間が取れない，そんな方には勉強もした，ゆっくり考える時間が取れた，次の勤務がちょっとだけ楽しみ，そして誇らしい気持ちで向かえそう…とても有意義な1日になるでしょう．

《1泊2日コース》

このコースを選ぶ方は，予定を組んで事前に参加登録を済ませていることも多いでしょう．仕事はツメツメかもしれませんので，道中や現地は少しでも楽しんで．

交通費や宿泊代がかかるぶん，企業協賛のランチョンセミナーでお昼はゲットできるといいですね．

1日目

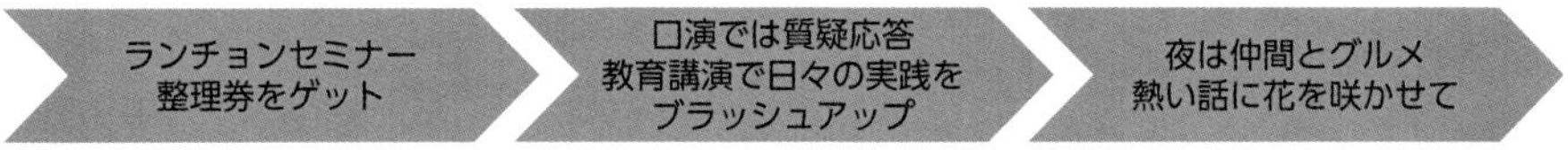

ランチョンセミナー整理券をゲット → 口演では質疑応答 教育講演で日々の実践をブラッシュアップ → 夜は仲間とグルメ 熱い話に花を咲かせて

ランチョンセミナーは朝イチから並んでいることも多く，人気のセミナーともなると争奪戦．プログラムを事前にチェックし，お目当てを決め朝イチで取りに行けたら確率は上がりそう．事前申し込みも増えた印象です．

医学学会などプログラムが盛り沢山だと，「イブニングセミナー」などもあり，軽食が出ることも．講義も充実しているので人気です．ワークショップやグループワークなど少人数制ではコミュニティも広がるので事前申し込みも良いでしょう．

2日目

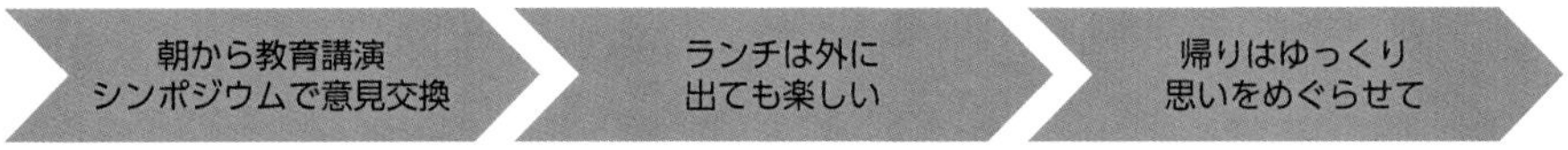

朝から教育講演 シンポジウムで意見交換 → ランチは外に出ても楽しい → 帰りはゆっくり思いをめぐらせて

最後の最後まで熱心に聴講することもありますし，早めに仲間と会場を後にして，観光がてらブラブラということもあると思います（私は最後まで聞く派）．最新知識や，人脈，手応え，旅行気分でも，何かを得られたら（得られなくても），きっとインプット完了のはずです．

帰りはどうあれ疲れていて，明日いきなり日勤なんてこともあるでしょうから，気をつけて帰りましょう～

《オンラインコース》

COVID-19 感染拡大の影響を受けて，オンライン開催が増えました．今後はオンラインと対面のハイブリッド開催が主流になってくるかもしれません．遠方で行けなかった，開催日は都合が悪かった，などでもオンデマンドで聴講できることもメリットになるでしょう．

何より，リアルでは「プログラムの時間が重なったセッション」はどちらかしか聞けませんでしたが，オンラインはそこがフレキシブル．どっち行こうかなあ，って迷うことはなくなりました．

ただ，オンラインがすべてアーカイブとは限らず，「生放送」のみもたまにあるのでご注意くださいね．

Part 2

根拠を持って看護技術を伝えよう

編集リーダー
長岡孝典
青山道子

伝えたいこととそのゴール

- 自ら看護技術を
  根拠を持って実践することができる
- 他者(主に後輩)へ伝える
  技術/ポイントが理解できる
- 根拠に基づく看護技術を
  他者に伝えることができる
- 自分自身の実践した看護を
  リフレクション・内省することができる

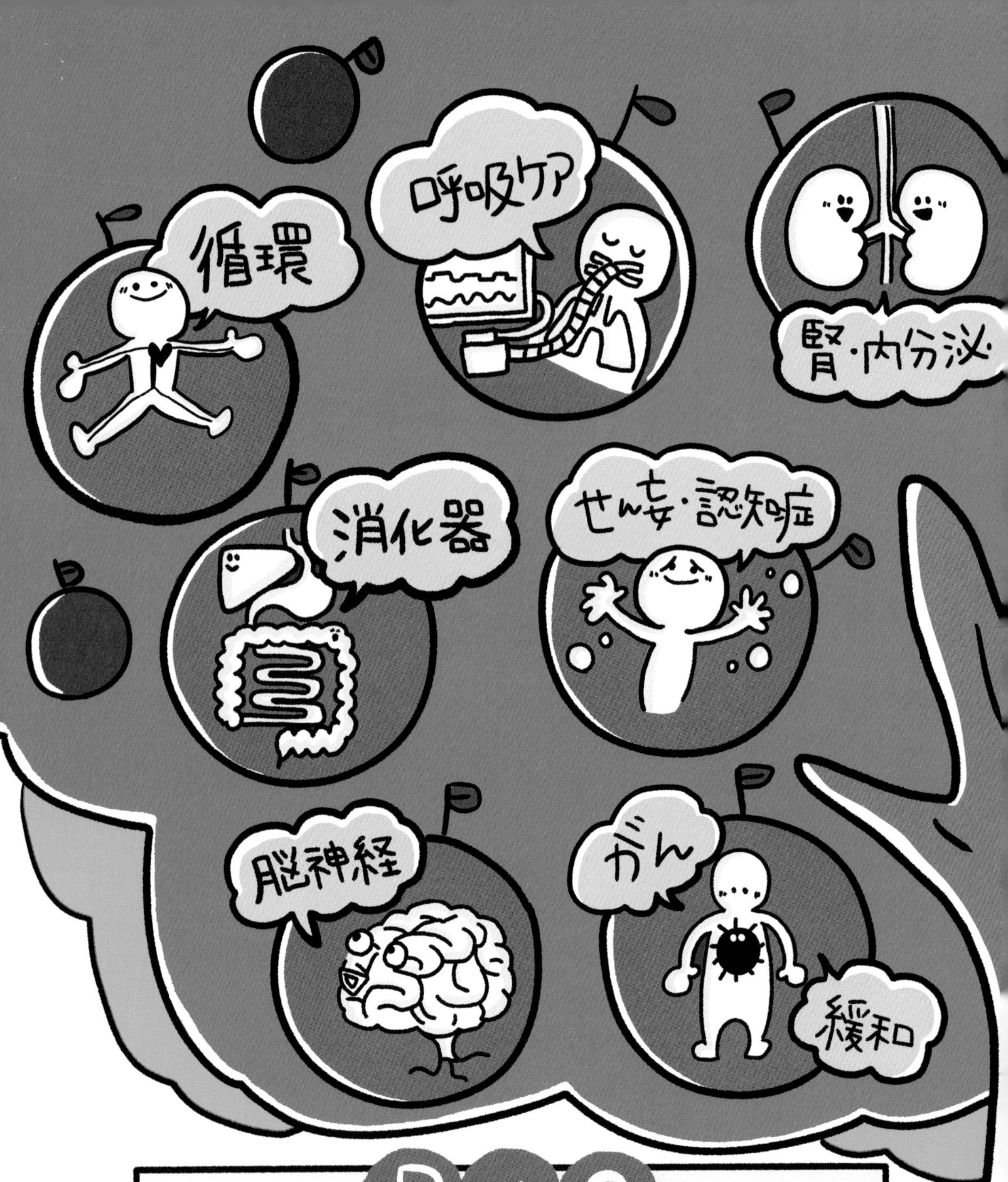

Part 2

根拠を持って看護技術を伝えよう

プリセプター・リーダーが知っておきたい患者ケア

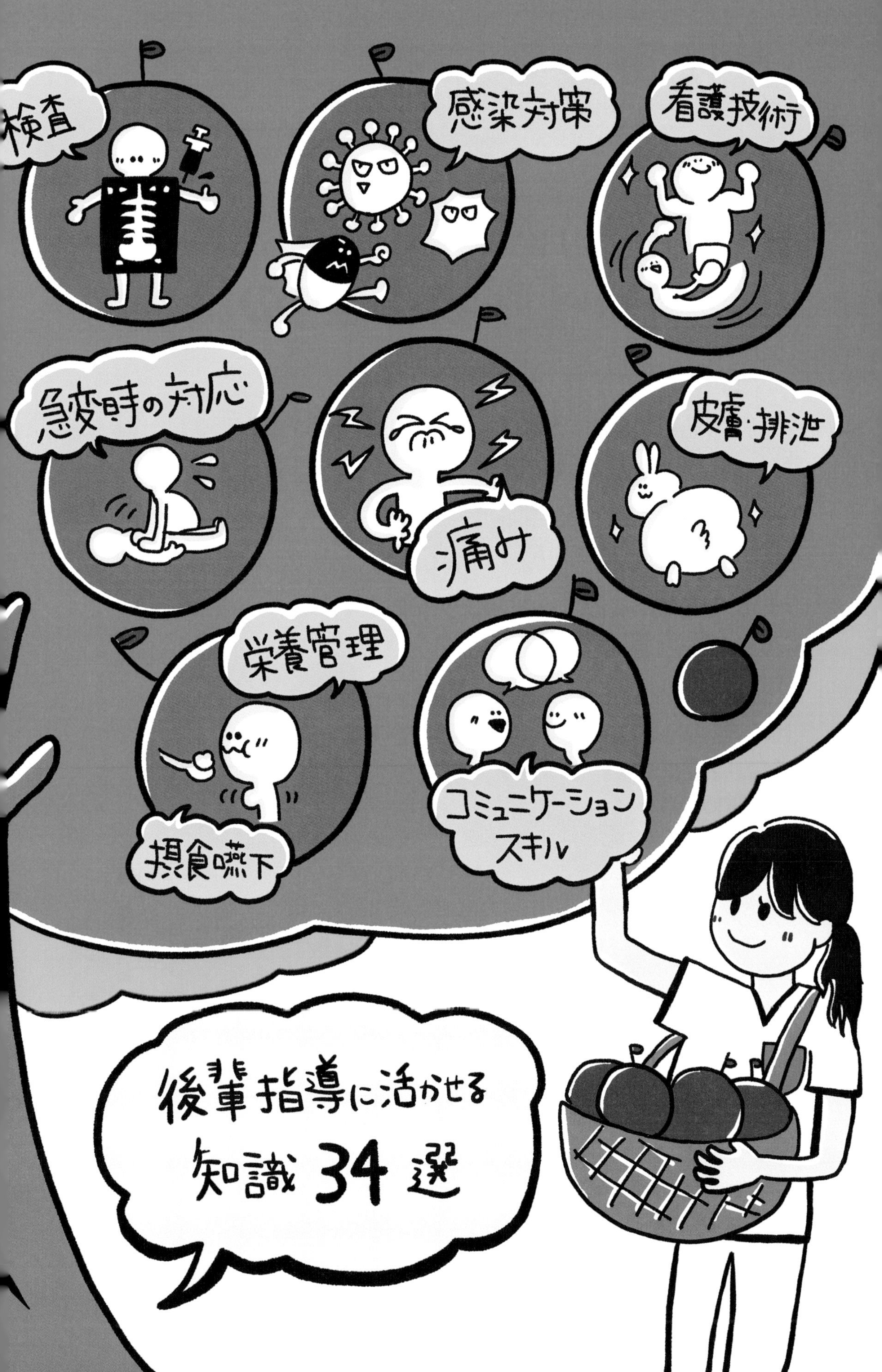

検査
感染対策
看護技術
急変時の対応
痛み
皮膚・排泄
栄養管理
摂食嚥下
コミュニケーションスキル
後輩指導に活かせる
知識34選

021 「“呼吸回数”は無視されたバイタルサイン」を念頭に観察と安全管理に努めよう

リーダー・プリセプターとしてかかわる今だから知っておきたい「呼吸管理」の話

Contents

呼吸の観察は難しい！ どうすれば“いい呼吸管理”ができる？

心臓は意識して止めたり不整脈を出したりはできませんが，**呼吸は息を止めリズムを変え，声を出し，随意性呼吸調節によりバイタルサインのなかで唯一調整できる働きです．** また，気道や肺に異常がなくても，精神・身体状態の変化と比例して変わるため，観察しにくい項目です．

呼吸は人間に例えると，対象や状況に応じて態度を変える気分屋さんです．理由もわからず私たちを振り回すようにみえますが，**変化を捉えて判断すれば，時には看護師のケア次第で，呼吸だけでなく身体状況全般すらも変わることがあります．**

リーダーやプリセプターである皆さんが，患者の背景とともに呼吸状態を捉え，必要な治療やケアを抽出・言語化して対応することで，気分屋さんの呼吸を攻略できます．そのためのポイントや見逃しがちな考え方・患者が元の生活や近い状況に戻るための支援が何か検討できるよう，本項を役立ててもらえれば幸いです．

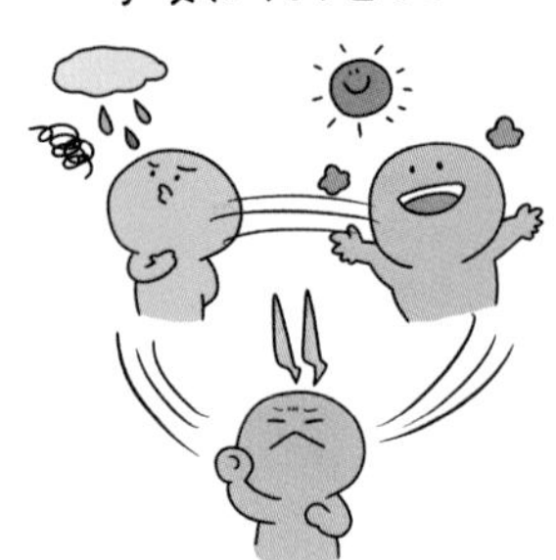

1 酸素化と換気

呼吸とは，酸素を取り入れ，組織で使用し，二酸化炭素を排

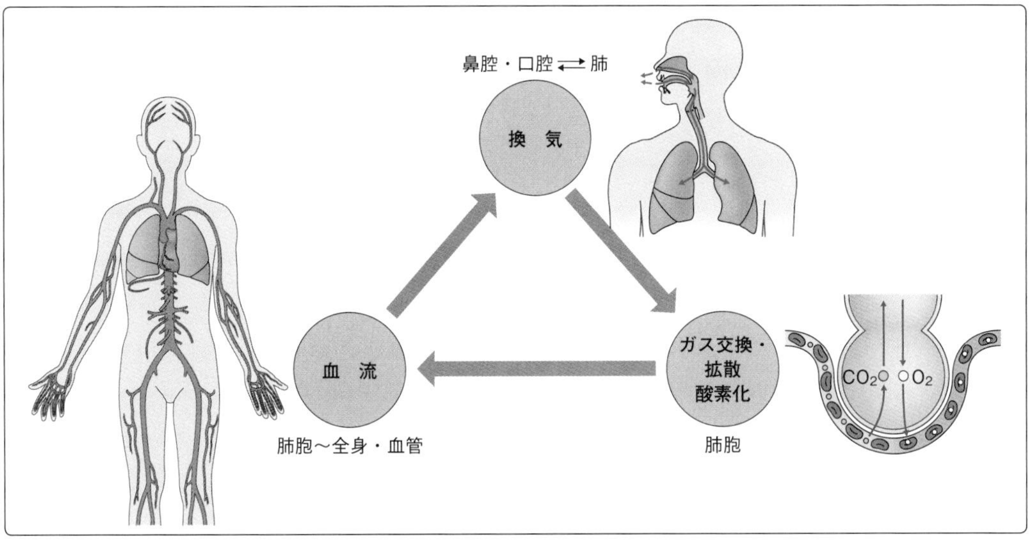

図 1：呼吸の働き

出する働きです．換気により吸気として酸素を体内に取り込み，肺でガス交換をした後に，血流に乗せて必要な酸素を身体中に巡らせます．どの点が破綻しても，呼吸は成り立ちません（**図 1**）．

例えば，全身麻酔では換気が抑制されるため，人工呼吸器が必要です．酸素の取り込みが阻害される場合，ガス交換の効率が悪くなるため酸素投与が必要です．換気やガス交換に問題がなくとも，肺塞栓や心筋梗塞のように酸素を巡らせることができない状況もあります．

しかし，原因が違っていても身体所見としては，低酸素や頻呼吸など同じ症状として現れます．何が原因で正常な呼吸から逸脱しているかを検討し，**呼吸のどこにフォーカスが当てられるか，今すでに実施されている治療やケアはどの項目に対しての支援なのかを考え対応**しましょう．

2 呼吸状態という表現は何を示すのでしょう

よく申し送りの際に「呼吸状態は問題ないです」と聞かれます．けれども，知識や経験の違いから評価はさまざまであり，どこまで同じ認識で観察されているのかが不明瞭です．では「呼吸状態」と言われたら，何をどのように観察すればよいのでしょう．

まず，患者の状態を評価するためのツールとして ABCDE 評価というものがあります．このツールは，気道（Airway）と呼吸

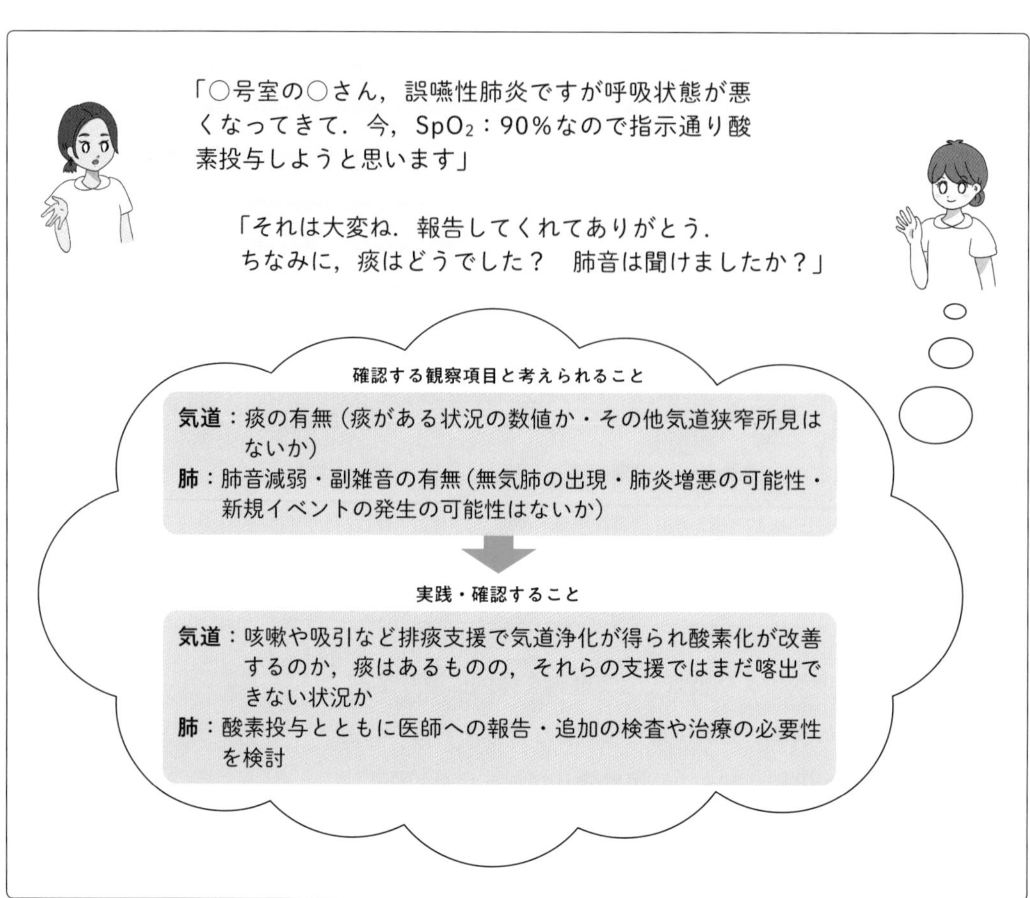

図 2：呼吸状態の評価・こんな報告を受けた時

(Breathing) が別に評価されています (A：Airway［気道］，B：Breathing［呼吸］，C：Circulation［循環］，D：Disability of CNS［中枢神経障害］，E：Exposure and Environmental control［脱衣と外表・体温］)．

気道は吸気・呼気の通り道であり，酸素化には寄与しない部分ですが，通り道が封鎖されてしまえば，いくら肺や胸郭にトラブルがなくても酸素化や換気は成り立ちません．

例えば，あなたがリーダーであり報告を受けた場合 (**図 2**)，**気道・肺，双方の原因を検討し，必要な観察項目を抽出することが重要**です．肺野の副雑音を聴取したかと思いきや，突如，頸部や主気管支の異常音が響きわたったため，それが肺野で聴取されたことがわかり，実際には気道の問題だったということもあります．また，もともと慢性閉塞性肺疾患 (COPD) の方であれば，すでに胸鎖乳突筋群が発達している場合もあります．

ABCDE 評価

ABCDE 評価は，患者の緊急度を一次評価する方法で，酸素の流れに沿って，気道 (Airway) →呼吸 (Breathing) →循環 (Circulation) の順に生理機能が維持されているかを評価します．

A (気道) は気道閉塞の有無，B (呼吸) は呼吸数，異常呼吸・努力呼吸，気管の偏位，頸静脈怒張，呼吸音，SpO_2 など，C (循環) は血圧，心拍数，四肢の冷感，冷汗，蒼白，橈骨動脈の触知の程度など，D (中枢神経障害) は意識レベル (JCS，GCS)，瞳孔所見，麻痺の有無など，E (脱衣と外表・体温) は低体温，高体温，外観などをそれぞれ観察・評価します．

この惑わせる情報こそが，呼吸が気分屋さんに見えるゆえんであり，必要な治療やケアを導き出すために，情報を統合し検討する理由となります．

気道と肺という２本の柱を主軸として正常から逸脱している箇所を見つけることで，取りこぼしている情報がないかを判断するきっかけになります．そして，それを言語化して情報共有することで**「呼吸状態」という暗黙知を，客観的に捉えることのできる形式知に変え**られ，共通認識として対応することができます．

3 呼吸回数を測っていますか？ 呼吸様式を見ていますか？ 代償できてしまう呼吸を見抜こう

突然ですが質問です．検温の際に SpO_2 を測定していますか？……では，次の質問ですが正直に答えましょう．

呼吸回数は測定していますか？

呼吸回数に関して，「状態が悪い時は呼吸回数を測る」「モニターで見ている」という方もいるでしょう．呼吸の変動因子は多く，状態が悪い時だけ見ても比較はできませんし，モニターでは呼吸様式の観察ができず，情報としては不確かです．

呼吸回数は無視されたバイタルサイン[1)]と表現されるようです．それは，呼吸回数が多忙な日常業務のなかで観察することが難しく，SpO_2 で代用できるという意見もあるからでしょうか．

患者・赤石さん（仮名）を例に考えてみましょう（**図 3**）．「喫煙歴」という単語で，CO_2 ナルコーシスが思い浮かぶ方もいるのではないでしょうか．COPD の方は，二酸化炭素が蓄積してい

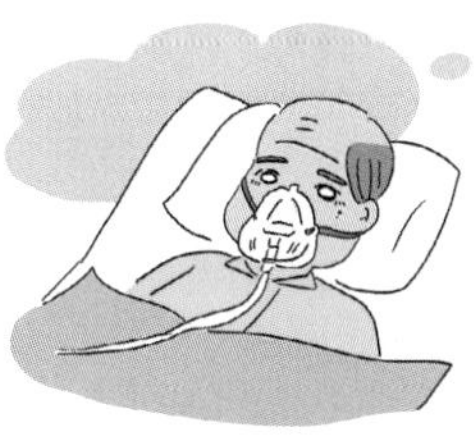

赤石さん　70代男性
肺炎．　喫煙歴あり

6時 会話可能．SpO_2：85%．痰はなく肺音減弱．
主治医へ相談し「酸素マスク3L/分から5L/分」へ増量．
SpO_2：96%へ上昇．呼吸困難なし．
9時 夜勤から引き継ぎ．
SpO_2：99%．穏やかに入眠されているため様子を見守った．
11時 声をかけるが唸るのみで反応が鈍い．SpO_2：100%
主治医へ報告し血液ガス採取．
高二酸化炭素状態による CO_2 ナルコーシスであった．

図 3：呼吸回数・呼吸様式の観察　CO_2 ナルコーシスの例

ることに体が慣れ，不用意な酸素投与を行うことで，呼吸中枢が呼吸をしなくてもよいという判断を下し，二酸化炭素が蓄積し続け，意識レベルの低下を来す場合があります．

今回，9時の時点で入眠ではなく意識レベルが低下していたのかもしれません．呼吸回数・呼吸様式を観察しなければ評価できない点です．また，この異常が起きる前の呼吸回数がわからなければ比較もできません．

では，COPDならば低めのSpO_2値で過ごせば，呼吸回数は観察しなくてもよいのでしょうか．酸素量の規定に関して注意すべき状態を考えてみましょう（**図4**）．

酸素量が増加するごとにCO_2ナルコーシスへのリスクは高まりますが，注意点としてリスクがあるから酸素量の増量はしてはいけないという誤った解釈があります．低酸素が悪いのではなく，前述したように二酸化炭素が蓄積し続けることが悪影響を及ぼすのであり，低酸素血症を認める場合，酸素投与や酸素量の増量は必須です．同時に，低酸素血症に陥らせずCO_2ナルコーシスを回避するための評価も重要です．

図4の患者・白石さん（仮名）の事例での呼吸回数は，6時の時点で25回/分，9時の時点では30回/分と増加し続けていました．低酸素状態を改善するために呼吸回数を増加させて代償したことによるものです．CO_2ナルコーシスによる意識レベル低下や呼吸抑制は注目されがちですが，低酸素状態であっても同様に意識消失やせん妄は誘発されます．

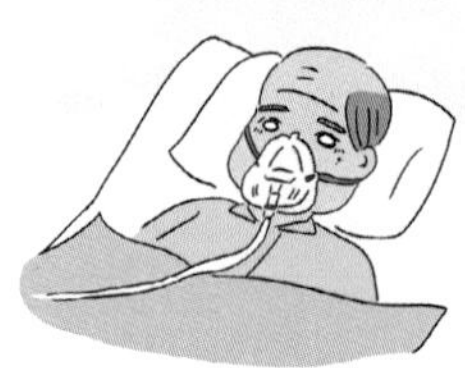

白石さん　70代男性
肺炎．　喫煙歴あり

6時　会話可能．SpO_2：85%．痰はなく肺音減弱．酸素マスク3L/分投与中．主治医へ相談し「CO_2ナルコーシスが怖いからそのまま経過観察」との指示．労作時SpO_2：80〜85%．やや呼吸困難あり．SpO_2：85%へ上昇．呼吸困難なし．
9時　夜勤から引き継ぎ．検温時SpO_2：75〜80%．呼吸困難増強．主治医へ再度相談し「安静度フリーからベッド上安静へ変更」
11時　ナースコールがあり訪室．「苦しい，助けてくれ」と，せん妄状態となっており，体動後，意識消失．肺炎増悪・酸素量不足による低酸素血症であった．

図4：酸素量の観察　低酸素血症の例

また，頻呼吸により呼吸筋疲労は蓄積します．そこで酸素量増量後の酸素供給量が増える場合や解熱時の酸素需要量が減る場合などに，呼吸筋疲労の蓄積から呼吸補助筋は容易に働きを停止し，換気不全に陥りやすくなります．

このように**呼吸回数は代償を示唆する情報として非常に有用であり，体の変化を患者が自覚する前に表出するシグナル**です．代償する機能はいつか破綻するため，この代償が働いている間に検査・処置・治療・ケアがなされることが重要であり，観察は必須です．

一方で，脳の器質的障害を持つ方の場合は，そのシグナルや代償機構がすでに破綻しかけているので，呼吸様式に着目することも重要です．筆者は以前，チェーン・ストークス呼吸の状態にあった患者が，突然，クスマウル呼吸に変化し，対応中に状態がさらに悪化したという経験があります．正常か異常かの判断はもちろん，すでに異常な状態からさらなる異常へ移行する時もあるため，通常時の観察をしておく必要があります．

スタッフとしてできる呼吸管理

臨床では欠かせない呼吸管理についてここではその観察を中心に解説しました．皆さんは多忙な業務のなかで，直接患者を観察できず，他のスタッフを通して状況を把握せざるを得ない時もあるでしょう．次項で解説する人工呼吸管理，酸素療法でもこの点は見逃せません．

そのような状況であっても，呼吸という代償機構が働きやすい分野を管理するために，どこが不調なのか，それに対して何が治療やケアとしてなされているのか，結果どうなったのかを検討し合うだけで，情報の共有や次の対策が考えられます．

さらに「呼吸回数は？」「痰は気道にありますか？ 肺野で副雑音がしますか？」など**具体的に観察するポイントを言語化して伝えていきましょう**．それが指導や教育・患者のためにもつながり，皆さんが今の立場だからこそできる呼吸管理だといえます．（髙原有貴）

引用・参考文献

1）Cretikos, M. A. et al：Respiratory rate：the neglected vital sign. Medical Journal of Australia, 188（11）：657-659, 2008

022 ＼安全の中でケアをどう進め，回復につなげるかを流れで押さえよう／

ここだけは押さえたい 人工呼吸器の管理

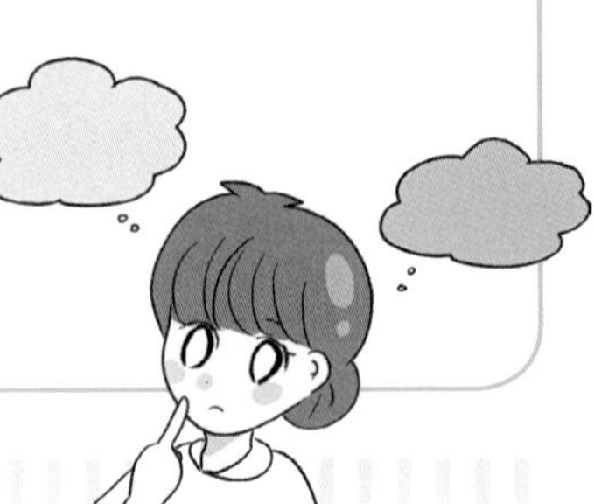

Contents

呼吸器といえば，人工呼吸器管理！

前項に続き呼吸管理を軸に話を進めますが，ここからは視点を変え，「ここだけは押さえたい“人工呼吸器の管理”」として話をしていきます．

最近の新型コロナウイルス感染症の流行という社会的背景から，初めて人工呼吸器の患者を受け入れる病棟もあれば，これまでも人工呼吸器に触れてきたものの，さらに１歩進んだ知識や管理・ケア方法を求められる病棟もあることでしょう．そのため，対応するスタッフは不安が増す状況であったり，よりいっそう，患者にとってよい管理やケアを求めていたりと，**以前の人工呼吸器管理とは状況が変化しているように感じます**.

人工呼吸器の役割は，患者の呼吸を機械を使い支援することです．心不全に対するペースメーカーや，腎不全に対する透析と同様ではありますが，それらとは違い医療依存度が高く，設定や対応によっては人工呼吸器自体が悪影響を及ぼす場合もあります．本項が，よりよい人工呼吸器管理を行うための一助になればと思います．

初めての人工呼吸器管理

最も大切な項目が安全管理です．人工呼吸器が正常に駆動していない状況は，患者の安全を確保できていないことと変わりません．

まず，皆さんの施設に人工呼吸器のチェックリストはあるでしょうか．チェックリストを用いた機器点検は推奨されているものの，チェックリストのどこを見ればよいかすらわからない時もあるでしょう．経験豊富なスタッフや，前勤務者など2名以上で確認することも大切です．施設によっては，RST（respiratory support team：呼吸サポートチーム）の支援を受けることもよいでしょう．

機器点検の初歩として，**図1**に示す2種類の人工呼吸器回路の違いを理解する必要があります．**回路点検では，必ず吸気から呼気の流れに沿って点検することが重要です**．バラバラに安全点

呼吸ケアチーム加算とは

呼吸ケアに関して診療報酬制度では，「呼吸ケアチーム加算」が設けられています．

医師，看護師，臨床工学技士，理学療法士等が共同して，「人工呼吸器の離脱のために必要な診療」を行った場合に，週1回に限り診療報酬の所定点数に加算をするものです．（次頁につづく）

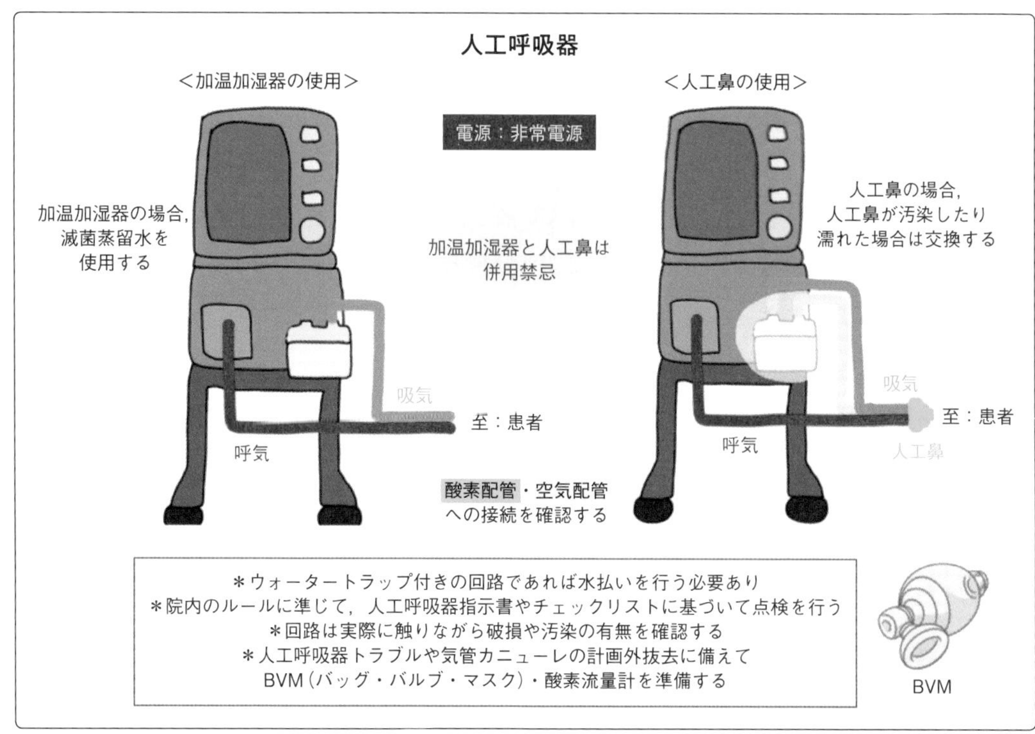

図1：人工呼吸器回路の点検

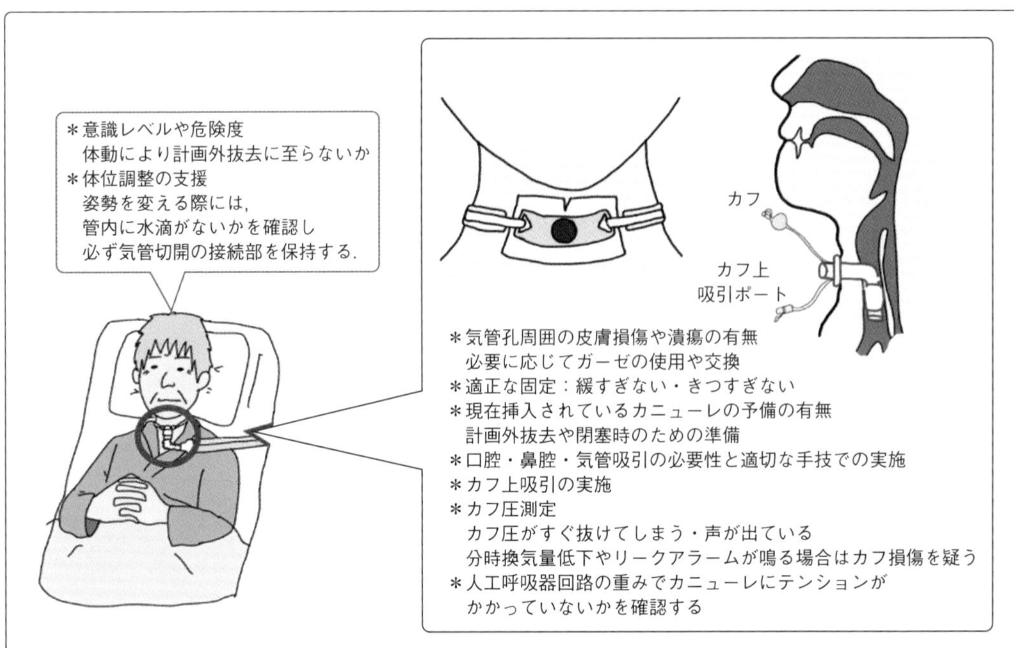

＊意識レベルや危険度
体動により計画外抜去に至らないか
＊体位調整の支援
姿勢を変える際には，
管内に水滴がないかを確認し
必ず気管切開の接続部を保持する．
カフ
カフ上
吸引ポート
＊気管孔周囲の皮膚損傷や潰瘍の有無
必要に応じてガーゼの使用や交換
＊適正な固定：緩すぎない・きつすぎない
＊現在挿入されているカニューレの予備の有無
計画外抜去や閉塞時のための準備
＊口腔・鼻腔・気管吸引の必要性と適切な手技での実施
＊カフ上吸引の実施
＊カフ圧測定
カフ圧がすぐ抜けてしまう・声が出ている
分時換気量低下やリークアラームが鳴る場合はカフ損傷を疑う
＊人工呼吸器回路の重みでカニューレにテンションが
かかっていないかを確認する

図２：気道周囲のケア

検をしてしまうと，見落としが起きてしまう場合があります．

では，人工呼吸器使用中の患者は，どこで加温や加湿がなされ，再び呼気として排出するのでしょう．ちなみに，私たちは鼻という天然の小型加温加湿器を搭載しています．人工呼吸器では，それを加温加湿器または人工鼻で代用します．**人工鼻は加温加湿器の蒸気を吸湿し，閉塞の危険があるため併用禁忌ですので注意**しましょう．

そして，チェックリストを用いての確認に慣れたら，人工呼吸器の動き（設定）と患者自身の呼吸が合っているか，苦しそうではないかを観察しましょう．前項で触れた呼吸状態という視点において観察する内容は，人工呼吸器がついていても，いなくても同じです．それこそが，さまざまな人工呼吸器設定の調整における初めの１歩となります．

人工呼吸器を使用している患者の日常ケアポイント

人工呼吸器を使用している患者の場合，主に気道周辺・人工呼吸器周辺に注意を払い，日常ケアを行う必要があります．**図２**の気道周囲のケアを参照してください．

呼吸ケアチーム加算の要件

呼吸ケアチーム加算は，①厚生労働大臣が定める施設基準に適合していること，②加算の算定対象となる患者は，「48 時間以上継続して人工呼吸器を装着している患者であって，人工呼吸器を装着している状態で当該病棟に入院した日から１月以内の患者または当該病棟に入院した後人工呼吸器を装着し，装着日から１月以内の患者」であること，③呼吸ケアチームは，人工呼吸器離脱のための呼吸ケアに係る専任のチームであること，④患者の診療計画書を作成し，その内容に基づき，チームによる診療を行い，その評価を行うこと，⑤医師，看護師等と十分に連携を図ること，などの要件が定められています．

また，患者の対応をするために，コミュニケーションツールの確立は必須です．口唇の動きで対話ができる方もいれば，筆談を要する方もいます．文字盤のほうがよい方もいるかもしれません．場合によっては，使用頻度の多い項目をカード化し作成しておくことや，まずはYES/NOで答えられる質問から掘り下げていくことも必要です．

慣れてきた矢先のインシデント

日常生活で使用する電子機器は，破損やトラブルが起きても，必ずしも生命維持に直結するわけではありません．しかし，人工呼吸器に関する事故は患者の状態悪化に結びつく場合が多く，その管理は看護師にとって不安も大きいといえるでしょう．

また，アラーム発生時の対応に困る場合も多いかと思われます．**アラーム発生時は，何のアラームが発生しているかを確認し，解決するまでは患者のもとから離れないことが鉄則です**．人工呼吸器管理においては，**トラブル時に観察するべき項目であるDOPEという視点**があります（**表1**）．なんらかの異常や異音・アラームが続く場合には，この視点に準じて観察や対応をしましょう．

そして，自ら動くことが困難な患者では，体位変換やケアの際に私たちスタッフがトラブルを回避する必要があります．反面

表1：アラーム発生時の対応：DOPE

D	displacement チューブ位置不適切	固定位置確認（挿管チューブが設定された挿入長になっているか），換気量確認（人工呼吸器の1回換気量が確保されているか），胸郭挙上確認（胸が吸気時に挙上しているか），呼吸音確認（左右の肺音が聴取できるか．片肺換気や気胸の場合はいずれかが聴取困難となる）
O	obstruction チューブ閉塞	呼吸音確認（上記），努力呼吸の有無（呼吸補助筋の使用がないか），吸引した際に吸引チューブが挿入できるか
P	pneumothorax 気胸	胸郭運動確認（胸郭挙上に左右差がないか），呼吸音確認（上記）
E	equipment failure 機器装置不具合	回路確認（回路に破損がないか・はずれていないか），本体確認（本体の破損や不具合がないか），分離換気の実施（人工呼吸器での換気からバッグ・バルブ・マスクまたはジャクソンリースに変更し，患者の換気と酸素化を担保したうえで機器側の不具合を確認する）

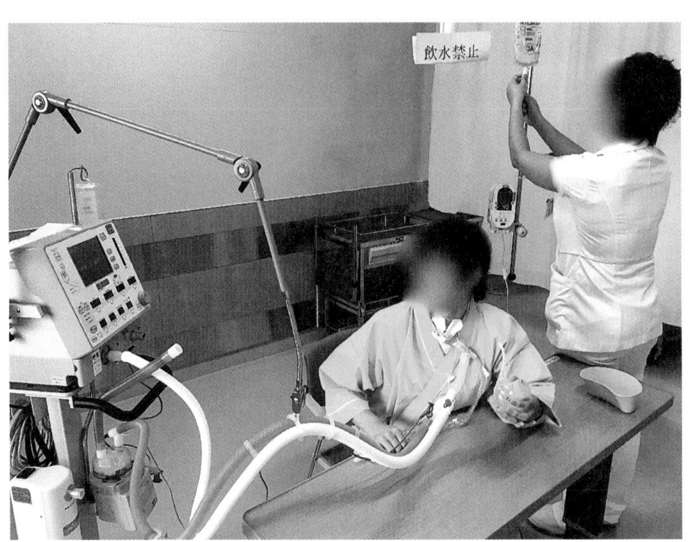

図３：患者周囲の状況の観察

で，ADL がある程度維持された患者もおり，予期せぬトラブルやインシデントは発生します．

図３の患者周囲の状況を見てみましょう．

回路が外れていたり，飲水禁止ですが，含嗽なのか飲水なのかは不明ですが，吸飲みを持っています．担当スタッフは気づいていないようですね．アラームの設定範囲はどうなっているのでしょう．至適範囲の設定は大切な人工呼吸器管理の１つです．

では，頸部には着目できたでしょうか．ADL が高い患者ほど人工呼吸器の回路による行動制限に悩まされます．このような気管カニューレや回路の向きが非生理的な状況として慢性的に続くことは避けるべき日常ケアです．

例えば，いつも同じ方向が好みで体位変換をする方・人工呼吸器側にスタッフの入る頻度が多く回路の重みがかかる時・頭部挙上や端座位の時間が長く，回路が下垂しがちな方など，同一部位に圧迫がかかる場合はすべて，気管孔周囲の潰瘍に注意が必要です．潰瘍が発生することで，よりいっそう計画外抜去や新規感染源などの新たな問題が生じるため，避けられるトラブルは事前に予防していきましょう．

人工呼吸器を使用している患者のリハビリテーション

筆者が病棟で人工呼吸器に初めて携わった遥か昔，“人工呼吸器患者＝リハビリテーションはベッド上で実施”ということが常識でした．**今は急性期から積極的な早期リハビリテーションが推奨され，病棟における人工呼吸器管理においても早期離床は重要な課題とされています**．

リーダーやプリセプターである皆さんだからこそ，**事前にどのようなリハビリテーション**

①バイタルサインの確認と目標の設定（例：端座位5分など）

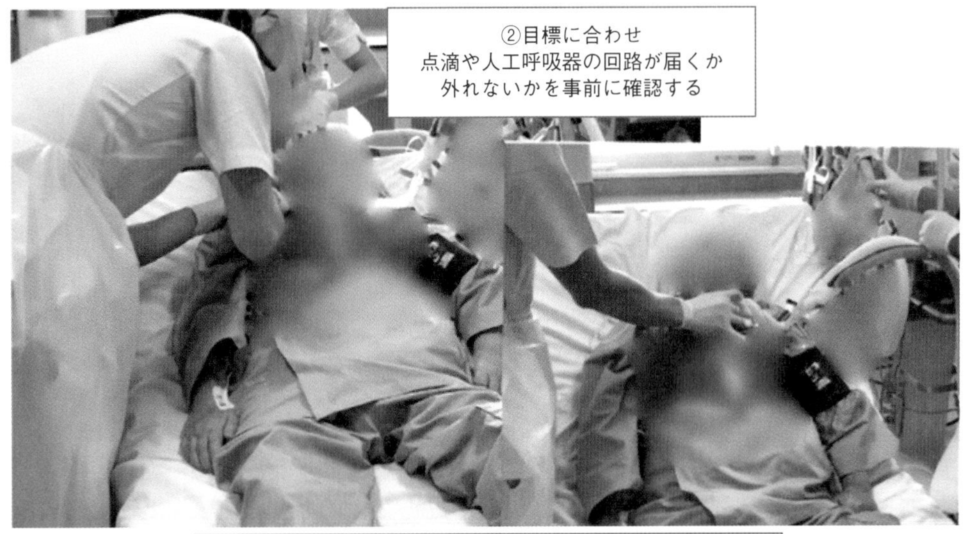

②目標に合わせ
点滴や人工呼吸器の回路が届くか
外れないかを事前に確認する

③気管カニューレと回路を保持しながら姿勢を変更する

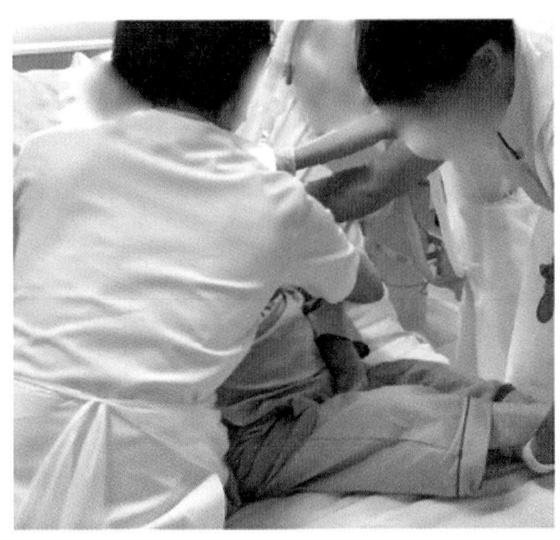

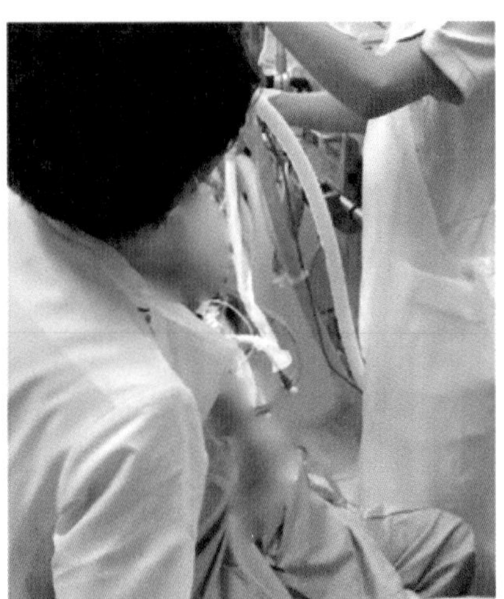

④同一体位で過ごす場合は，改めて気管カニューレの位置・
人工呼吸器回路の位置・姿勢の安定性を評価する

図4：人工呼吸器管理における早期離床への取り組み

を・どのような手順で・何人のスタッフが必要であり・どうなったら中止や終了とするか，という点をチームで検討し方向性を合わせる役割を担ってください（図4）．（髙原有貴）

引用・参考文献

1）日本呼吸療法医学会人工呼吸管理安全対策委員会：人工呼吸器安全管理のための指針 第2版．2011

023 \ 酸素療法の仕組み・特徴を理解して，落とし穴に落ちないようにしよう /

酸素療法の落とし穴

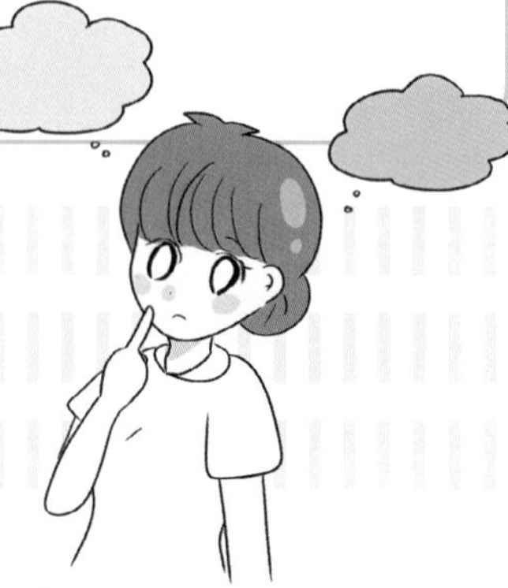

Contents

身近な酸素療法

酸素療法の開始基準は「PaO_2 60 Torr/SaO_2 90％以下」とされていますが，低酸素症が疑われる場合に禁忌はなく，酸素化が悪い＝酸素投与と思う方も多いといえます．ですが，高すぎる酸素濃度がよいわけでもありません．

そして，酸素投与は簡便で日常的に使用されているが故に，正しい使用方法や注意点が曖昧になり，欠点が見過ごされがちともいえます．筆者はRST（respiratory support team：呼吸サポートチーム）として，酸素療法に携わってきています．よくある相談や事例を交えながら，酸素療法の落とし穴に落ちない看護を考えていきます．

酸素療法の種類と落とし穴

酸素療法には低流量システムと高流量システムの２種類があり，そこにリザーバーシステムが加わります．では，なぜ低流量・高流量と表現されるのでしょうか．１Ｌで少ないから低流量，10Ｌで多いから高流量というわけではありません．

呼吸ケアサポートチームの認定・登録制度

日本呼吸ケア・リハビリテーション学会と日本呼吸療法医学会の２学会は合同で，呼吸ケアサポートチーム（respiratory support team：RST）の認定・登録を行っています．

認定・登録制度の目的として，①RSTを認定する基準を示すことで，RSTの組織や活動内容の標準化を図ること，②RSTの活動内容を把握し，患者アウトカムとの関連を評価することで，医療におけるRSTの意義を明確化すること，③患者予後に対するRSTの貢献度を社会に広く示すとともに，適切な診療報酬が配分されるよう働きかけを行うことが挙げられています．（http://www.jsrcr.jp/modules/news/index.php?page=article&storyid=131より2022年1月20日検索）

表 1：低流量システムと高流量システム

低流量システム		高流量システム
・酸素投与量が一回換気量・換気流速を下回る	**一回換気量 換気流速**	・酸素投与量が一回換気量・換気流速を上回る
・呼吸回数や呼吸様式の変化に吸入酸素濃度は左右される 例）頻呼吸であれば吸入酸素濃度は低くなる	**呼吸回数 呼吸様式**	・呼吸回数や呼吸様式の変化に吸入酸素濃度は左右されない 例）頻呼吸であっても吸入酸素濃度は設定値通りに投与される
鼻カニューラ 酸素マスク オキシアーム	**デバイス**	ベンチュリマスク ネブライザー式酸素吸入装置 高流量ネブライザー式吸入装置 ハイフローセラピー
・CO_2 ナルコーシスを引き起こす病態や病状	**推奨されない使用や検討すべき使用**	・デバイスの総流量が患者の吸気流量を下回る（30L/分以下）設定 ・挿管/NPPV への移行が考慮される病態と患者背景での継続使用

呼吸回数や呼吸様式の変化に左右されずに酸素投与ができるデバイスを高流量システム，簡易的であり同じ酸素投与量であっても呼吸回数や呼吸様式により実際投与されている酸素濃度が変動するデバイスを低流量システムといいます．この特徴から，患者の酸素化，呼吸回数や様式，利便性から必要なデバイスを判断します（**表 1**）．

1 一番身近な低流量システムの見落としがちな観察ポイント

低流量システムでは，「CO_2 ナルコーシスが怖いので酸素 1 L/分ですが，SpO_2 が下がる時があります」ということも多くあります．

慢性閉塞性肺疾患（COPD），呼吸様式の変調を伴う頭蓋内疾患や神経筋疾患では，低流量システムの特性上，一回換気量が大きいほど，呼気時間が短い頻呼吸ほど，室内気を取り込むため，吸入酸素濃度は下がります．確実な酸素濃度を求める場合には高流量システムへの変更を検討する必要があります．または，酸素のデバイス以前に患者の身体状況の変化を捉え対応することも重要です．

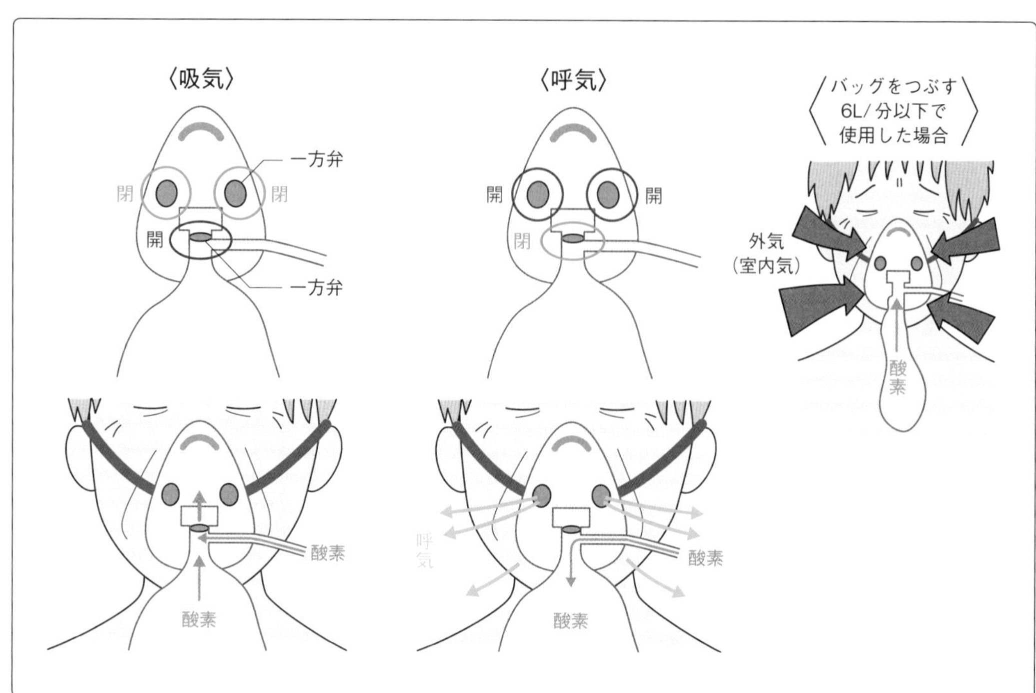

図 1：リザーバーマスクの仕組みと落とし穴

2 揉まない・折り畳まないリザーバーマスク

「酸素化が悪くてリザーバーの袋を揉んでいます」という状況に遭遇したことのある方はいるでしょうか.

リザーバーマスクには，マスクの下にリザーバーバッグと呼ばれる酸素を溜めることができる袋がついています．また，マスク側・バッグ側の双方には一方弁がついています．吸気時には，バッグ内に溜まった酸素を患者が吸入します．その際，マスク側の一方弁が閉じ外気（室内気）が患者に流入しないような構造となっています．呼気時には，バッグ側の一方弁が閉じることで酸素がバッグ側に貯留され，患者の呼気はマスク側の一方弁とマスクと顔面の隙間から排出されます.

この構造を担保するためにリザーバーマスクは，6 L/分以上で使用します．1 回バッグをつぶしてしまったり，適正流量以下で使用したりすると，バッグ内には十分な酸素が溜まらなくなってしまいます．その結果，次の吸気時にはバッグからではなく外気（室内気）から不足したぶんを補填することになってしまいます（**図 1**)．一瞬 SpO_2 値は上がる可能性はありますが，次の呼吸からは規定量よりも低い酸素濃度を吸うことになります．バッ

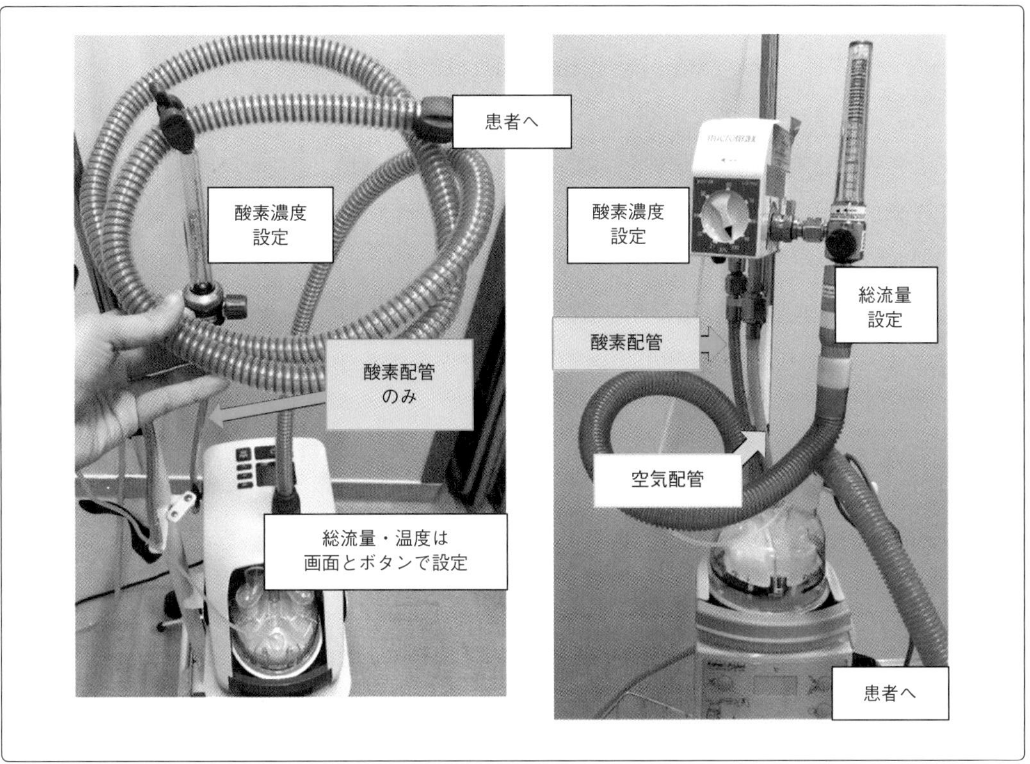

図2：ハイフローセラピーの仕組み

グを揉むよりも，酸素投与量を増量しましょう．

「酸素量が6L/分以下になったのでバッグ部分を折り畳めばよいですよね？」と問われることも多くあります．

これは本来，実施してはいけない管理です．しかし，製品によっては，バッグ部分を外し専用コネクター装着後に一方弁を両方外すことで簡易酸素マスクとして使用できるものもあります．

そのような製品でない場合，バッグが折り畳まれ酸素が貯留できず，さらに一方弁が妨げとなり呼吸困難感・頻呼吸，場合によっては二酸化炭素の貯留が増大します．酸素流量が減少する場合には，始めから簡易酸素マスクへ変更できるタイプのリザーバーシステムを正しく使用するか，簡易酸素マスクや開放型マスクへ変更するか，酸素流量によっては鼻カニューラへの変更を検討しましょう．

3 ハイフローセラピーの使用頻度が増えてきました

ハイフローセラピー（**図2**）の使用開始時に「何を観察すれば

よいですか？」と聞かれることが多くあります．

ハイフローセラピー（high flow nasal cannula，以下 HFNC）は構造上，死腔に溜まった呼気ガスが洗い流され，死腔換気量を減らすことで肺胞換気量が増加します．結果，特に使用開始時には二酸化炭素が減少し，呼吸回数が減少することが期待されます．開始直後から 10 分程度しても呼吸回数が変わらない場合には，総流量の増量や酸素濃度を上げることを検討する必要があります．

さらにもう一点，HFNC を使用し生活するうえで注意することがあります．

HFNC は高濃度酸素を投与しつつも，リザーバーマスクや NPPV（non-invasive positive pressure ventilation：非侵襲的陽圧換気）と比較すると飲食が容易です．ですが，皆さんは HFNC の装着体験をしたことがありますか？　筆者は HFNC 総流量 30～40 L で装着してお茶を飲んだ際に，意識して飲み込まないとむせ込みそうになりました．ちなみに炭酸水ではむせました．

これは，飲み込むために嚥下圧を高め軟口蓋が閉じる際に，高流量により閉じにくい状況が起こっている可能性が考えられます．ですが，HFNC 以外に高濃度酸素を使用しながら飲食ができるデバイスはありません．食べやすい姿勢や患者への説明を行うことで高濃度酸素を使用しながら安全な食事ができるよう努めましょう．

そして，HFNC は高濃度酸素が提供できるが故に，次の治療である気管挿管へのタイミングを逃してしまう場合があります．医師とともに，患者・ご家族の希望する治療方針に応じて，HFNC での治療限界を検討しておきましょう．

落とし穴は気づかないから落とし穴

酸素療法は身近で実践しやすいからこそ，施設や部署単位での誤った使用方法やルールが形成されがちです．それが常態化してしまい，気づかぬうちに盲点となり，患者に不利益をもたらす落とし穴にはまってしまうかもしれません．この機会に，正しい患者評価と正しいデバイスの使用方法を再度確認しましょう．

（髙原有貴）

024 心音の観察でワンランク上の観察ができる看護師を目指そう

“心音”をケアに活かしてみよう

Contents

■“心音”を理解するうえでの基本と，発生メカニズム

■正常な“心音

■異常な“心音”

■心音の観察で，ワンランク上の観察を

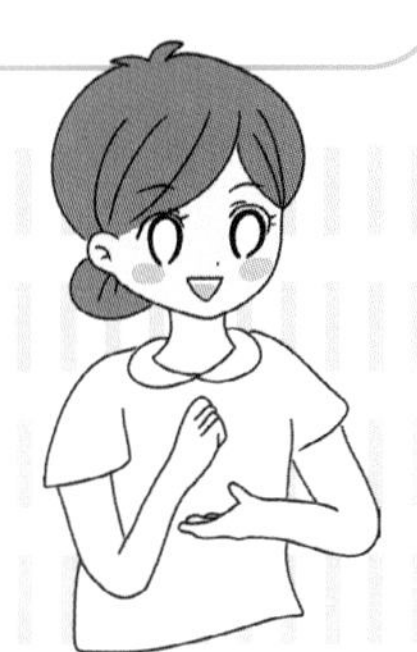

“心音”を理解するうえでの基本と，発生メカニズム

“心音”ってなんでしょうか？

“心音”の正体は，弁が閉じる時に発生する音です．

弁をドアに見立てて想像してみましょう．ドアは押して開ける時には静かに開きますが，閉まるときに「バタン」と音が発生します．弁というドアは，心房と心室の間に存在する「房室弁」（三尖弁，僧帽弁）と，左右の心室から肺動脈・大動脈につながる出口に存在する「動脈弁」（肺動脈弁，大動脈弁）の計４つあります．

“心音”は弁というドアが閉まる音，と言えますから，「“心音が確認できる”とは，弁が閉じたことが確認できる」になります．

正常な“心音”

1 ４つの弁と心音

“心臓には４つの弁がある”と言うことから，４つの心音が聞

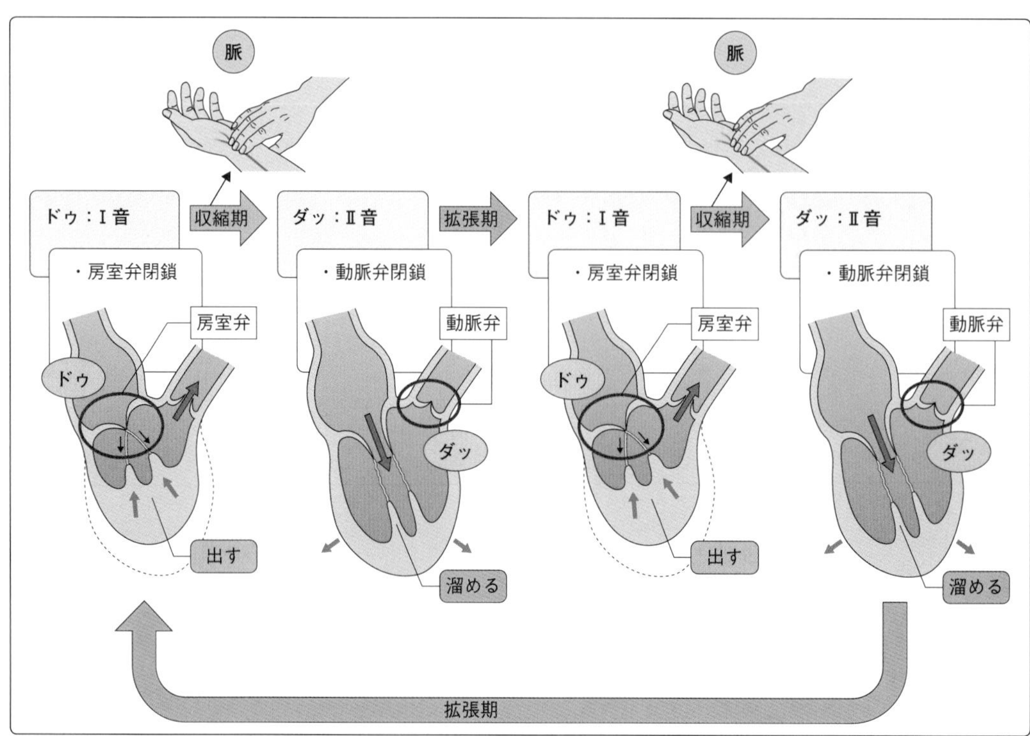

図１：心臓動態と心音の成り立ち

こえるはず，とイメージできそうです．

しかし，心臓が効率的に動くためには，左右の心房・心室の動きが同期していることが必要です．

正常な心臓では，左右の心房・心室の動きが同期しているので，左右の房室弁・動脈弁は同時に閉まります．

したがって，**正常な心臓は，弁が４つあっても，心音として聞える音は“２つ”であり，その２つの音が繰り返される**ことになります．

2 Ⅰ音とⅡ音の音の正体

正常心音は，「ドゥ　ダッ　シーン（休止）」のリズムを繰り返します．この「ドゥ」をⅠ音，「ダッ」をⅡ音と呼びます．では，「ドゥ」：Ⅰ音，「ダッ」：Ⅱ音の正体はどの弁が閉じる音なのでしょうか？

これを理解するには，心臓動態といって心臓がどのように動いているのか，具体的には収縮期にあるのか，拡張期にあるのかを考えながら理解するとわかりやすくなります．**図１**を見てみましょう．

収縮期と拡張期が円滑に行われるには，4つの弁が機能しないと成り立ちません．すなわち，心室が収縮するときには動脈弁が開いて，房室弁が閉鎖していないと，全身・肺に十分な血液を送り出すことができません．同時に拡張期には，房室弁が開いて，動脈弁が閉鎖していないと，心室に十分な血液を溜め込むことができないということになります．

以上のことから，Ⅰ音：房室弁閉鎖音，Ⅱ音：動脈弁閉鎖音，この2つが雑音なく聴取され，繰り返される状態が円滑な心臓の動きを示します．

しかし，**ただ心音を聞いていても，Ⅰ音とⅡ音を聞き分け，収縮期と拡張期を見極めることはできません**．**ポイントは，脈拍と心音を同時に観察**することです．

Ⅰ音（房室弁閉鎖）とともに心室が収縮し，その結果，脈拍が生じることになるので，Ⅰ音（房室弁閉鎖）とほぼ同時に脈拍が触知されることになります．心音とほぼ同時に脈拍が触知されたら，その心音がⅠ音（房室弁閉鎖）となり，もう一方の見方をすると，脈拍が触れた後に聴取された心音がⅡ音（動脈弁閉鎖）となります．

異常な“心音”

異常な“心音”とは4つの弁が閉まる時以外に聞こえる音を示します．つまり，弁が閉まりにくかったり，うまく開かなかった状態のところに血液が通過しようとすると，「ズー・ズー」といった摩擦音が生じます．

弁の異常になるので，異常な“心音”が聴取されたときには主に，弁の病気を疑います．

そして，**どのタイミングで異常な“心音”が聴取されるのか評価できると，どの弁に異常があるのかのアセスメントにつながります**．

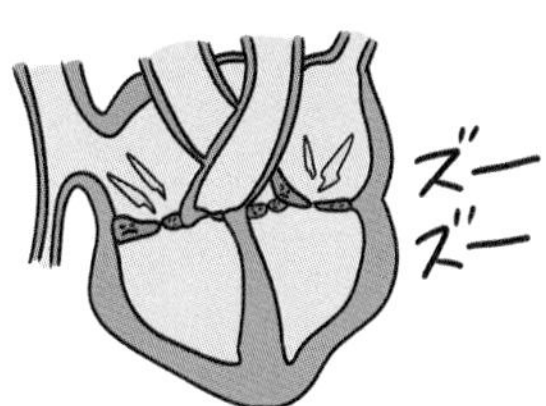

異常心音の原因

Ⅰ音の亢進の原因には，僧帽弁狭窄，三尖弁狭窄，心拍出量増大があげられ，Ⅰ音の減弱は，僧帽弁逆流，僧帽弁・三尖弁閉鎖不全，心ブロックがあげられます．

Ⅱ音の亢進の原因には，全身・肺高血圧，大動脈弁硬化があげられ，Ⅱ音の減弱は大動脈狭窄，肺動脈狭窄，動脈管開存などがあげられます．

心音の観察で，ワンランク上の観察を

1 成人の心音

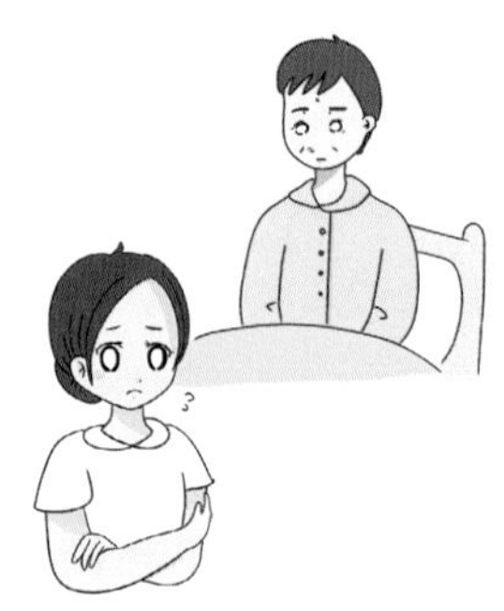

【エピソード】

骨折で入院中の75歳の患者は，普段から頭部を挙上して過ごしています．

カルテには既往歴の記載はありません．

検温時，「横になるとなんとなく呼吸が苦しくなるのよ」と話しました．

〈アセスメントと看護実践〉

このエピソードは日常会話の一コマのように見えます．「横になるとなんとなく呼吸が苦しくなる」と話していますが，頭部挙上位であれば日常生活に支障はないようです．この何気ない会話をどう捉えますか？

ポイントは「高齢者・臥床時に生じる息苦しさ」です．既往歴はないようですが，それを鵜呑みにせず，患者の状態に応じて，自らフィジカルイグザミネーションをすることが大切です．主に呼吸・循環の観察をしてみましょう．そして，その中に心音の観察を加えることをお勧めします．

弁の機能は加齢とともに低下します．弁の機能低下により，心不全症状が生じることがあります．臥床時は静脈還流が増加するため，弁の機能が低下しているところに，この現象が生じると，呼吸困難感を招くことがあります．

心音を聴取し，もし心雑音が聴取されたら，医師に報告しましょう．心雑音がわかり，それが異常だと認識し，患者の警告サインに気づいて報告をすることは，状態悪化を予防し，迅速な診断・治療の一助となります．これも看護師の大切な役割だと考えます．

普段から心音を聴取し聴き慣れることで，正常・異常が評価でき，“一歩踏み込んだアセスメントができる”につながります．

2 小児の心音の考え方

子どもは，出生すると胎児循環から正常循環に変化します．しかし，心臓の形が正常と違ったり，閉じるはずの穴が開いた状態で出生する先天性心疾患をもったお子さんがいます．**子どもで心雑音を聞いた場合には，弁の異常を考えるよりも，まずは先天性心疾患について考える**ことが必要です．

本来通るべきではない箇所に血液が流れる「シャント」がある先天性心疾患の場合，隙間風のように「シュー」「ザー」といった音が聞こえます．

子どもは疾患背景や，治療過程により，これに限らずさまざまな心雑音やシャント音が聴取されることがあります．いずれにせよ，どこかに負担がかかったり，どこかへの血流が不良になったりと，血行動態異常に伴う症状が生じてくる場合があります．

看護師は，子どもの心臓の状態や血行動態がどうなっているのか，医師と連携しながら把握し，観察と悪化予防のための看護ケアを実践していくことが必要です．（青山道子）

025

＼ 心電図波形ばかりに執着せず，フィジカル変化を連動して捉えていこう ／

心電図が洞調律から心房細動に変化，どう対処する？

Contents

- 心電図を観察するうえで陥りがちな落とし穴
- 心電図変化とフィジカル変化を連動させて観察する思考過程
- 突然，心房細動波形出現！ さぁ，どうする?!
- 医師への報告のタイミングを考えよう

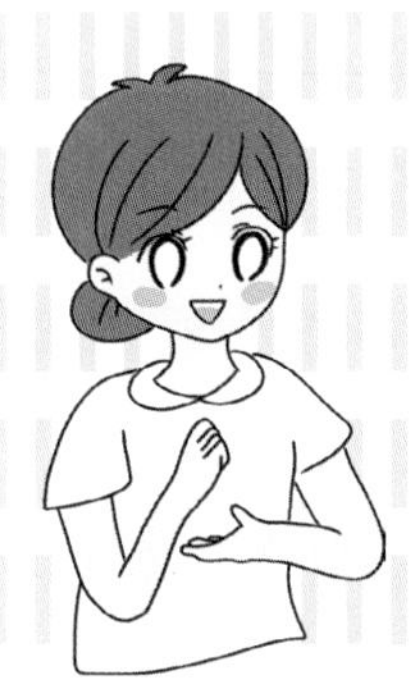

「心電図」と聞いて拒否反応を示す方が，少なからずいるのではないかと思います．そんな私も拒否反応を示していた１人でした．その背景は，心電図をどう看護につなげたらよいのか，わからなかったことが影響していたのかもしれません．

にょろにょろと動く心電図波形は，時々変化し，そうこうしているうちに患者の具合が悪くなる，なんてこともあったり…….本項では，心電図変化をどう捉え，看護としてどう活かすことができるのか，よく遭遇する不整脈である「心房細動」に焦点を当てて一緒に考えていきたいと思います．

心電図を観察するうえで陥りがちな落とし穴

読者の方は，少なからず心電図を観察された経験があると思いますが，心電図波形だけをじーっと見ていることがありませんか？　心電図波形だけを見ていても，患者の変化を捉えることはできません．

「心電図波形が判読できる＝心電図を看ることができる」と思っている方がいますが，それは違います．**心電図波形が示す意味と，身体への影響を，心電図変化とフィジカル変化を連動させて観察**し，必要なケアを実践できて，「心電図を看ることができる」につながります．皆さん，心電図波形だけに執着していませんか？

心電図変化とフィジカル変化を連動させて観察する思考過程

心電図波形がちょっと変かな，と気づいた時，どうしていますか？

図 1 は，そんな時に活用できる思考過程と看護実践を示しています．特に着目していただきたいのは，脈拍の触知です．皆さんは，脈拍数と心拍数を混同してはいないでしょうか．心電図波形や心拍数が変化した時，血行動態の評価や緊急度の判定をするうえで，脈拍の触知は重要です．

モニターがあれば大丈夫，というのは大きな間違いです．脈拍を触知することの重要性を今一度，見直してみましょう．

心電図変化を捉えてアセスメントをしていくうえで必要な 5

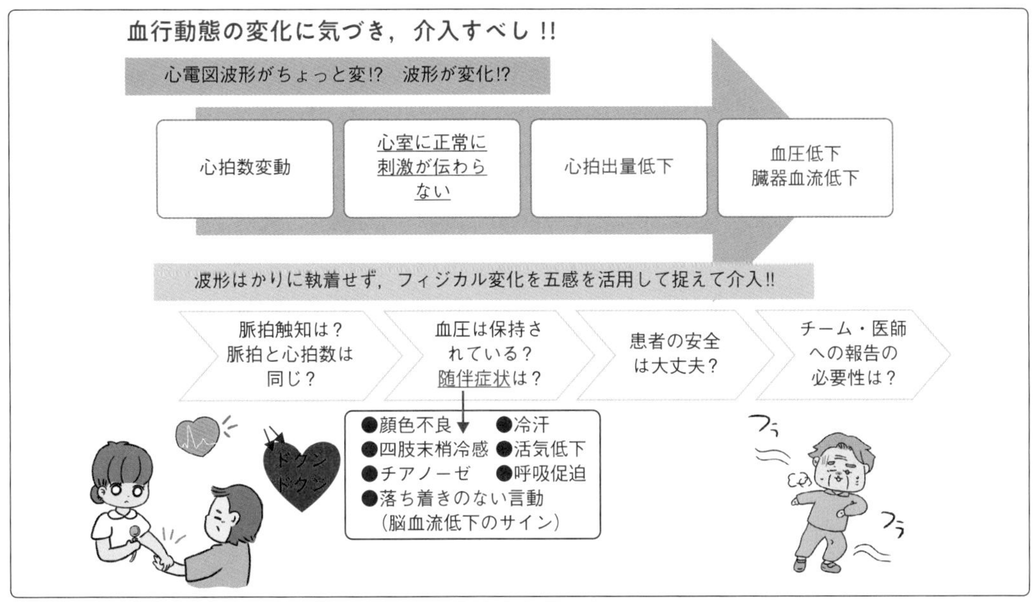

図 1：心電図波形とフィジカル変化を連動して観察する思考

Step1 正常な心電図波形と心臓の動きを理解する

Step2 心臓の正常な指示命令系統が変化することで生じる，不整脈の弊害を理解する

Step3 心電図波形観察とフィジカル観察で血行動態変化の徴候を捉える

Step4 観察された不整脈が生じているときの心臓の動きを理解する

Step5 対象者の現病歴や既往歴から，総合的に状態をアセスメントする

図2：心電図のアセスメント5つのステップ

つのStepを示します（**図2**）.

突然，心房細動波形出現!
さぁ，どうする?!

循環器病棟に勤務していないからといって避けることができないのが心電図です．**高齢化社会となり，循環器疾患を有する患者，循環器疾患を患いながら手術に臨まれる患者も増えています**.

この場合は，よく遭遇する心房細動に焦点を当て，どうアセスメントし看護実践するのか，症例をもとに検討します.

既往に肺気腫・冠動脈狭窄がある79歳男性．大腸がんで結腸右半切除術を受け，入院中です.

術後3日目，離床も進みましたが，術後疼痛が持続しています．術後，尿量が増えてきました．17時，「歩行中に動悸がする」と症状を訴え，ナースコールがありました.

モニターを装着したところ以下のような波形が認められ，末梢冷感，顔色不良があり，脈拍は70回/分（橈骨動脈　微弱・不整），呼吸数34回/分でした.

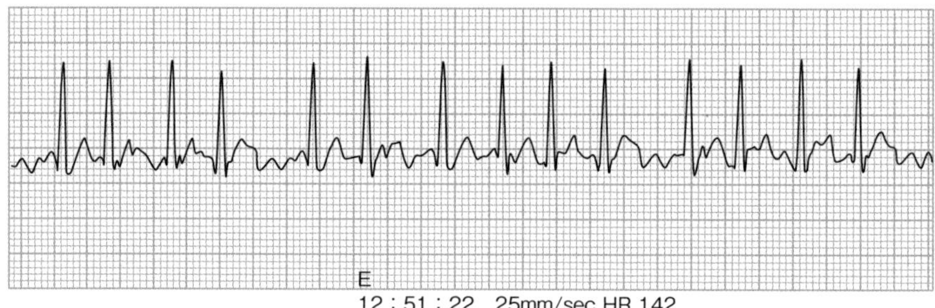

図２の Step に沿い検討しますが，本項では Step3〜5 を中心に検討していきます．

Step3 心電図波形観察とフィジカル観察で血行動態変化の徴候を捉える

図１に示した，心電図波形とフィジカル変化を連動させて観察する思考を基に考えてみましょう．

「歩行中に動悸がする」という訴えがあるので，モニター装着と同時にフィジカルイグザミネーションを実践します．

心電図波形は洞調律ではなく，フィジカル変化として末梢冷感，顔色不良，脈拍は 70 回/分（微弱・不整），呼吸数 34 回/分を認識しています．末梢冷感，顔色不良，脈拍微弱，頻呼吸はショック徴候であり，重篤な状態に陥る予兆となります．

次に，脈拍数と心拍数との関係性に着目してみましょう．このモニター心電図で示されている心拍数は 142 回/分ですが，橈骨動脈で触知された脈拍数は 70 回/分（微弱・不整）と心拍数と脈拍数とに乖離があることがわかります．これは，心室に正常に刺激が伝わっておらず，心拍出量が減少している可能性を示唆しています．

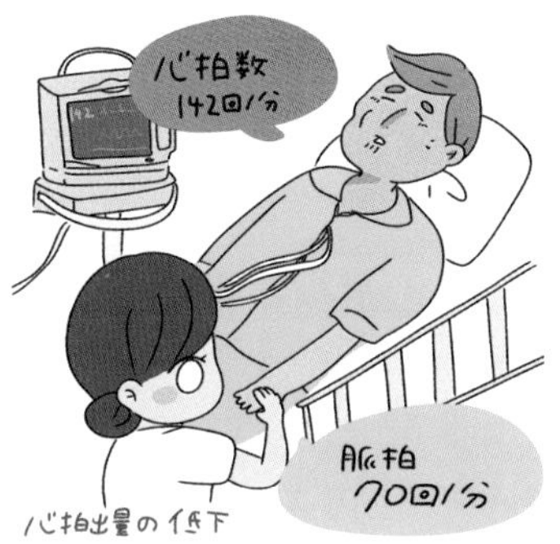
心拍数
142回/分
脈拍
70回/分
心拍出量の低下

この段階で，モニター波形異常と循環動態の変調を捉え，急変予測をしてチーム連携がとれたらファインプレーです．気になる症状を血圧のみの測定で，大丈夫と安心していませんか？

実は，**脈拍や呼吸数のほうが循環動態の変化を早期に示してくれることは多い**ものです．

Step4 観察された不整脈が生じているときの心臓の動きを理解する

心房細動が生じた際の心臓の動きと心電図の関係性を**図３**に示します．心房細動が生じると，心臓は司令塔の洞結節が指示を出せなくなり，心房内のいろいろな場所が興奮し指示を出し始めます．

心房内から無秩序に指示を出すため，心房の収縮が不規則となり，心室に十分な血液を貯留しにくい状況となります．これにより心室から拍出される血液量が低下し，血行動態に影響を及ぼ

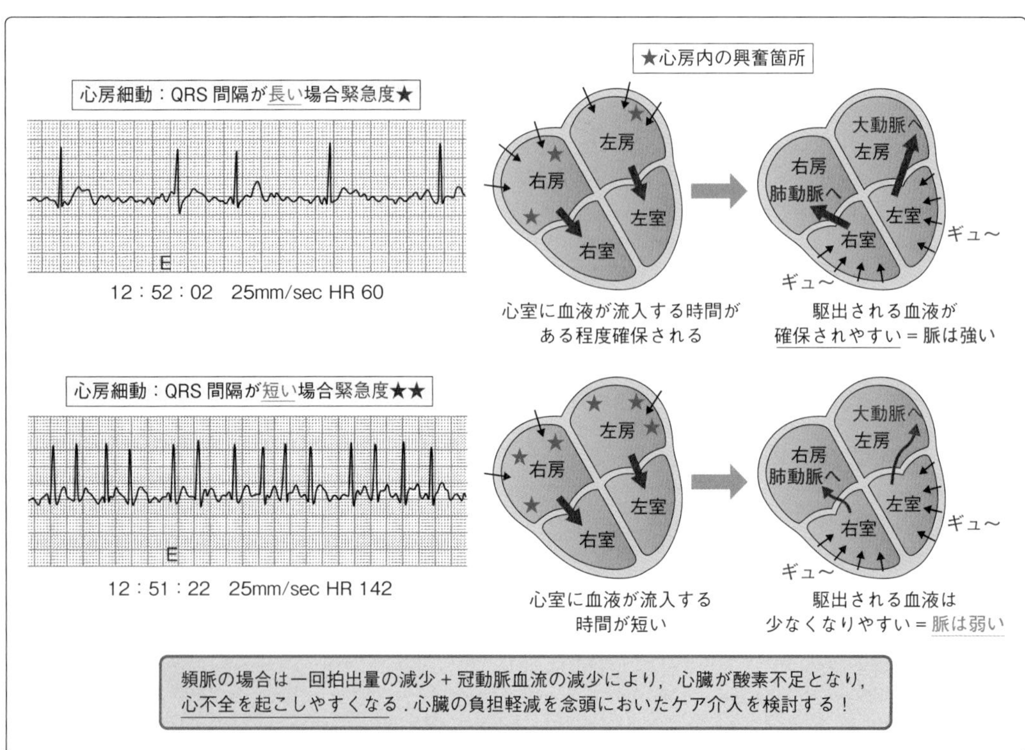

図 3：心房細動時の心臓の動きと心電図の関係性

しやすくなります．同時に心房内から無秩序に指示を出すことにより，心房の収縮が不規則となり，心房内に血液が停滞しやすくなります．これが心房内血栓の原因となり，脳梗塞や全身の塞栓を招く要因となるのです．

このように，**不整脈が生じた時の心臓の動きを理解し，血行動態への影響を予測**すると，看護の視点が見えてきます．

Step5 対象者の現病歴や既往歴から，総合的に状態をアセスメントする

対象患者の疾患，現病歴，年齢，現病歴，既往歴などを踏まえ，**図 4** のように総合的にアセスメントをし，看護介入につなげていきます．

医師への報告のタイミングを考えよう

心房細動波形への変化を確認した際，どのタイミングで医師

・既往歴 ・79歳 ・手術侵襲後・疼痛	・肺気腫により慢性的に心房負荷がかかっていた可能性 ・高齢・肺気腫・冠動脈病変の既往歴があるところに手術侵襲が加わったことで，心負荷がかかり不整脈が誘発された可能性 ・疼痛コントロール不良→交感神経活性化→不整脈誘発
尿量の増加 動悸の症状	・術後，利尿期に移行したことで，体液バランスの変化が生じ，電解質異常・循環動態への影響が生じた可能性あり ・動悸の自覚から心拍数が著しく増加している可能性がある．→持続することで，心不全や血栓形成のリスクが高まる．
モニター波形 心房細動波形 顔色不良・呼吸数増加	・QRS間隔の短い心房細動 →心拍数140/分程度・心拍出量低下しているサインがあり，緊急度は高いと予測 ・呼吸数を増加させ，代償機序が働いている．ショック徴候ありとアセスメント

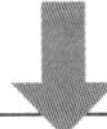

<看護介入>
- ●12誘導心電図の実施・バイタルサインの評価，経時的観察
- ●医師・チームメンバーに報告し応援要請・救急カート準備
- ●心拍コントロールのため，同期下カルディオバージョンが実施可能な環境を調整（例：観察ルーム（個室）や，ICUへの移動を検討等）
- ●ルート確保・緊急薬剤投与ラインの確認・確保
- ●水分出納バランス・電解質評価
- ●患者の安静保持・苦痛除去　●医師とともに疼痛コントロールの検討
- ●心房細動が持続する際には，離床時の肺塞栓徴候・心不全徴候に注意
- ●医師の指示に基づく原因検索のための検査を実施

図4：症例の総合的アセスメントと看護介入

表1：医師への報告が必要なタイミング

●心房細動波形への変化に伴い，動悸や胸痛・血行動態変化の徴候が認められている時
●心房細動の既往歴がなく初めて心房細動に移行した時
●心拍の速い心房細動波形を認めている時
●ちょっと変？　看護師の勘も時にはあり！
●心房細動波形と洞調律を繰り返し，洞調律への回復時に3秒以上の洞停止がある時

に報告をしますか？　**医師への報告は勇気がいりますが，心電図は変化した時，それに伴う症状がある時に報告することが早期対応のために重要です**．この症例は心電図変化＋症状があるため，医師への報告は必須と言えます．異常に気づき，タイミングよく（**表1**），医師に報告できる看護師を目指してみましょう！（青山道子）

引用・参考文献

1）大島一太：これなら分かる！心電図の読み方〜モニターから12誘導まで〜．ナツメ社，2017
2）鈴木まどか：ナースが書いた　看護に活かせる心電図ノート．照林社，2015

026 ＼ ショック時の輸液判断には，Frank-Starling の心機能曲線とノーリア分類を根拠にしよう ／

今だから知っておきたい “輸液” の話

Contents

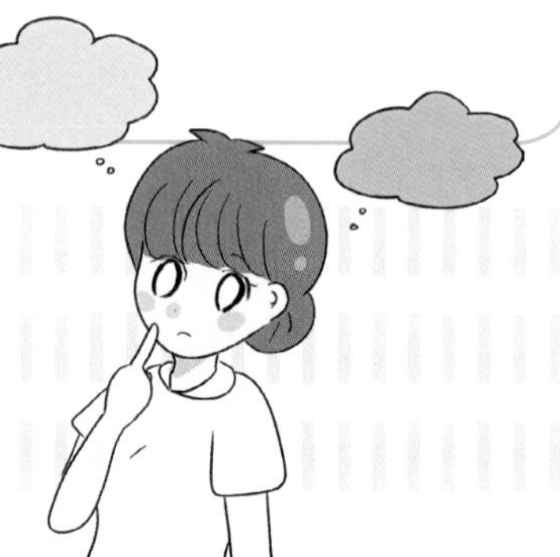

手が冷たい，呼吸が速いなど，患者の様子が「何か変」と感じた経験はありませんか．実は，それが，輸液が必要となる場面かもしれません．なぜなら，その症状がショックや心不全徴候であれば，対応が必要だからです．

点滴を入れる？ 入れない？ という判断につながる要素を本項では説明します．

ショック＝酸素需給バランスの破綻

組織の酸素需給バランスが破綻した状態をショック（**図 1**）と言います．通常は，血圧低下が認められることが多いですが，ショックを呈していても，交感神経系の代償により初期には血圧が上昇したり，正常であることもあり，**「血圧低下がショックとは限らない」**[1] と覚えてください．この代償状態の患者を私たちは「何か変」と察知することが多いため見逃すことなく，代償が破綻する前に対応できればファインプレーです．

ショック改善のためには，輸液投与での心拍出量の適正化が必要ですが，過剰になると心不全に陥ってしまいます．そこで，輸液の判断に使える２つの根拠を紹介します．

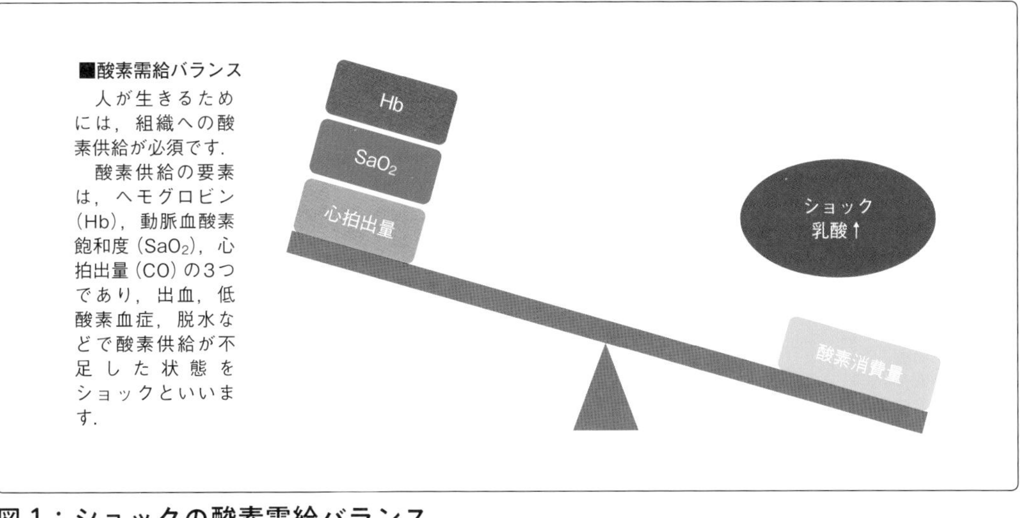
■酸素需給バランス
人が生きるためには，組織への酸素供給が必須です．
酸素供給の要素は，ヘモグロビン（Hb），動脈血酸素飽和度（SaO_2），心拍出量（CO）の3つであり，出血，低酸素血症，脱水などで酸素供給が不足した状態をショックといいます．
Hb
SaO_2
心拍出量
ショック
乳酸↑
酸素消費量

図1：ショックの酸素需給バランス

「**Frank-Starlingの心機能曲線**」と「**ノーリア分類**」です．筆者はこれらを基礎に考えるようにしています．

輸液でよくなるか

結論は輸液負荷で心拍出量は増加し，ショックは改善するでしょう．それは，図2の心機能曲線からも明らかです．ただし，曲線②のように悪い心臓（不全心）であればより早い段階で頭打ちとなり，過剰輸液の害であるうっ血所見が早期に見られます．

つまり，**輸液をする際は，現在の状態が心機能曲線のどこに位置しているか，心不全なのかどうか判断することが重要**です．極論，心不全でなければ輸液をすることで改善が図れます．

輸液以外でよくなるか

心不全の状態判断は，ノーリア分類（図2の4分割）**を使用し，低灌流所見とうっ血所見の2つの身体所見で判断が可能**です．下記の例を用いて考え方を説明します．

症例：腸閉塞患者，末梢冷感あり，呼吸数30回/分，心不全の既往あり，起坐呼吸なし．

この場合，低灌流所見は末梢冷感があり「**cold**」，肺うっ血所

Frank-Starlingの心機能曲線（曲線①②）

輸液負荷（a）を行うと心拍出量が増加するという関係性を示した生理学．心臓の拡張には限界があり，輸液量が心臓の拡張限界を超えると心拍出量の増加は頭打ちとなり心不全に陥ります．

これが，肺うっ血であり過剰輸液の害といえます．

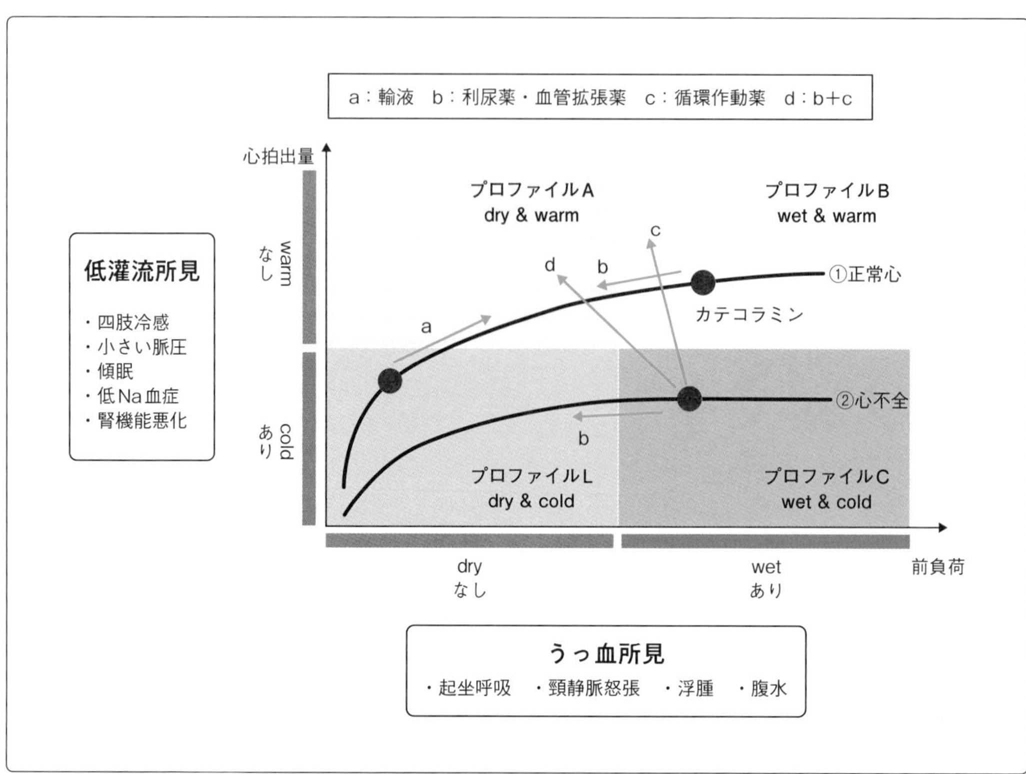

図 2：心機能曲線とノーリア分類の対比

見は起坐呼吸がなく「**dry**」となり，「**dry & cold**」の状態，つまり図 2 のプロファイル L に当てはまります．**心拍出量低下が問題なので，輸液で対応**となります．

しかし，この患者に起坐呼吸がある場合は対応が変わります．「**wet & cold**」の状態であり，うっ血によるガス交換障害のため，**利尿**という正反対の対応，あるいは循環作動薬が必要となります．

このように，生理学を用いて異常に気づき，状態を判断し，目的を持って医師へ報告・連絡・相談を行うことで，円滑な治療・ケア介入につながります．

判断材料があることで，患者を守れる一歩先を行くリーダー・プリセプターとなれるでしょう．（伊本賢司）

引用・参考文献
1）清水敬樹：ICU 実践ハンドブック病態毎の治療・管理の進め方．p128，羊土社，2011

ノーリア分類

うっ血所見（起坐呼吸，頸静脈怒張，浮腫，腹水）と低灌流所見（四肢冷感，小さい脈圧，傾眠，低 Na 血症，腎機能悪化）の有無を身体所見から判断し，心不全の病態を 4 つに分類したものです．

簡易かつ非観血的に評価可能です．

プロファイル A：うっ血－，低灌流所見－
プロファイル B：うっ血＋，低灌流所見－
プロファイル C：うっ血＋，低灌流所見＋
プロファイル L：うっ血－，低灌流所見＋

027 血圧，呼吸，発熱，意識レベルの変化を総合的に捉えていこう

バイタルサインと頭蓋内病変の密接な関係

Contents

- 血圧は重要な位置づけ―脳の自動調節能を押さえよう
- 見過ごされがちな呼吸を大切に観察しよう
- 発熱が脳に与える影響を理解しよう
- これって異常!? 意識の変化を繊細に感じ取ろう

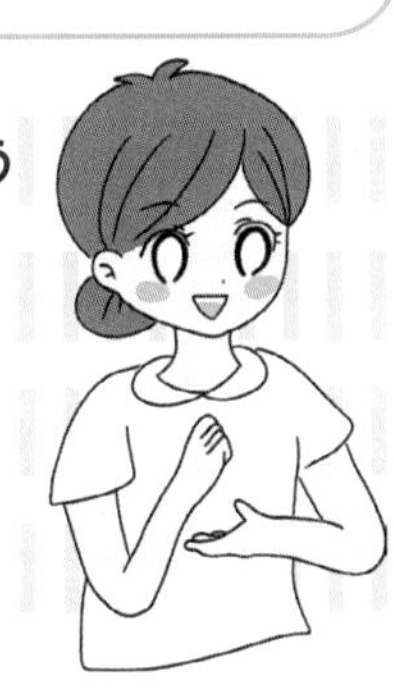

脳は生命維持の中枢であり，脳障害は時に不可逆的変化をもたらします．脳神経を見るうえで重要なバイタルサインは？ と聞かれれば血圧を一番に思い浮かべると思います．しかし血圧だけではなく呼吸や体温の異常も脳循環に影響を及ぼすため総合的なアセスメントが必要になります．

本項では脳神経に関するフィジカルアセスメント：循環（血圧），呼吸，体温の異常値が脳（頭蓋内病変）に及ぼす影響，意識レベルの変化についてお話ししたいと思います．

血圧は重要な位置づけ―脳の自動調節能を押さえよう

脳は，**虚血に対して非常に脆弱**です．**脳血流が完全に途絶えると4～10分で神経細胞に不可逆的変化が起こる**[1)] と言われていますが，脳には血圧の変動に対して一定の脳血流を保つ働きがあります．これを脳の自動調節能（autoregulation）と言います．しかし，脳血管障害など脳の器質的障害が発生すると，この**自動調節能は破綻**します．そのため，脳血管障害を発症した場合，血

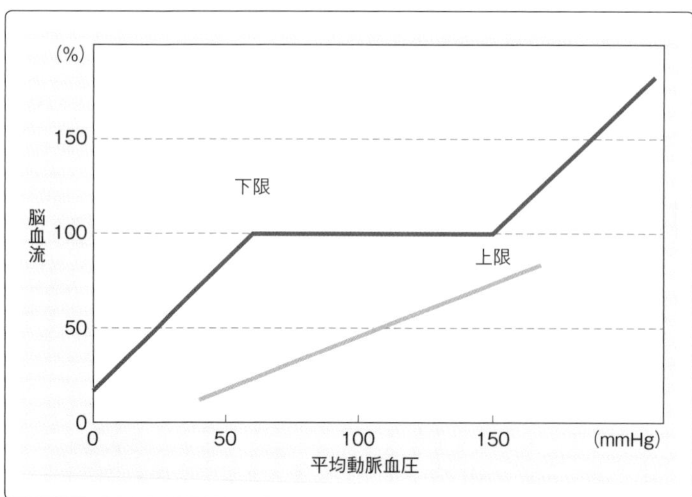

図 1：脳の自動調節能

圧に依存して脳血流が変動します．

見過ごされがちな呼吸を大切に観察しよう

脳神経では脳幹部である橋に呼吸補助中枢，延髄に呼吸中枢があります．Part2-21 でも述べていますが，呼吸の変化はほかのバイタルサインより先に異常が現れることが多く見られます．脳神経がつかさどる呼吸リズム・パターンの変調は，頭蓋内病変の異常を知らせるサインです．

SpO_2 に注目しがちですが，呼吸中枢は動脈血中の酸素濃度だけではなく二酸化炭素濃度や pH に合わせて調節していると言われます[2)]．そして，二酸化炭素分圧が上昇すると脳血管は拡張し，低下すると脳血管は収縮します．脳血管が拡張すれば脳血流が増加します．例えば，$PaCO_2$ 低下→脳血管収縮→脳血流減少→虚血へつながると考えます．意識障害による舌根沈下が生じれば換気量の低下，換気不足を招き，さらに頭蓋内圧を上昇させてしまいます．

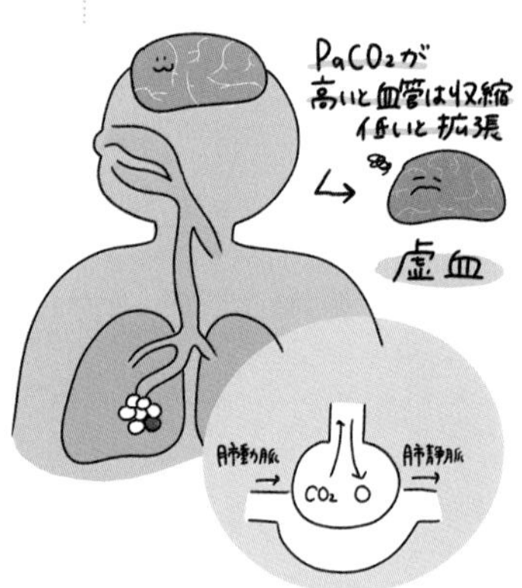

発熱が脳に与える影響を理解しよう

体温調節の中枢は視床下部にあります．通常体温は 37℃前後に保つように働き，この設定された体温をセットポイントと言います．脳血管障害の場合，発熱は感染もしくは中枢性高体温が原因で生じることが多く，**体温が1℃上昇すると13%代謝が上昇**すると言われています．

すなわち**酸素消費量が13%増加**し，呼吸数の増加，心拍数の増加などで代償しようと働くため，呼吸，脈拍の観察も必要になります．安易に「発熱＝解熱薬・クーリング」ではなく原因や体温調節機能に合わせた対応を行い，酸素消費量を最小限に保ちましょう（Part2-41参照）．

これって異常!? 意識の変化を繊細に感じ取ろう

意識レベルのスコアはJCS（Japan Coma Scale：ジャパンコーマスケール），GCS（Glasgow Coma Scale：グラスゴーコーマスケール）がよく使用されていますが，それぞれ一長一短があります．所属施設で使用しているスケールを確認してください．

意識を支える部位，それは脳幹網様体（覚醒）と大脳皮質（認知）になります．覚醒して，人・場所・時間が正確に理解できて「意識清明」となります．脳の器質的変化により覚醒や認知機能が障害を受けたとき，意識清明状態が保てなくなります．

1日の中で意識レベルに変動が生じる場合は多々あります．夜間であったり，認知症であったり要因はさまざまです．

頭蓋内環境の悪化か否かを判断するためには，画像から病変の悪化の予測を立てるとともに，ほかのバイタルサインや神経学的所見とともにアセスメントが必要です．そのため意識レベルの観察は**反応（response）スピード**にも注意しましょう．スムーズに言えたのか，何度も促してやっと言えたのかではスケールの点数が同じでも内容は異なります．

医師に報告して**経過観察となったとしても，それは「問題ない」わけではありません．経時的変化に注意**して総合的に評価していきましょう（Part2-45参照）．

上記を踏まえ，以下のケースで確認してみましょう．

AIUEO TIPS（アイウエオチップス）

意識障害の原因は，多岐にわたります．原因把握のヒントに用いられるのが，AIUEO TIPS（アイウエオチップス）です．A（alcoholism：アルコール），I（insulin：インスリン），U（uremia：尿毒症），E（encephalopathy：脳症，electrolyte：電解質異常，electorocardiogram：不整脈），O（oxygen：呼吸障害，opiate：麻酔），T（trauma：外傷，temperature：高・低体温），I（infection：感染症，intoxication：中毒），P（psychogeneic：精神疾患），S（stroke：脳血管障害，shock：ショック，seizure：痙攣）を原因として鑑別することが勧められています．

右視床出血，脳室穿破で入院した70代の藤井さん（仮名）．入院時意識レベルはGCSによりE3V4M6で傾眠，麻痺はありませんでした．

勤務交代あいさつ時，藤井さんに対し異変を感じました．E2 V3-4 M5-6，再三の刺激で上肢挙上のみでした．痛覚刺激では素早く払いのけました．血圧130/70（入院時110/60），脈拍86サイナスリズム（正常調調律），体温36.8℃，瞳孔右2.5/左2.5　対光反射あり．バイタルサインは入院時と変わりありません．

医師に報告しましたが経過観察となりました．

観察 呼吸回数は16回，10秒程度の無呼吸出現あり，ルームエアで SpO_2 97%

アセスメント 呼吸パターンの変調が見られている．脳室穿破による急性水頭症を併発する恐れがある．水頭症を併発したら一気に頭蓋内圧が上昇し，脳ヘルニアの危険性，急変の可能性が高い．脳室ドレナージ術の必要性がある．

実践

・急変に備える（心電図モニター；ベッドサイドモニターへ変更，部屋移動，酸素・吸引の準備）
・頻回な観察，特に呼吸に注目していく
・体位調整：意識障害から舌根沈下，いびき呼吸となる場合があり，頭部後屈気味に．静脈還流を促すためヘッドアップ30度まで，頸部は屈曲しないようにポジショニング
・他スタッフへ情報共有（状態が悪化している，急変の可能性があること）
・緊急手術の準備（書類，物品）

また，意識レベルの評価などの際に不安を感じたり迷った時は，他のスタッフといっしょに状態を確認することが大切です．（伊沢明子）

引用・参考文献

1）医療情報科学研究所：病気がみえる〈vol.7〉脳・神経，メディックメディア，2017
2）道又元裕編：これならわかるICU看護，照林社，2020
3）山田拓也ほか：特集1　脳と他臓器・疾患とのつながりを理解しよう～脳卒中＋複合疾患の看護．呼吸・循環・脳実践ケア，2020年10・11月号

GCSでE3V4M6

GCSでE3V4M6とは，グラスゴーコーマスケールで，E（eye opening：開眼）が3点（自発的に，または普通の呼びかけで開眼する），V（best verbal response：言語反応）が4点（会話はできるが，見当識障害がある），M（best motor response：運動反応）が6点（命令に従って四肢を動かす）状態であることを示しています．最軽症は15点であり，藤井さんの点数は計13点なので軽症に属する状態です．

028 シャント管理，抗凝固薬の管理，水分コントロール，リン吸着薬投与中の食事に注意しよう

透析患者が入院してきたときのコレダケ

Contents

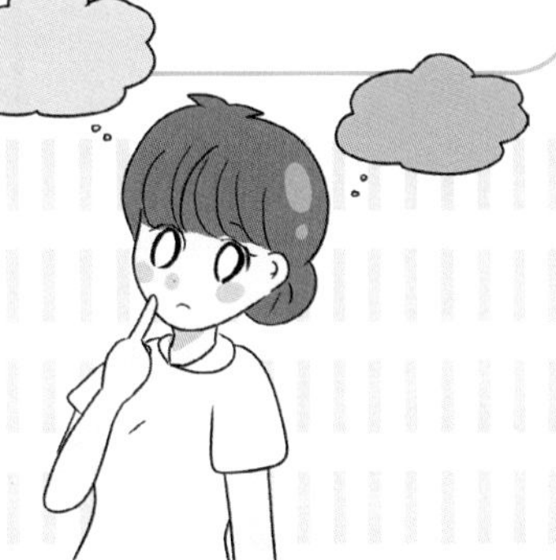

透析患者は年々増加傾向にあり，併存する疾患や合併症の治療のために専門病棟以外の病棟に入院が必要になることもしばしばあります．

本項では血液透析患者が入院してきたときに押さえておきたいコレダケをお伝えします．

バスキュラーアクセスとは

血液透析では，血液を体外に抜き出し，人工腎臓を通過させ，体内に返すための経路（バスキュラーアクセス）が必要になります（**図 1**）．1 分間あたり 200 mL 程度の血流量が必要であり，動脈と静脈を手術でつなぎ合わせ，動脈血流を静脈に送り込み静脈の血流を増やすことで十分な血流量を確保します．これをシャント（シャント化静脈）と言います．

1 病棟で行うシャント管理

シャントはまさに血液透析をするための命綱です．その管理の基本は日頃の観察と感染予防，狭窄・閉塞予防です．

シャント管理のポイント

シャント造設による合併症には，狭窄・閉塞と感染症があります．シャント部を圧迫することで，狭窄・閉塞が生じることがあるため，病棟におけるシャント管理では，①シャント側で腕枕・手枕をしない，②シャント側に時計，ネームバンド，包帯などをつけない，③シャント側で血圧測定しない，④シャント周囲をぶつけない，⑤シャント周囲をひっかかない，などに注意します．

感染症は穿刺部周辺に起こることが多いため，穿刺部周辺を清潔に保ちます．感染防止のためには，①透析当日・透析後の入浴を避ける，②透析後の絆創膏を翌日以降もつけない，③穿刺部周辺をひっかかない，④シャント側の手洗いを十分に行う，などが大切です．

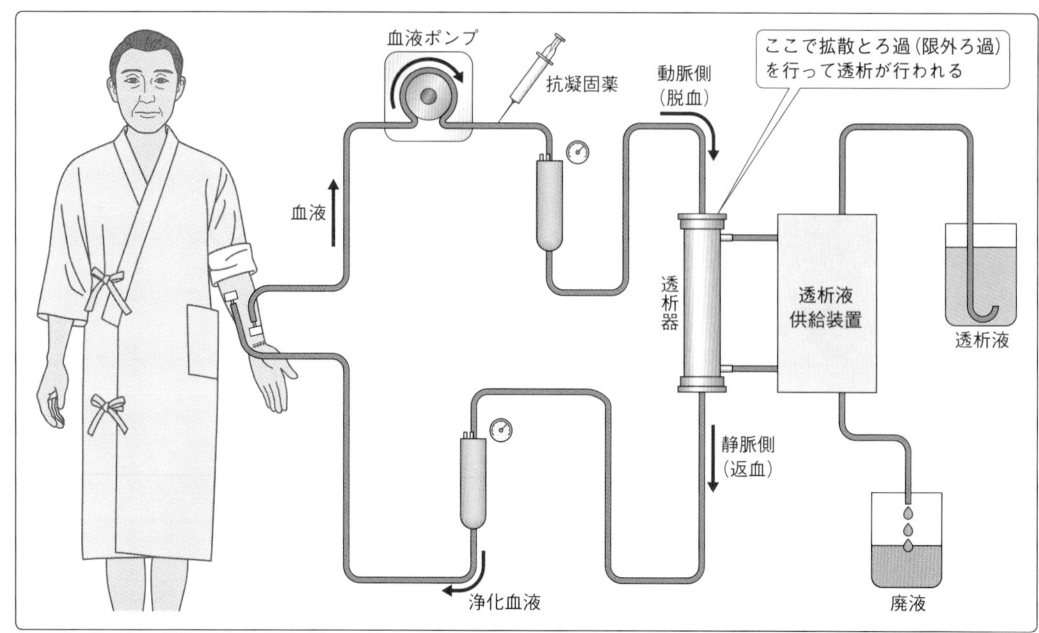

図1：血液透析の仕組み

シャント化静脈は手術によって人工的に血液の流れを変化させているため，圧迫などで血流を途絶えさせてしまうようなことがあると狭窄や閉塞を起こしやすくなります．そのため，駆血帯やマンシェットで締めることで血流を途絶えさせてしまう恐れがある採血や血圧測定は避けなければなりません．

その他にも体位によるものやネームバンドなど血管を圧迫，血流を途絶えさせてしまう要因がいろいろあります．それらはすべて避けるような配慮が必要です．

透析中の抗凝固薬投与

血液は体外に出ると固まる性質があり，それは血液透析の時も同じです．そのため血液透析をする際には，ヘパリンなどの抗凝固薬を回路内に持続投与する必要があり出血に注意が必要です．

1 観血的検査・治療，出血性病変にご用心

透析前に観血的検査・治療が行われると透析中に出血したり，透析後に観血的検査・治療が行われると止血困難となったりします．また，出血性病変の悪化につながる可能性もあります．その

場合には抗凝固薬の種類や投与量の調節が必要になるため，透析室と情報共有しましょう．

水分コントロールの指標

透析患者では尿として体内の水分が十分に排泄できず，体内に水分が過剰な状態（溢水）となります．ただ，どれだけの水分が体内に過剰となっているのかを正確に把握することは難しく，浮腫の状態，呼吸状態や血圧などバイタルサイン，各種検査で総合的に判断し，体内に水分が過剰でない体重（ドライウエイト）を設定します．

1 ドライウエイトは患者の状態に合わせて変化する

血液透析ではできる限りドライウエイトを目標に1 kg＝1 Lで除水量を設定します．ドライウエイトより体重が重ければ水分が過剰となる恐れがあり溢水症状に，ドライウエイトより体重が軽ければ脱水症状に注意して観察やケアをしましょう．

ドライウエイトは絶対的なものではなく，衣服などの状況に応じて変化させます．骨折でのギプスなど治療に応じて装着物がある場合などは，その重さを考慮した調節が必要になるため，透析室と情報共有しましょう．

透析患者の薬

透析患者では，透析日のみ内服する薬があったり，透析日・非透析日で処方内容が変わるなど独特な処方内容になることがあり，透析と関連させての内服薬の把握も必要です．

なかでも特徴的な薬の1つにリン吸着薬（**表1**）と言われるものがあります．透析患者というとカリウム制限が有名ですが，カリウムと同じくらいリン制限にも注意が必要です．

1 透析患者のリン制限

リンは体内で過剰になりすぎると動脈硬化を進行させるなど種々の合併症を引き起こし，生命予後に直結すると言われていま

ドライウエイト

透析患者の体内に過剰な水分が貯留していない状態の体重をドライウエイト（dry weight：DW）と言います．

透析患者では体内に溜まった水分を尿として十分に排泄できず，体内に余分な水分が貯留してしまい，四肢や体幹の浮腫，心拡大，肺うっ血，胸水，腹水などを生じます．ただ，どれだけの水分が体内に過剰に貯留しているのかを正確に把握することは難しいため，浮腫の状況，日頃の呼吸状態や血圧などのバイタルサイン，透析中の血圧や脈拍，心電図の変化，胸部X線による心胸郭比（CTR）や胸水の有無，血液検査結果，患者自身の自覚症状などを総合的に判断しドライウエイトを設定していきます．

水分制限の目安

透析患者の水分制限は500～600 mL/日，それに1日尿量に応じてプラスするというのが1つの目安になります．しかし，それは絶対的なものではなく，食事の状況（塩分制限6 g/日ができていれば水分制限は必要ないとのデータもあります），発汗量などの患者の生活状況や心機能などの患者の状態に応じて変化します．

透析間の体重増加量を1つの目安とする場合もあります．中1日（月・水・金曜日の透析で月・水曜日間，水・金曜日間）でDWの3％，中2日（月・水・金曜日の透析で金・月曜日間）でDWの5％の体重増加が一般的には理想的であるとされています．患者自身に日頃の体重のセルフモニタリングを指導し，それを目安に水分量をセルフマネジメントするという方法もあります．

表 1：リン吸着薬の種類

商品名	一般名	剤型	特徴
カルタン®	沈降炭酸カルシウム	錠剤・OD 錠・細粒	カルシウム成分を含む
フォスブロック® レナジェル®	セベラマー塩酸塩	錠剤	他の薬剤の吸収を低下させる可能性がある
ホスレノール®	炭酸ランタン水和物	OD 錠・チュアブル錠・顆粒	空腹時内服で消化器症状の副作用が出やすい
キックリン®	ビキサロマー	カプセル・顆粒	他の薬剤の吸収を低下させる可能性がある
リオナ®	クエン酸第二鉄水和物	錠剤	鉄を含み黒色便になる 下痢を起こすことがある
ピートル®	スクロオキシ水酸化鉄	チュアブル錠・顆粒	

（2022 年 3 月現在）

す．しかし，**一言でリン制限と言っても，リンはあらゆる食物に含まれ，食事管理と透析だけでは十分にコントロールできないことがあります**．そこでリン吸着薬の出番です．

2 リン吸着薬の服用は飲食のタイミングで自己調整が重要

リン吸着薬は胃の中で薬の成分と食物中のリンがくっつき，体内に吸収させず排泄させるための薬です．すでにリンが体内に吸収されてしまってからでは効果はなく，さらに薬の成分が過剰に体内に吸収されることになるなど，飲食のタイミングで飲まなければ効果がないばかりか害になることもあるため，アドヒアランスのよい患者ほど飲食のタイミングに合わせて自己調整しています．

入院では，食欲不振や検査・治療による延食や禁食など食事が定期的に取れないことや飲食のタイミングがずれることがあります．患者のこれまでのアドヒアランスと薬の効き方を把握したうえで医師へ指示を確認しましょう．

透析患者は，個人差はあるものの生きる（生活する）ために自分自身の身体全体でいろいろなことを感じ取っています．透析患者がどのように病気に向き合っているか看護師として耳を傾けていきましょう．（大森　泉）

029 入院中に起こりやすい高血糖・低血糖のメカニズムとその対応を把握しておこう

血糖コントロールのいろは

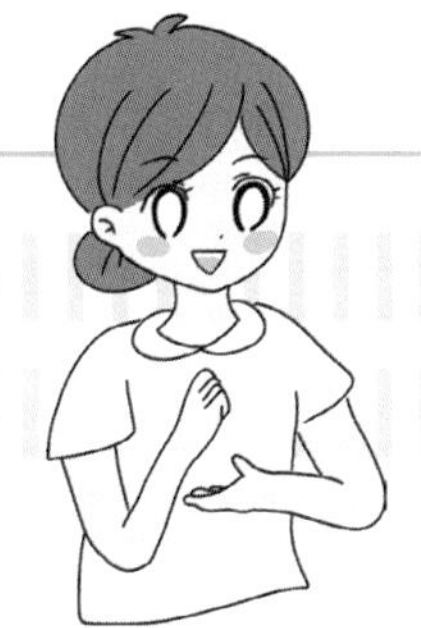

Contents

■高血糖時の対応と看護

■低血糖時の対応と看護

現在，日本における糖尿病患者数は推計 2000 万人[1)] と言われています．糖尿病のある患者が手術や他の慢性疾患で入院し，血糖コントロールを行うことが多い現状があります．

術後感染予防や薬剤による高血糖改善のためインスリン治療を行うことから，皆さんも病棟で高血糖や低血糖の対応に遭遇したことが少なくないでしょう．

本項では入院中に起こりやすい事象とその対応についてお話しします．

高血糖時の対応と看護

治療過程ではさまざまな高血糖が起こりえます．**表 1** に示した事象を参考にしてください．

1 高カロリー輸液による高血糖

一般的な末梢静脈栄養は，1 日投与量に対して，ブドウ糖含有量 5〜10% ですが，高カロリー輸液（中心静脈栄養）は，ブドウ糖含有量 12〜20% と言われています．注意点は 2 型糖尿病の高齢患者で，糖を処理する能力が低下しているため急な高血糖になる恐れがあります．看護の対応すべき内容を確認しましょう．

表1：入院中に起こりやすい高血糖

入院中に起こりやすい高血糖	血糖値に影響を及ぼす理由
高カロリー輸液による高血糖	高濃度のブドウ糖の静脈内投与により，高血糖が誘発される
感染症による高血糖	尿路感染症，蜂窩織炎，虫歯，皮膚疾患など
周術期の高血糖	麻酔や手術侵襲によるストレスによりインスリン抵抗性が増大 術後創感染や腫瘍，膿瘍，ストレス反応
ステロイド薬による高血糖	血液疾患，リウマチ治療などによる副腎皮質ホルモン剤治療
抗がん薬治療による高血糖	ステロイド（デキサメタゾンなど），インターフェロン，免疫抑制薬，一部の分子標的薬（エベロリムスなど）

＊高カロリー輸液による高血糖：耐糖能が正常でも手術によるストレスやブドウ糖を多く含む高カロリー輸液の静脈内投与により，高血糖が誘発される場合がある

看護ポイント！

高カロリー輸液による高血糖時の
対応・観察内容

①意識レベル
②バイタルサイン
→特に高血糖による代謝性アシドーシスになっている場合は，
クスマウル大呼吸の有無，アセトン臭，血圧低下，眼球陥没，血中ケトン体上昇（血液 pH≦7.3，HCO_3^->18 mEq/L）
③定期的に血糖測定
④口渇，多尿症状の有無
⑤禁食中の患者で口渇がある場合は，口腔ケアで対応する！
→血糖値が下がると症状は緩和されます

2 感染症・周術期の高血糖

手術というストレス刺激が脳下垂体・副腎系に作用し，インスリン拮抗ホルモン（アドレナリンなど）が増加し，高血糖状態をもたらします．また，高血糖状態で傷がある場合，好中球の働きが低下しウイルスや細菌の侵入がしやすくなります．と同時に，免疫反応も衰えるため，創部の感染，創傷治癒の遅延に至ります．この時期は絶食，食欲低下など食事摂取量が変化するため，それに応じた細やかな血糖コントロールが求められます．

看護ポイント！

感染症・周術期の高血糖の
観察内容

①感染患部・創部の腫脹，発赤・熱感の有無
②炎症所見（白血球，CRP など）
③バイタルサイン（熱型，脈の状態）

④栄養状態（食事摂取量，貧血の有無，総蛋白，アルブミンなど）
⑤血糖値
・術前血糖目標：空腹時血糖 140mg/dL 以下，食後血糖 200mg/dL 以下
・術後血糖目標：140 ～ 180mg/dL

3 ステロイド薬・抗がん薬による高血糖

定期的に血液検査で，血糖値，HbA1c の推移を確認していきますが，抗がん薬治療中はインスリン注射をするケースが増えてきています．看護のポイントは以下です．

看護ポイント！

ステロイド薬・抗がん薬による高血糖時の
対応・観察内容

①インスリン注射・血糖測定手技確認
→治療の副作用などで，握力が低下したり，細かい作業ができなくなることもあります．
②食事摂取状況
→抗がん薬による食思低下で，低血糖になる可能性もありますので，食事摂取状況を確認しましょう．

低血糖時の対応と看護

入院中に行うインスリン調整の過程で，インスリン量の増量，インスリンの種類変更，インスリンが入った点滴を開始，というタイミングで起きやすくなります．また，スルホニル尿素（SU）薬（アマリール®，グリミクロン® など）の使用，高齢者，腎機能が低下している患者では低血糖が遷延することが多いので注意しておきましょう．また，低血糖時は，以下のポイントを押さえて対応します．（町田景子）

看護ポイント！

低血糖時の
対応

①慌てずに，患者さんの意識レベル，症状を確認！
②血糖測定
③経口投与が可能ならブドウ糖 10～20g
→意識がない場合や経口投与が難しい場合は，50%ブドウ糖液を 20～40mL 静注する
④低血糖の原因を探る！
食事量が少なかった？　栄養状態が悪い？　SU 薬を飲んでいる？　インスリン量が違った？

引用・参考文献
1）厚生労働省：平成 30 年度版厚生労働白書　https://www.mhlw.go.jp/stf/wp/hakusyo/kousei/18/backdata/01-01-02-08.html より 2021 年 5 月 3 日検索
2）桝田　出：これだけは知っておきたい糖尿病．医学書院，2011
3）日本糖尿病療養指導士認定機構編著：糖尿病療養指導ガイドブック 2020　糖尿病療養指導士の学習目標と課題．メディカルレビュー社，2020

030 せん妄と認知症を見極めるために，「生活の流れ」を把握しよう

せん妄も認知症もアセスメントは看護師が鍵

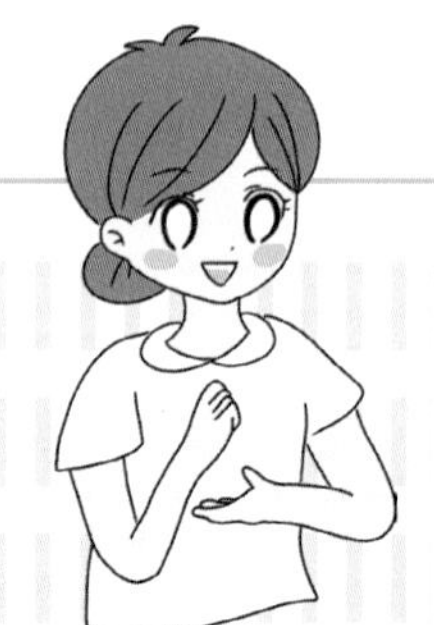

Contents

- 似てる!?　―せん妄と認知症の見極めのコツ!!
- 応用　―せん妄と認知症の種類別見極めのコツ!!
- 隠れせん妄，隠れ認知症を見つけ出そう

皆さんの施設で，せん妄と認知症の患者が，昼夜問わずナースコール旋風を巻き起してはいないでしょうか.

それぞれ対応が異なるため，せん妄と認知症の鑑別は必要なのですが，鑑別されず入院になる方が多いのが現実です．高齢化の進展によって高齢入院患者が増加し，また，せん妄と認知症が老化の一部として見られることなどが原因として挙げられます.

その見極めの鍵は「生活の流れ」にあります．そう，**生活を支援する看護師のアセスメントにこそ，せん妄と認知症を見極められるチャンスがあります！**

似てる!?　―せん妄と認知症の見極めのコツ!!

アルツハイマー型認知症とせん妄を比較してみました（**図 1**）．円が重なる部分は共通する症状ですが，現場で困る症状が集約しているように感じます．双方の特徴から基本的な見極めのコツを順に説明します.

せん妄の原因

せん妄の原因は，直接因子，準備因子，促進因子に分けられます.

直接因子は単独でせん妄を起こし得る要因，準備因子はせん妄の準備状態となる要因で，促進因子は他の要因と重なることでせん妄を起こし得る要因です．詳しくは，次項（Part2-31）参照してください.

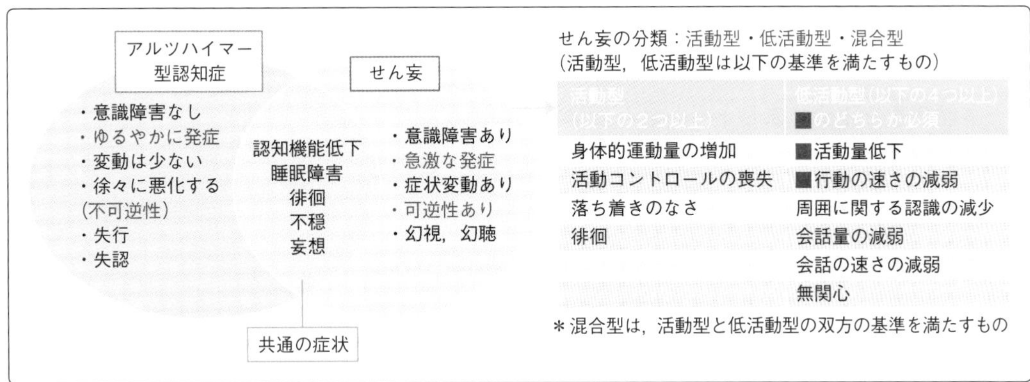

活動型（以下の2つ以上）	低活動型（以下の4つ以上）■のどちらか必須
身体的運動量の増加	■活動量低下
活動コントロールの喪失	■行動の速さの減弱
落ち着きのなさ	周囲に関する認識の減少
徘徊	会話量の減弱
	会話の速さの減弱
	無関心

＊混合型は，活動型と低活動型の双方の基準を満たすもの

図1：アルツハイマー型認知症とせん妄の症状の比較

1 発症のスピード

せん妄は急激に発症し症状に変動がありますが，認知症は年単位で進行し症状の変動は少ないとされています．

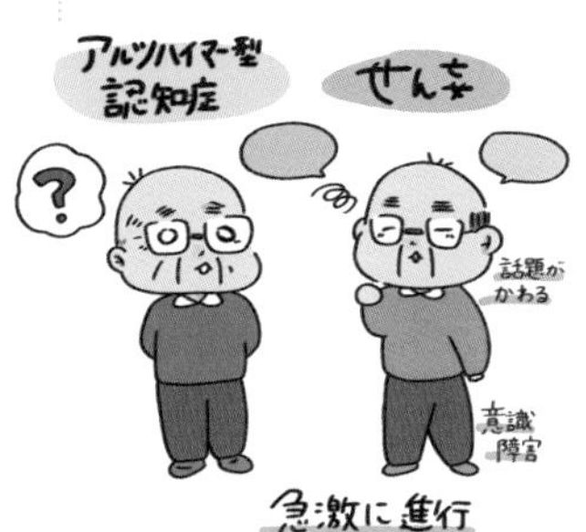

2 障害の種類

せん妄は意識障害が主症状として現れます．そのため注意力障害が顕著ですが，認知症は記憶力の障害が顕著となります．

3 話の内容

障害の種類が違うため，会話にも影響されます．せん妄は話題が変わることが多く，難しい質問をすると答えられないか，怒り出すことが多いです．認知症は同じ話を繰り返すことや昔の話が多く，難しい質問には取り繕おうとすることが多いです．

応用 ―せん妄と認知症の種類別見極めのコツ!!

せん妄は直接因子と呼ばれる身体的原因により精神症状を来すものです．一方，認知症は脳機能異常が原因の疾患で大きく4つに分類されます．種類別に見てましょう．

①**アルツハイマー型認知症**の見極めは前記の通りです．

②**脳血管性認知症**は，脳血管症状の有無が見極めのコツです．意識障害があることがせん妄と重なる部分ですが，その他に言語障害や麻痺の有無などが見極めのコツです．

③**前頭側頭型認知症**は，人格，行動，言語機能の変化が特徴です．記憶への影響は少なく，見当識も保たれる傾向です．また言語障害を確認しましょう．せん妄は意識障害が主症状なので，見当識や記憶も障害される場合が多いため，この部分が見極めのコツです．

④**レビー小体型認知症**は，レム睡眠行動障害や幻視が見られるため，せん妄との見極めが非常に困難です．また抗精神病薬への過敏性があるため，使用も慎重に検討すべきです．

レビー小体型にはパーキンソン病の併発も特徴にありますが，せん妄でも薬剤の副作用である薬剤性パーキンソン症候群が出現します．その視点も含めて，パーキンソン症状が以前からのものかどうかが見極めのコツになります．

ここまで記載しましたが，**せん妄と認知症は併発することも少なくありません．そのため，何かおかしいと思った時点で多職種と一緒にアセスメントしましょう**．

隠れせん妄，隠れ認知症を見つけ出そう

入院時にすでにせん妄や認知症である方も多いようです．なぜならすでに入院するほどの身体異常がある高齢者という高リスク状態であるからです．そのため，外来時や入院時のアセスメントが必要であり，早期発見・早期介入できるかが入院生活を左右する別れ目となります．

対応必須なものは，**睡眠薬やアルコールの離脱によるせん妄**が挙げられます．治療でせん妄を発症させることなく対応できますので，ここは確実に押さえておきましょう．また，家族に入院前の患者の性格や能力を聞いておきましょう．入院前の状態を基準にすることで，どの程度の変化があるか，その変動の速度はどの程度かを初めて判断できるようになります．その人が大切にしていたことを知り，ACP や普段のケアに活かすことができます．（田端恭兵）

ACP

アドバンスケアプランニング（advance care planning）の略．Part 2-53 参照．

引用・参考文献

1）長谷川真澄，粟生田友子編著：チームで取り組むせん妄ケア―予防からシステムづくりまで．医歯薬出版，2017

2）Meagher D et al：Delirium phenomenology：What can we learn from the symptoms of delirium? Journal of Psychosomatic Research 65（3）：215-222, 2008

031

せん妄の直接因子を除去する
早期介入に努めよう

せん妄へのケアは意味がない？

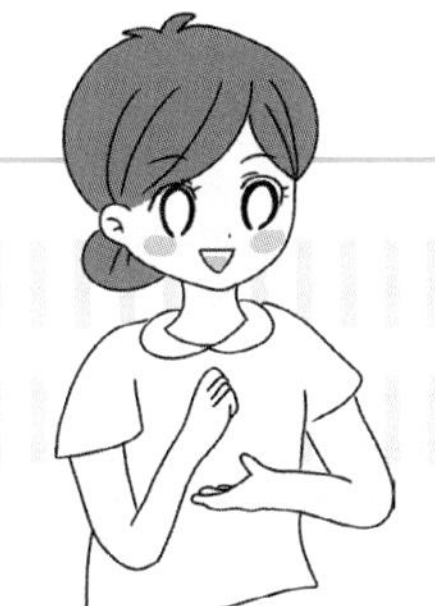

Contents

- 悪いのは「せん妄」のせい
- せん妄にどう対応するか

せん妄は入院生活にさまざまな悪影響をもたらします（**図 1**）．この悪循環を看護師のケアで断ち切ることができたら，皆が幸せになれます．せん妄ケアの思考と実践を見ていきましょう！

悪いのは「せん妄」のせい

せん妄のケアは大変ですから，患者に陰性感情を抱く家族や医療者は少なくありません．しかし患者も辛いのです．「せん妄患者は記憶がない」と思われがちですが，抑うつやトラウマを経験します．せん妄による脳機能変化から治癒後も生活が阻害され，時に苦痛から自殺する方もいます．悪いのはせん妄なので，その人を嫌いになる必要はありません．悪いことは全部せん妄のせいにして，しっかりその患者を看ましょう．

せん妄にどう対応するか

せん妄は直接因子によって，中核症状である**「意識障害」から思考や注意に障害がおよび，精神症状**として表面化します．一見，精神症状こそがせん妄とされがちですが，直接因子を除去しない限りせん妄は治りません．意外と直接因子は見逃しがちなの

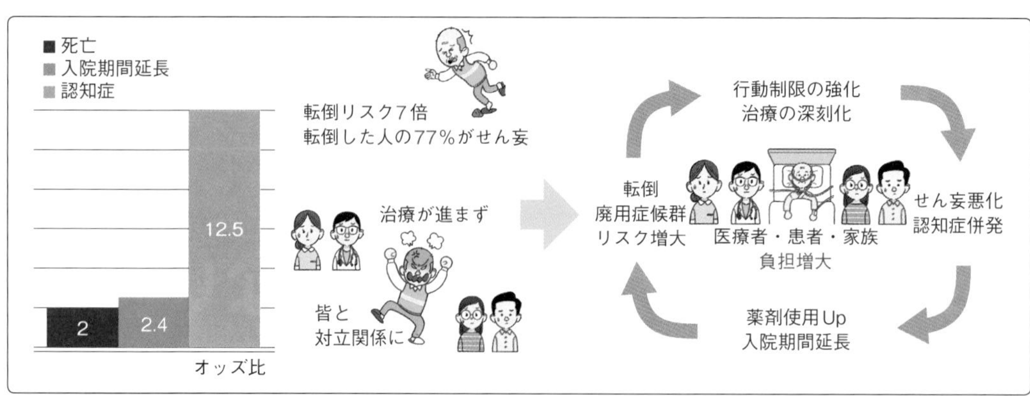

図1：せん妄の影響

文献1），2），3）を元に著者作成

で，せん妄症状がある場合，身体に何か異常を来している可能性が高いという観点からアセスメントをしましょう（**図2**）．個別の対応が必要ですが，以下にケアの対象の種類別に説明します．

1 妄想

せん妄による妄想は意識障害が伴うため，現実と妄想の区別がつかない混乱状態です．混乱状態で妄想の話を深めると現実だと捉える恐れがあるため，基本は妄想の話をしません．それよりも**患者の感情に焦点を当て，共感することで安心感を提供**していきます．

2 家族ケア

家族負担が限界に達すると家族が病院に来なくなり，患者が安心感を得られないなど，療養環境の質が落ちてしまいます．また退院拒否にもつながるので，家族も一緒にケアすることが重要です．

具体的には，せん妄パンフレットを用いてせん妄は治療できる可能性が十分にあること，患者が変わったのはせん妄のせいであることなど，**せん妄について説明することで家族も先が見えて安心につながります**．医療者でも困惑する症状なので，わかる範囲でもよいのでケアの方法を積極的に説明して，家族が来た時には当たり前と思わず労いの言葉をかけましょう．

3 安全対策

安易な拘束や薬剤使用は，逆にせん妄症状を悪化させます．いかに拘束しないでケアできるか，適切なタイミングで適切な薬

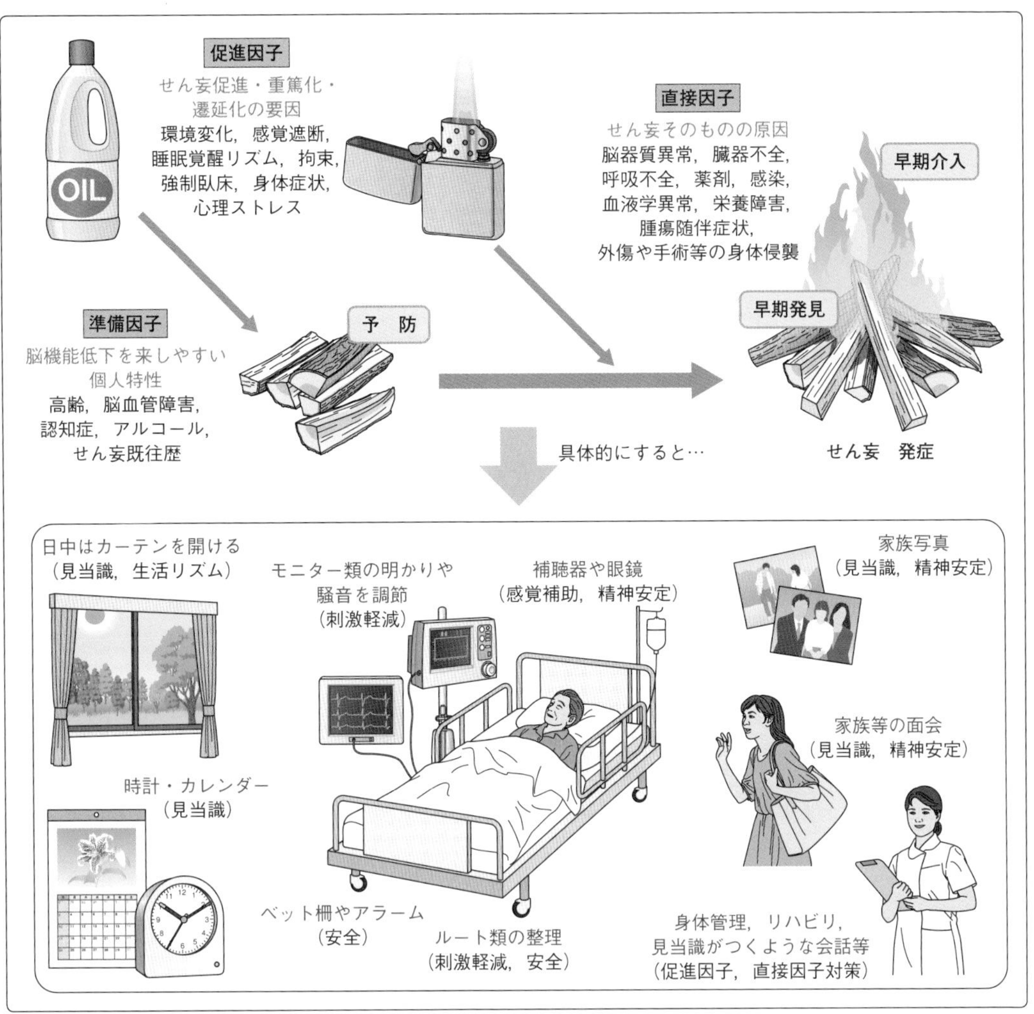

図２：せん妄発症の要因からケアを考える

文献4）より許可を得て転載

剤を使用できるかをしっかり話し合いましょう．また，**当日の受け持ち看護師１人で対応することも得策ではありません**．患者の安全保持や看護師を守るためにも，１人ではなく病棟全体で看る体制，例えば廊下を歩くことを制限せずに，姿を見守るなどしてはいかがでしょうか．（田端恭兵）

引用・参考文献

1）Witlox J et al：Delirium in elderly patients and the risk of postdischarge mortality, institutionalization, and dementia：a meta-analysis. Journal of the American Medical Association（JAMA）304（4）：443-451, 2010
2）Babine RL et al：Falls in a tertiary care hospital-association with delirium：a replication study. Psychosomatics 57（3）：273-282, 2016
3）Mazur K et al：Geriatric falls in the context of a hospital fall prevention program：delirium, low body mass index, and other risk factors. Clinical Interventions in Aging 11：1253-1261, 2016
4）井上真一郎，内富庸介：せん妄の要因と予防，臨床精神医学 42（3）：289-297，2013

認知機能への視点

032 クリティカルケア領域のせん妄ケア，今の考え方

ICU でのせん妄の予防とケアには，PADIS ガイドラインを活用しよう

Contents

- クリティカルケア領域でのせん妄ケア
- “その人らしい生活” を考える

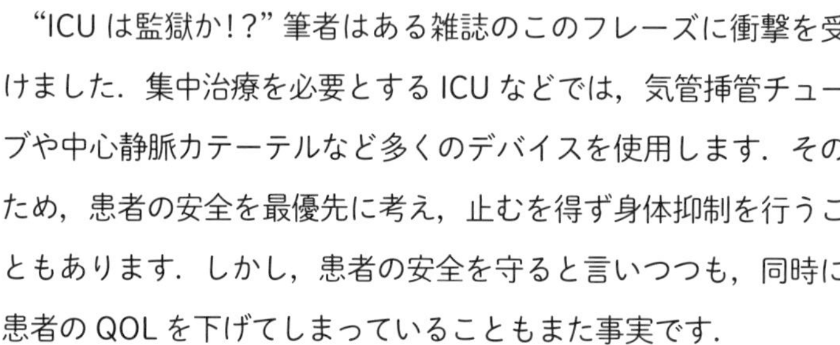

“ICU は監獄か！？” 筆者はある雑誌のこのフレーズに衝撃を受けました．集中治療を必要とする ICU などでは，気管挿管チューブや中心静脈カテーテルなど多くのデバイスを使用します．そのため，患者の安全を最優先に考え，止むを得ず身体抑制を行うこともあります．しかし，患者の安全を守ると言いつつも，同時に患者の QOL を下げてしまっていることもまた事実です．

身体抑制は，せん妄を引き起こす要因の 1 つと言われています．ここでは，クリティカルケア領域でのせん妄ケアについての考え方を解説します．

クリティカルケア領域でのせん妄ケア

「もう少し早くせん妄に気がつけていたら」

このような経験ありませんか？　皆さんは，せん妄患者に対して，どんな　ケアを行っていますか？

薬物治療ももちろん大切です．しかし，看護師のケアで改善していける部分が沢山あります．

1 PADIS ガイドラインを読み解く

せん妄ケアを考えるうえで大切なのは，PADIS ガイドライ

PADIS ガイドライン

PADIS ガイドラインは，文献 1）で示した米国の Society of Critical Care Medicine（米国集中治療医学会）が 2018 年に発表した『成人 ICU 患者に対する疼痛，不穏/鎮静，せん妄，不動，睡眠障害の予防および管理のための臨床ガイドライン』を指します．

ン[1]に沿って総合的にアセスメントしていくことです．

PADISガイドラインでは，**① Pain（疼痛），② Agitation（不穏），③ Delirium（せん妄），④ Immobility（不動），⑤ Sleep disruption（睡眠障害）を構成要素**に，集中治療後症候群（PICS：post intensive care syndrome）を予防していくうえで活動と休息のバランスを考えていくことが重要だとされています．

PICSの中でせん妄は，認知機能障害に該当します．PICSはICU退室後の患者の長期予後やQOLに大きく影響しているため，ICU入室時より介入する必要があります．そこで，PADISガイドラインに沿って，**各項目を単体のケアとして考えるのではなく，各要素を複合してケアを検討していくことがより効果的**だと考えられます．

2 せん妄の早期発見・総合的アセスメント

せん妄を早期発見していくために，まずはせん妄モニタリングを行うことが必要です．アセスメントツールとして，CAM-ICUまたはICDSCがICU患者に最も妥当性と信頼性のあるせん妄モニタリングツールだとされています．これらの客観的指標を用いて，せん妄評価を行っていくようにしましょう．

3 せん妄へのABCDEFバンドルによる介入

PADISガイドラインは，「ABCDEFバンドル」（**図1**）を用いることを推奨しており，せん妄の発症率が改善すると報告されています．バンドルの各項目を活用しつつ，ICUなどの環境下で，人工呼吸器装着期間の短縮や早期離床，身体抑制の時間を減少していくことが，せん妄患者へのケアとして重要となります．

4 ICU日記

ABCDEFバンドルと併せて，PICS発症予防としてICU日記が注目されています．日記を残すことで，ICU退出後も患者の断片的に歪んだ記憶を補正し，PICSの症状の1つでもある抑うつの低下につながることが期待されています．

日記は，ケアにかかわった医療者だけでなく，患者本人や家族にも書いてもらうことで，患者家族との関係性をつなぐ役割を

PICS

PICSは，ICU在室中またはICU退室後，さらには病院の退院後に生じる身体・認知機能・精神の障害で，ICU患者の長期予後だけでなく家族へも影響すると言われています．

CAM-ICU

CAM-ICU（カム-アイシーユー）は，Confusion Assessment Method for the ICUの略で，ICU患者におけるせん妄のモニタリングツールです．

ステップ1としてRASS（Richmond Agitation-Sedation Scale）で鎮静レベルを判定し，−3以上の場合にステップ2へ進みます．

ステップ2ではせん妄の診断基準に該当する「所見1：精神状態変化の急性発症または変動性の経過」「所見2：注意力欠如」「所見3：無秩序な思考」「所見4：意識レベルの変化」の4つの特徴を見ていきます．

4つの所見のうち「所見1」＋「所見2」＋「所見3または所見4」が揃えばせん妄と判定します．

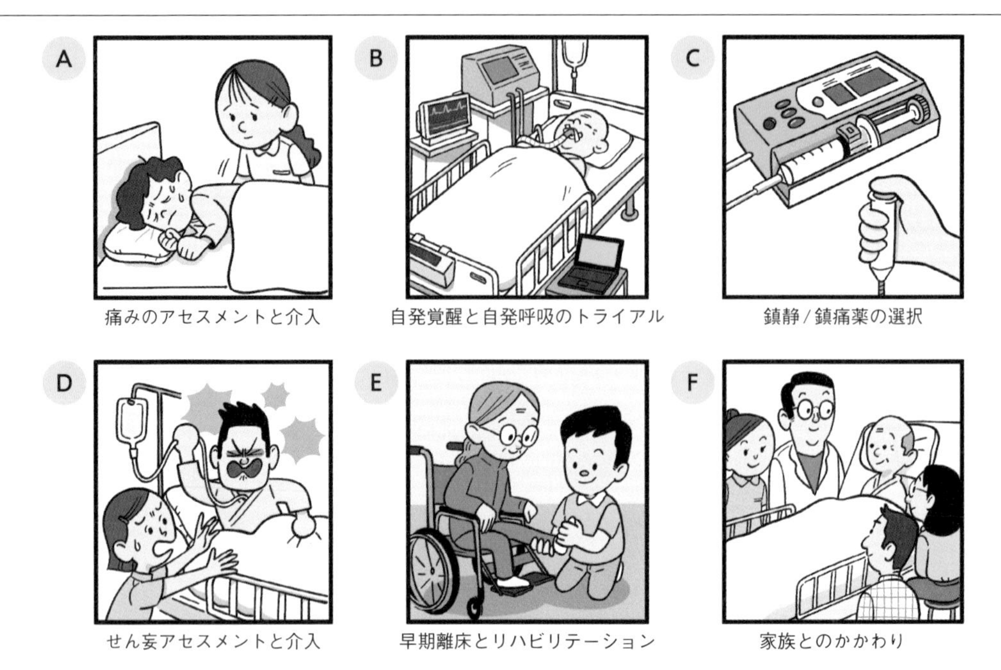

図 1：ABCDEF バンドルを用いたケア

果たすとも言われています．ICU などでの辛い闘病生活の中で，医療者—患者家族をつなぐ 1 つのツールとして，ICU 日記を活用してみるのもよいかもしれません．

“その人らしい生活”を考える

患者にとって，一番よい療養の場所とはなんでしょうか．もちろん，治療が効果的かつ円滑に進むことも重要です．しかし，その人らしさが失われてしまう環境は，果たしてよい療養環境だと言えるのでしょうか．

1 身体抑制の必要性を見直す

集中治療を優先するあまり，せん妄患者の予測できない行動からルート類を守ろうと，「せん妄患者＝身体抑制しないといけない!!」．このような方程式になっていませんか？ 挿管中の患者が少しでも顔に手を持っていこうものなら，看護師が慌てて寄ってくる．ICU ではそのような光景をしばしば目にします．

実は，患者から医療者はこのように見えているそうです（図

ICDSC

ICDSC は，Intensive Care Delirium Screening Checklist の略で，ICU におけるせん妄評価スケールとして精神科医以外の医療者用に作成されました．1. 意識レベルの変化，2. 注意力欠如，3. 失見当識：時間，4. 幻覚，妄想，精神障害，5. 精神運動的な興奮あるいは遅滞，6. 不適切な会話あるいは情緒，7. 睡眠/覚醒サイクルの障害，8. 症状の変動の 8 項目を評価します．このスケールはそれぞれ 8 時間のシフトすべて，あるいは 24 時間以内の情報に基づいて完成されます．CAM-ICU は，評価時に患者の協力を必要としますが，ICDSC は，患者の協力を必要としません．

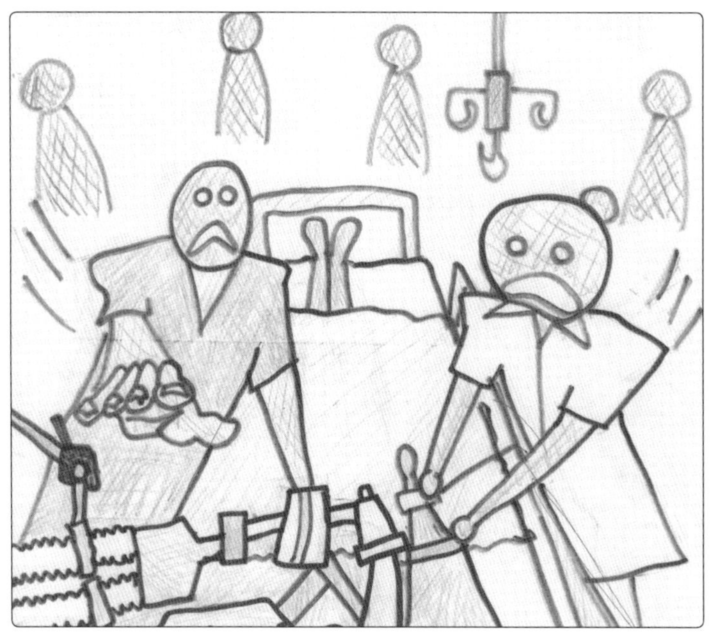

図 2：挿管された患者が鼻を掻こうとしたときに体験する世界のイメージ

文献 3) p67 より許可を得て転載

2)．これでは，患者が入院することを恐怖だと思い，“ICU は監獄だ” と感じてしまうこともわかる気がします．私たちが患者のためにと思って行っているケアが時に間違ったケアにつながってしまうこともあります．**せん妄をいち早く発見し，介入するケアの 1 つとして，今一度身体抑制の必要性を見直すことも大切です．**

2 生活環境，生活リズムを整える

筆者はせん妄ケアを考えるうえで，患者の生活環境，生活リズムを整えることを意識しています．患者の安全・安楽を考え，過ごしやすい環境，昼夜のリズムを整えていくことで “その人らしい生活” を考えることであり，せん妄予防，PICS 予防によって，患者の QOL 向上へつながっていくのではないでしょうか．（長岡孝典）

引用・参考文献

1）Devlin JW, Skrobik Y, et al：Clinical Practice Guideline for Prevention and Management of Pain, Agitation/Sedation, Delirium, Immobility, and Sleep Disruption in Adult Patients in the ICU. Critical Care Medicine 46 (9)：e825-e873, 2018
2）Pun B T, et al：Caring for Critically Ill Patients with the ABCDEF Bundle：Results of the ICU Liberation Collaborative in Over 15,000 Adults. Critical Care Medicine 47 (1)：3-14, 2019
3）坂木孝輔：クリティカルケア領域における身体抑制と看護の実際．看護技術 63 (6)：63-70，2017
4）西田修，古谷穣治監：PICS のすべて Q & A40．中外医学社，2020
5）卯野木健：気管挿管患者の身体抑制を見直す ICU は監獄か？　ICNR 1：68-79，2014

ABCDEF バンドル

ABCDEF バンドルとは，ABCDEF を頭文字とする管理をバンドルで行う概念で，人工呼吸器装着患者における管理を包括的に改善するために 2010 年頃より提唱されました．A：Awaken the patient daily：sedation cessation（毎日の覚醒トライアル），B：Breathing：daily interruptions of mechanical ventilation（毎日の呼吸器離脱トライアル），C：Coordination（daily awakening and daily breathing（A＋B の毎日の実践）），Choice sedation or analgesic exposure（鎮静/鎮静薬の選択）D：Delirium monitoring and management（せん妄のモニタリングとマネジメント），E：Early mobility and exercise（早期離床），F：Family involvement（家族を含めた対応），Follow-up referrals（転院先への紹介状），Functional reconciliation（機能的回復）を包括的に行うことを言います．バンドルとは，一般には，ある製品やサービスに別の製品やサービスを併せて提供することで，「束」で行うということです．ABCDEF バンドルには，その後「G：Good handoff communication（良好な申し送り伝達）」，「H：Handout materials on PICS and PICS-F（PICS や PICS-F についての書面での情報提供）」が加わり，ABCDEFGH バンドルとなっています．

033 認知症の人のケアでは，パーソン・センタード・ケアを実践しよう

認知症患者が入院，今，知っておきたいケアの概念とは

Contents

認知症の人とのかかわり方

皆さんが日々かかわる認知症の方は，どのような認知症の症状が現れているでしょうか．

話が通じない，もの忘れがある，同じことを繰り返す，指示が入らない，徘徊をする，せん妄になりやすいなどさまざまかと思います．

そして，同じ人でも BPSD（behavioral and psychological symptoms of dementia：認知症の行動・心理症状）が出現している日もあればそうでない日もある．かかわり方にも困難感を抱いていることがあるのではないでしょうか．

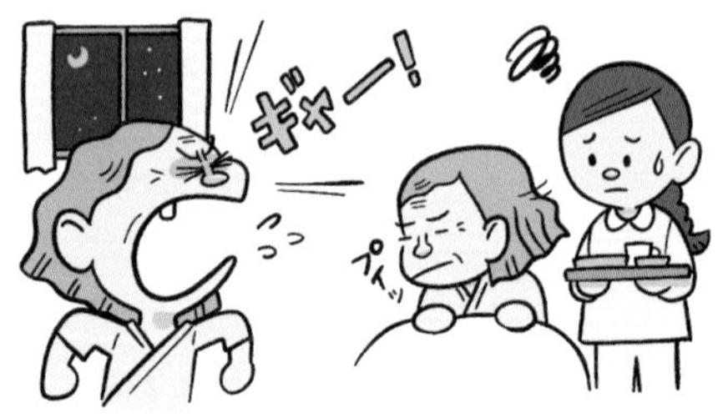

認知症の人とかかわるときに大切なパーソン・センタード・ケア

認知症ケアにおいて大切にしてほしいことがあります．それは，**パーソン・センタード・ケア**です．**認知症の人を人として尊重，信頼し，その人の立場に身を置いてケアを行う**ことです．認知症の人がどう考えているのか，どう思っているのか，どのようなニーズがあるのか．疾患でなく，**その人自身をみる**ということです．

認知症の人は，思いや身体症状を的確に伝えることが困難となります．時に，不快感を行動や発言で表現することもあります．そして，認知症の人は不快な感情は残ると言われています．例えば，清潔ケアを拒否する背景には，過去の清潔ケアでの嫌な体験などがあると考えられます．

認知症の人の入院時に考えること

1 問題行動と捉える前に理由を考える

入院中の患者は，点滴，酸素投与，尿道カテーテルの挿入，胃管，安静の指示など，入院前と異なり多くのことが制限されていますね．

そのような中で認知症患者が，輸液ルートやドレーン類の事故抜去，安静制限中だが気がついたら１人で歩いている，などの場面に遭遇したことがあるのではないでしょうか．そして，これらを“問題行動”と捉え，時には拘束も視野に入ってきていませんか？

“問題行動”と捉える前に，**①患者に何が起きているのか**，**②なぜそのような行動をしたのか**，**③患者の背景に何があるのか**，考えましょう．私たちにとって“問題行動”でも，認知症患者は違います．それには**理由がある**ということです．

「痛み・瘙痒感が不快であったためルート・ドレーン類や貼付剤を除去した」「今までなら１人で歩いていたため入院後も同様に歩いた」「自宅ではないと思い帰ろうとした」「(自宅と思い) 料理をしに行こうとした」「入院前は声を出せば誰かが来ていたか

新オレンジプラン：認知症施策推進総合戦略

2025 年には高齢者の５人に１人（約 700 万人）が認知症になると言われています．

厚生労働省は 2015 年に，団塊の世代が 75 歳以上となる 2025（平成 37）年を見据え，認知症の人の意思が尊重され，できる限り住み慣れた地域のよい環境で自分らしく暮らし続けることができる社会の実現を目指し，新オレンジプランを策定しました．

みんなで認知症の人と支えることが大切となります．

ら，来てほしくて呼んだ」などさまざまな理由が挙げられます．

2 情報を捉えてケアにつなげる

その日の担当看護師１人では，このような理由を推測することは難しく感じてしまいますよね．患者の行動についてカンファレンスを開いたり，認知症患者にかかわる専門職に尋ねたりするなど，医療者みんなで考えるようにすることで行動理由が見えてきます．

そして，何よりも**家族やこれまで認知症患者にかかわってきた人々から入院前の患者の情報を聞く**ことです．出現していた認知機能障害や，BPSDの出現するタイミングなどを聞くことで，入院後の行動理由，BPSDの要因が結びつき，ケア方法が見えてきます．

また認知症の人は，せん妄が出現しやすいです．特に入院，治療と環境が変わればなおさらです．「入院前は穏やかな人」と前情報があったため，危険行動はないと思ってかかわっていたが，易怒性，幻覚があるような発言，ケアの拒否などの症状が出現し「どうやって対応したらいいの！？」「聞いていた情報と違う！」という経験をしたことがありませんか？　このような場面では，おそらくせん妄が出現しています（せん妄についてはPart2-30〜32参照）．この時にはせん妄のケアが重要となります．

せん妄が落ち着くと，本来の患者の姿が見えてきます．振り返ると「あの時あんなに大変だった人が落ち着いてる．人が違ったみたい」となるかもしれません．状態が安定したのに易怒性，大声で叫ぶ，攻撃性がある，これはBPSDの可能性があります．

こんなエピソードないですか？
〜入院直後に点滴を自己抜針〜

点滴を実施する際に，「大切な点滴を行うので抜かないでくださいね」と伝えると，患者は「わかりました」と返事をする．しかしその後訪室すると自己抜針されている，「さっき抜かないように伝えたら返事していたのに……」という経験はありませんか．

このとき患者には，記憶障害や見当識障害が出ていないでしょうか．点滴による不快感の出現，または不快感はないけれど

認知症ケア加算

2016年の診療報酬改定で認知症ケア加算が新設されました．現在，認知症ケア加算はⅠ〜Ⅲの３段階の評価体系があり，看護師配置などの要件により区分されます．

ご自身の施設では加算算定していますか？　老人看護CNSや認知症看護CNが行っている施設は多いかもしれませんが，病棟に認知症対応力向上研修（認知症の人の個別性に合わせた適切な対応を推進させることが目的）修了者が所属し，要件を満たせば算定は可能となります．

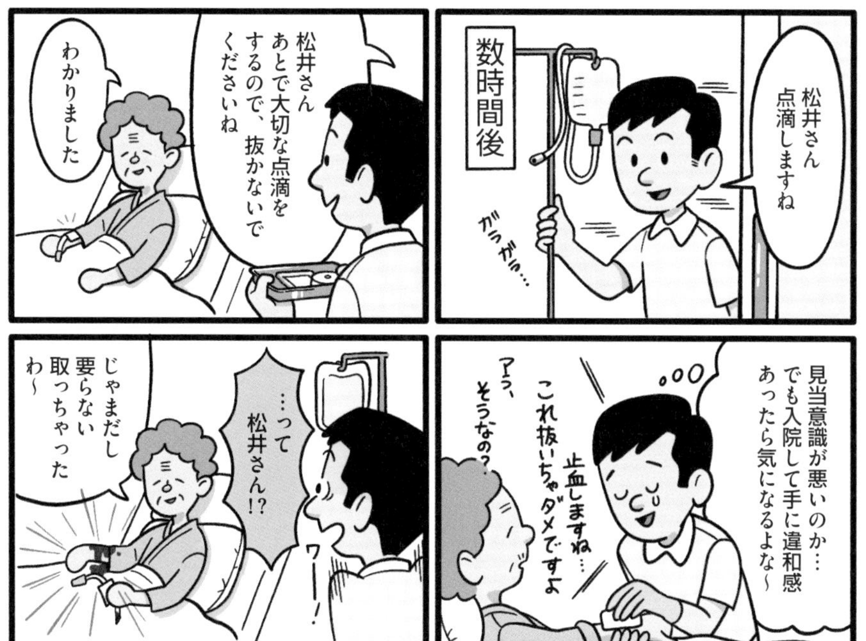
数時間後
松井さん 点滴しますね
ガラガラ…
松井さん あとで大切な点滴をするので、抜かないでくださいね
わかりました
見当意識が悪いのか… でも入院して手に違和感あったら気になるよな～
止血しますね…
これ抜いちゃダメですよ
アラ、そうなの？
…って 松井さん!?
ワー!!
じゃまだし 要らない 取っちゃったわ～

たまたま腕を触ったら違和感があり除去しようとし結果的に抜針につながったなど，入院して点滴していること自体の記憶が低下していると考えられます．

もしあなたが点滴中，刺入部を触って違和感を感じても，治療のために実施しているとわかっていれば，抜くことはしませんよね．もし治療中であることがわからなかったらどうでしょう．抜いてしまうかもしれません．

対策例として，刺入部を包帯などで保護する，点滴ルートを患者の視界に入らないようにする，刺入部のテープ固定部分に「大事な点滴です．抜かないでください」と記載する，視野の入る場所に点滴について記載した用紙を貼る，といった方法が挙げられます．

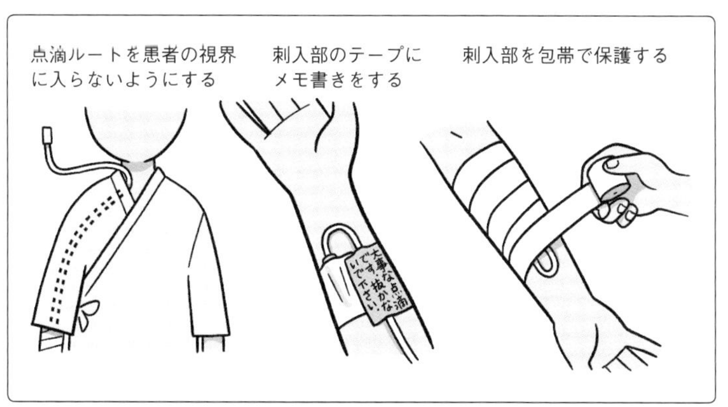

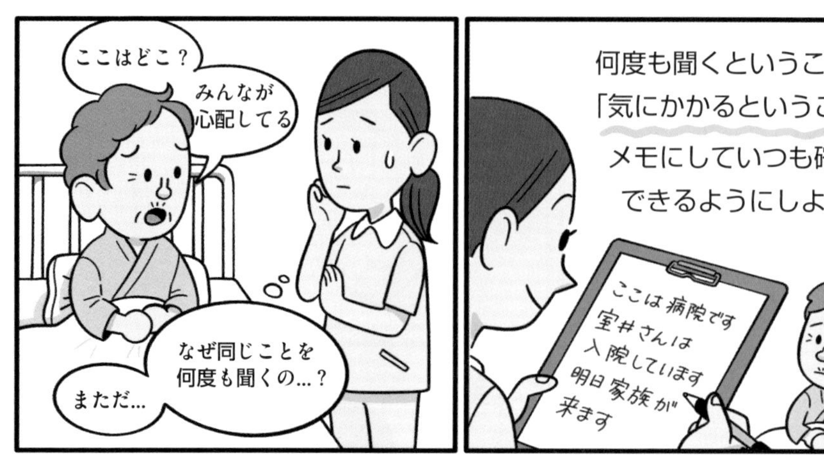

こんなエピソードないですか?
~同じことを何度も聞いてくる~

入院後，何度も「なぜここにいるの」「ここはどこなの」「家族はどこ．みんな心配している」などと聞いてくる認知症患者はいませんか．看護師が説明すると「そうなのね，ありがとう，わかったわ」など理解が得られたと思うような返答があったため看護師が立ち去ろうとすると「なぜここにいるの」など上記と同じ質問を繰り返す．「さっきも言いましたよ！」「また同じ質問ですか！？」と言い返したくなることはないでしょうか．

認知症患者にとっては説明された内容の記憶が，数秒後には消失してしまうような状況になっている可能性があります．そのため同じことを聞きます．**同じことを聞くということは，認知症患者はその内容を気にしている，困っているということです**．口頭で繰り返し説明する対応もできますが，ずっと一緒にいることができない場合，それは困難です．その場合は患者の質問内容などを文字表記します．高齢の方ですので文字の大きさや色への配慮も大切となります．

1人で認知症ケアに悩まず，病棟内のスタッフ，認知症ケアチーム，認知症対応力向上研修者に相談するなどみんなで認知症患者のケアに取り組みましょう．（平佐靖子）

認知症対応力向上研修

認知症対応力向上研修は，令和元年6月に認知症施策推進関係閣僚会議で決定された「認知症施策推進大綱」に基づく施策で，かかりつけ医，病院勤務医，薬剤師，歯科医師，看護職員を対象に認知症対応力向上を目的とした，都道府県および指定都市が実施主体となる研修です．看護職員の研修は，患者の入院から退院までのプロセスに沿った必要な基本的知識や，認知症の特徴に対する実践的対応力を習得し，同じ医療機関の看護職員に対し伝達することで，医療機関での認知症ケアの適切な実施とマネジメント体制の構築を目指すことが目的とされています．

引用・参考文献
1）厚生労働省：認知症施策推進総合戦略（新オレンジプラン）パンフレット作成について https://www.mhlw.go.jp/stf/seisakunitsuite/bunya/nop_1.html より2022年5月1日検索

034 患者の不安の背後にある混乱と期待に目を向け，心を添えてかかわろう

がん患者の“今”を知る

Contents

- ベテラン看護師こそ，不安と期待にスポットを当ててかかわる
- どのような言動でも，その人なりの対処であることを理解する
- そして意思決定支援を
- 緩和ケアと就労支援をうまく活用して長期戦に臨むことができるように

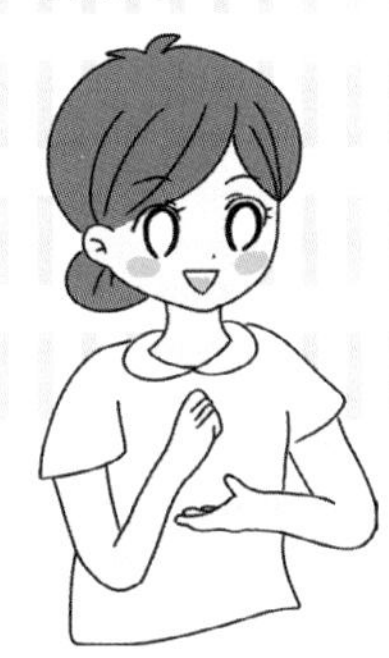

がん患者は，「がん」と診断され不安で押しつぶれそうな中でも“がんサバイバー”として生きる決意をします．がん看護は，がん患者の心が揺れ動く状況を予測しながら，その人らしさを軸に介入していきます．そのためにも，**がん患者の心が揺れ動く状況を時間軸と全人的視点で理解しましょう**（図 1）.

ベテラン看護師こそ，不安と期待にスポットを当ててかかわる

新人看護師とベテラン看護師の患者へのかかわりの違いは，どこにあるでしょうか.

新人看護師：外来受診時や入院時に「何か不安なことがあったらいつでも言ってください」

ベテラン看護師：不安の背後にある混乱に目を向け，同時に期待にも目を向け，心を添えていきます.

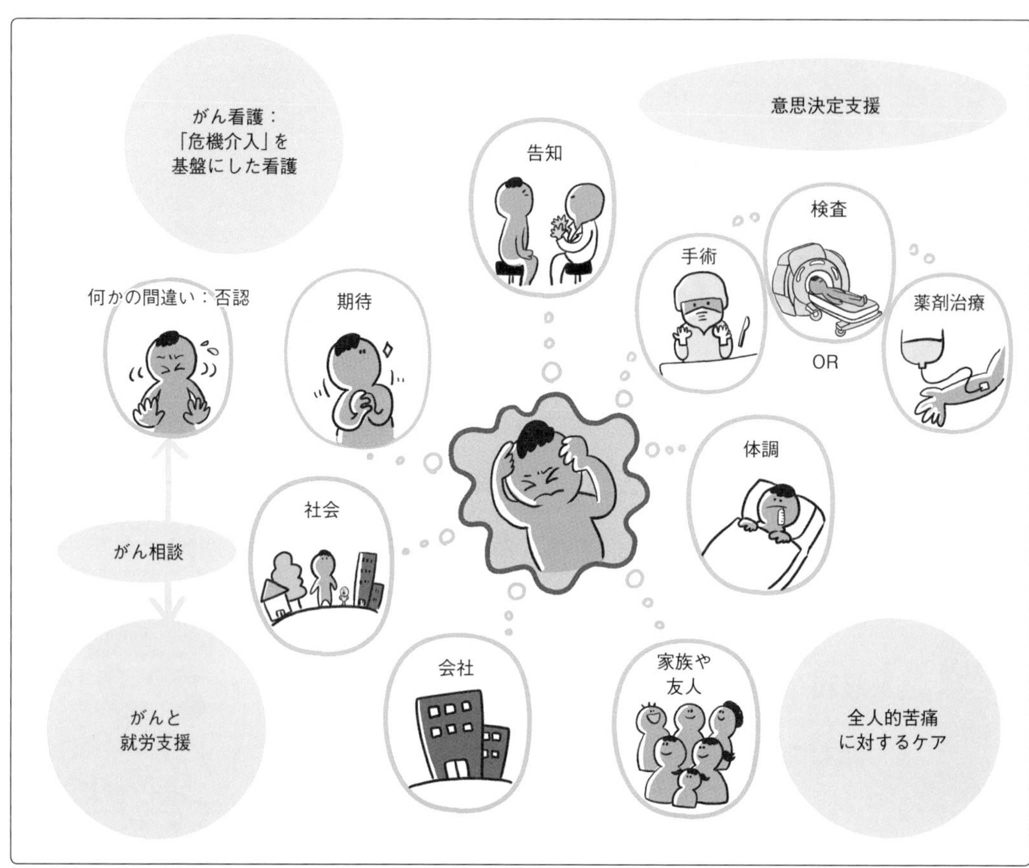

図1：がん患者の心の揺れ動きと看護のかかわり

どのような言動でも，その人なりの対処であることを理解する

人は，問題が起きた時には，何とか対処しようと行動します．例えば，患者の，“そんなはずはない”（否認），“誰かの検査データと間違ったのではないか”（否認または歪曲）などの言葉は，一時的に自己を守るための対処行動です．

どのような言動でも患者なりの対処だと理解してかかわることが，真の“寄り添うこと”になります．

そして意思決定支援を

意思決定を支援するには，看護師のどのような行動が期待さ

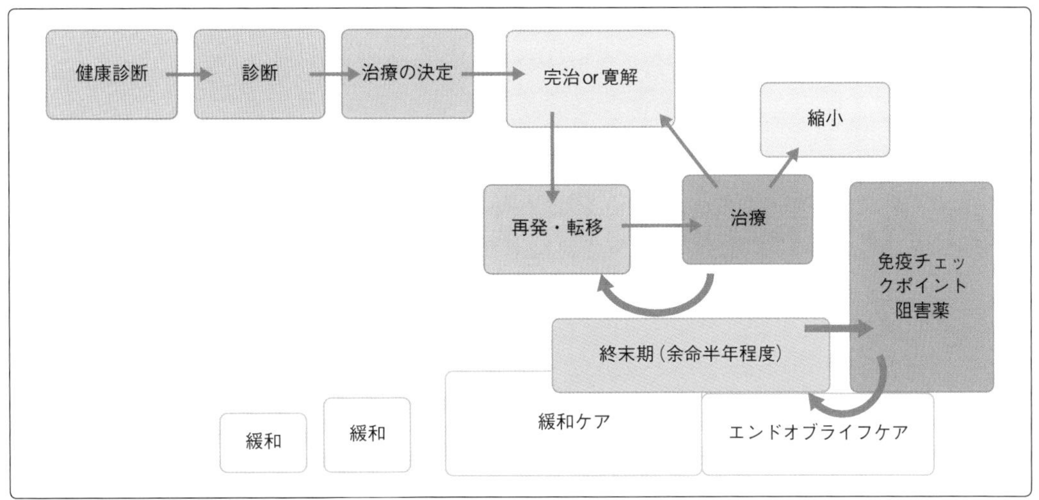

図２：がんとの闘いは長期戦

注：緩和ケアは，生命を脅かす病に関連する問題に直面している時から始まる（WHO，2002）[1] とされ，エンドオブライフケアは，「人は人生を終える時期に必要なケア」（ELNEC-J, 2020）[2] とされます．

れているのでしょうか．患者の意思決定能力をアセスメントすることは基本です．さらに，「**これまで人生の重要な決定はどのように決めてこられたのですか**」と，その方のこれまでの意思決定パターンを確認し，これまでのやり方で決定できそうか，新たな決め方が必要なのかを判断します．

緩和ケアと就労支援をうまく活用して長期戦に臨むことができるように

緩和ケアの知識や技術を有効に活用しながら，治療の副作用のコントロールができるようなセルフケアの指導を行います．さらにがんと就労については，厚生労働省の『事業場における治療と仕事の両立支援のためのガイドライン』[3] が公表されており，がん患者の労働者と雇用主にも参考になる内容が示されています．

（前澤美代子）

引用・参考文献

1）日本緩和医療学会：「WHO（世界保健機関）による緩和ケアの定義（2002）」定訳 https://www.jspm.ne.jp/proposal/proposal.html より 2022 年 5 月 1 日検索
2）日本緩和医療学会：ELNEC-J について https://www.jspm.ne.jp/elnec/elnec_about.html より 2022 年 5 月 1 日検索
3）厚生労働省：事業場における治療と仕事の両立支援のためのガイドライン．令和 3 年 3 月改訂版 https://www.mhlw.go.jp/content/11200000/000780068.pdf より 2022 年 5 月 1 日検索

事業場における治療と仕事の両立支援のためのガイドライン

『事業場における治療と仕事の両立支援のためのガイドライン』（令和３年３月改訂版）は，がん，脳卒中，心疾患，糖尿病，肝炎，その他難病などの継続的な治療が必要な疾病を抱える労働者が，治療と仕事の両立ができるよう，事業者，人事労務担当者および産業医や保健師，看護師等の産業保健スタッフを対象に関係者の役割，留意事項，事業場の環境整備，支援の進め方などの取組みをまとめています．産業保健スタッフだけでなく，労働者本人や，家族，医療機関の関係者などの支援にかかわる人にも活用できるものです．

035 これまでの治療，現在の治療を踏まえ，将来を見据えて継続看護につなげよう

がん患者の入院対応時にマストで知っておきたいこと

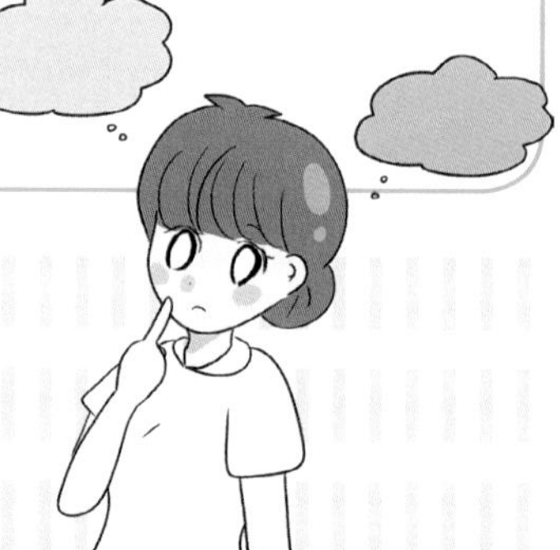

Contents

- 患者のこれまでの経過を知ろう！
- 患者の“今”を支えよう！
- 将来を見据えた支援を考えよう！

患者のこれまでの経過を知ろう！

筆者は以前，化学療法の副作用による脱毛のためにウィッグ装着中の患者から「検査室で急にウィッグを外すと知り，とても悲しかった」と聞いたことがあります．入院対応時に「(治療歴から) ウィッグかも」と気づけたら，事前にウィッグを外す可能性を伝えたり，使用可能な綿帽子などの使用を提案できたのではないかと思います．

がん患者は，**一見何もなさそうでも，治療の影響で，さまざまな症状を抱えている場合**があります．例えば，胃がんの患者は，手術後のダンピング症候群予防のために食事量や回数を調整していたり，化学療法誘発性末梢神経障害のため薬の開封に苦労したりしているかもしれません．

治療歴から見当をつけ，患者に症状や工夫を確認する声かけや配慮ができると，患者の安心につながると思います．

ダンピング症候群

胃切除により胃における貯留機能の低下や消失によって，食物が急速に腸内に流入することで起こる症候群です．食後 30 分以内に起こる早期ダンピング症候群と食後 2～3 時間に起こる食後後期ダンピング症候群に分けられます．

早期ダンピング症候群は，食物の急速な腸内流入により循環動態の変化と自律神経機能の失調が起こり，全身倦怠感，めまい，発汗，動悸，腹痛，膨満感，嘔気などが現れます．

後期ダンピング症候群は，食物が短時間に吸収されることにより，一時的に高血糖になり，これに反応して，インスリンの過分泌が起こって低血糖が生じた状態で，全身倦怠感，頭痛，冷汗，めまい，手指のふるえなどが現れます．

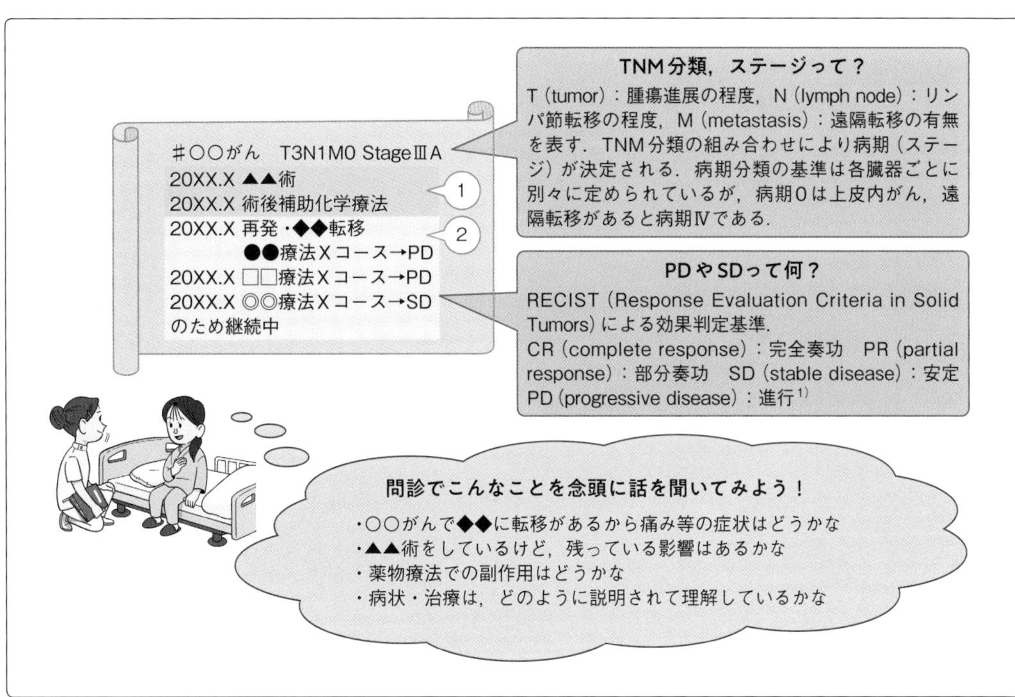

図1：患者情報の収集

患者の“今”を支えよう!

1 がんに対する治療状況はどうだろう？

カルテや患者から情報収集する際，**がんに対する治療状況を知ることは患者へのケアを考えるうえで役立ちます．**

固形がんでは，病期分類の予測がされた後に治療方針が決まることが多いです．

図1の①の段階では，治癒を目的とする場合が多いため，可能な限り予定された治療を完遂することを目指します．

②の再発・転移に対する治療は延命や症状緩和を目的とする場合も多く，副作用やQOLに応じて，薬剤量や投与間隔の調整なども行いながら治療が遂行されます．

治療の効果判定は，CTや腫瘍マーカーなどで総合的に行われますが，2次治療，3次治療へ移行すると，標準的な治療薬が限られてくるため，治療が困難となった場合のことも考えていく必要性がより高くなります．

化学療法誘発性末梢神経障害

化学療法誘発性末梢神経障害（chemotherapy-induced peripheral neuropathy：CIPN）は，さまざまながん腫で使用される主要な抗がん薬の有害事象の1つですが，発症の機序や有効な治療法が確立されていない現状があります．主な症状として，しびれや痛みなどの感覚神経障害，筋力低下や筋萎縮などの運動神経障害，排尿障害や発汗異常，起立性低血圧，便秘，麻痺性イレウスなどの自律神経障害が現れます．

CIPNの多くは，月あるいは年単位でしか改善せず，生涯なんらかの障害が残ることが少なくありません．化学療法継続の妨げとなる重要な有害事象であり，どこまでのCIPN症状を許容するかは患者の価値観にもよりますが，患者にわかりやすいよう具体的な症状を挙げて確認することが大切です．

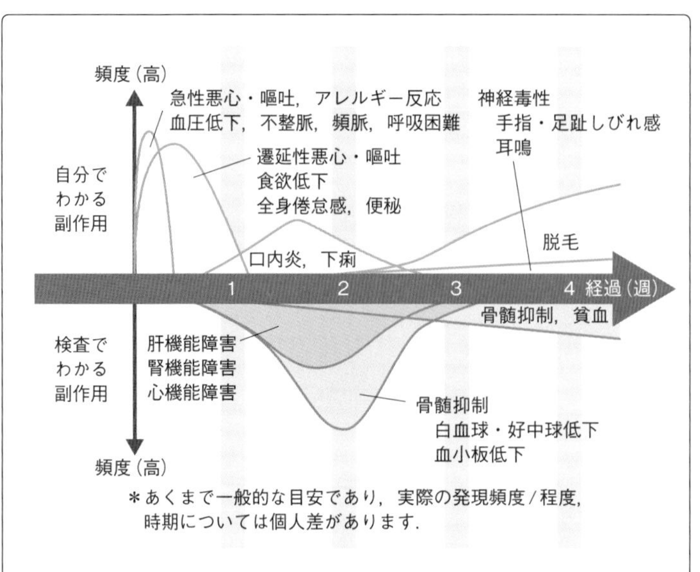

図 2：細胞障害性抗がん薬の副作用と発現時期

文献 3）より引用

2 治療目的はなんだろう？

外来治療も増えている現在，専門病棟に空床がなく，あなたの病棟に入院する患者は，予定化学療法の短期入院や早急に治療や症状コントロールが必要な方が多いのではないでしょうか．

患者が安心・安楽に過ごせる環境を提供するためのポイントを 2 つのケースで考えてみましょう．

ケース 1 「化学療法患者の短期入院，お願いします」

まずは，**化学療法のスケジュールであるレジメンを確認**しましょう．使用薬剤によって出現する副作用が異なりますので，薬剤の性質を理解することはとても大切です．細胞障害性抗がん薬の副作用出現時期は**図 2** を参照してください．治療歴のあるレジメンであれば，**過去の副作用の出方や対処方法を患者に聞く**とよいでしょう．

過敏症反応は初回投与時に起こることが多いですが，例えば主に消化器がんで使用するオキサリプラチンなど，複数回投与後に発現する場合がある[2]ため注意が必要です．

血管外漏出が出現した際は，薬剤の性質に合った対処法があります．また，抗がん薬曝露対策を行い，医療者や他患者への曝露予防も大切です．それらは院内のマニュアルを確認するとよい

薬物療法の種類

使用される薬剤は，大きく「細胞障害性抗がん薬」「分子標的薬」「内分泌療法薬（ホルモン療法薬）」に分けられます．

分子標的薬は，がん細胞が特異的に持つ分子を標的として作られた薬ですが，特徴的な副作用や重篤な副作用が出現することもあるので注意が必要です．

でしょう.

化学療法後に早期退院する際には，副作用対策のための処方薬に不足がないか忘れずに確認しましょう.

ケース2「専門病床が空いていないので，緊急入院お願いします」

がんの浸潤や転移によるがんの病態そのものに起因した[4]り，化学療法，放射線療法，手術などの治療に伴って発生した救急処置を要する状態[4]のことをオンコロジックエマンジェンシーと言います.

例えば，腸閉塞や発熱性好中球減少症などですね．患者に生命の危険があるだけでなく，がん治療が行えずに予測よりも早くがんが進行したり，回復後もADLやQOLに影響を与えたりする場合があります．病態に対する看護とともに，患者や家族も状態の変化に追いつかないこともあるため，精神的ケアも必要です.

将来を見据えた支援を考えよう!

過去，現在と考えてきましたが，将来を見据えることも大切です．日常生活での困りごとや今後の希望など，患者と初めて会うあなたは，先入観なしに聞くことができるかもしれません．患者と今後のことを話し合うプロセスはとても大切で，アドバンスケアプランニング（ACP：advance care planning）にもつながっていきます.

近藤は，「がんサバイバーシップとは，がんと診断された時から死を迎えるその時まで，一生を通じて，がんサバイバーとしてがんとともに充実した生を生き抜いていくというその生き方そのものである」[5]と言っています.

がん患者を捉えるときに，過去から現在，将来を見据えることは，その患者のサバイバーシップを支えることだと思います．近年は，外来で治療を受ける患者も増加していますので，**24時間の生活が見える入院時に，患者の困りごとを吸い上げて，継続看護につなげる機会**にできるとよいですね.（横田夏紀）

引用・参考文献

1）日本臨床腫瘍研究グループ（JCOG）：固形がんの治療効果判定のための新ガイドライン（RECISTガイドライン）―改訂版version1.1―日本語訳JCOG版ver1,0，2010 http://www.jcog.jp/doctor/tool/C_150_0010.pdf より2021年4月3日検索
2）日医工株式会社：オキサリプラチン点滴静注液添付文書，2020年1月改訂（第9版），p3.
3）国立がん研究センターがん情報サービス：薬物療法　もっと詳しく．https://ganjoho.jp/public/dia_tre/treatment/drug_therapy/dt02.html より2021年3月27日検索
4）大矢綾：オンコロジックエマージェンシー―病棟・外来での早期発見と帰宅後の電話サポート（森文子・大矢綾・佐藤哲文編）．p2，医学書院，2016
5）近藤まゆみ：がん看護の日常にある倫理―看護師が見逃さなかった13事例（近藤まゆみ・梅田恵編）．p37，医学書院，2016

036 治療の進歩を踏まえ，患者と医療者の共有意思決定に取り組もう

知っておきたい がん治療の“今”

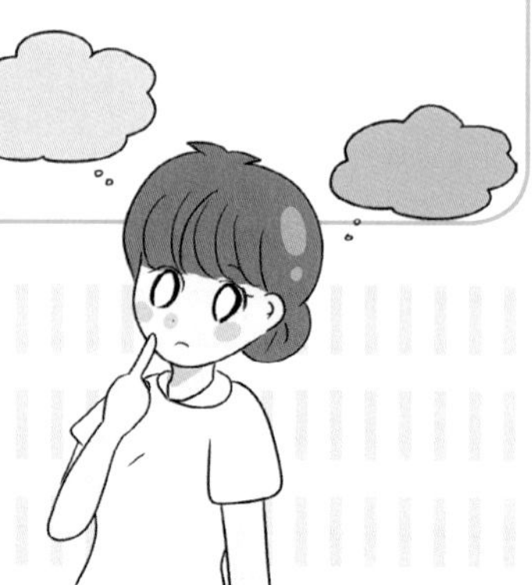

Contents
- がん治療の今どきを知る
- がん治療の進歩
- 新たな課題を看護も支える

がん治療の今どきを知る

がん治療は，手術や薬物療法，放射線療法を単独あるいは集学的に行います．最近は免疫療法やがんゲノム医療という話題もよく聞きますね．治療法の知識（**図 1**）は，治療選択の場面のみならず，治療の特徴を踏まえた支援をするうえでも重要です．

がん治療の進歩

がん治療では，科学的根拠に基づいた観点で現在利用できる最良の治療[2)]である標準治療がガイドラインなどで示されています．従来の治療が有効ながん種や病期もありますし，患者側・施設側の状況など，総合的な判断の下で治療方針が決定されますので，**その患者にその治療が推奨される理由を知る必要があります．**

また，これまでは「再発・難治性」に適用であったものが「初発」も適用になるなど，保険適用範囲が拡大することもあるので最新情報を得ることも大切です．

がんゲノム医療

ゲノムとは，DNA の文字列に表された遺伝情報のすべてを指し，体の設計図のようなものです．がんは，後天的あるいは先天的な遺伝子の変異によって生じます．一部のがんでは，これまでも特定の遺伝子を調べ治療がされてきましたが，がんゲノム医療では，がんの組織を用いて「がん遺伝子パネル検査」にて多数の遺伝子を同時に解析し，がんの性質や患者の体質等に合わせた薬剤を探し，治療が行われます．

手術療法の進歩
低侵襲の手術方法の開発
ロボット支援下手術*1
→出血量および輸血率の減少，在院日数の短縮，早期の社会復帰[1)]

薬物療法の進歩
多様な作用機序の薬剤の開発
分子標的治療薬
免疫チェックポイント阻害薬
支持療法の強化
制吐薬や下剤の開発
ケアの確立

がんゲノム医療*4
がん細胞の遺伝子を同時に解析（遺伝子パネル検査）し薬剤を選択
→臓器別ではなく遺伝子別に治療方法が検討される時代へ

放射線療法の進歩
放射線の種類の多様化
γ線，陽子線，重粒子線*2
病変への線量集中と周辺組織の線量低減を目指した技術開発
三次元原体照射，強度変調放射線治療，定位放射線治療等

免疫療法
免疫チェックポイント阻害薬
CAR-T療法*3

治験
対象施設，対象患者の条件あり

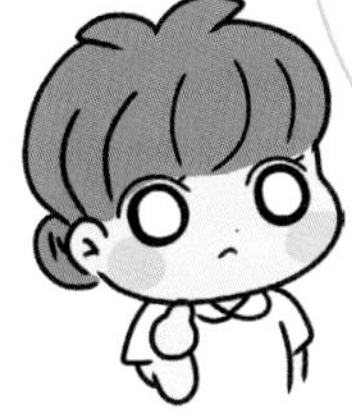

図 1：現在のがん治療

注：本図は，これまでの治療法は割愛し最近の話題について記載しています．
＊1：2012 年に保険適用になった前立腺がんをはじめ，2020 年には膵臓がん，食道がんが加わり，がんでは 11 疾患が適用となっている．
＊2：保険適用になる可能性があるがん種はそれぞれ指定されている．
＊3：保険適用は，再発または難治性かつ CD19 陽性の「B 細胞性急性リンパ芽球性白血病」「びまん性大細胞型 B 細胞リンパ腫」（2021 年 3 月現在）
＊4：がんゲノム医療中核病院や連携病院等で，標準治療がない固形がん等，条件を満たす患者への遺伝子パネル検査が保険適用となった．遺伝子パネル検査で判明した薬剤がそのがん種に適用がない場合は自費診療となる．混合診療は認められていないため，その後の治療すべてが自費診療となる可能性がある．

新たな課題を看護も支える

新規薬剤の登場等で，治癒は困難でも生存期間の延長が可能となったがん種もあります．私たちができる支援を，薬物療法を中心に考えていきます．

1 副作用への支援

制吐薬など支持療法の開発が進み，コントロール可能な症状も多くなりましたが，末梢神経障害や味覚障害のように回復に時間を要するものや，化学療法誘発性認知機能障害（ケモブレイン）のような原因を断定するには至っていない[3)]副作用もあります．多岐にわたる治療の副作用へのケアは，**治療効果を得るためにも日常生活を送るためにも重要**なものです．

新規治療において，例えば，免疫チェックポイント阻害薬に生じる免疫関連有害事象（immune related adverse event：irAE）は，低い出現頻度，出現時期のばらつき，多様な出現部位，重症化の可能性が指摘されています．

投与歴のある患者の訴えをキャッチし，系統的な問診から必要な検査へとつなげ，早期発見をする必要があります．免疫チェックポイント阻害薬と細胞障害性抗がん薬の併用や病状進行下での使用では，特に注意が必要です．

2 治療方法をめぐる意思決定への支援

複数の治療方法の開発により，患者が治療選択をする場面も増えています．再発や転移，病状進行のために薬剤変更を繰り返す患者からは，次の治療がある安心感，治療の選択肢が限られていく恐怖感，いつまで治療が続くのかという不安感，次の治療に進むべきかの迷いを聞くことがあります．

意思決定の場面においては，患者と医療者が**治療を選ぶことや治療の選択肢，決定について話し合う shared decision making model（共有意思決定モデル*1）が推奨されています．**患者の気持ちも揺れ動くので，その都度，患者の話を丁寧に聞き，意思決定を支える必要があります．

3 がんと長期間付き合うことへの支援

予防が難しい脱毛などの外見変化に対するアピアランスケアや，就労支援や妊孕（にんよう）性温存，子どもへのケアの充実も求められます．

また，多くは高額療養費制度が適用されますが，治療が長期化すると経済的負担も大きくなります．**がん治療の特徴をふまえ，心理社会的な側面も含めた全人的な支援がより重要となっています．**

（横田夏紀）

化学療法誘発性認知機能障害

がん患者に認められる認知機能障害を総称して，cancer related cognitive impairment（CRCI）と呼びます．がん治療そのものと，がん関連の炎症，心身のストレス，注意力疲労，合併症などの臨床的要因に，遺伝的な要因や年齢，社会経済状態などが加わって，サイトカインの制御異常，ホルモンの変化，神経伝達物質の制御異常，酸化ストレス，神経新生の問題などから認知機能の変化が生じると考えられています．（谷向仁：がん患者に認められる様々な認知機能障害―これまでの知見と今後の課題―．精神神経学雑誌 117（8）：585-600，2015）

免疫チェックポイント阻害薬

免疫チェックポイント阻害薬は，免疫応答を抑制する免疫チェックポイント分子の受容体の働きを阻害して，免疫の力を利用してがん細胞の排除効果を維持する抗がん薬です．代表的な薬剤には，ニボルマブ（オプジーボ®），ペムブロリズマブ（キイトルーダ®），アテゾリズマブ（テセントリク®）などがあり，免疫機構に関連する抗がん薬の開発が進んでいます．

*1 文献 4）参照

引用・参考文献

1）日本泌尿器科学会編：前立腺癌診療ガイドライン 2016 年版，p127，メディカルレビュー社，2016
2）国立がん研究センター：「がん情報サービス」用語集．https://ganjoho.jp/public/qa_links/dictionary/dic01/hyojunchiryo.html より 2021 年 4 月 3 日検索
3）名取亜希奈：実践がんサバイバーシップ―患者の人生を共に考えるがん医療をめざして（山内英子・松岡順治編），p81，医学書院，2014
4）鈴木久美：看護学テキスト NiCE がん看護　様々な発達段階・治療経過にあるがん患者を支える（鈴木久美・林直子・佐藤まゆみ編），p77．南江堂，2021

037

がん性疼痛のメカニズム，
オピオイドの特徴を理解しケアを進めていこう

がんの緩和ケアの“今”

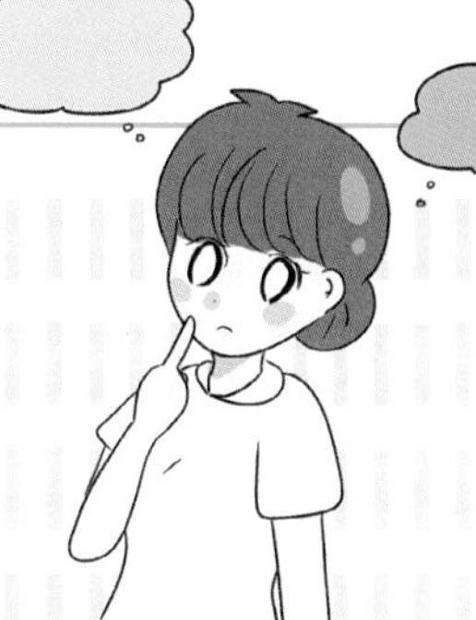

Contents

がんの緩和ケアの現状として，痛みに対する消炎鎮痛薬やオピオイド（医療用麻薬）の活用根拠，痛み以外の「呼吸困難」や「倦怠感」などの症状に対する緩和ケアの考え方と具体的な方法を紹介します．

痛みとは

痛みとは，患者自身が主観的に「痛い」という言葉で表出する感覚や情動の不快な体験であり，気のせい，心理的なものでも，患者が「痛い」と言ったら，そこに痛みは存在します．そして，痛みの感じ方（閾値）に影響を与える因子（**図 1**）は看護援助に活用できます．

例えば，入浴剤を活用した足浴でバーチャル温泉巡りなどが「気晴らしとなる行為」となれば，がん患者の心身のエネルギーを保存させ十分な休息をもたらし活力を生み出します．

「がん疼痛治療ガイドライン」が改訂

2018 年，WHO（世界保健機関）の『がん疼痛治療ガイドライン』が改訂されました．

このガイドラインでは，がん疼痛治療の原則が定められており，臨床現場においては，まず

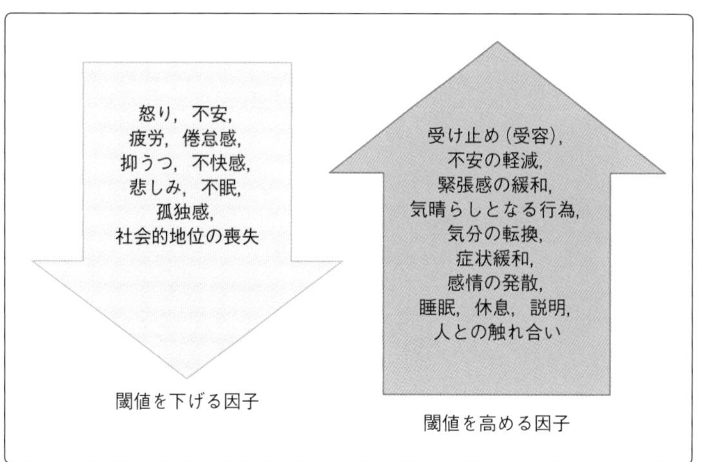

図 1：痛みの閾値に影響する因子

文献 1）より引用

は鎮痛薬使用の基本（4 原則：「経口投与を基本とする」「時刻を決めて規則正しく」「患者ごとの個別の量で」「その上で細かい配慮を」）について周知しておくことが望まれます．

なお，改訂前のガイドラインでは「WHO 方式 3 段階除痛ラダー」（右図）と，上記 4 原則以外に「ラダーに沿って」という 5 原則目が記載されていました．このラダーは右記の理由で本文から削除されましたが，現在も「3 段階除痛ラダーは疼痛マネジメントにおける 1 つの目安である」とされ，臨床現場で本ラダーが参照されたり，その名称も聞かれることがあるでしょう．

ガイドラインの改訂

WHO 方式 3 段階除痛ラダー

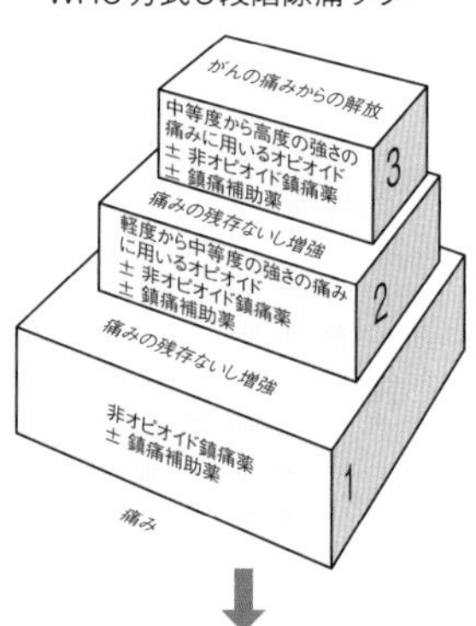

本ラダーは除痛の基本的な考え方を示したものですが，新ガイドラインでは個別性（痛みの特徴，患者の生活動作，患者の目標など）を重視したがん疼痛治療が重要であることが強調されました

がん性疼痛とオピオイドの特徴

人体には「β-エンドルフィン」と呼ばれる物質があり，脳内や脊髄内の受容体に結合し，痛みを脳に伝える神経の活動を抑制して強力な鎮痛作用を示します．医療用麻薬のオピオイドも同様に脳内の痛みを感じるオピオイド受容体に作用して，鎮痛効果を発揮します．

導入時のオピオイド選択フローチャート

看護の視点から，がん性疼痛の存在を確認したら，内服が可能か，呼吸困難の有無でオピオイドを選択します．さらに，患者の

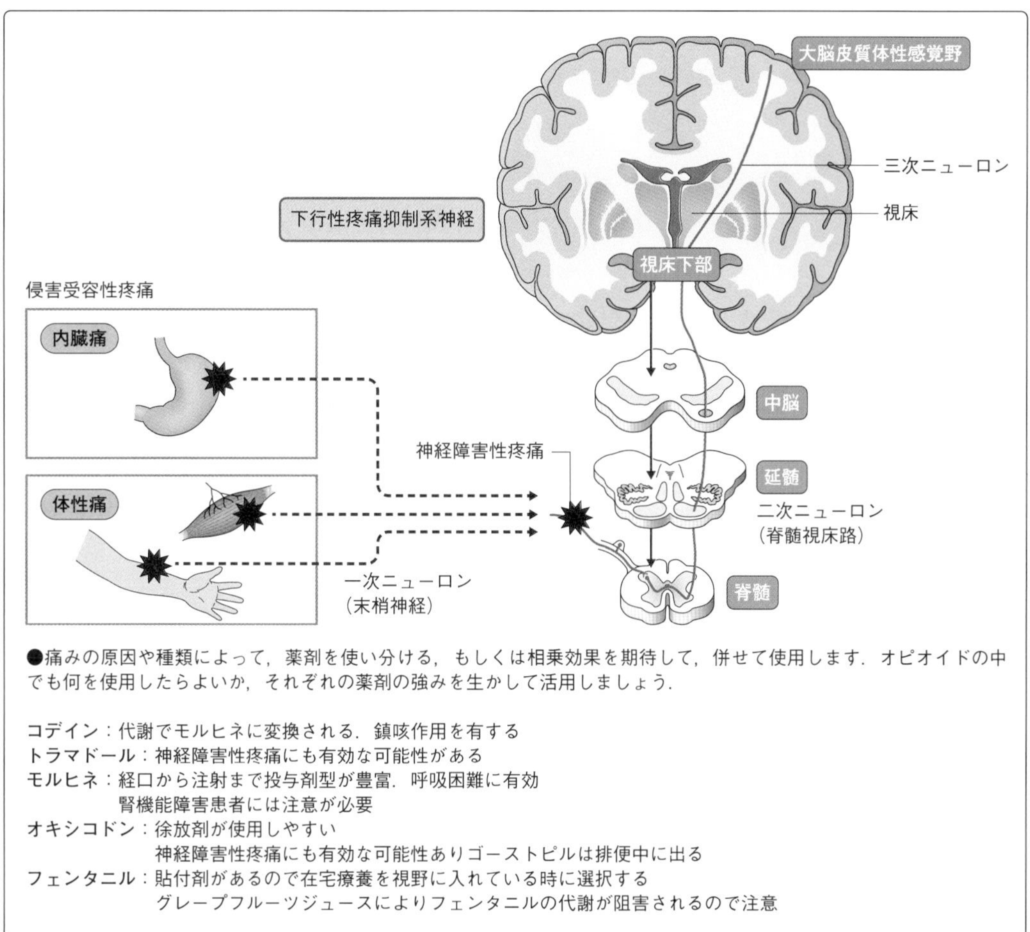

大脳皮質体性感覚野
三次ニューロン
視床
下行性疼痛抑制系神経
視床下部
侵害受容性疼痛
内臓痛
体性痛
中脳
神経障害性疼痛
延髄
二次ニューロン
（脊髄視床路）
一次ニューロン
（末梢神経）
脊髄
●痛みの原因や種類によって，薬剤を使い分ける，もしくは相乗効果を期待して，併せて使用します．オピオイドの中でも何を使用したらよいか，それぞれの薬剤の強みを生かして活用しましょう．
コデイン：代謝でモルヒネに変換される．鎮咳作用を有する
トラマドール：神経障害性疼痛にも有効な可能性がある
モルヒネ：経口から注射まで投与剤型が豊富．呼吸困難に有効
腎機能障害患者には注意が必要
オキシコドン：徐放剤が使用しやすい
神経障害性疼痛にも有効な可能性ありゴーストピルは排便中に出る
フェンタニル：貼付剤があるので在宅療養を視野に入れている時に選択する
グレープフルーツジュースによりフェンタニルの代謝が阻害されるので注意

図 2：代表的なオピオイド製剤と選択時のポイント

生活のニーズ（昼間は起きていたい，夜間はぐっすり眠りたいなど）を充足できるように，疼痛評価を繰り返しながら調整していきます（図 3）．

痛み以外の症状緩和……よくある誤解　さらに看護実践へ

1 呼吸困難

①モルヒネ使用時の誤解を解消し配慮ある説明を

「モルヒネを使うと呼吸困難になる」と思われていた時代から，今は，「モルヒネは呼吸抑制を起こさずに呼吸困難を緩和することができる」ことが知られるようになりました．しかし，呼吸困難が完全に楽になるものではないので，説明時に「いくらか楽になると思います」という配慮のある説明をしていきましょう．

②息苦しいのを見ている家族や看護師も辛い……その時の対処

「顔に風を当てることによる効果」のメカニズムは明らかになっていませんが，三叉神経第 2

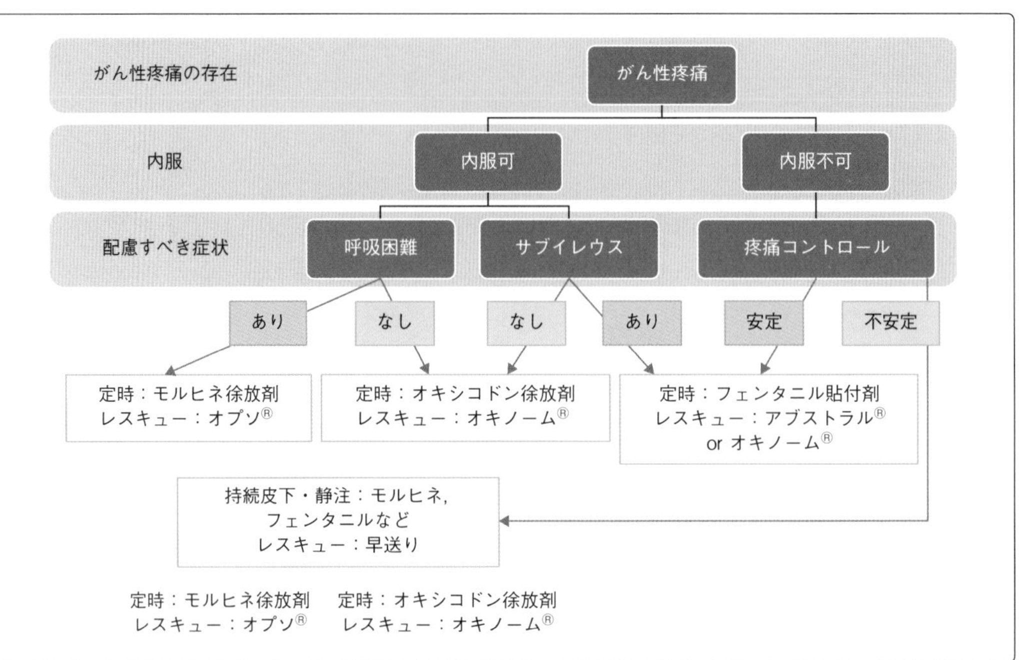

図 3：導入時のオピオイド選択フローチャート

文献 2)，3) を参考に筆者作成

枝に寒冷刺激を感じる受容体があり，これにより呼吸困難を軽減させると言われています．したがって，室内の温度を低めに保ち，顔のおでこの辺りにそよそよと風が当たるように団扇（うちわ）であおぐことを家族に勧めていきましょう．

2 倦怠感（悪液質）

悪液質によるがん終末期患者の倦怠感は，「身の置きどころがない」ほどの辛さとして訴えられる症状です．これまで，ラベンダー精油を活用した足浴が有効であったという研究やマッサージが患者の一時的な安楽をもたらしたという報告があります．

また，患者のやりたいことができるようにエネルギーを温存しながら過ごす方法が用いられています．この時の看護目標は「倦怠感が緩和される」ではなく「1 日のうちで楽しみの時間がある」になりますね．（前澤美代子）

引用・参考文献

1）Robert Twycross ほか：トワイクロス先生のがん患者の症状マネジメント，第 2 版（武田文和監訳），p13，医学書院，2010
2）日本緩和医療学会ガイドライン統括委員会編：がん疼痛の薬物療法に関するガイドライン 2020 年版．金原出版，2020
3）聖隷三方原病院：聖隷三方原病院症状緩和ガイド http://www.seirei.or.jp/mikatahara/doc_kanwa/contents1/54.html より 2021 年 6 月 5 日検索

がん悪液質

がん悪液質の主な症状は，生体内の代謝異常および食欲不振による摂取量減少で，代謝異常の原因は炎症性サイトカインの過剰分泌であることが解明されています．

患者は，食べても体重が減り筋肉が衰える，食べたいけれど食べられない，食事を作ってもらっても食べられないから悪い，など罪悪感を抱えていることもあります．

食事の摂取量にこだわらず，食べたいものを想い出を語りながら少量ずつ摂取する，散歩をして筋力を維持する，など生活の質を大切にしましょう．

038

適切な感染対策，適切な情報収集によって
リーダー看護師の役割を発揮しよう

コロナ禍における看護師の
感染対策と日常業務

Contents

- 施設内の感染拡大予防，重篤化回避のために軽症状や行動歴から新型コロナウイルス感染症を疑う視点を持つ
- 適切な感染対策と行動の根拠が説明できる役割モデルを目指す
- 適切な情報収集手段，適切な感染対策を実施する
- 自身に湧き上がった感情を受け止め，対処を試みる

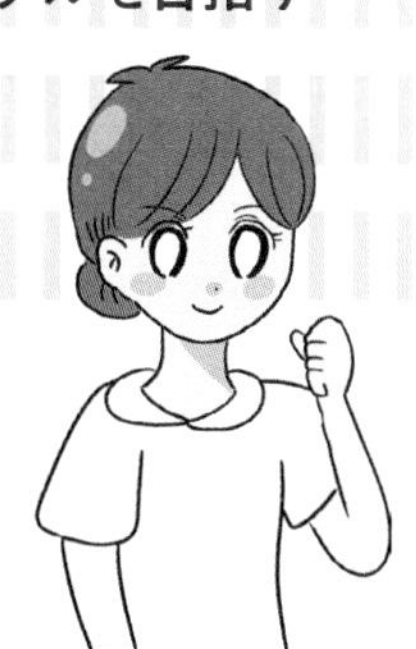

2019年12月，中国で新型コロナウイルスによる感染の流行が認知され，日本においても2020年1月に最初の新型コロナウイルス感染症患者の報告以降，“コロナ”という言葉が日常的に使われ，多くの人々の意識の中には常に「新型コロナウイルス感染症（COVID-19）」への恐怖や不安，感染対策が付きまとう世の中へと一変しました．

院内の方針や決定事項を現場レベルに落とし込んで確実かつ適切に実践するためには，各部署のリーダー看護師や教育的立場にある看護師の担う役割は大きいといえます．本項では，新型コロナウイルス感染症を念頭に置きながらもリーダー看護師やプリセプターとしての役割発揮のための視点を説明します．

施設内の感染拡大予防, 重篤化回避のために軽症状や行動歴から新型コロナウイルス感染症を疑う視点を持つ

新型コロナウイルス感染症の潜伏期間は，1〜14 日と幅があり，多くの人がおよそ 4〜5 日で発症します[1)]．発熱や息切れ，咳嗽などの呼吸器症状，それ以外には，めまいや頭痛，下痢などの症状が見られ，重症例では発症 7 日目から 10 日目にかけて悪化するという特徴があります[2)]（**図 1**）.

繰り返しになりますが，新型コロナウイルス感染症は潜伏期間（新型コロナウイルスへの感染機会から何らかの症状を発症するまでの期間）があります．この潜伏期間の間に PCR 検査をしても適切な結果が出ない（新型コロナウイルに感染しているが，結果が‘陰性’となるなど）ことがあります．

ここでリーダー看護師に知っておいて欲しいことは，新型コロナウイルスに感染していても，すぐに PCR 検査結果が陽性になるわけではないため，例え入院時の PCR 検査が陰性でも「100%感染していないとはいえない」ということです．新型コロナウイルス感染により，慢性肺疾患や慢性腎不全，がんなど既往のある患者は重症化するリスクが高く[3)]，また，入院患者の中に

PCR 検査

PCR は，Polymerase Chain Reaction（ポリメラーゼ連鎖反応）の略．個々のウイルスに特徴的な遺伝子（DNA, RNA）を直接検出して，ウイルスの種類を確定します．

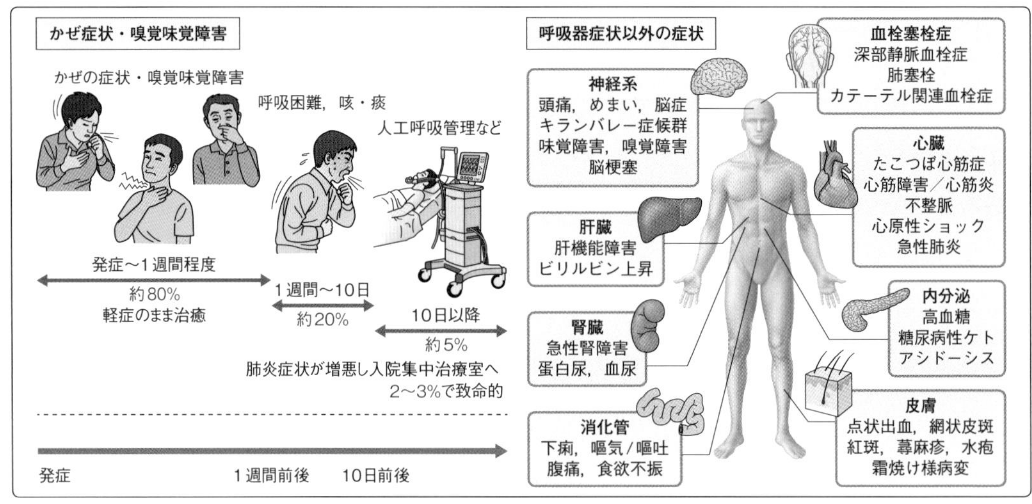

図 1：新型コロナウイルス感染症の症状と経過

文献 1)，2) より引用

は易感染性が高い方も複数入院されていることから，感染者（疑い含む）を早期に発見し隔離するために「新型コロナウイルス感染症を疑う視点」が重要となります．

このことからリーダー看護師は，スタッフ看護師が新型コロナウイルス感染症の可能性を見落とさないように，入院後の発熱や呼吸器症状など新型コロナウイルス感染を疑う症状を意図的に観察することと，症状出現時は迅速に報告することを声かけし，常にスタッフ看護師の意識下におけるよう働きかけることが重要となります．経験の浅い看護師は意図的な観察が難しい場合があります．観察の視点や報告の重要性の教育も必要となります．また，入院後に新たに得た接触歴などの情報があれば医師や関連部署とも情報を共有し，施設のルールに従い対応しましょう．

適切な感染対策と行動の根拠が説明できる役割モデルを目指す

新型コロナウイルス感染症の感染対策は，「感染を拡大させない」「自分が感染しない」ことを目標に，10項目の標準予防策と経路別感染予防策を適切に実施します．

リーダー看護師や教育的な立場にある看護師は，経験の浅い看護師から相談を受けたり，教育・指導を求められたりする場合が度々あります．まずは，**自分自身が基本的な事項を確実に適切に実践できる役割モデルを目指しましょう**．

それから，ただ「施設のマニュアルを見て」と返答するよりも，施設のマニュアルや手順を元に，図2に示すように，**根拠を説明したうえでOJT（On the Job Training）を行うことが効果的です**．

さらに，経験の浅い看護師が新型コロナウイルス感染症患者を担当する際には，ケアや処置はまとめて行うなど管理方法の教育・指導，動線の整理を一緒に行うなども，感染リスク低減のための助言のポイントといえます．

10項目の標準予防策

①手指衛生
②個人防護具（PPE）の使用：手袋，ガウン，マスク，ゴーグル，フェイスシールド
③患者配置
④患者ケア器材・器具・機器の取り扱い
⑤環境の維持管理
⑥リネンの適切な取り扱い
⑦労働者の安全（鋭利器材の取扱）
⑧安全な注射手技
⑨呼吸器衛生/咳エチケット
⑩特別な腰椎穿刺手技のための感染制御策

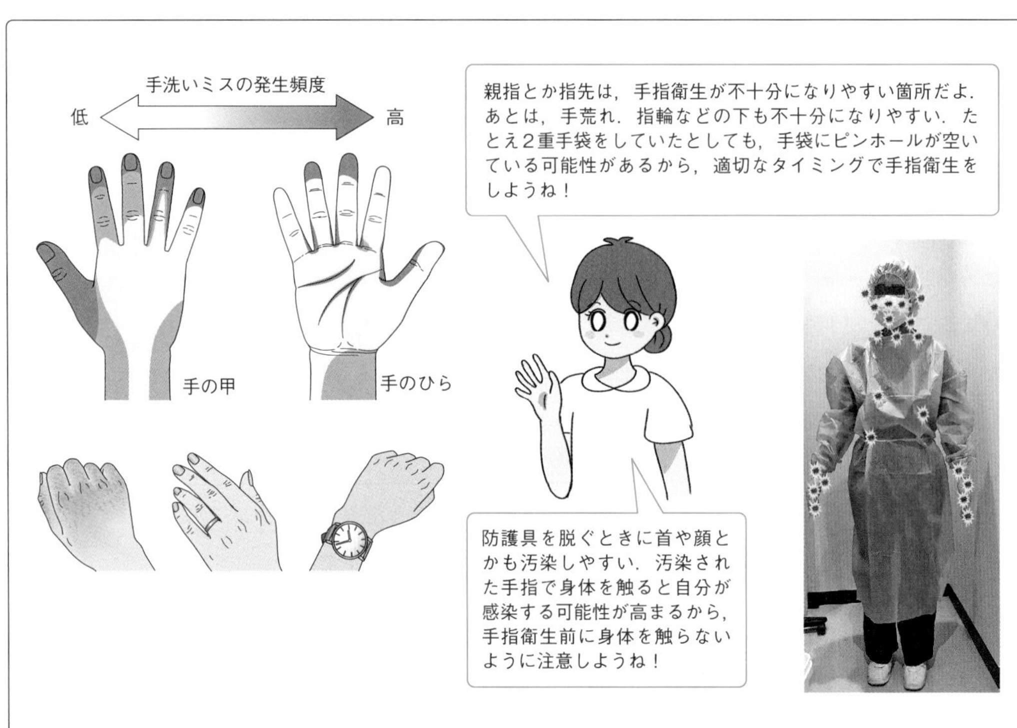

図２：適切な感染対策の根拠の説明例

適切な情報収集手段，適切な感染対策を実施する

世界中に急速に感染が拡大し感染者数や死者数が増加の一途を辿るなか，新型コロナウイルス感染症関連のデマやフェイクニュースにより社会全体が混乱しました．医学的根拠のない感染対策などを医療従事者でさえも盲信してしまうケースもあったことから，**リーダー看護師や教育的な立場にある看護師には，得た情報の信憑（ぴょう）性を見極めるスキルが問われます**.

基本的には，施設の方針やマニュアルに従い感染対策を実施していきますが，自身で情報を得る場合は，情報の発信源はインターネットなどの匿名情報でないか，信頼できる専門家による発信か，個人の意見や感想ではなく根拠がある情報かなどを視点に見極めていきます.

各学会が作成した**最新のガイドラインなどを日々の看護に役**

立てる際には，独断で取り入れるのではなく，看護スタッフ間，多職種間で共通認識をもったうえで活用していきましょう．

自身に湧き上がった感情を受け止め，対処を試みる

新型コロナウイルス感染拡大により，医療従事者は感染への不安，収束の見通しがつかないことで長期間の過大なストレスに曝されています．さらに，会食禁止，家族や大切な人との対面制限，ストレス発散手段の制限もあり十分なリフレッシュもしにくい状況にもあります．

疲労やストレスが蓄積すると，「頑張るための精神力低下」の要因になり得ます．看護師経験年数にかかわらず，見えないプレッシャーやストレスにより不安，恐怖，ジレンマなどを抱くことは自然な反応です．

新型コロナウイルス感染症へはチームで立ち向かいます．リーダー看護師１人で頑張る必要はありません．自分の能力，責任，役割の範囲でできることを客観的に理解し，自身に湧き上がった感情を受け止めて，他者に表出するなど支援を求めましょう．（石田恵充佳）

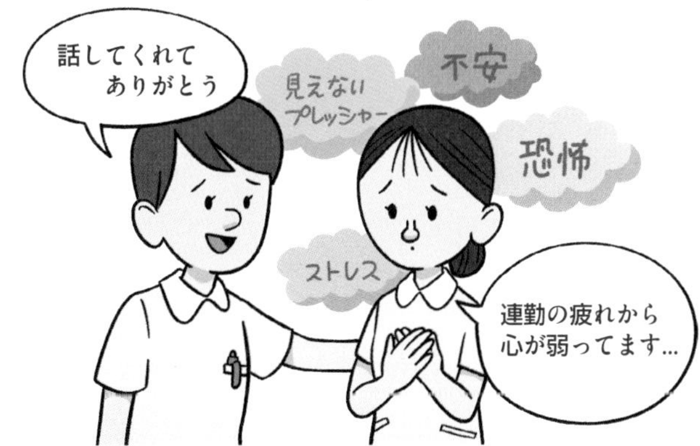
話してくれて
ありがとう
見えない
プレッシャー
不安
恐怖
ストレス
連勤の疲れから
心が弱ってます…

引用・参考文献

1）厚生労働省：新型コロナウイルス感染症 COVID-19 診療の手引き　第 4.2 版 ,2021 https://www.mhlw.go.jp/content/000742297.pdf より 2022 年 5 月 25 日検索

2）忽那賢志：新型コロナの症状，経過，重症化のリスクと受診の目安は？ https://news.yahoo.co.jp/byline/kutsunasatoshi/20210725-00249673/より 2022 年 5 月 25 日検索

3）CDC：People with Certain Medical Conditions https://www.cdc.gov/coronavirus/2019-ncov/need-extra-precautions/people-with-medical-conditions.html より 2022 年 5 月 25 日検索

039 今どきの感染対策・感染管理

手指衛生，個人用防護具，環境整備は，基本を押さえて行おう

Contents
- 最も重要だが，できていない手指衛生
- 個人用防護具は装着時より，脱衣時に注意
- 環境整備に用いる清拭クロスを使い分ける

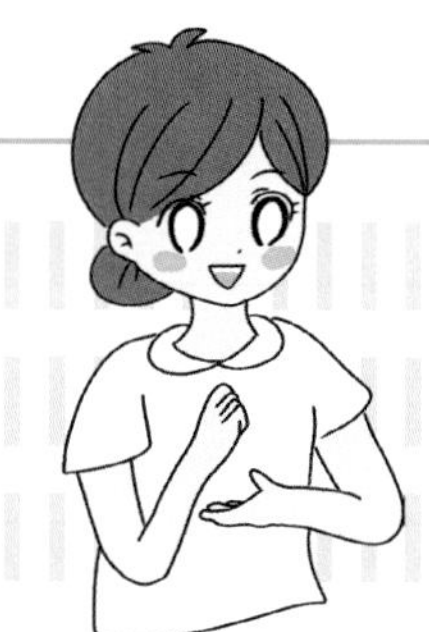

2020年より流行している新型コロナウイルス感染症(COVID-19)の出現により感染対策の重要性が注目されています．

感染対策は組織で取り組むだけでなく，医療従事者の個人的なスキルが求められます．あなたは「何をどのように行うことが感染対策につながるか」を根拠と自信を持って説明できますか．本項では，日々の業務で薄れてしまいがちですが，感染対策のスキルとして，最も大切な手指衛生，個人用防護具の使用，環境整備について説明します．

最も重要だが，できていない手指衛生

1 手指衛生をやるタイミングと適正量

医療従事者は汚染されたものに接触する機会が多く，手には目に見えない汚れや微生物がたくさん付着しています．その手で患者や医療器材に触れることにより，私たちの手は微生物の運び屋となってしまいます．実は，**医療従事者であれば手指衛生が感染防止に最も重要な手段であることを理解しているはずですが，一番できていない医療行為**です．

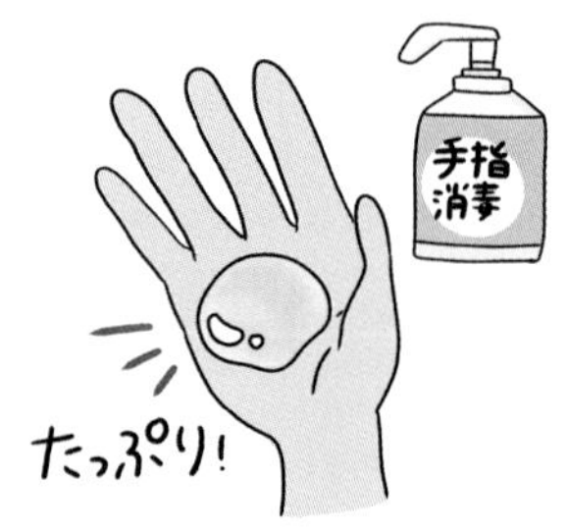

手指衛生を行うタイミングとして具体的な例は，手袋の装着前後，大部屋の患者をラウンドする時は患者ごとに入る前後で，1行為ごと，などで行いましょう．さらに，適切な量は消毒薬ごとに異なりますが，**「15秒以上擦り込むことができる量」と言われています**．まんべんなく手に擦りこんで乾燥してから行為に移りましょう．

2 流水・石鹸による手洗いと速乾性手指消毒薬の使い分け

手指衛生は流水・石鹸による手洗いと速乾性手指消毒薬による消毒の2つの方法があります．物理的な汚染，例えば手に血液や尿・便などが付着した場合には，汚染された物を取り除くという意味で，流水・石鹸による手洗いが必要です．

それ以外はほとんど*が速乾性手指消毒薬で対応可能です．あらかじめ汚染が予測される場合は手袋を装着するため，**現場では速乾性手指消毒薬で大半が対応できる**と考えられます．

3 実は手荒れの予防は感染対策

手荒れがあると速乾性手指消毒薬が染みてしまい，手指衛生を積極的に行うことに躊躇する原因となります．さらに，手荒れがひどくなると，皮膚の細部に細菌が付着し，石鹸や速乾性手指消毒薬では落としきれません．手指の荒れを防ぐことで表面がなめらかになり細菌・石鹸などが落ちやすくなり清潔を維持できます．

手荒れ予防には，日々の保湿ケアが大切です．施設で準備されている保湿剤を頻回に使用することに加え，日々のハンドケアを心がけましょう．ただし，病院で保湿クリームを使用する場合には，ポンプタイプかチューブタイプを使用するようにしましょう．広口瓶に入ったクリームを共有で使用すると，さまざまな人の指でクリームに触れ，細菌が付着していればクリームは細菌繁殖の温床となります．

CDIやノロウイルスはアルコールは無効

CDIは，clostridium difficile infection（クロストリジウム・ディフィシル感染症）の略．クロストリジウム・ディフィシルはアルコール耐性の芽胞菌であるため，流水と液体石鹸を用いた手指衛生を行います．ノロウイルスの手指衛生について，厚生労働省は，手洗いが最も有効な方法であり，「消毒用エタノールによる手指消毒は，石けんと流水を用いた手洗いの代用にはなりませんが，すぐに石けんによる手洗いが出来ないような場合，あくまで一般的な感染症対策の観点から手洗いの補助として用いてください」としています（ノロウイルスに関するQ&A：Q16 手洗いはどのようにすればいいのですか？ https://www.mhlw.go.jp/stf/seisakunitsuite/bunya/kenkou_iryou/shokuhin/syokuchu/kanren/yobou/040204-1.html#16）．

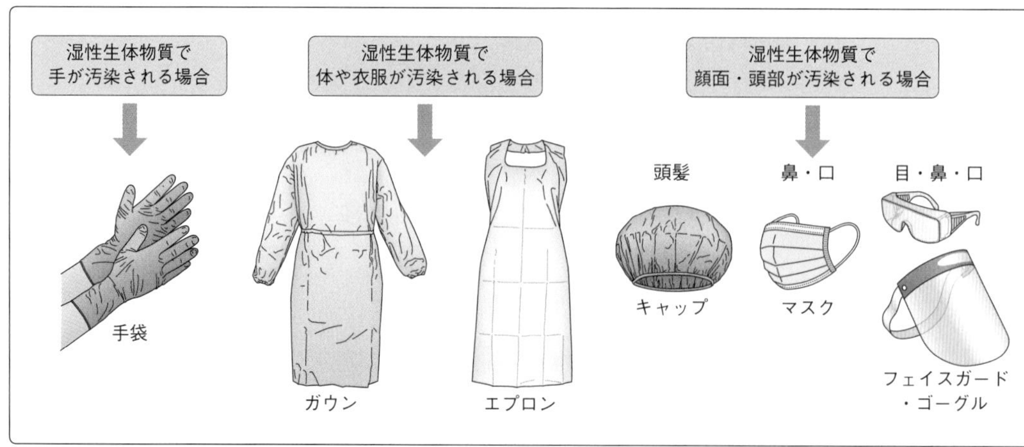

図 1：個人用防護具の使い分け

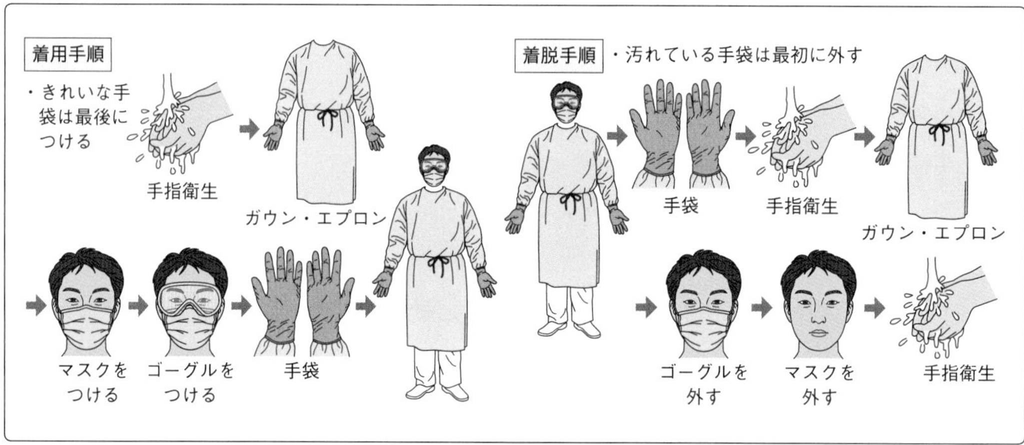

図 2：個人用防護具の着脱

個人用防護具は装着時より，脱衣時に注意

代表的なものとして，マスク・手袋・エプロン・袖付きガウン・アイシールドが挙げられ，必要な場面で正しく使用することが望まれます．

個人用防護具について大切なのは装着する時よりも，脱ぐ時です．2019 年にコンゴ民主共和国で流行したエボラ出血熱では，当時，アメリカで治療にあたった看護師が感染しました．その原因は個人用防護具を脱ぐ際の曝露であったことが明らかとなっています．**患者のケアを終えた後の防護具はウイルスや細菌で汚染されていますので，いかに自分が曝露しないように脱ぐかが重要です**．

環境整備に用いる清拭クロスを使い分ける

環境整備の目的は環境表面の汚染が周囲へ拡大することを防止し，患者に快適で安全な療養環境を提供することです．環境整備の際には，整理整頓を心がけ，清掃しやすい環境に整え，**環境整備に係る業務負担の軽減を心がけ**ましょう．

環境整備には清拭クロスが欠かせません．その使い分けはどのようにしていますか．アルコール含有クロスは細菌やウイルスを除去するものです．そのため，血液をアルコール含有クロスで清拭しようとすると血液に含まれるタンパク質が凝固してしまうため，十分に取り除くことができません．血液のようなタンパク質が含まれる汚れをきれいに拭き取る場合には，まずは環境清拭クロスで血液を拭き取った後，アルコール含有クロスで細菌やウイルスを除去するために清拭しましょう．

手指衛生，個人用防護具，環境整備は組織で決められたルールを守るだけでなく，基本事項を押さえ，個々が実践する感染対策のスキルです．マニュアルや施設の状況を確認するとともに，本項で説明した実践の意味について再確認していきましょう．

（大久保佳代）

040 画像検査が指示されたら想定される疾患から画像も予測しよう

画像検査を看護ケアに活かそう! 画像を看るコツ

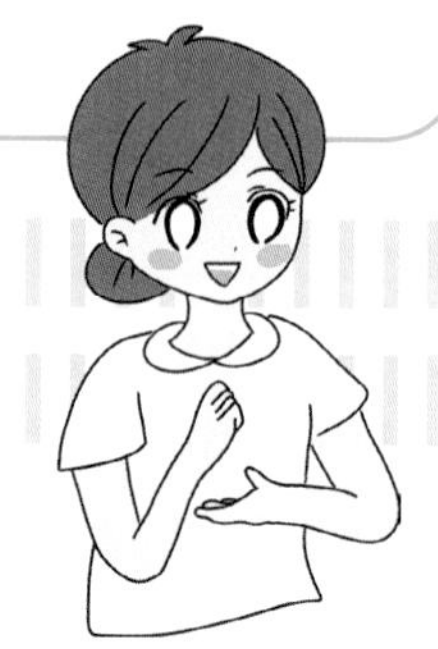

Contents

- 問診や身体所見, 既往歴から画像を予測してみよう
- 予測した画像から次のケアや行動を考えよう

問診や身体所見, 既往歴から画像を予測してみよう

看護師「早川さん（仮名）, 昨日の夕食から食欲がないみたいで. 排便はブリストルスケールで 6 の排便が出てはおり, 腸蠕動音も聞こえてはいるのですが……」
医師「腹部の X 線検査を追加しますね」

この状況で腹部X線検査が実施されました. 皆さんはこのオーダーが出た際にどんなX線画像を予測しますか? 例えば, **図 1** のような画像は予測に入っているでしょうか?

図 1 は腸内に液面形成（ニボー）が確認できます. この所見は機械的イレウスの 1 つの所見です. 物理的な要因（癒着や腫瘍, 腸重積やヘルニアなど）により腸管が閉塞したときに認められます.

この場合, 閉塞の原因によっては安易に下剤を使用することもはばかられます. また, X 線検査のオーダーが出た際に, 併せてどんな情報を確認するでしょうか. 例えば, 既往歴に消化管など腹部の手術歴がないか, イレウスを繰り返していないか, 慢性便秘で複数の下剤を使用していないかなど, 予測される疾患を思

ブリストルスケール

便の状態を判別するスケールです. 1：コロコロ便, 2：硬い便, 3：やや硬い便, 4：普通便, 5：やや軟らかい便, 6：泥状便, 7：水様便に分類します.

ニボー

腸管内に水分が貯留している場合, 空気と液体の境界線が X 線に鏡面のように水平に映し出された像（鏡面像）をいいます.

い浮かべてX線画像を読んで情報収集することも大切です.

問診や身体所見，既往歴，薬歴などから，あらかじめどのような画像が予測されるかを考えて，次のケアや対応を検討しておくと落ち着いて，その後のアクションに移れるでしょう.

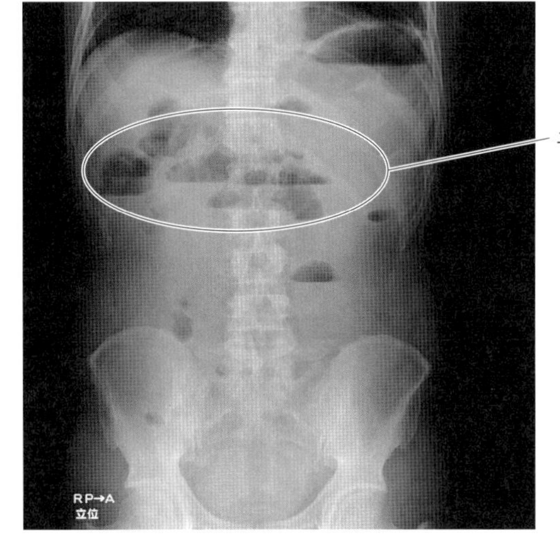

図1：ニボー画像

図1のような所見はなく，直腸や結腸にのみ便塊が認められた場合は，看護ケアでの対応が可能になります．坐薬の下剤や浣腸を検討し医師へ依頼したり，摘便を考慮したりすることもできるでしょう．また，なぜ便秘に至っていたのかを再度確認し，看護を見直すことも大切です.

予測した画像から次のケアや行動を考えよう

看護師「朝から西田さん（仮名）は，酸素化が不安定で．酸素投与の指示範囲で調整はしてるのですが…….なんだかスッキリしないんですよね．痰も吸引してはいるんですが」

医師「いったん胸のX線撮ってみようか．バイタルサインはどうだろう…….必要であればCTのオーダーも追加してみよう」

きっと，他にもたくさん医師からの指示が出そうな予感がひしひしと伝わってきますね．例えば，**図2**（無気肺の画像）や**図3**（両上肺の肺炎）の胸部のX線画像を予測して思い浮かべます．このケースのように，どちらの画像の患者も酸素化は悪いかもしれませんね．酸素化が悪い状態として，どのような病態を考えるでしょうか？ 身体所見はどのような所見が考えられるでしょうか？

図2の患者の場合，おそらく右上肺での呼吸音の減弱，もし

無気肺X線所見

無気肺とは，肺組織の容量減少をきたした状態で，胸部X線所見としては，肺野の透過性低下や肺容量の減少などを呈します.

くは消失が認められるでしょう．というのも，肺門から右上肺へ均一な不透過陰影を認めており，無気肺が考えられるからです．

無気肺へのケアはどうするでしょうか？ 無気肺が何に伴う無気肺か（痰詰まりか同一体位が多かったのか）は気になるところですが，換気を改善するケアが必要になりますね．

例えば，左側臥位の時間を右側臥位よりも頻度多めに確保し，右肺の圧排を解除する必要はあるかもしれません．また，人工呼吸器患者であれば，PEEP（呼気終末陽圧）をかける相談は必要となるかもしれませんね．

では，**図 3** の患者の場合はどうでしょう？ 両上肺に濃厚な浸潤影が認められます．これは肺炎の所見です．

図 4 は別の患者の胸部 CT ですが，CT 上は，浸潤影はこのようにベタっとした形で認めて，その間に気管支の通り道がみえる air bronchogram（陰影内の気管支透亮像）を確認します．

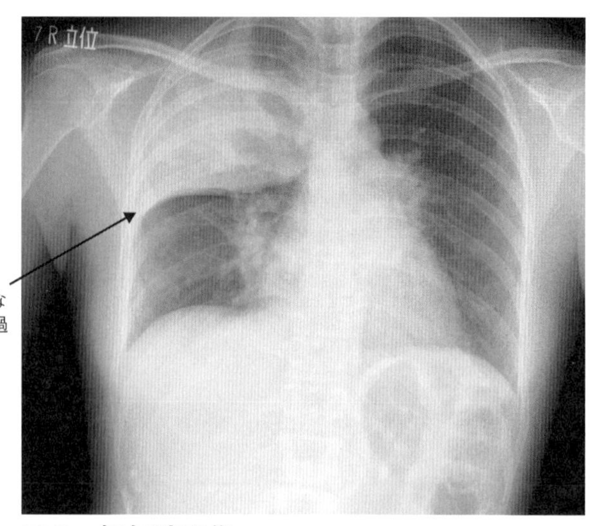

図 2：無気肺画像

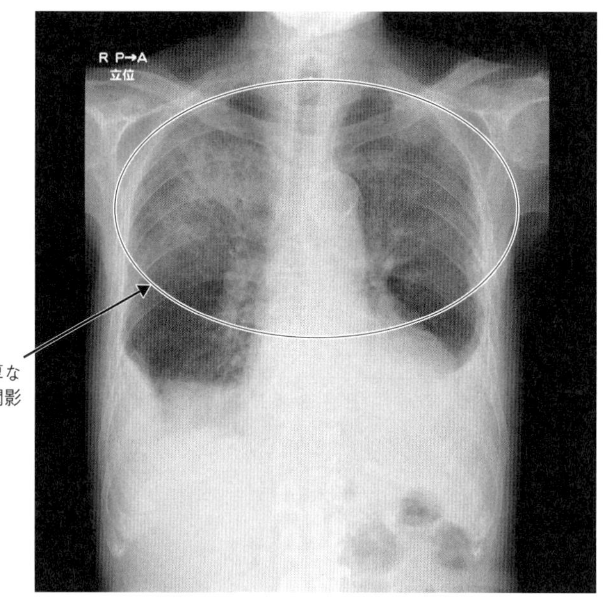

図 3：肺炎画像

図 2 の無気肺の患者と同様に酸素化は悪いかもしれませんが身体所見は異なるでしょう．まず，右上肺や気管支でコースクラックル（水泡音）を認める，もしかしたら，喘鳴やウィーズ（笛音）まで聞こえるかもしれません．この状態であれば，排痰ケアとしての体位ドレナージや吸入がケアとして実施・提案できるかもしれませんね．これら**図 2**，**図 3** の 2 人の患者はどちらも主訴は「呼吸困難」や「酸素化低下」となるでしょう．しかし，画像

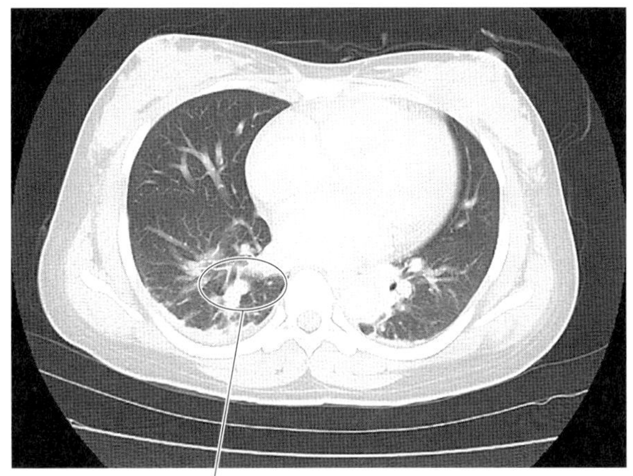

図 4：気管支透亮像（CT）

や身体所見でケアが変わってきます．

いろいろな画像検査は，医師にとっては診断・治療を正確に行っていく１つの情報です．

同じように，看護は診断・治療のその先に看護がついてくることがたくさんあります．診断や治療の確認材料にするだけでなく，先の看護につなげるために活用してみてはいかがでしょうか．（坂本未希）

引用・参考文献

1）百島祐貴：画像診断コンパクトナビ．第４版，p.138-143，p.216-219，医学教育出版，2016

肺炎 X 線所見

正常な肺胞は空気で満たされているため X 線では黒く描写されますが，肺に炎症が起きると浸出液や分泌物，痰などが貯留するため X 線では真っ白な陰影として描出されます．これを浸潤陰影といいます．肺炎の胸部 X 線所見では，浸潤陰影やスリガラス影など多彩な陰影が見られます．

気管支透亮像

透亮（とうりょう）とは，透明であることや，はっきりしていることを意味します．健康な状態では肺は空気で満たされているため気管支は画像として描出されませんが，肺病変により肺胞内に液体が貯留すると，水浸し状態の中で気管支内の空気が映し出されて気管支が描出されます．これを気管支透亮像といいます．

041 発熱と高体温の原因を認識し，適切な対処をしよう

その熱どう看る!? ケアに活かす体温管理

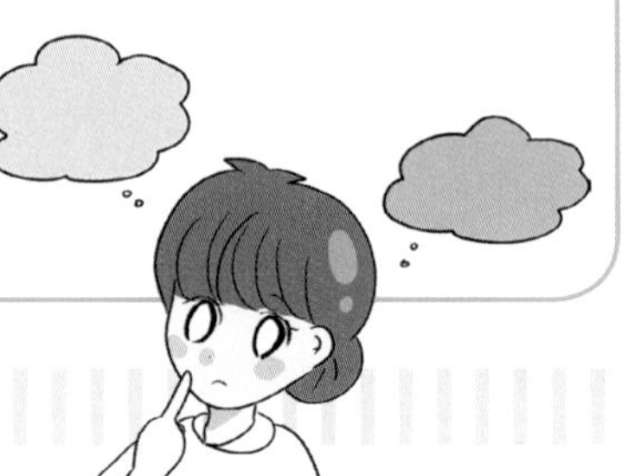

Contents

- STOP！ ルーチンでの解熱薬投与！
- 体温上昇＝発熱？
- 発熱の原因検索を忘れない

「発熱＝解熱すべき」という気持ちはありませんか．発熱は身体にとって何が問題なのでしょうか．免疫機能に任せては駄目でしょうか．臨床的には，発熱による苦痛感や酸素需要増大が問題となり，誰もが解熱薬を投与したことがあると思いますが，血圧低下でヒヤッとした経験はありませんか．そこで，本項では体温管理にまつわる「リスク管理のポイント」を紹介します．

STOP! ルーチンでの解熱薬投与!

臨床では，呼吸・循環不全などで酸素需給バランスが崩れ，解熱しなければ生体に悪影響がある場合には，解熱薬投与を検討しています．ただし，筆者は**敗血症患者に対する投薬では，血圧低下のリスクがある**（図 1）[1] **ため慎重**になります．

敗血症の特徴は，循環血漿量減少と末梢血管拡張であり，手足に熱感が出ます．ここに，解熱薬投与による血管拡張作用が加わると末梢血管抵抗の低下→血圧低下→臓器血流低下を来し，生体に悪影響となり得ます．そのため，**解熱薬投与の必要性とリスクを考えることが重要**です．一方で，解熱効果は乏しくてもクーリングでは悪寒戦慄に注意すれば，血圧低下のリスクなく（**図 1**）[1] 安楽が図れるでしょう．

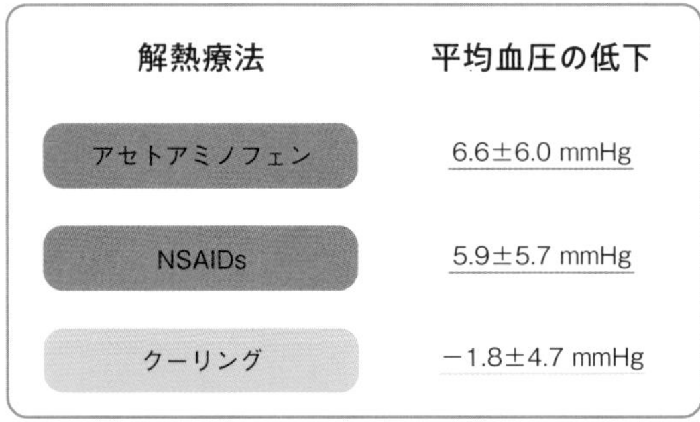

解熱療法	平均血圧の低下
アセトアミノフェン	6.6±6.0 mmHg
NSAIDs	5.9±5.7 mmHg
クーリング	−1.8±4.7 mmHg

図 1：解熱療法による平均血圧の低下

体温上昇=発熱？

発熱の定義はさまざまですが，「38.3℃以上」[2)]が広く用いられており，①発熱と②高体温の区別が必要です．この違いは，体温調節中枢のセットポイントの上昇の有無です．

①発熱は，発熱誘導物質がセットポイントを上昇させ，免疫機能を賦活化する「自然な生体反応」です．②高体温は，セットポイントは正常で熱産生増加や熱放散障害により体温上昇（いわゆる，うつ熱）が起き，解熱薬は効果がなく，クーリングでのみ体温管理が可能です．

発熱の原因検索を忘れない

「なぜ発熱をしているか」という視点が最重要です．なぜなら，もしも敗血症だった場合，抗菌薬の投与の遅れが死亡率の上昇につながるからです[3)]．そのため，感染源の検索，早期対処が必要です．

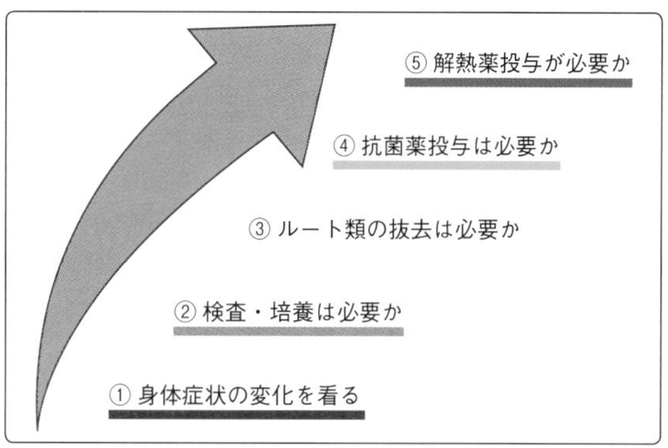

図 2：発熱患者を看る 5 つのポイント

発熱の原因は，①感染性，②非感染性に分けられます．①の原因は「デバイス関連」が多く，筆者はまずはすべての管を疑うようにしています．②の原因では，「薬剤性」が意外と多く，見当がつかない場合，新たに開始した薬に注目してみましょう．

このように，発熱の原因に対処することが，結果的に体温管理につながるため，筆者は**図 2**のように考えて行動します．この 5 つのポイントをすべてチェックすることで，患者にとっての最善の体温管理と安全・安楽確保につながります．（伊本賢司）

この管は必要ですか？「不要なものは抜く」感染源を作らない管理が重要！！

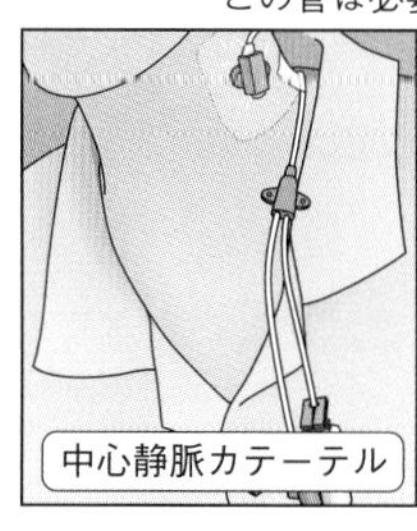

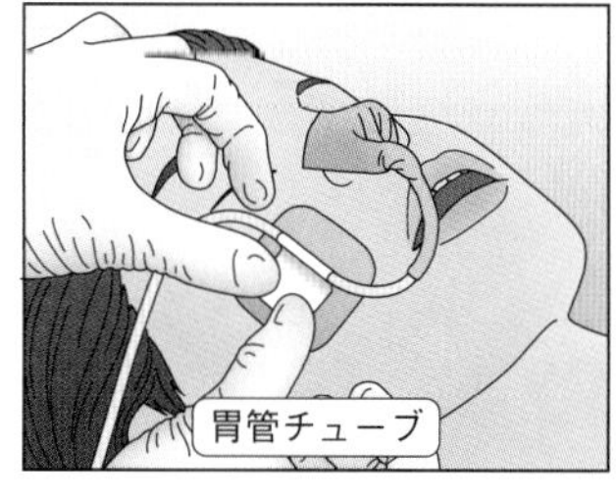

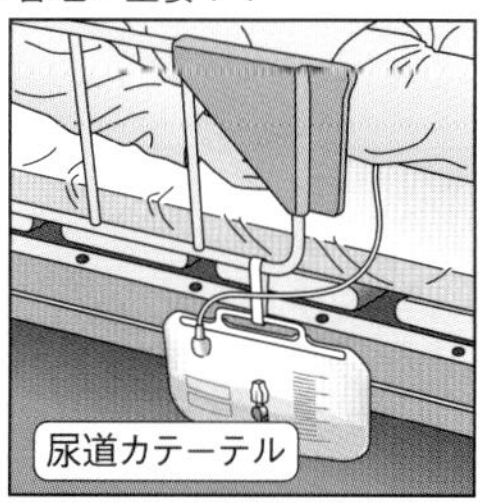

引用・参考文献

1）江木盛時ほか：重症患者に対する解熱処置．日本集中治療医学会雑誌 19（1）：17-25，2012

2）O'Grady NP, et al.：Guidelines for evaluation of new fever in critically ill adult patients：2008 update from the American College of Critical Care Medicine and the Infectious Diseases Society of America. Critical Care Medicine 36（4）：1330-1349, 2008

3）Garnacho-Montero J, et al.：Impact of adequate empirical antibiotic therapy on the outcome of patients admitted to the intensive care unit with sepsis. Critical Care Medicine 31（12）：2742-2751, 2003

042 細菌培養検査の検体採取のポイントをおさえておこう

見えない敵と戦うために……培養検査結果を看護ケアに活かす

Contents

- すばやく治療につなげる，培養検査のポイント
- 抗菌薬はどのように決めているのか
- なぜデ・エスカレーションが必要なのか
- 細菌培養検査の結果に至るプロセス
- 細菌培養検査から看護ケアに活かす
- 感染対策マニュアルの活用

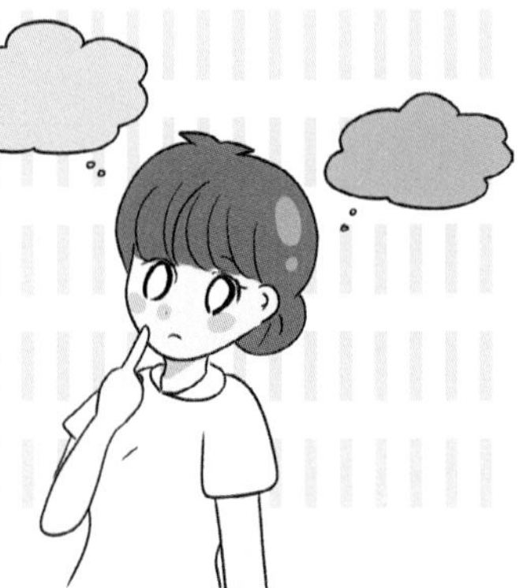

皆さんは培養検査と聞いて，何をイメージしますか？　培養検査は，血液，尿，肺などにおける細菌感染を疑った場合に，原因と思われる部位から検体を採取し，細菌の有無や菌量・菌種を判定するものです．感染症治療のために必要な検査であり，治療戦略においてはとても重要です．

本項では，その培養検査における押さえておきたいポイント，そして検査結果を看護ケアに活かすポイントについてお伝えします．

すばやく治療につなげる，培養検査のポイント

看護師は培養検査に密接にかかわっています．そこで，培養検査が必要となったときに看護師が知っておきたい検査のポイントについてお示しします．

培養検査のポイント

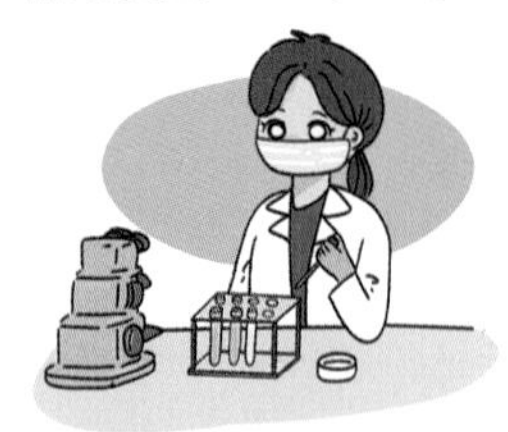

①検体採取の前のコレダケ
②コンタミネーションを防ごう
③「血培は２セット」の理由

1 検体採取の前のコレダケ

原因菌の同定には正確な検体採取が重要です．培養検査といっても血液，気道内分泌物，尿，髄液など検体の種類は多岐にわたります．それぞれの採取のポイントを確認しておきましょう(**表 1**)．

無菌エリアからの検体採取で多いのは血液培養ですが，滅菌手袋を装着して行います．もし滅菌手袋を装着しない場合でも，穿刺部位をアルコール消毒綿で 2 回強くこするように拭き，**穿刺部位に触れずに採血を行う必要があります**．また，1 人では難しい時は無理をせず必ず 2 人で行います(**表 1**)．

表 1：検体の種類

検体の種類	ポイント
血液	消毒 できるだけ看護師 2 人以上で採取
気道内分泌物	口腔内の常在菌混入を最小限にするためうがいを行う
尿	消毒の上，尿の出始めは廃棄し中間尿を採取する
髄液	消毒，医師の清潔操作

2 コンタミネーションを防ごう

コンタミネーションは汚染という意味で，検体採取や検査過程で何かしらの汚染があり汚染菌が検出されていることを示します．

培養検査結果で問題となる代表的なものは，血液培養です．皮膚表面には常在菌が無数に存在します．検体採取時にきちんと消毒しなければ常在菌が血液培養で増殖してきます．これをコンタミネーションと呼びます(尿・便などの検体は無菌ではない)．

3 「血液培養は 2 セット」の理由 (図 2)

血液は本来無菌です．血液中に菌が侵入している菌血症は，敗血症にもなりえます．重症化を防ぐため，迅速に真の細菌を検出することが重要です．**2 セットないしは 3 セット採取するのは真の菌を判定するために必要**です(**図 1**)．

すべての検体から同じ細菌が検出されれば，これは真の原因菌として適切な抗菌薬の選択ができ治療につなげられます．もし 1 セットから皮膚の常在菌が検出，1 セットが陰性であればコンタミネーションを疑います．

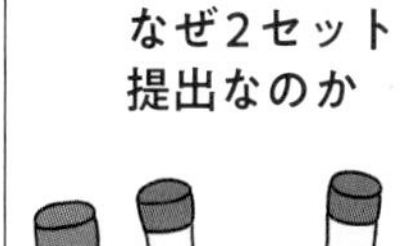
なぜ2セット
提出なのか

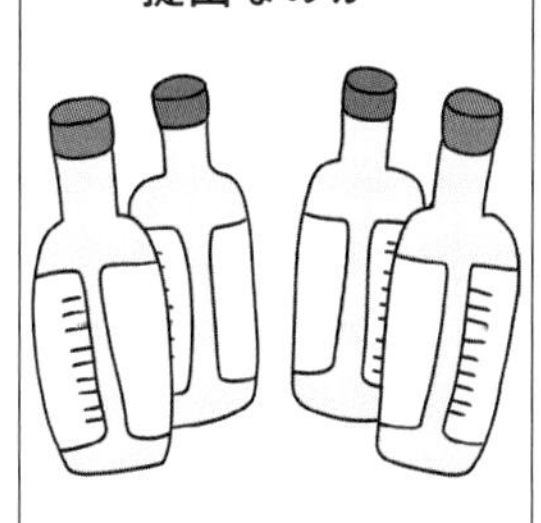
・1 セット⇨73.1%
2 セット⇨89.7%
3 セット⇨98.2%
4 セット⇨99.8%
・1 セットでは菌血症を見逃す可能性がある

図 1：なぜ 2 セット提出なのか

抗菌薬はどのように決めているのか

血液培養の第 1 段階の結果で細菌が検出された場合，菌血症が想定され早急な抗菌薬投与が必要となります．

医師は，その時点で想定される菌を比較的広域でカバーでき

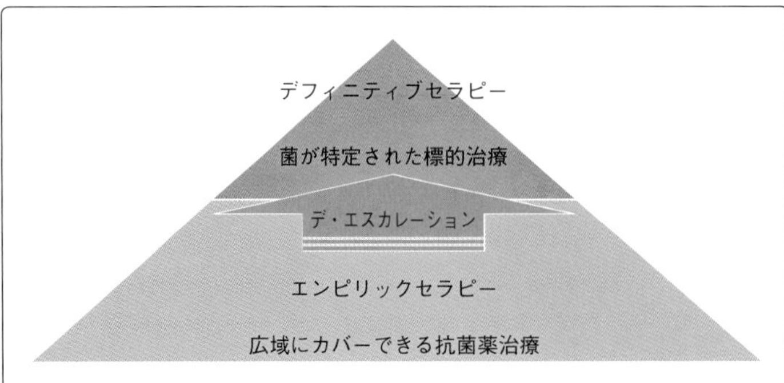

図 2：抗菌薬治療の進め方

るような抗菌薬投与を開始します．これを，エンピリックセラピーと言います（**図 2**）．

そして，培養検査結果から細菌が特定され次第適切な狭域抗菌薬に変えます．これをデ・エスカレーションすると言います．そしてこの治療をデフィニティブセラピーといいます．

なぜデ・エスカレーションが必要なのか

近年，薬剤耐性菌が問題となっています．薬剤耐性菌とは，広域でカバーできるような抗菌薬を使い続けていることによって，細菌の薬に対する抵抗力が高くなり，薬が効かなくなる菌のことです．そのため，**細菌が耐性化した場合，使用できる抗菌薬は限られ，治療するすべがなくなります．**そのために，その細菌に効果のある狭域な抗菌薬を使用していく，「デ・エスカレーション」が必要となります．

細菌培養検査の結果に至るプロセス

細菌培養検査は 1 回の検査で，第 1 段階と第 2 段階の 2 種類の検査が行われます（**図 3**）．その結果をふまえて看護ケアに結びつけていくことになります．

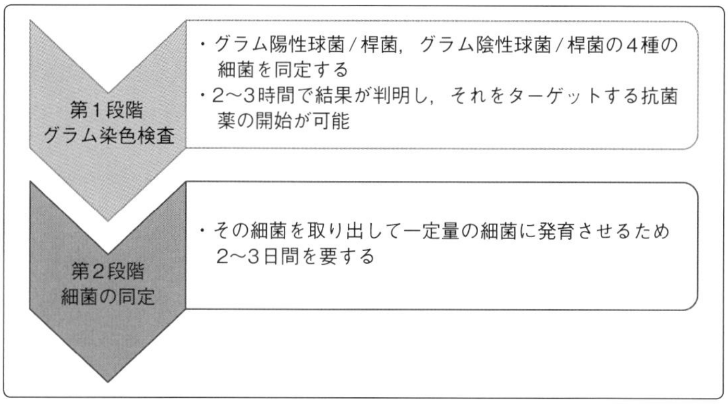

第1段階
グラム染色検査

・グラム陽性球菌／桿菌，グラム陰性球菌／桿菌の4種の細菌を同定する
・2〜3時間で結果が判明し，それをターゲットする抗菌薬の開始が可能

第2段階
細菌の同定

・その細菌を取り出して一定量の細菌に発育させるため2〜3日間を要する

図3：細菌培養検査

細菌培養検査から看護ケアに活かす

1 ルート感染

点滴ルートからの侵入が疑われた場合には，点滴管理の方法を見直す必要があるかもしれません．刺入部は滅菌の観察可能なポリウレタンフィルム材などで覆っていますが，そのテープは剝がれていないか，発赤・腫脹はないか，ルート交換の頻度は正しいか，そしてそれらを毎日観察していたのか，が重要です．これらは末梢静脈に限らず，中心静脈カテーテルなど体外から血管内に挿入されている場合も当てはまります．

もし，環境菌である緑膿菌やセラチア菌が検出された場合，これらの菌は湿潤環境を好み，乾燥に弱いなどの特性があります．吸入器の管理，口腔ケア物品や水道周りの乾燥を意識することで環境菌による感染を防止できます．

2 尿路感染

医療関連感染（医療機関において患者が原疾患とは別に罹患した感染症）の原因になることもあるのが尿路感染症です．**入院中の尿道留置カテーテル管理がきちんとされていないと逆行性感染のリスクもあるため日々の観察とアセスメントが必要です**（図4）．

尿道留置カテーテルの適切な使用例

・患者に急性の尿閉または膀胱出口部閉塞がある場合
・重篤な患者の尿量の正確な測定が必要である場合
・特定の外科手技のために周術期に使用する場合
・尿失禁患者の仙骨部または会陰部にある開放創の治癒を促す場合
・患者を長期に固定する必要がある場合（例：胸椎または腰椎が潜在的に不安定，骨盤骨折のような多発外傷）
・必要に応じて終末期ケアの快適さを改善する場合

（カテーテル関連尿路感染予防のためのCDCガイドライン2009）

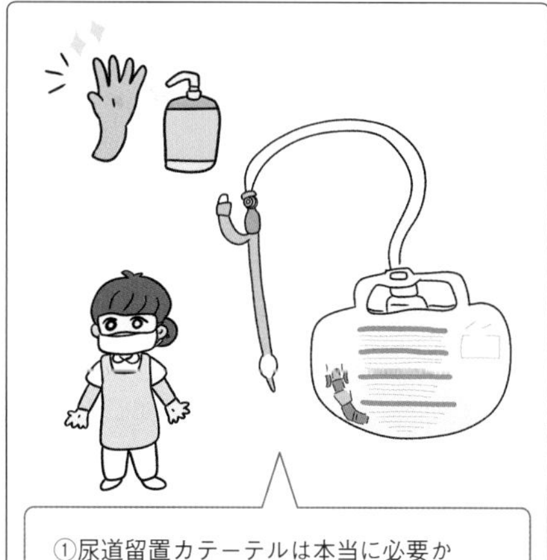

①尿道留置カテーテルは本当に必要か
②清潔操作で廃棄されているか
③患者ごとに手指衛生を行っているか
④尿廃棄時は手袋・ゴーグル・エプロンを装着して行っているか
⑤蓄尿バッグは床についていないか
⑥尿道留置カテーテルの交換頻度はどうか

図4：尿路感染防止

一番重要なのは，その患者に尿道留置カテーテルが必要なのかを検討することです．異物であるカテーテルが留置されていれば，感染のリスクは高まります．最新のガイドラインと照らし合わせ，アセスメントしたうえで**不要なカテーテルを取り除くことで感染リスクを軽減**することができます．

感染対策マニュアルの活用

皆さんの施設にもある感染対策に関するマニュアルはどのように活用していますか．マニュアルに準じて適正な検査やケアが行われていても，時に医療関連感染（入院後 48 時間以降に起こる感染症）が起きてしまうことがあります．エラーをエラーとして認識できていない場合が一番恐ろしいことです．

そうならないために日々行っている点滴留置の方法や固定と管理，口腔ケアの物品の管理，その他の多くのケアや環境整備等を定期的に振り返り，**何か起こったときには周囲の人と手順を見直すとことが必要**になります．これが正しい技術や知識を習得することになり正しい看護を提供することにつながります．（大久保佳代）

急変への視点

043 急変させない気づき力を高めよう！患者アセスメントのポイント

＼患者の些細な変化を捉える眼を養おう／

Contents

- 患者アセスメントの第一歩
- 急変させない眼を養う

皆さんはこういった症例を経験したことはありませんか？

「術後順調に経過していたはずなのに……」「トイレで突然倒れていた」「午前中は調子よさそうだった」など．

「急変」は起こるべくして起きたのか？　防ぐことはできなかったのか？　気づくための視点とは？　1 つずつ考えていきます．

アセスメントの第一歩

「予期せぬ心停止」に遭遇することは，少なからずあります．**では，本当に「予期せぬ」なのでしょうか**？

心肺停止患者の 84％において 6〜8 時間前に何らかの異常を認め，そのうち 70％に呼吸・意識の異常を認めていたとの報告[1]があります．さらに，看護師はその前兆に気づいており，その経過を看護記録に記載しているとの報告もあります．つまり，**看護師は 24 時間患者の側にいる一番の支援者として「急変の前兆に気づく」という，重要な役割を担っている**と言えます．

人は生命を維持するために，「呼吸」「循環」「意識」を相互に関連させています．急変は，この**いずれかが障害されるまたは機能低下する**ことで起こります．看護師は患者と接する際に，視野を

急変前兆の研究

有名な研究にシャインらの臨床的前兆の研究があります．この研究は，Chest に 1990 年に発表された研究で，世界中で多くの研究者に引用されています．

院内心肺停止の臨床的前兆を研究したもので，心停止患者の 84％は，心停止の 8 時間以内に臨床的悪化または新たな訴えが観察されました．全患者の 70％は，この期間中に呼吸機能または精神機能の低下が観察されました．

心停止前の定期的な臨床検査では，一貫した異常は示されませんでしたが，バイタルサインは 29＋/－ 1/分の平均呼吸数を示しました（文献 1）アブストラクトより）．

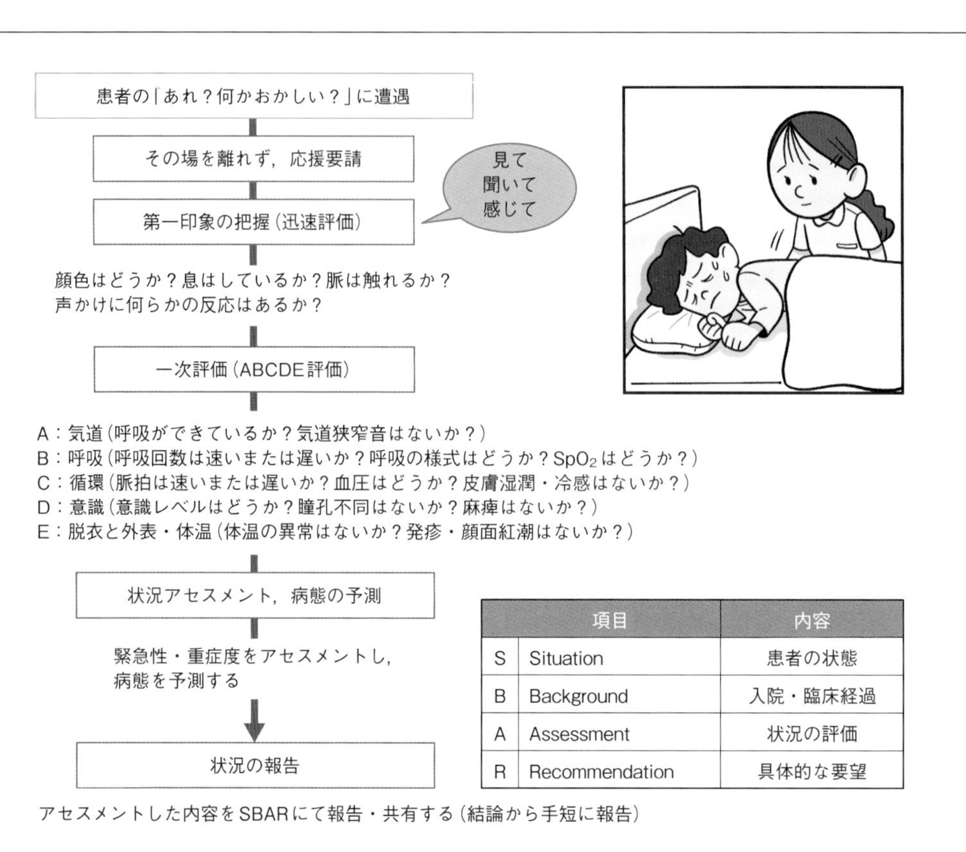

	項目	内容
S	Situation	患者の状態
B	Background	入院・臨床経過
A	Assessment	状況の評価
R	Recommendation	具体的な要望

図 1：急変時の観察ポイント

広く持ちつつ，**図 1** のような視点を基に**患者の些細な変化を捉える眼を養う**ことが求められます．そのためにも，普段の患者との会話や観察を大切にし，看護師として意図的なかかわりを持つことが重要です．

急変させない眼を養う

1 自分のアセスメントを言語化する

ある患者が「息がおかしい」との自覚症状の訴えと呼吸回数の上昇を認めたとします．このわずかな変化を，「**何かおかしい**」や「**いつもと様子が違う**」と捉え，介入するポイントだと思えるかどうかが重要です．しかし，「何かおかしい」や「いつもと様子が違う」だけでは，具体性に欠けます．**どのようにおかしいのか，何がいつもとどう違うのか．**その答えを見つけるために，ま

SBAR（エスバー）

SBAR は，米国において 2005 年に開発された医療の質，安全，効率を改善するエビデンスに基づいたチームワークシステムである「Team STEPPS」を構成するコミュニケーション方法です．相手が理解しやすいように簡潔・明瞭に適切なタイミングで，「状況・背景・評価・提案」の 4 つを意識して伝えることが重要となります．

ず患者を観察し，得た情報に基づいたアセスメントを言語化することから始めましょう．

2 急変に気づく眼を養う

筆者は，勤務開始時に病棟内の患者１人１人の様子を確認するためのラウンドを行っています．患者人数を把握することはもちろんのこと，急変の些細な変化に気づくため，現状を知る意味でも，ルーティンワークのように行っています．

また，後輩看護師から患者のことで相談された際は，必ず病室へ向かい，患者が勤務開始時とどのように変化しているか，五感を使ってアセスメントするようにしています．患者の**普段の状態を把握しておくこと**で，様子の変化を比較することができ，より急変の予兆に気づくことにつながります．

3 報告タイミングは急変回避するための“鍵”

皆さんは，後輩看護師からこのような患者の報告を受けた時，どのような行動を取っているでしょうか．忙しいことを理由に，報告を聞くだけで終わっていませんか？　ぜひ，**後輩看護師と一緒に患者のもとへ足を運び**，「呼吸」「循環」「意識」に視点をあて，ともにアセスメントを行ってみてください．ベッドサイドで状態観察することで，きっと報告を聞くだけよりも，患者の「何かおかしい」に気がつくことができ，いち早く対処すべきかを判断する“鍵”となるはずです．（長岡孝典）

引用・参考文献

1）Schein RM, et al：Clinical antecedents to in-hospital cardiopulmonary arrest. Chest 98 (6)：1388-1392, 1990
2）Franklin C et al：Developing strategies to prevent in hospital cardiac arrest；analyzing responses of physicians and nurses in the hours before the event. Critical Care Medicine 22 (2)：244-247, 1994
3）浅香えみ子：バイタルサインからみた急変の考え方―バイタルサインの向こう側を見抜き，予測する―，ワンランク上の急変時への対応法．Nursing Care 1 (1)：36-42, 2018

「何かおかしい」という気づきと直観

急変には何らかの前兆があり，呼吸，循環，意識の異常・悪化の前兆だけでなく，「何か変」という看護師が直観的に捉える前兆もあります．近年，急変の前兆から容態変化を察知して，早期対応する体制として，Rapid Response System（院内迅速対応システム）が普及してきています．各施設で急変対応チームをコールするための RSS 起動基準（バイタルサインや臨床所見）が具体的に定められています．この RRS 起動基準に，全般事項として，「患者に関する何らかの懸念」を挙げている施設もあり，「何か変」という看護師の直観的感覚を重要視しています．

看護師の直観を正当かつ不可欠な臨床判断の側面とみなした看護理論家の１人にパトリシア・ベナーがいます．ベナーの技能獲得モデルの中心は，看護の知や臨床的専門知識と直観の関係に関するものであるといえます．

急変への視点

044 家族の持つ「情報」「接近」「保証」のニーズを捉え，丁寧に対応しよう

急変時に家族に寄り添うかかわり方とは？

Contents

- 急変時の家族の心理的特徴を捉える
- 家族のニーズに合わせたケアを考える
- 有効的なコミュニケーションスキルを実践する

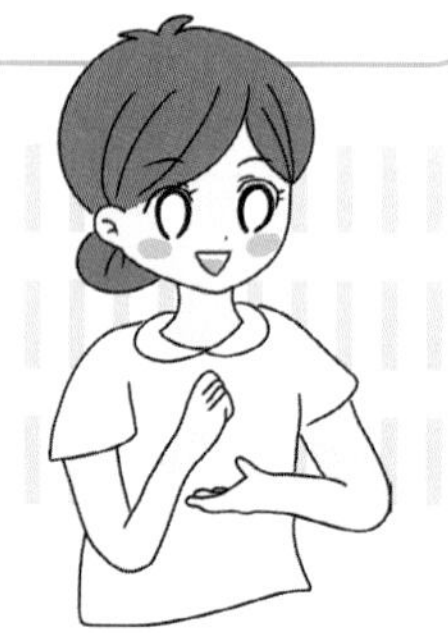

「夫は大丈夫なんですか？　今どういった状況なんですか？面会はできますか？　私はどうすればよいですか？」と電話の向こうで取り乱す家族…….

急変時，家族はどのような思いにあり，どのような対応が必要なのか，STEP に沿って考えていきます.

STEP1：急変時の家族の心理的特徴を捉える

急変の知らせを聞き，冷静さを失う家族は多いはずです．家族は，患者の元気だった姿から急激な生死にかかわる状態への変化に戸惑いや悲しみなどの感情を抱きます．このような**予期せぬ出来事から，気持ちの揺らぎをなんとか回復しようとさまざまな欲求（ニーズ）が生じます**.

例えば，今患者がどういった状態にあるのかを知りたいという「**情報**」のニードやいち早く患者に会いたいという「**接近**」のニード，最良の治療や処置が行われていることを知り，安心したいという「**保証**」のニードなど，家族によって感じるニーズもさまざまです.

重症・救急患者家族のニード・アセスメント

重症・救急患者家族のニードとコーピングをアセスメントするツールに，CNS-FACE（Coping & Needs Scale for Family Assessment in Critical and Emergency care settings）があります．患者家族のニードを社会的サポート，情緒的サポート，安楽・安寧，情報，接近，保証に分類し，46 項目で測定するものです．研究では，情報，接近，保証のニードと問題志向的コーピングが経過に従って高くなる傾向が見られ，情緒的サポートと情動的コーピングは経過に従って低くなる傾向にあったことが示されています．（山勢博彰：重症・救急患者家族のニードとコーピングに関する構造モデルの開発─ニードとコーピングの推移の特徴から─．日本看護研究学会雑誌 29（2）：95-102，2006）

しかし，急変時，家族へ看護師から直接病状や治療に関する内容の詳細を説明することは難しく，家族が求めていることと看護師が提供できることに乖離（かいり）が生じ，ギャップという形で歪みが生まれます．また安易に「大丈夫ですよ」とは答えられず，対応に戸惑うこともあります．そのため，**いち早く急変時の家族の心理的特徴を捉え，ニーズに合わせた対応が必要**です．

STEP2：家族のニーズに合わせたケアを考える

家族のニーズを把握し，それぞれに合わせた対応を考え，実践していきます．

「情報」のニーズに対しては，医師からの病状説明の時間をできる限り早く調整することや医療者と家族の間でのコミュニケーションをしっかりと行っていくことが必要です．

「接近」のニーズに対しては，可能な範囲で早期に面会ができるよう環境や時間を調整することなどが挙げられます．

「保証」のニーズに対しては，実際のケアの様子を見てもらったり，行っている治療・処置を適宜説明したりすることが重要となります．また，家族の反応や様子を観察しつつ，ニーズを充足するためのケアをチームで検討していくことが求められます．

STEP3：有効的なコミュニケーションスキルを実践する

急変の知らせを聞いて，不安や戸惑いを抱いた家族へのかかわりとして，どのような点に注意しながらコミュニケーションを図っていけばよいでしょうか．以下の３つのコミュニケーションスキルのポイントを押さえ，プロセス（**図１**）に沿ってコミュニケーションを行っていくことが重要です．

急変時は，患者への対応が最優先されます．しかし，看護師として家族も看護の対象であると捉え，丁寧かつ迅速な対応を心がけ，一番の理解者となるようかかわっていくことも重要な役割の１つです．

リレーションの構築 ……第一印象の重要性→ 表情・態度・声・言葉

リレーションとは,「関係」「繋がり」を意味します.家族との関係づくりの最初の入り口として,「第一印象」はとても重要です.患者を心配し慌てて来院された家族に対し,丁寧に挨拶することや誠実な対応,話し方,言葉選びなど,家族の様子に合わせたかかわりを行います.

フォーカシング ……心情の理解→ 客観的分析・傾聴力・共感力

フォーカシングは「問題の焦点化」や「心情の理解」を指します.突発的な出来事から,動揺を隠せない家族は時に怒りや落胆などといった感情的な反応を示すこともあります.そのため,家族の思いを引き出し,気持ちの整理を行い,医療者からの説明を受け止めやすい環境を作ることが必要です.共感や傾聴といった相手の立場に合わせたかかわりを行います.

ゴールへの誘導 ……解決への誘導→ 理解・協調・速やかな対応

最後に,ゴールへの誘導です.家族の気持ちの整理に努めることで,心理的ストレスの緩和につながります.その上で,問題を解決するために必要な情報提供や支持的態度を示すことで,コミュニケーションを円滑に行い,問題解決に向かいます.

図1:コミュニケーションスキルのポイント

文献3)を参考に著者作成

その他にも,**急変時家族へ電話する際に「気をつけてお越しください」と添える**ことで,家族の焦る気持ちを汲み,私たち医療職は家族の方々のことも心配しており,安全に来院してほしいというメッセージを伝える「家族ケア」の大切な一部と言えます.

(長岡孝典)

引用・参考文献

1) Leske JS:Internal psychometric properties of the Critical Care Family Needs Inventory. Heart Lung 20(3):236-244, 1991
2) 千明政好ほか:救急・重症患者の心理的特徴.救急・重症患者と家族のための心のケア−看護師による精神的援助の理論と実践(山勢博彰編著),p13-18,メディカ出版,2010
3) 日本救急看護学会監:外傷初期看護ガイドライン JNTEC 改訂第4版.p260-265,へるす出版,2018

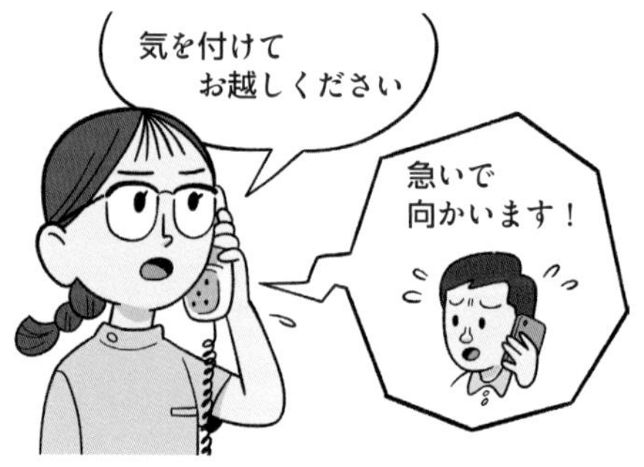
気を付けて
お越しください
急いで
向かいます!

045 Gibbs のリフレクティブ・サイクルを用いて，次につなげていこう

次につなげる！ つながる！
急変リフレクション

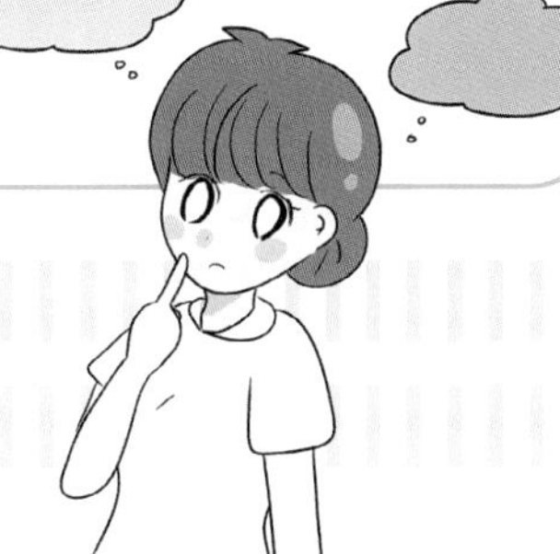

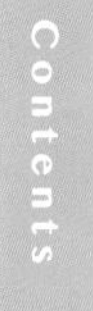

Contents

- 思考を止めない！ 気づき力を高める
- 次につなげるリフレクション

急変を経験した時，「患者・家族に対してもっとできることがあったのではないか？」と悔しい思いをしたことはありませんか？ 同じ部署の後輩看護師が，急変を経験し落ち込んでいるのを目にすることもあると思います．本項では，明日から使える急変の振り返り方をお伝えします．

思考を止めない！ 気づき力を高める

急変時の振り返りでは，起こった事象をしっかりと **“リフレクション（reflection：省察，内省）”することが重要です．** 下記の急変事例について，Gibbs のリフレクティブ・サイクル（**図 1**）を用いてリフレクションしてみましょう．

肺炎で抗菌薬治療を受けていた谷口さん（仮名）．夕方 16 時頃より息がおかしい（呼吸数 22 回/分）と訴えがありました．担当看護師はバイタルサインを測定し，血圧や心拍数，意識レベルに異常がないことを確認し，様子を見ていました．

しかし，20 時にナースコールがあり訪室すると，呼吸苦の増大と頻呼吸（呼吸数 26 回/分）を認めていました．その後，状態がさらに悪化し，ICU へ入室となりました．

Gibbs のリフレクティブ・サイクル

リフレクティブ・サイクルは，英国の教育学者グラハム・ギブス（Graham Gibbs）が，1988 年に著書 “Learning by Doing” で発表した経験学習のプロセス・モデルで，学習者が理論と実践を結び付ける方法をモデル化しています．

リフレクションのプロセスを描写・記述，感情，状況評価，状況分析，結論，行動計画の 6 つのステップに分けて論じています．

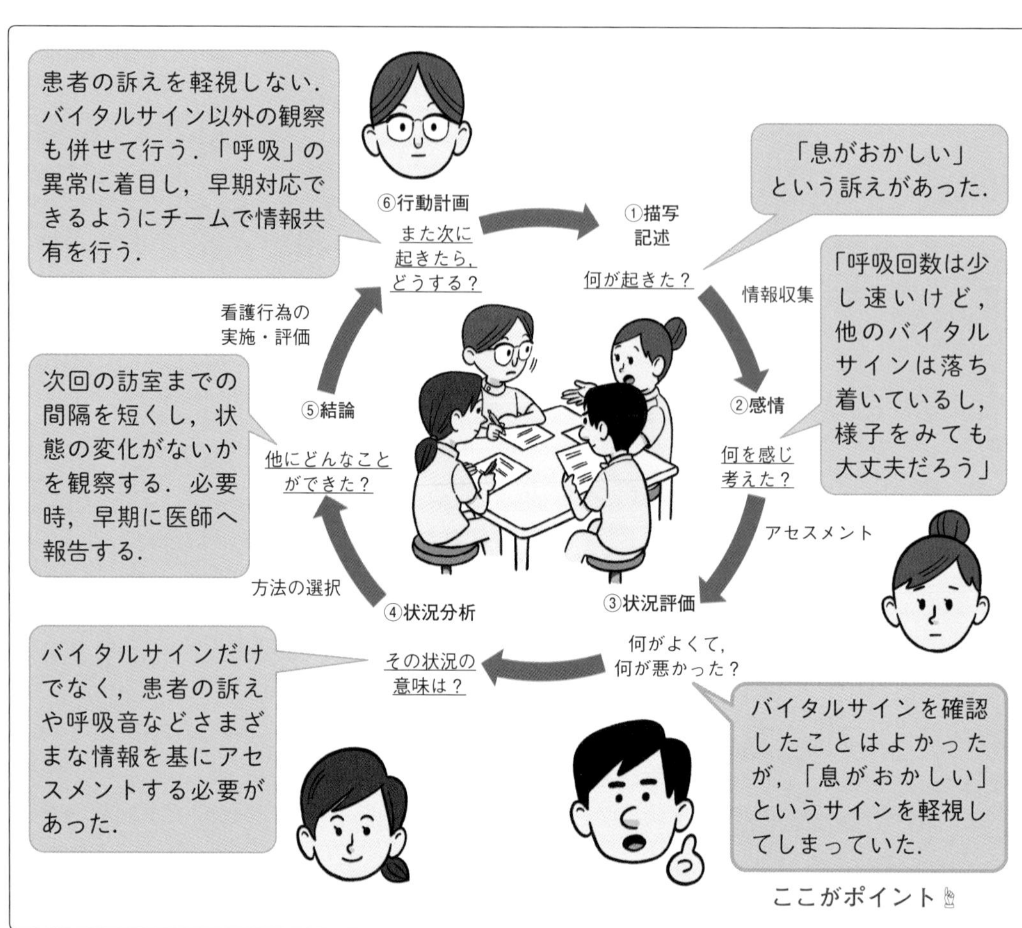

図 1：谷口さんの事例（Gibbs のリフレクティブ・サイクル）

文献 1）より引用・改変

谷口さんは 16 時の時点で呼吸の変化を認めていました．では，担当看護師は 16 時の情報をどのように捉え，ケア実践に活かそうとしていたのでしょうか？　担当看護師とともに振り返りを行うメンバーの一員となって，考えてみてください．

次につなげるリフレクション

リフレクションを行う最大のメリットは，自分自身の行動や感情に気づくことができ，次の看護に活かせることです．患者や家族とのかかわりで感じたことや気づいたこと，急変時の対応などさまざまな場面でのリフレクションをしっかりと言語化・可視化していくことが重要です．

では，具体的にリフレクションをどのように行えばよいのでしょうか？ 1つのツールとして，先程述べたGibbsのリフレクティブ・サイクルを用いて振り返ることで，問題の焦点化・より具体的な内容整理ができ，「次につなげる」ことができます．

この振り返りとして重要なポイントは，些細な変化も見逃してはならない，**いつもと違うや何かおかしいと思った際には，複数の眼で観察を行い，早期介入を行うこと**です．このように，1つの事例を通してしっかりとリフレクションを行うことで，自分の思考を言語化することで整理でき，第三者に俯瞰的な目線で意見をもらうことで，次に活かせる"実践知"と"気づく力"を高めることにつながります．

筆者は，リフレクションを行ううえで，「タイムリーさ」を意識しています．

事例は「生もの」です．時間が経つとその時の気持ちを忘れたり，よい意見が引き出せなくなったりすることもあります．**行動の経過をタイムリーに振り返り，具体的な行動計画まで導くことで，看護師の成長を促すことにつながっていきます**．

成功も失敗も含めてしっかりと振り返りを行える雰囲気や職場環境づくりを意識してみてください．そうすることで，次につながる一歩がきっと見えてくるはずです！（長岡孝典）

引用・参考文献

1）Gibbs, G：Learning by Doing：A Guide to Teaching and Learning Methods. p46-47, Further Education Unite, 1988
2）西尾万紀：重症患者に対する気づきやアセスメントの力は「リフレクション」で鍛えよ，こんな時どうする？ ICUケアの心得．ICNR，6（1）：62-63，2019
3）高西弘美：急変事例の振り返りからみた急変対応（カンファレンス）～カンファレンスで語り合うことは，問題を多角的にとらえるチャンス！ ～，ワンランク上の急変時への対応法．Nursing Care 1（1）：196-207，2018

疼痛管理への視点

046 術後疼痛のメカニズムと要因を理解し，術後回復を促進しよう

術後の疼痛に焦点を当てたケアの実際

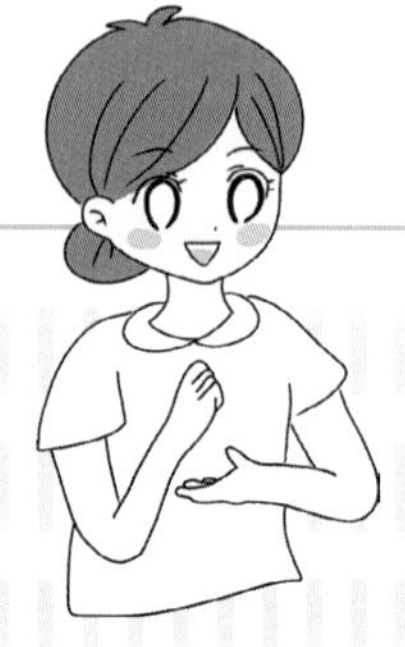

Contents

- 術後の疼痛管理は術前から
- 術後の疼痛の正体と薬剤
- 術後に痛みがあることの悪循環
- 開腹手術や開胸手術後の離床時に創部を手で押さえる根拠
- 自己効力感促進へのケア―患者のやる気スイッチを入れる声かけ

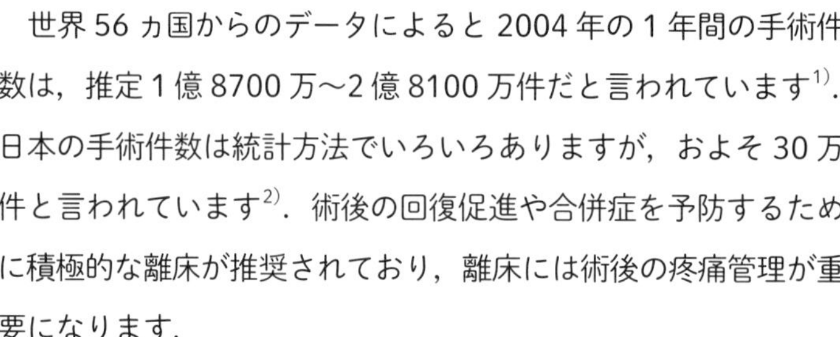

世界56ヵ国からのデータによると2004年の1年間の手術件数は，推定1億8700万～2億8100万件だと言われています[1)]．日本の手術件数は統計方法でいろいろありますが，およそ30万件と言われています[2)]．術後の回復促進や合併症を予防するために積極的な離床が推奨されており，離床には術後の疼痛管理が重要になります．

術後の疼痛管理は術前から

近年，**術後早期回復を目的としたEnhanced Recovery after Surgery（ERAS®：イーラス）のプロトコルを導入する施設が増えています**．これは，手術後の回復促進に役立つ各種ケアをエビデンスに基づき統合的に導入し，安全性と回復促進効果を強化した集学的リハビリテーションプログラムを確立し，侵襲の大きい術後においても迅速な回復を達成することが目的です．

内容は，①手術侵襲の軽減，②手術合併症の予防，③術後の

レスキュー・ボーラス

ボーラスは塊のことで，ボーラス投与とは短時間に急速に薬剤を注入する方法です．

レスキュー・ボーラス投与は，処方された鎮痛薬では痛みがとれない突出痛に対して，臨時追加投与することを言います．

レスキュー・ボーラス投与には，患者が自分で行う患者管理無痛法（patient controlled analgesia：PCA）があります．

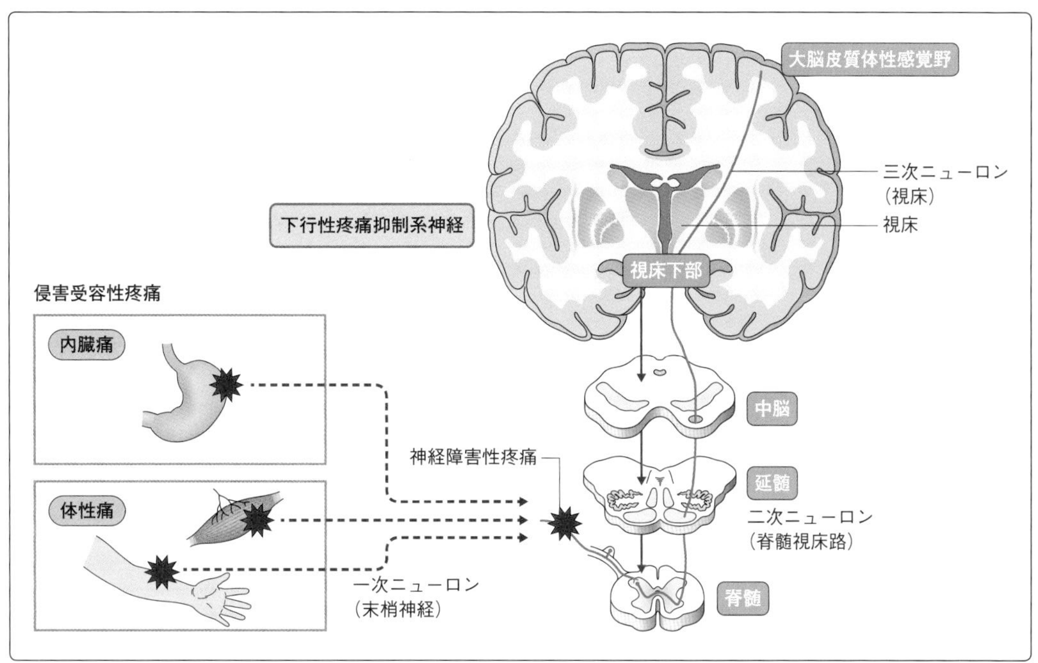

図 1：痛みの伝わり方

回復促進，など 3 要素を達成し，その結果として在院日数の最小化と早期の社会復帰を実現することで，**患者の安全を保ちつつ医療費削減にもつながるとされています**.

例えば，術前腸管処置の根拠性は高くなく，前処置がなくても手術部位感染（surgical site infection：SSI）と腸管損傷は発症率が低いとされ，施設ごとに設定可能で，実施する場合には経口抗菌薬併用が推奨されるなどの根拠を重視した実施内容が示されています.

看護師として，**手術前の患者の不安に対し，「あなたが手術を決めたことを後悔しないように全力で応援します」という声かけ**は，患者の闘病意欲を向上させる最善のケアとなります.

術後の疼痛の正体と薬剤

痛みのメカニズムを理解して，効果的な鎮痛薬やケアを活用して術後疼痛コントロールを図りましょう.

図 1 に痛みの伝わり方を示しました．痛みには，大きく分けて侵害受容性疼痛，神経障害性疼痛の 2 つがあり，さらに心理

神経障害性疼痛

神経障害性疼痛は，体性感覚系に対する損傷や疾患の直接的な結果で生じる神経の痛みです．やけつくような，刺すような，電気が走るような痛みと表現されることが多いです．代表的なものに，脳卒中後疼痛，脊髄損傷性疼痛，四肢切断後の疼痛（幻肢痛・断端痛），帯状疱疹後神経痛，複合性局所疼痛症候群などがあります.

表 1：術後疼痛の正体と使用薬剤・対応

痛みの種類	痛みの正体	使用する薬剤や対応
切開創の痛み	侵害受容性疼痛の体性痛，発痛増強物質の出現	消炎鎮痛薬と医療用麻薬
筋膜伸展の体動時の痛み	侵害受容性疼痛の体性痛	レスキュー・ボーラス
肝被膜伸展，消化管閉塞などの痛み	侵害受容性疼痛の内臓痛	医療麻薬
体表に張り巡らされている神経が手術時に傷つく神経支配領域の痛み	神経障害性疼痛，開胸手術後	抗うつ薬，抗けいれん薬，NMDA 受容体拮抗薬など
不安，後悔，孤独など	精神的な痛み	タッチや声かけ，そばにいるなどのケア

的要因による精神的な痛みがあります．術後疼痛の正体とそれに対処する薬剤を**表 1** にまとめました．

術後に痛みがあることの悪循環

痛みのコントロール不足があると，交感神経が優位になり血管収縮や筋肉の緊張が高まります．そして，血流不足は，組織の修復に必要な酸素と栄養の不足となり，組織を損傷させます．細胞を修復しようとサイトカインが増加し，さらなる痛みとなります（**図 2**）．サイトカインは，本来は創部を治癒させるために集まるものですが，これが発痛増強物質として働いてしまいます．

痛みをコントロールして早期離床し，歩行を開始することにより全身の血流をよくすることで創傷治癒の促進につなげることが大切です．

開腹手術や開胸手術後の離床時に創部を手で押さえる根拠

開腹や開胸術後は，切開創が横隔膜に近いために深呼吸や咳など呼吸運動が影響を受けやすく，また起き上がりや横を向くなど身体を動かすことで切開創が引っ張られ，痛みが引き起こされます．

そこで，手で創部を押さえて保護すると創部周囲の膜や筋肉

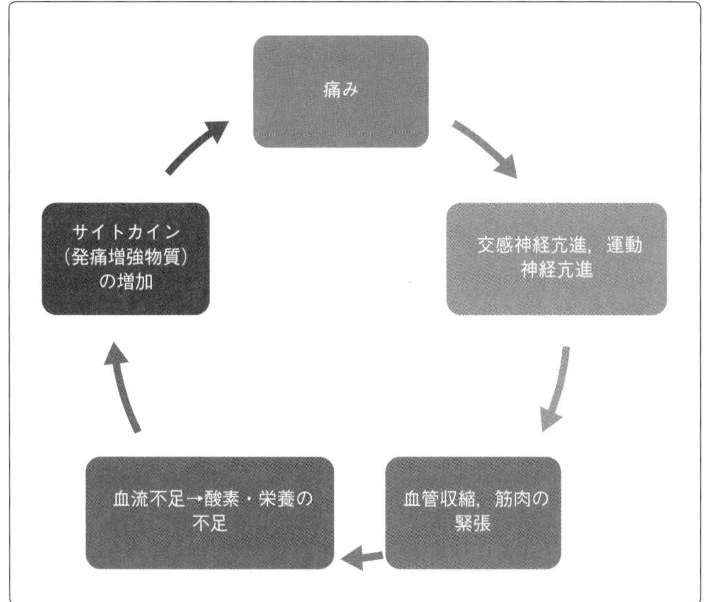

図 2：痛みがあることの悪循環

の動きが抑制されるため，疼痛が軽減されます．人の手の温もりによるケアですね．怖がらずにしっかりと創部を押さえます．まずは看護師が見本を示すように手で押さえましょう．

自己効力感促進へのケア―患者のやる気スイッチを入れる声かけ

手術後 2 日目，患者が「今日はあまり動きたくない」「あとで動くから」と繰り返し午後になっても動かないとき，どうしましょうか．

手術後 1 日目の痛みが学習されて，またあの痛みが出たら怖い，傷が開きそうでじっとしていたほうがよいかもなど，患者なりの理由を聞き，その不安を共有します．その後，「今日の頑張りが明日につながるので，身体を直すために試しに歩いてみましょう」と声をかけ，**歩行後は「明日が楽しみですね」「腸の動きがよくなっています（聴診器を腹部にあてながら）．歩いた成果ですね」**など，フィジカルアセスメントを活用して，努力の成果を伝えていきましょう．（前澤美代子）

引用・参考文献

1）Weiser TG, et al：An estimation of the global volume of surgery. Lancet 372：139-144, 2008

2）日本麻酔科学会：WHO 安全な手術のためのガイドライン 2009，p1-2，2015. http://www.anesth.or.jp/guide/pdf/20150526guideline.pdf より 2022 年 4 月 4 日検索

侵害受容性疼痛と発痛増強物質

侵害受容性疼痛は，損傷が起きた組織から作られるさまざまな発痛物質によって痛みが増強されます．

ブラジキニンやセロトニンなどの発痛物質，サイトカインなどの炎症メディエーターは，損傷された組織や炎症部位に浸潤した肥満細胞や白血球，血小板，マクロファージなどから産生される生理活性物質で，血管拡張，血管透過性亢進，血管内皮細胞活性化の働きで細胞の修復をします．

その一方で，炎症メディエーターは，痛みの受容器を刺激し，受容器の反応性を高め，痛覚閾値を低下させることで痛覚が過敏となるので，炎症メディエーターが細胞修復のために増加すると，痛みが増強することになります．

047 術後管理では，術式だけでなく麻酔の知識を持ち合わせてケアにあたろう

意外と知らない!? 麻酔に関連して生じるトラブル

Contents

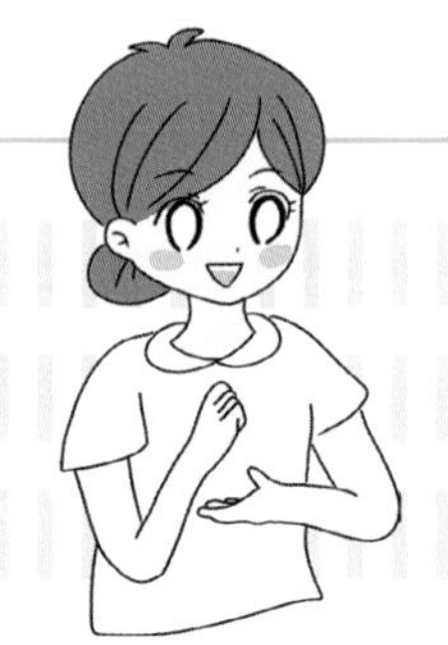

手術による生体侵襲と麻酔管理

手術には皮膚切開や腸管，腹膜の牽引などの手技があり，強い侵襲を伴います．そのため麻酔管理では，「鎮静」「鎮痛」「不動化」「有害反射の抑制」といった４つの要素のバランスを取り，全身管理が行われます．

全身麻酔では，鎮静薬や鎮痛薬の投与により，中枢神経が遮断され，強烈な痛み刺激から体を守ります．また筋弛緩薬を投与することで，筋肉の緊張を和らげ，手術操作を行いやすくします．また自発呼吸を停止させるため，人工呼吸による陽圧換気が行われます．さらに安定した呼吸管理にするために，気管内挿管などで気道が確保されます．

全身麻酔下では，以上のような普段の眠っている状態とは異なり，非生理的な状態で管理されていることがわかります．そのため，麻酔に関連する合併症も多数あり，術式だけでなく麻酔の知識を持ち合わせてケアにあたることが重要です．

本項では，麻酔に関する術後のトラブルとして，術後の悪心・嘔吐とシバリングを取り上げます．

痛みよりも辛い術後の悪心・嘔吐

術後の経過でよく見られるトラブルに悪心・嘔吐があります．**術後悪心・嘔吐はPONV（postoperative nausea and vomiting）と言われ，患者にとって非常に辛い体験**となります．PONVの詳しい機序は解明されていませんが，薬剤誘発性の嘔吐の一種と考えられています．

1 PONVのリスク因子

PONVにはリスク因子があり，患者因子，手術因子，麻酔因子に分類されます（**表1**）．

2 PONVの予防と対策

実際の麻酔管理では，リスクに応じた対策が取られおり，PONVが発症しにくい麻酔計画が立案されます．例えば，全身麻酔管理を避けることができる場合は，脊髄くも膜下麻酔で管理したり，全身麻酔の場合でも，吸入麻酔薬の使用を避け，静脈麻酔薬で管理したりします．

また術後のオピオイドの使用を最小限にするために，多角的な鎮痛法，いわゆるマルチモーダル鎮痛法が用いられます．

以上に加えて，リスク因子が多く該当する場合には，制吐薬（デキサメタゾンやドロペリドールなど）が予防的に投与されます．実際に嘔気が見られた時には，作用機序の異なる制吐薬（メトクロプラミドなど）が組み合わされて投与されます．

例えば，乗り物酔いしやすく，タバコを吸わない若い女性が婦人科の腹腔鏡手術を受ける場合，高率でPONVが発症することが予測できます．術後，速やかに対応していくためには，手術

マルチモーダル鎮痛法

マルチモーダル鎮痛法とは，末梢神経ブロックなどの区域麻酔の併用や，アセトアミノフェンやNSAIDsなどの非オピオイド鎮痛薬を併用する鎮痛法です．

表1：PONVのリスク因子

患者因子	女性，非喫煙者，PONV・乗り物酔いの既往，50歳以下
手術因子	手術時間（長時間），手術の種類（腹腔鏡手術，胆嚢摘出術，婦人科手術など）
麻酔因子	揮発性吸入薬の使用（吸入麻酔薬），亜酸化窒素の使用（笑気），術後のオピオイドの使用

室からの申し送り時に，**PONVのリスクの程度と実施された具体的な対策を確認**するとよいでしょう．麻酔チャートに使用された薬剤がすべて記載してあるため，読んで理解できるといいですが，読めない場合でも手術室看護師に解説を依頼することもできます．

特に術後のPCA（patient controlled analgesia：患者管理無痛法）にオピオイドが含まれる場合，PONVのリスク因子となるため，症状が出現した場合に備えて取るべき行動を麻酔科医や主治医と確認することが重要です．

オピオイドの停止や減量は，疼痛管理との兼ね合いで微妙なさじ加減が必要です．停止や減量する場合，代替となる鎮痛薬についても同時に確認すると，きめ細やかな対応になります．

また制吐薬が必要となる場合も，投与された薬剤と異なる作用機序の制吐薬が効果的な治療につながるため，術後指示に確実に入力してもらいましょう．実際，短い申し送り時間で馴染みがない麻酔科医と指示のやりとりをすることは難しいかもしれません．あらかじめPONV対策の知識を持ち合わせて，コミュニケーションを図りましょう．

術後のシバリングを理解して対応につなげる

術後のオペ迎えのときに，患者がガタガタと震えているのを目にしたことが一度はあるかと思います．低体温となり，寒気を強く感じている場合もあれば，それほど寒気は感じていないけれども，「身体が震えるんです」とシバリングしている姿を見かけることがあります．これは麻酔薬が体温調節中枢に影響を及ぼしているからです．

普段私たちの中枢温は，閾値間域と呼ばれる一定の範囲（±0.2℃）で保たれています（**図1**）．この閾値間域を超えたときに見られる自律性体温調節反応が血管拡張や発汗で，下限を超えたときの自律性体温調節反応が血管収縮や非ふるえ熱産生，シバリングです．

麻酔がかかると，閾値間域が2〜4℃まで大きく広がります．

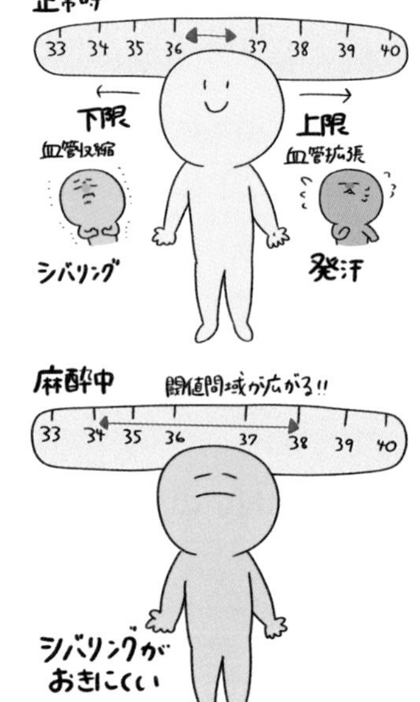

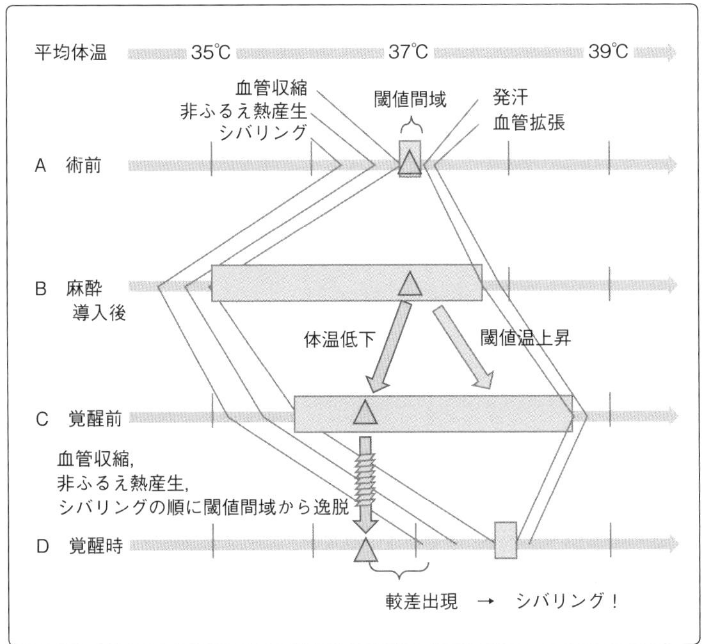

図1：シバリングの発生機序

文献1）より転載

これは普段の状態と比較すると20倍に相当するため，非常に大きな変化と言えます．そして，閾値間域の広がり方が左側にシフトするのが特徴的で，体温上昇に対する血管拡張や発汗は，さほど変わりませんが，寒冷刺激に対して，血管収縮やシバリング反応が起こりにくくなります．

そして，手術が終わり，麻酔からの覚醒が進むにつれて，抑制されていた閾値間域が非常に狭い範囲に戻ろうとし，さらに高体温側に移動していきます．これは手術侵襲によるサイトカインなどの発熱物質の影響です．そのため，低体温に陥った場合や，まずまず体温が保てていたにしても，閾値間域から逸脱した状態になっていたためシバリングが発生したことがわかります．

シバリングは，非常に不快で痛みを助長するだけでなく，ノルアドレナリンの分泌を増加させ，酸素消費量を増大させるなど，循環動態に影響を及ぼします．速やかに加温に努め，酸素投与できる環境を提供しましょう．（永松純一）

引用・参考文献
1）稲田英一：体温管理．新・麻酔科研修の素朴な疑問に答えます，p165-182，メディカル・サイエンス・インターナショナル，2016

048 ＼ポジショニングは全身管理の視点を持って，トータルケアを進めよう／

体位管理をチームで捉える

Contents

- 呼吸生理の復習
- 体位変換による循環動態観察の重要性
- 体位変換？ 全身管理に重要なのはポジショニングという考え方
- トータルケアとしてのポジショニングという視点
- 動かすことで状態の変動がある患者は動かせないの？
- 患者にとっての最善のケアに向けて

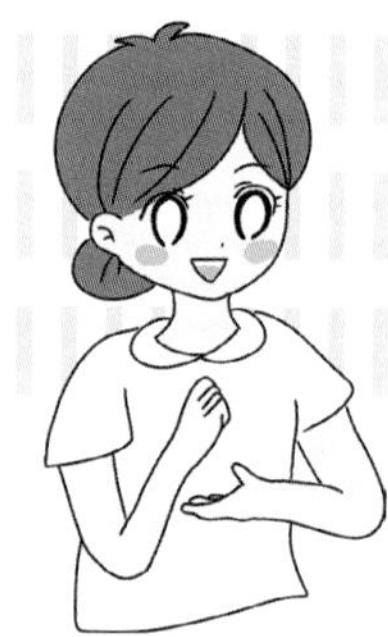

呼吸管理が必要とされるような状態が不安定な患者では，呼吸理学療法としての体位管理が実施されます．その際に問題となるのが，褥瘡などの皮膚トラブルの発生です．「呼吸はよくなったけれど，皮膚トラブルが発生」という状況は，患者のボディイメージの変容に加え，新たな感染源を医原性に併発させてしまうことにつながりかねません．

この両立の難しさは臨床でしばしば聞かれますが，時に**生命に直結する呼吸管理が優先され，「呼吸さえよくなれば……」といった思考に陥ったり，一方，褥瘡予防が強く主張されコンフリクト（葛藤）が起きたりもする**ようです．

しかし，この課題は「どちらかを立てる」ものではなく目的を同じくしてかかわることが重要です．本項ではこの「**皮膚トラブルを予防する視点を持ち，肺理学療法も効果的に実践する**」合わせ技を，皮膚・排泄ケア認定看護師，集中ケア認定看護師の視点からお届けしたいと思います．

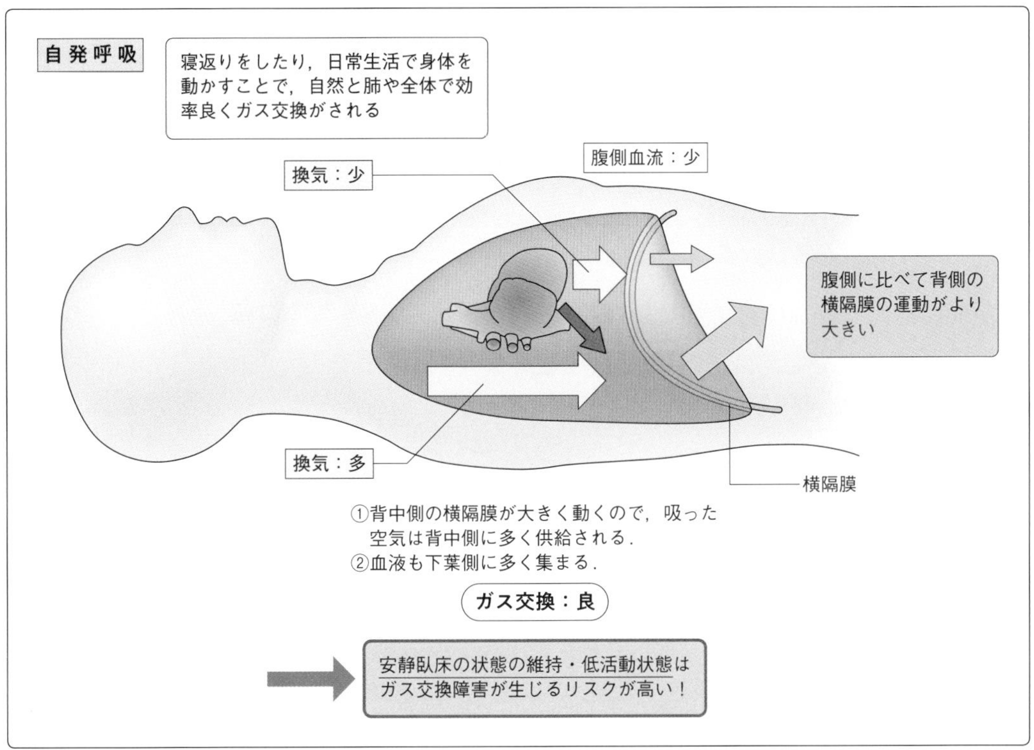
自発呼吸
寝返りをしたり，日常生活で身体を動かすことで，自然と肺や全体で効率良くガス交換がされる
腹側血流：少
換気：少
腹側に比べて背側の横隔膜の運動がより大きい
換気：多
横隔膜
①背中側の横隔膜が大きく動くので，吸った空気は背中側に多く供給される．
②血液も下葉側に多く集まる．
ガス交換：良
安静臥床の状態の維持・低活動状態はガス交換障害が生じるリスクが高い！

図 1：呼吸生理と体位管理

呼吸生理の復習

私たちは体動が少なく，自ら動くことができない患者に対して体位変換を実践していますよね．

なぜ体位変換をするのか？ 質問すると，多くの看護師は「褥瘡予防のためです」と答えます．もちろん大切な目的です．しかし，**図 1** に示す呼吸生理を見てみると，ガス交換を効率的に実施し，換気をよくするための手段としても体位変換は重要な意義を持っています．

呼吸生理に焦点を当てた体位管理の目的を以下に示します．

①分泌物ドレナージ

②換気血流不均衡[*1]の改善

③肺胞低換気の改善

④シャント[*2]の改善

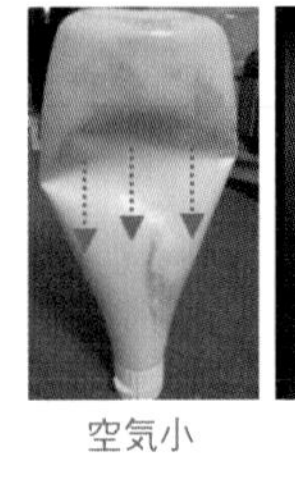
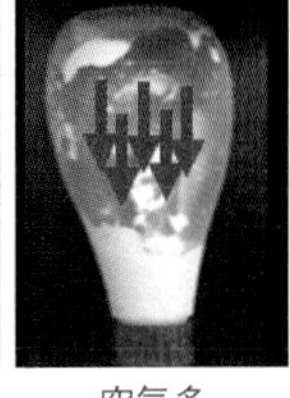
空気小　空気多

無気肺予防はドレナージ効果も高める！！

[*1] 肺胞の酸素量と肺毛細血管の血流の量的バランスが取れていない状態

[*2] 無気肺や肺胞虚脱などにより，換気が完全に行われていない部分

体位変換による循環動態観察の重要性

皆さんはこんな経験をしたことはありませんか？

「安静にされていた患者が起き上がった際，顔色が蒼白くなり，冷や汗をかいた」

これは，起立性低血圧の状態です．臥床時は身体全体の高さがある程度同じであった状態が，端坐位や立位となると，重力により血液の移動が生じ，高い位置にある頭部への血流が一時的に悪くなることで，このような状態を招きます．

また，大きな侵襲（手術・感染・外傷など）を受けた患者は，血管内に血液を留めておきにくい状態となり，血管内脱水の状態に陥ることがあります．このような状態にある患者は，ベッド上での体位変換だけでも循環動態の変化を生じることがあります．

イメージしてみてください．ペットボトルに水が満タンに入っている状態でペットボトルを横にしても，それほどの水面変動は生じません．一方で，水が少ない状態でペットボトルを横にすると水面変動は大きくなりますよね．状態が不安定な患者の血管内では，これと同じような現象が生じる可能性があり，体位変換により循環動態が変動するリスクがあります．以上のことから，体位変換の前後では，呼吸のアセスメントに加え，循環動態のアセスメントも重要なポイントとなります．

体位変換？ 全身管理に重要なのはポジショニングという考え方（図2）

自由に体が動かせない時には，廃用症候群や褥瘡の予防，筋緊張の緩和，変形・拘縮・神経麻痺の予防，良肢位保持が求められます[1)]．**動けない患者へのポジショニングは呼吸管理にも褥瘡予防にも共通性が多くあります**．

例えば，不良な姿勢では苦痛であるため，ずれにより褥瘡が発生しやすく，同時に呼吸が乱れ，呼吸状態が不良になります．安楽な姿勢をとり定期的に姿勢を変えていくことで同一体位や不良姿勢に伴う疼痛を回避し，褥瘡予防にも呼吸管理にもつながります．

「皮膚トラブル予防の視点を持ちつつ，呼吸改善に向けた体位管理」を検討しましょう！

症例：誤嚥性肺炎で入院中の85歳男性.
X線で左肺野の透過性低下を認めます．咳嗽力が弱く自己喀痰が難しい状況です．炎症値が高値で，尿量減少し，全身浮腫を認めます．現在禁飲食の状態で，輸液管理・抗菌薬投与による治療中です.

<集中ケア認定看護師の視点>
・呼吸のフィジカルイグザミネーション（視診・聴診・触診・打診）
・X線所見・咳嗽力・口腔内環境
・関節拘縮・可動域・日常生活動作・浮腫の箇所
・姿勢変化による血圧・脈拍数・心拍数・呼吸数，SpO_2の変動，不整脈の出現の有無
・炎症反応・WBC評価・循環作動薬の投与の有無

<集中ケア認定看護師の視点>
・右側臥位への体位変換による苦痛や障害は？
・現在の体位による呼吸・循環変動は？
・肺理学療法による呼吸の改善は？
・右肺野のフィジカルイグザミネーションは？

<皮膚・排泄ケア認定看護師の視点>
・体位変換する際の支持面の皮膚障害は生じていない？
・2時間ごとに右下となっている部位の皮膚の状態変化は？
・スモールチェンジ導入の必要性は？
・耳介保護やポジショニングピローの効果は？
・体圧分散寝具は妥当か？

<皮膚・排泄ケア認定看護師の視点>
・皮膚の状態：乾燥・湿潤・浮腫・スキン-テア，褥瘡の既往・掻爬痕の有無，発汗の有無と程度
・骨突出の部位・程度
・骨突出部位の体位変換前後での発汗の有無と程度
・関節拘縮・可動性・動きの状態（不随意運動含む）
・各デバイス挿入部位

観察

評価

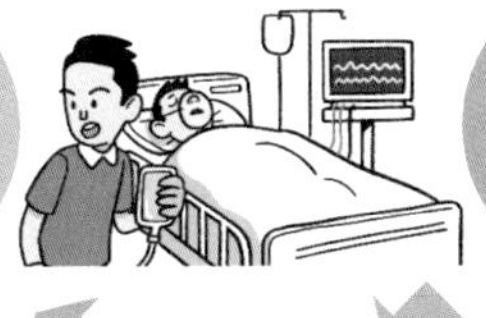

アセスメント

実践

<集中ケア認定看護師の視点>
浮腫も強く，炎症反応も高値で経過しているから，血管内脱水になっている可能性がありそう．痰は貯留していそうだけど，咳嗽力が弱く，左肺野の透過性低下があるから，まずは左肺野をターゲットに肺理学療法を実施しよう．循環変動のリスクがありそうだから，肺理学療法前後で観察強化をしよう.

<集中ケア認定看護師の視点>
・挿入デバイス類の安全の確保
・循環作動薬投与中ルートは屈曲予防
・段階的な体位変換の実践により循環動態の変動徴候を早期に捉える
・分泌物移動・換気血流変化による呼吸変化を捉える

<皮膚・排泄ケア認定看護師の視点>
・体圧分散寝具の使用で2時間ごとの体位変換を実施
・体位変換はズレを生じないよう，複数人で身体を持ち上げるように実施
・右側臥位時の背屈・左下肢の支持には大きめのクッションを使用
・右下側になる部位・踵部の圧抜き・アライメントの確認
・骨突出部位はポリウレタンフィルム・シリコン/ポリウレタンフォームを貼付する

<皮膚・排泄ケア認定看護師の視点>
低栄養・浮腫により皮膚は脆弱で，水疱やスキン-テア，各デバイスによるMDRPUのハイリスク状態だな．肩・腸骨・左大転子・耳介が褥瘡発生のハイリスク部位になりそう．露出部は保護し，耳介は除圧用の道具を追加してみよう．2時間ごとの体位変換からポジショニングを開始し観察強化しよう.

図2：トータルケアの思考・実践プロセス

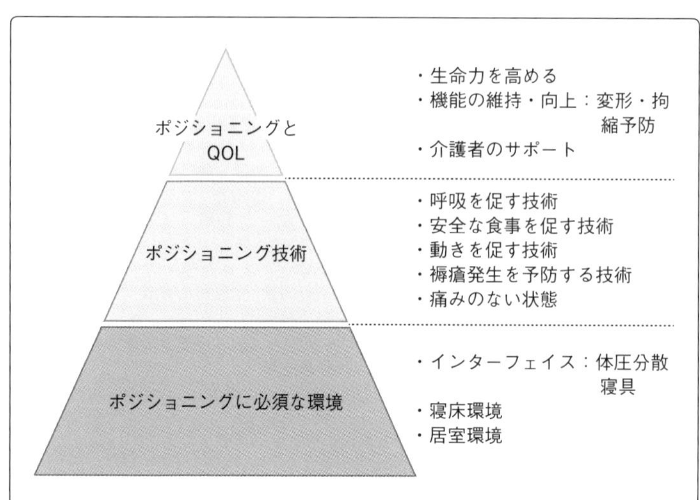

図3：トータルケアのためのポジショニング階層

文献1）p9より転載

複数の管理が必要な状態を考慮してバランスの成り立つケアを思考・実践しており（**図2**），これをトータルケアとします．**図2**では，呼吸・皮膚トラブルという視点に焦点を当てた内容をご紹介しましたが，それぞれの患者により状態は異なるため，バランスの成り立つポジショニングをその都度検討することが必要となります[1)]．

トータルケアとしてのポジショニングという視点

ポジショニングは，患者の状態だけではなく，それを取り巻く環境や支援体制なども大きく影響します（**図3**）[2)]．例えば，寝床環境の調整として，患者の褥瘡発生リスクに準じた体圧分散寝具を使用することが推奨されています[1)]．また最近では，皮膚温度の上昇は皮膚と寝床との接触面における水分レベルを変化させ，皮膚の脆弱性を高めることが明らかになり，皮膚局所の温度（マイクロクライメット）調整が重要視されています．

活動が制限されている患者の部屋の室温や寝床の環境を整えたうえで，肺理学療法を行うポジショニングを行い，褥瘡予防の視点で全体を観察し広い支持面で体を沈めて包むような圧再分配を調整することで，いずれの視点も踏まえたポジショニングができるのではないでしょうか.

動かすことで状態の変動がある患者は動かせないの?

クリティカル領域で体圧分散寝具を用いた場合でも体位変換は2時間ごとに行うことが推奨されています. 換気の状態を維持, 改善するための体位であっても苦痛の少ない体位で機能低下を起こさないことも重要な視点です. 体位を決めたら, 体の軸が一直線になっているか, いったん全体を眺めてみましょう.

体位変換にはスモールチェンジという方法(右記)もあります. 体位変換と同等の効果があり全身管理が必要な患者でも看護師1人で行うことができます. 夜間や2時間ごとの体位変換では発赤が見られるときには局所的にスモールチェンジで除圧をすることを取り入れてみましょう.

患者にとっての最善のケアに向けて

私たち看護師は患者の一番近くにいる医療者です. 咳をする力, 口腔内の環境, 関節の動きや硬さ, 皮膚の脆弱性など, 日常生活ケアを通して見える患者のさまざまな反応は, ただ見るのでなく意図的に観察していないと把握できません. そして, これらの患者の状態が, ポジショニングにおける重要な視点であり情報となります.

その患者に合った最善のケアは, 多職種で観察→アセスメント→実践→評価のサイクルを繰り返し(**図2**), 実践につなげていくことが近道になるのではないでしょうか. (青山道子・伊藤麻紀)

スモールチェンジ

左右など大きく向きを変えることだけではなく, 左右の肩, 腰, 殿部を体圧分散寝具の下にピローやタオルなどを挿入し局所的に除圧をしていく方法です.

MDRPU

MDRPUとは, medical device related pressure ulcerの略で, 医療関連機器圧迫創傷と訳されます. 日本褥瘡学会は, MDRPUを「医療関連機器による圧迫で生じる皮膚ないし下床の組織損傷であり, 厳密には従来の褥瘡すなわち自重関連褥瘡と区別されるが, ともに圧迫創傷であり広い意味では褥瘡の範疇に属する. なお, 尿道, 消化管, 気道等の粘膜に発生する創傷は含めない」と定義しています. (日本褥瘡学会編:ベストプラクティス—医療関連機器圧迫創傷の予防と管理. 日本褥瘡学会, 2016)

引用・参考文献

1) 日本褥瘡学会教育委員会ガイドライン改訂委員会:褥瘡予防・管理ガイドライン第4版, 日本褥瘡学会誌 17(1):487-557, 2015
2) 田中マキ子, 北出貴則, 永吉恭子編著:トータルケアをめざす褥瘡予防のためのポジショニング, p6-16, 照林社, 2018

049 皮膚トラブルをあらゆる角度からアセスメントし，予防とケアを次につなげていこう

皮膚を守れ！ 今どきの皮膚・排泄ケア！

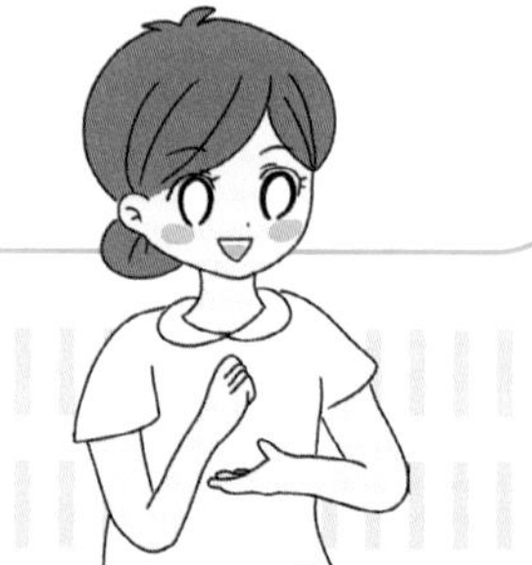

Contents

- スキン-テア
- 失禁関連性皮膚炎（IAD）

患者に日々かかわる看護師は多くの皮膚トラブルを発見し，ケアをしています．入院している患者は高齢者が多く，皮膚が脆弱で失禁をする方と多くかかわります．本項では，看護師が発見し，予防的ケア，早期対応することで悪化を防ぐことができるスキン-テアと失禁関連性皮膚炎（incontinence-associated dermatitis：IAD）について説明します．

スキン-テア

1 スキン-テアは他の皮膚トラブルと何が違うの？

スキン-テアは，皮膚が薄く脆弱な患者の四肢を中心とした露出しやすい場所に外力がかかり皮膚裂傷が発生した状態です．発見時にずれた皮膚を戻すことで創傷面積を縮小させ，創傷治癒を早めます．

また，粘着剤がついたものなどを直接貼ると戻した皮膚も他の皮膚もはがれてしまうため拡大します．加えて，皮下出血を伴いやすく，創傷が治りにくくなるため，発見時には予防と創傷ケアと両方を必要とします．

2 スキン-テアが発生しやすい個体要因と外力要因のリスクアセスメント（図 1）

患者を見たとき，高齢で露出している手首や足に皮下出血が多い方，皮膚が乾燥し，ティッシュペーパー様だったらスキン-テアができやすい人です．加えて，抗凝固薬やステロイドの長期内服，透析歴や抗がん薬の投与歴，放射線治療歴があるか確認しましょう．

外的要因としては，不穏行動や不随意運動，ベッド柵や車いすにぶつかりやすい行動や周囲

①発見したらまずは止血する
②ずれた皮膚は生理食塩液で濡らしながら鑷子などを用いて創縁まで戻す
③皮膚接合用テープで皮弁がずれないように固定する
④内部にたまらないように隙間をあけて皮弁を固定する

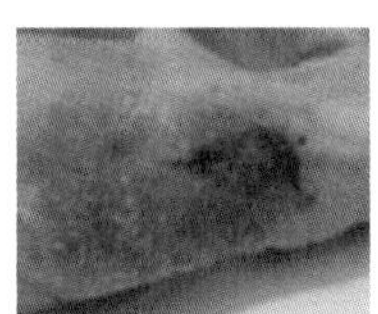
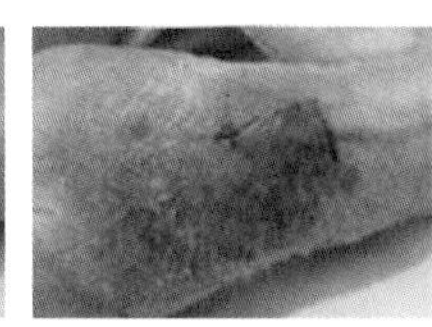
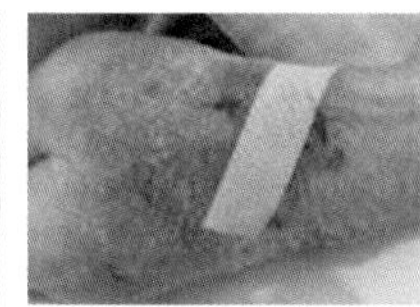

図1：スキン-テア発生時の対処ポイント

環境があれば要注意です．さらに，移動や清潔ケアに介助が必要であれば皮膚に直接接触することが多いため摩擦・ずれへの管理が必要となります．これは検査での移動やリハビリテーション時にも注意が必要なので多職種で情報の共有を行いましょう．

3 スキン-テアを予防するのは看護ケア：保湿と保護

乾燥している皮膚は外力に弱く傷つきやすいため保湿をしましょう．さらにアームカバーなどを活用し露出している部位を最小限にしましょう．加えて，ぶつかりやすい場所や物品から患者を保護する環境に整えます．

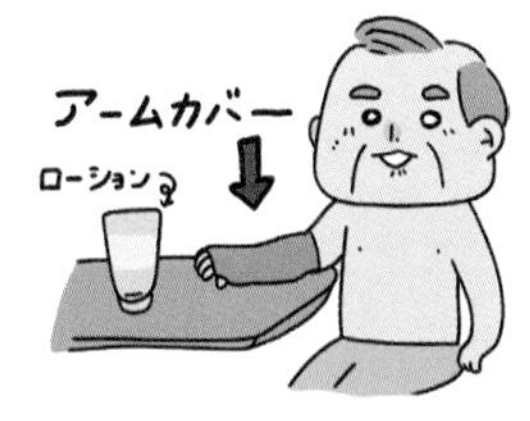
アームカバー
ローション

また，ケアによる発生を予防するためには，腕を握るような行為は皮膚がずれやすいため，広い面積で下から支えるようにしましょう．移乗時にはスライディングシートなどの滑りやすく広めのシートで動かしたい部位を包んで動かす工夫も有効です．

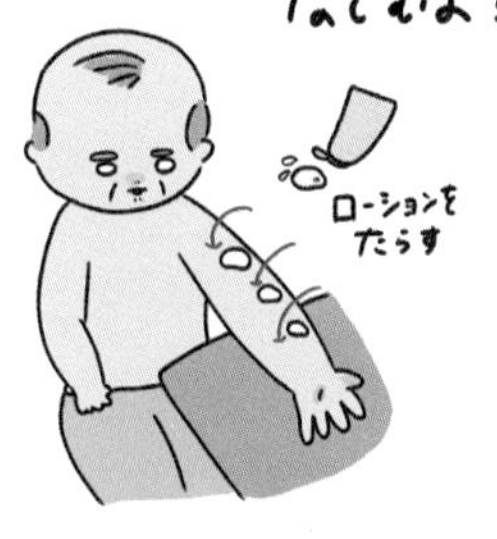
皮膚割線に
沿ってぬると
なじむよ！
ローションを
たらす

4 予防しても発生するスキン-テアは初期対応がその後を決める

皮弁が完全に元に戻せない場合は創傷管理を行います（**図1**）．この時，皮弁が剝離した方向がわかるように，ドレッシング材に皮弁の方向を記載します（**図2**）．ワセリンとガーゼを使用した場合，医療用テープは使用せず包帯などで固定します．

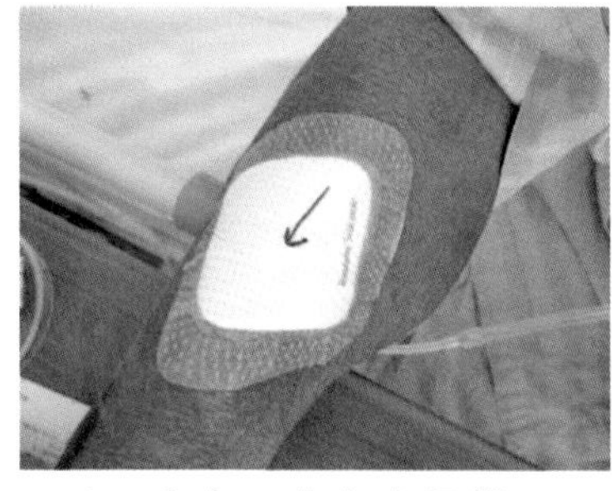

図2：皮弁の方向を記載

失禁関連性皮膚炎（IAD）

1 IADの皮膚の観察を極める

失禁により湿疹や皮膚炎（おむつ皮膚炎）やアレルギー性接触性皮膚炎，物理化学的皮膚障害，皮膚表在性真菌感染症などの皮膚症状を包括したものを失禁関連性皮膚炎（IAD）[1] といいます．重症度評価スケール（IAD-set）（**図3**）は，排泄物と皮膚の両方の視点で評価するように作成されています．本項では割愛しますが，評価後にはIAD-setケアアルゴリズムに沿って排泄自立度，皮膚，排泄物のケアなどの多角的な視点でIADのケアを考えるものもあります[2]．

皮膚の観察においてはカンジダ症の有無を見分けることがポイントです．皮膚の特徴としては，膿疱発生や地図状に障害され

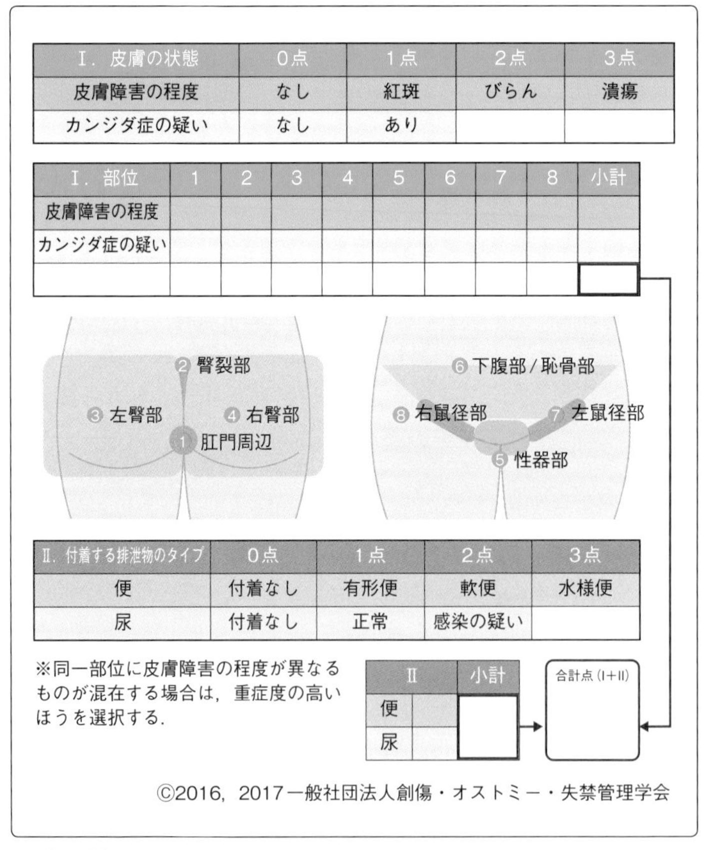

Ⅰ．皮膚の状態	0点	1点	2点	3点
皮膚障害の程度	なし	紅斑	びらん	潰瘍
カンジダ症の疑い	なし	あり		

Ⅰ．部位	1	2	3	4	5	6	7	8	小計
皮膚障害の程度									
カンジダ症の疑い									

Ⅱ．付着する排泄物のタイプ	0点	1点	2点	3点
便	付着なし	有形便	軟便	水様便
尿	付着なし	正常	感染の疑い	

※同一部位に皮膚障害の程度が異なるものが混在する場合は，重症度の高いほうを選択する．

Ⅱ		小計
便		
尿		

図3：IAD-set

文献1）p16より転載

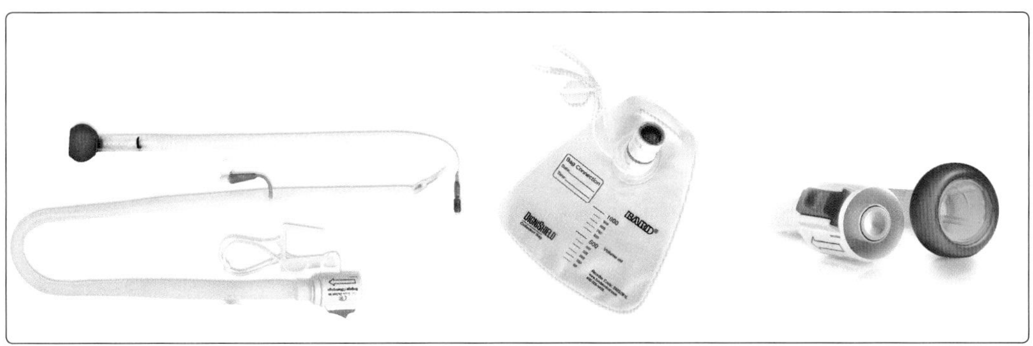

図 4：便失禁システム（バード® ディグニシールド）

（写真提供：株式会社メディコン）

た皮膚の外縁に落屑が見られ瘙痒感を伴います．ケアの分かれ道ともなりますので，疑わしい場合には周囲の人とともに確認し，皮膚科受診を勧めていきましょう．

2 IAD のケアは排泄物の管理も同時に行う：おむつ選びとその他の排泄管理の方法

IAD は排泄物の管理も重要です．尿失禁が多く，頻回におむつ交換ができない場合は，吸収量が多い尿取りパッドを選びましょう．1 枚当たりのおむつの値段は高くなりますが，吸収量が多いほど，交換回数を減らせます．

便失禁がある場合には便性に合わせたケアをすぐに開始しましょう．水様便の場合には，使用のパッド（S ケア軟便安心パッド®）や便失禁システム（**図 4**）の使用，ポリエステル繊維綿の併用（**図 5**）やパウチングなど，便の収集方法について検討しましょう．

3 清潔ケアを極める：排泄物を落とす洗浄は簡単なようで難しい

IAD に必要なスキンケアは「洗浄」「保湿」「保護」の 3 本柱です．排泄物は殿部だけでなく，鼠径部や陰部，大腿内側，男性であれば陰嚢と陰茎の間にも入り込みます．洗浄はしわや皮膚の重なりを意識して十分な量の微温湯と泡洗浄剤で愛護的に洗い流します．

しかし，排泄のたびに洗浄すると皮脂を落としすぎ乾燥を助

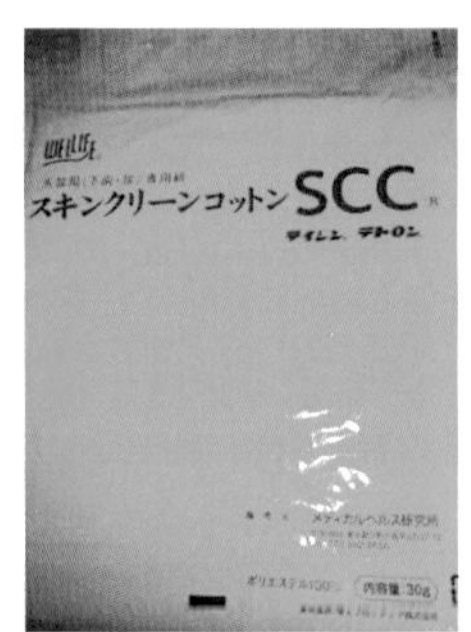

図 5：ポリエステル繊維綿（スキンクリーンコットン SCC®）

（写真提供：有限会社メディカルヘルス研究所）

長します．さらに，外力の刺激によって皮膚は傷つきやすくなります．排泄ごとの清潔ケアはおしりふきなどの清拭材で押さえるようにゆっくりとふき取りましょう．

4 洗浄後に行う保湿と保護，便性でどちらをやるか判断しよう

IADでの保護とは，保湿と異なり，尿や便が皮膚に付着しないよう，皮膚には撥水性皮膚保護剤や皮膚被膜剤，ストーマ用皮膚保護剤を使用することです．軟便〜下痢になったら速やかに保湿から保護に切り替えます．

白色ワセリンなどの油脂性軟膏は，十分な撥水効果は期待できません．保護に適した薬剤や保護剤などを使用しましょう．また，びらんや潰瘍が発生したらいずれの軟膏も創面につきにくいため，ストーマ用の粉状皮膚保護剤を散布したうえで軟膏を塗布するようにします．

患者がもつ皮膚トラブルのリスクをあらゆる角度から観察し，**皮膚トラブルを見つけた時「何をするのか」ではなく，「これは何か？」をアセスメントする**ことで，その次に行うケアや対処を定式化することができます．まずは「よく見る」ことから始めてみてください．（伊藤麻紀）

引用・参考文献

1）日本創傷・オストミー・失禁管理学会編：IAD-setに基づくIADの予防と管理 IADベストプラクティス．p6-10，照林社，2019
2）日本創傷・オストミー・失禁管理学会編：IAD-setに基づくIADの予防と管理 IADベストプラクティス．p18-20，照林社，2019
3）日本創傷・オストミー・失禁管理学会編：ベストプラクティス　スキン-テア（皮膚裂傷）の予防と管理．照林社，2015

050 嚥下評価を的確に行って，患者・家族の希望を叶えよう

看護で「食べる」を支える

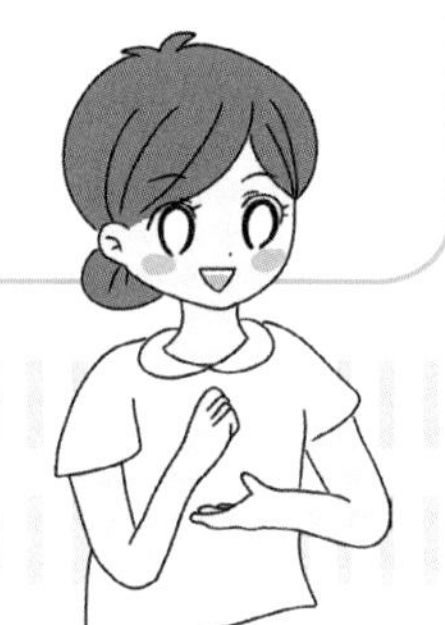

Contents

- むせる＝食べられない？
- たった数口の「食べる」ことの判断

「○○さんは食事中むせていたので経口摂取は危険です」．そんな場面はありませんか．高齢患者が増加するなかで，珍しくない場面ですよね．

しかし，**むせたからというその事実だけで，経口摂取が危険と判断するのはちょっと早い**かもしれません．そのむせは，ひょっとしたら予防できるかもしれません．

むせる=食べられない？

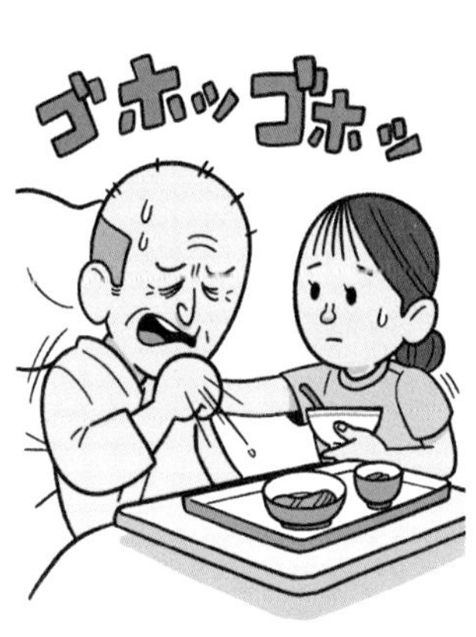

筆者のかかわった患者で，慢性呼吸器疾患をベースにした誤嚥性肺炎がある，90歳代の川田さん（仮名）がいました．積極的な治療はせずに，わずかな点滴だけで最期を迎えようとしていました．

川田さんは，覚醒状態にムラがありますが覚醒している際には，時折「食べたい」と言われていました．川田さんの家族も，何か食べさせてやりたいという希望があり，病棟看護師によって経口摂取を試みていたようですが，川田さんはすぐにむせてしまいます．

摂食・嚥下障害認定看護師（CN）として筆者は，川田さんに嚥下評価を行いました．ただ嚥下評価を行うのではなく，**川田さん**

が嚥下機能を発揮できるよう，以下の３点に重点を置いて評価しました．

①**覚醒**：覚醒が悪いと口腔内に食物を保っておくことが困難です．そのため，水分での評価は避け，固形物のゼリーを評価材料としました．嚥下反射を誘発する目的で喉のアイスマッサージも行いました．

②**口腔ケア**：清潔目的だけでなく機能的口腔ケアとして行いました．それにより，筋緊張緩和や覚醒を促す効果もあります．

③**姿勢**：疲労を避けるため床上座位としました．自力で姿勢を保つことが困難なため，安定した姿勢で頸部伸展とならないように姿勢調整しました．

機能的口腔ケア

口腔機能の維持・回復を目的とした口腔ケア．自動・多動的に口腔周囲の筋肉を動かすことで口腔機能の低下を防ぎます．間接訓練の一部にも含まれています．

たった数口の「食べる」ことの判断

嚥下評価を行うと，嚥下反射は遅く咀嚼も弱かったですが，評価用のゼリーは咽頭残留なく飲み込めました．評価の結果から，希望を叶えるためにゼリーやプリンであれば，食べられるのではないかと判断しました（**図 1**）．

その後，覚醒がよい時を病棟スタッフとタイミングを見計らって，結果，3〜4 口ですが川田さんが好きだったチョコレー

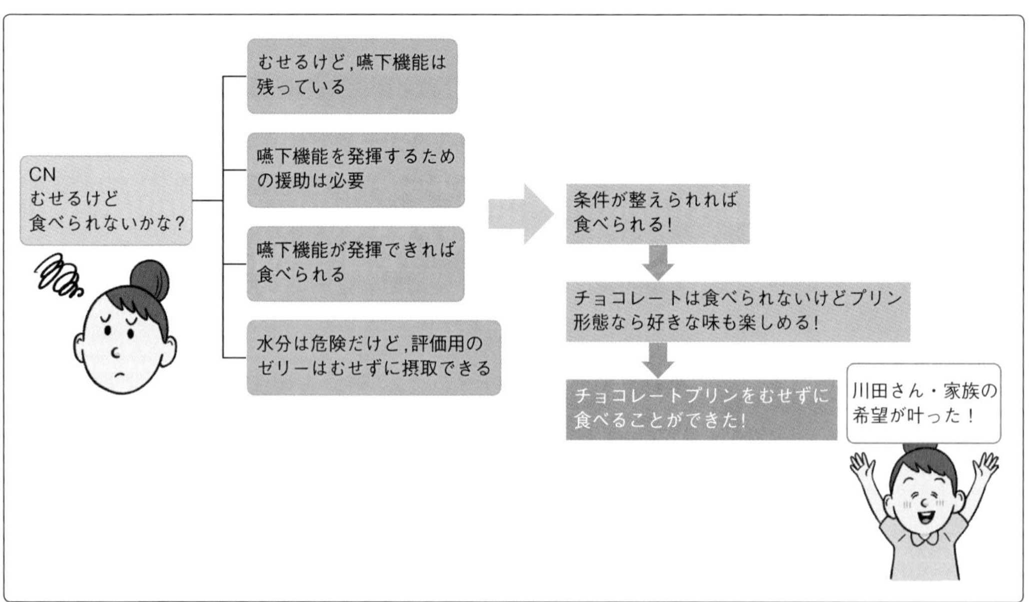

図 1：嚥下評価思考過程

ト味のプリンを，自らの手でスプーンを用いて，むせずに食べることができました.

川田さんは，積極的な嚥下リハビリテーションを継続して行っていません．では，なぜ数口ではあるものの食べられたのでしょうか.

嚥下リハビリテーションを行ううえで栄養管理は必要不可欠です．終末期である川田さんには積極的な栄養療法は行われておらず，覚醒状態も悪いので経口摂取は誤嚥リスクとなります．しかし，看護師として患者・家族の希望を叶えるための「食べる」は，可能と評価しました.

この結果から述べたいことは，むせるから食べることを諦めるのではなく，むせる原因がわかれば，対処次第で食べることができるということです．そのためには，専門的な知識・技術を用いた評価が必要となります.

その役割を担っているのが，摂食・嚥下障害認定看護師です．このような症例だけでなく，栄養管理を含め積極的な嚥下リハビリテーションを行い，経口摂取確立を目指す「食べる」にも，もちろん介入しています.

現場であまり目立たない分野かもしれませんが，「食べる」を支えるために，摂食・嚥下に興味を持ってみてはいかがでしょうか．(谷口　肇)

摂食・嚥下機能の評価

摂食・嚥下機能は，食物の認識，食具の使用，一口量，口からのこぼれ，咳，食事時間，摂食のペース，食欲，疲労などを観察します．嚥下のスクリーニングテストには，以下のものがあります.

① RSST (repetitive saliva swallowing test：反復唾液嚥下テスト)：人差し指と中指で甲状軟骨を触知し 30 秒間に唾液を何回嚥下できたかを測定する.

② MWST (modified water swallowing test：改訂水飲みテスト)：冷水 3mL を口腔底に注ぎ嚥下してもらい嚥下状態を観察し，評価基準に基づき評価する.

③ FT (food test：フードテスト)：茶さじ 1 杯 (約 4g) のプリンを舌背部に置いて食べてもらい嚥下状態を観察し，評価基準に基づき評価する.

051

栄養のチカラを後輩へ伝え，
病院内に広め，患者の命を支えていこう

騙されたと思って読んでほしい！　本当に明日から あなたを助ける栄養管理の実践ワザ

Contents

- 絶食は本当に必要？
- 経腸栄養ポンプ使っていますか？
- 胃管の太さは見ていますか？
- MCT・グアーガム入れてますか？
- たんぱく質足りていますか？

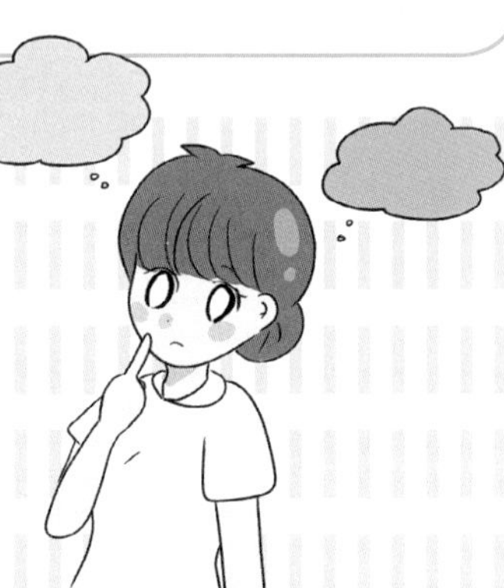

いままでどれだけ栄養[*1]に接してきたかで栄養への興味と知識は異なるかと思います．本項は栄養に興味を持つことや悩んだときに根拠を持って課題解決ができることをねらいとしました．

看護師の使命の１つに**「その人らしく生を全うできるよう援助を行うこと」[1)]があるため栄養は避けられません**．この機会にぜひ，栄養の扉を開いてみてください．

[*1] 本項では栄養管理，栄養療法，栄養素を含め栄養と表現します．

絶食は本当に必要？

誤嚥性肺炎は病原菌を含んだ唾液の誤嚥によって生じることが多いようです[2)]．すなわち，病院食を誤嚥して肺炎になるというよりは，口腔ケアなどが不十分で口腔や咽頭の病原菌が食事や無意識の嚥下によって唾液とともに気道に入り肺炎になると考えられています，知っていましたか．

誤嚥性肺炎後に絶食とされた患者は予後が悪く，肺炎発症率に差はないという報告[3)]や，“とりあえず絶食にしておこう”ということからくる栄養不足は，入院期間や治療期間を延ばします[4]．腸管出血や閉塞，イレウスのような病態以外で，**この絶食必要？　と疑問を感じたら絶食をやめてみましょう**．

ちなみにその患者の輸液*2には何キロカロリーのエネルギーが入っていますか．おそらく400 kcal入っていればマシなほうです*3．医師や看護師の昼食1食分より少ないですね．それで肺炎がよくなるのでしょうか．初期治療時やリフィーディング症候群（右記参照）の高リスクでない限り輸液内容を見直すことがおすすめです．

経腸栄養ポンプ使っていますか?

「そんなのとっくに使っている」と思った方は，チューブの先端位置によって最大投与速度が決まっていることを知っていますか？　胃であれば1時間あたり300 mL，小腸であれば100 mL程度です[5]（半固形短時間注入法を除く）．この原則を守らないと嘔吐や誤嚥による肺炎，下痢などが起こることがあります．**特に高齢者や長期間絶食後など腸の機能が弱まっている場合には経腸栄養ポンプ（以下：ポンプ）を使いましょう**．

ポンプがない，台数が少ないという場合は，嘔吐や下痢の予防が期待できる流動食という選択もあります（**図1**）．

その1つにpH依存粘度可変型流動食であるHINEX® イーゲル（大塚製薬工場）は，食道がん術後の早期における経腸栄養に

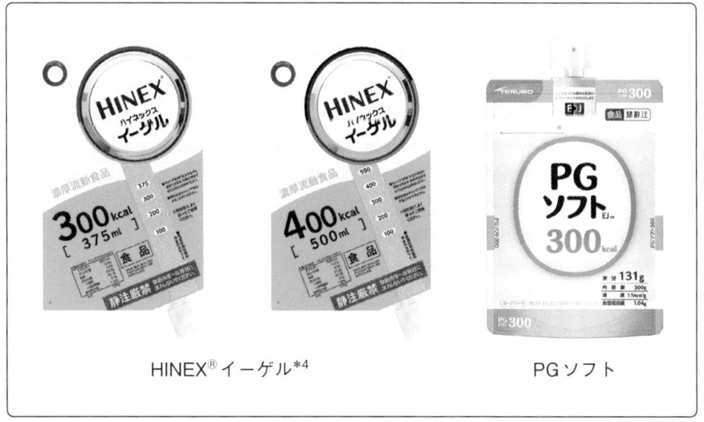

HINEX® イーゲル*4　　PGソフト

図1：嘔吐や下痢対策の流動食
（写真提供：株式会社大塚製薬工場（HINEX® イーゲル），テルモ株式会社（PGソフト））

*2 末梢静脈栄養法（PPN）のこと．1日に必要な栄養を補給することは困難．漫然と継続されると栄養障害をさらに悪化させる可能性があると言われています．

*3 75歳以上，48.8 kgの1日の最低限必要なエネルギー量は1010 kal/日です（日本人の食事摂取基準2020より）．

リフィーディング症候群

リフィーディング症候群とは，高度栄養障害患者に糖質を急速に投与すると血中のカリウム，リン，マグネシウムが細胞内に移動してさまざまな症状を引き起こすことを言います．特に低リン血症では意識障害や心不全，呼吸不全など重篤化することがあります．

栄養スケジュール

重症患者[6]の栄養スケジュールは1時間あたり10～20 mLから開始して5～7日かけて目標達成します．栄養障害がない場合，最初の1週間は70％程度を目指すことが推奨されています．

*4 2021年，ハイネイーゲルからハイネックス（HINEX）イーゲルに商標変更されました．包装は300 kcal/375 mL，400 kcal/500 mLの2種類があります．ハイネックスイーゲルLCという炭水化物を50％に調整した製品もあります．

おいて腸ろうから投与可能で下痢しにくいと報告されています．半固形状流動食では，PG ソフト（TERUMO）が胃食道逆流を抑制できると報告されています．栄養知識があれば看護ケアの質が高まります．

胃管の太さは見ていますか?

経鼻栄養チューブ（以下：胃管*5）の太さが大きくなるにつれて嚥下困難感が増大し，ゼリーなどが残留・逆流して誤嚥性肺炎になりやすいことが知られています[7]．

*5 一般的には鼻や口から胃に挿入して使用するチューブのこと．本項では胃洗浄や胃液採取，胃の減圧目的，栄養目的などで使うチューブを総称して胃管と表現します．

これは健常者（平均年齢 30.7 歳）に対して NRS（numerical rating scale：数値化スケール）（**図 2**）や VE（videoendoscopic evaluation of swallowing：嚥下内視鏡検査）を使って行われた報告ですが高齢者はその影響が高まるため，患者の胃管が太くて（14 Fr 以上）で**食べ飲みしにくそうなら，ドレナージの必要性などを再アセスメントして胃管の太さを 10 Fr 以下**にしましょう[8]．患者の負担が小さくなって食事摂取量の改善が期待できます．

MCT・グアーガム入れてますか?

元気がない患者がいたらエネルギーを補給するために MCT（medium chain triglyceride：中鎖脂肪酸）を検討しましょう．MCT は，わが国の美容意識の高い女性に対するアンケート調査によると認知率 78%といわれ[9]，多くの国民が知っている言葉

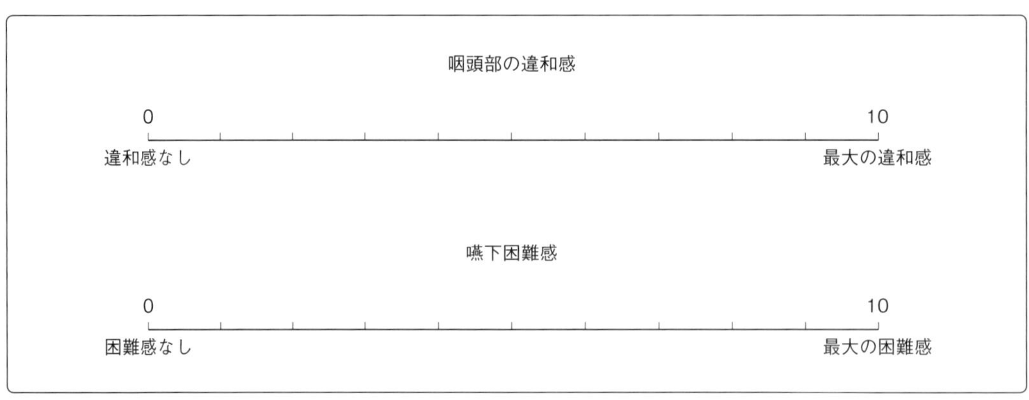

図 2：数値化スケール

になっています．イマドキでは認知症患者のエネルギー補給にする例もあるようです[10)]．

病院では従来より乳び胸，腎疾患，外科周術期や小児の脂質吸収障害症の患者に対してMCTを食事などに用いています．病院食ではゼリー，クッキー，オイルやパウダーを献立に使うことがあるので**一般的な栄養管理でダメな時はMCTを使ってみてください**（図3）．

経腸栄養による下痢と便秘で難渋している場合はグアーガム分解物（PHGG）を入れてみましょう．PHGGは，partially hydrolyzed guar gum（水溶性食物繊維）の略で，商品名はサンファイバーといいます（**図4**）．栄養剤[*6]によってはPHGGが含まれているものもあります．内科・外科系患者の下痢改善，外来透析患者の便秘改善などの報告があります．

一般的な栄養剤に難消化性デキストリンという食物繊維が入っていますが[*7]，発酵性が小さく，下痢と便秘への栄養アプローチとしてはパワー不足の時があります．

下痢は輸液療法で，便秘は下剤などで治療しますが，患者が止瀉薬や下剤で悩んでいる時は，グアーガム分解物を入れてみてください．離乳食[11)]では口から，重症患者[12)]にはチューブから入れられ，安全な食品です．

たんぱく質足りていますか?

窒素出納（NB：nitrogen balance）（コラム参照）をみるとたん

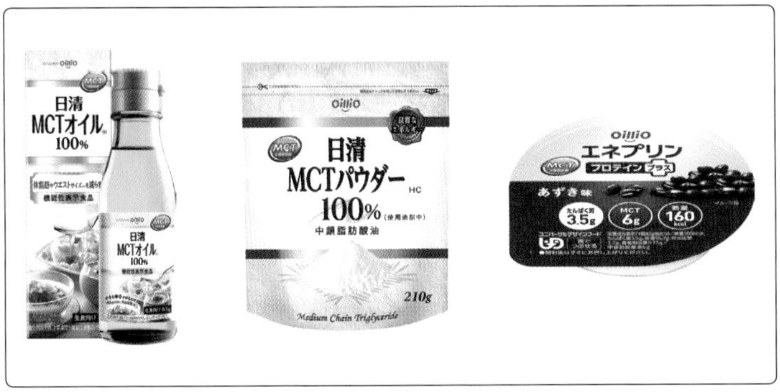

*6 医薬品として販売されている経腸栄養剤，食品として販売されている濃厚流動食を総称して栄養剤と表現します．

*7 医薬品経腸栄養剤には食物繊維が含まれていません（エネーボを除く）．

窒素出納

窒素出納（NB）は，たんぱく質の需要と供給のバランスを反映したものです．あくまでも推定値ですが，栄養への反応評価に役立ちます．NB＝［たんぱく質摂取（g/日）÷6.25］－［UUN＋4 g］で算出します．

図3：いろいろなMCT食品
（写真提供：日清オイリオグループ株式会社）

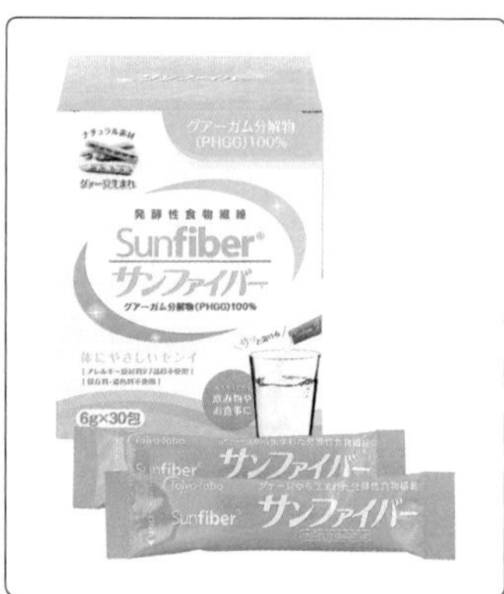

図4：グアーガム分解物
（写真提供：太陽化学株式会社）

ぱく質が足りているかがわかります．NBは昔から提唱されている有名な方法[13]ですが，蓄尿*8が必要なため少し大変です．

近年，フレイルという言葉があります．たんぱく質を1.5 g/kg/日ほど食べると筋肉量や身体機能を改善させたという報告[14]もあるため大切な栄養素です．特に，**栄養リスクが高い患者[15]に対して窒素出納を実施してみましょう**．乏尿，ドレーンや創部から体外への排泄がある等は評価に限界がありますが，ぜひ挑戦してみてください．

栄養への入り口は単純で基本的ですが**継続的に観察[16]しなければその効果を体験することはできません**．栄養を実践して患者が笑顔になった，元気になったと感じれば成功です．もっと栄養について知りたいと思ってもらえば本項としても成功です．看護師は患者の生活に焦点をあてながら栄養を考えられるので，栄養のチカラ[17]を後輩へ伝え，病院内に広め，管理栄養士とも相談しながら，患者の命を支えてもらえることを切望しています．

（石川史明）

*8 24時間尿中尿素窒素排泄量（UUN：urine urea nitrogen）を測定すること．

フレイル

フレイルは，「虚弱」「老衰」「衰弱」「脆弱」と訳されてきたfrailtyの日本語訳として日本老年医学会が提唱した用語です．frailtyは，加齢に伴う不可逆的な衰弱状態ではなく，適切な介入によって健常な状態に戻る可逆性がある状態が包含されています．フレイルは，運動，栄養により予防ができることが明らかになってきており，たんぱく質とビタミンDの摂取を十分に行い，適切な運動を行うことが重要とされています．

引用・参考文献

1）日本看護協会：看護師の倫理綱領　https://www.nurse.or.jp/nursing/practice/rinri/rinri.html より2021年5月23日検索
2）常峰かねほか：ICUにおける摂食嚥下障害．INTENSIVIST 11（3）：492-501，2019
3）Estes RJ et al：The pathogenesis of ventilator-associated pneumonia mechanisms of bacterial transcolonization and airway inoculation. Intensive Care Medicine 21（4）：365-383, 1995
4）Madeda K et al：Tentative nil per os leads to poor outcomes in older adults with aspiration pneumonia, Clinical Nutrition 35（5）：1147-1152, 2016
5）日本臨床栄養代謝学会：JSPENテキストブック．p223，南江堂，2021
6）日本集中治療医学会重症患者の栄養管理ガイドライン作成委員会：日本版重症患者の栄

養療法ガイドライン．日本集中治療医学会雑誌 23（2）：185-281，2016
7）西将則ほか：経鼻経管栄養チューブが嚥下に与える影響―嚥下回数，食塊残留・逆流への影響―．リハビリテーション医学 43（4）：243-248，2006
8）國枝顕二郎ほか：【これならわかる！ 原因と病態編】重症患者で起こる嚥下障害とは．呼吸器ケア 14（2）：190-194，2016
9）日清オイリオホームページ https://shop.nisshin.oilliogroup.com/ より 2021 年 5 月 23 日検索
10）川西秀徳ほか：MCT（中鎖脂肪酸）オイル経口投与で観察された重症認知症中核並びに行動・心理症状の改善効果．京都医学会雑誌 66（2）：37-45，2019
11）Alam NH et al：Partially hydrolysed guar gum supplemented comminuted chicken diet in persistent diarrhoea：a randomised controlled trial. Archives of Disease in Childhood 90（2）：195-199, 2005
12）Meier R et al：Consensus recommendations on the effects and benefit of fibre in clinical practice. Clinical Nutrition Supplements 1（2）：73-80, 2004
13）Blackburn GL et al：Nutritional and metabolic assessment of the hospitalized patients. Journal of Parenteral and Enteral Nutrition 1（1）：11-22, 1977
14）Park Y et al：Protein supplementation improves muscle mass and physical performance in undernourished prefrail and frail elderly subjects：a randomized, double-blind, placebo-controlled trial. American Journal of Clinical Nutrition 108：1026-1033, 2018
15）石川史明ほか：重症患者の栄養リスク評価とアセスメント―栄養ケアプロセスにのっとり簡便迅速に．INTENSIVIST 11（2）：295-310，2019
16）日本看護協会：看護業務基準（2016 年改訂版） https://www.nurse.or.jp/nursing/practice/kijyun/pdf/kijyun2016.pdf より 2021 年 5 月 23 日検索
17）中村丁次：臨床栄養学者中村丁次が紐解くジャパン・ニュートリション―日本の栄養の過去・現在，さらに未来にむけて．p210-215，第一出版，2020

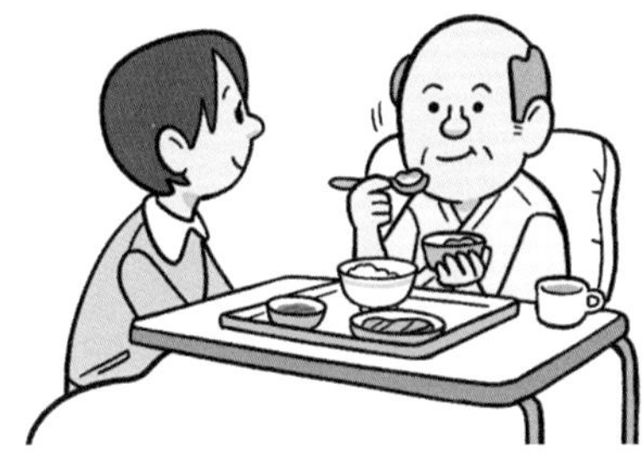

看護の視点

052 看護業務としての看護ケアを実践し，評価し，言語化しよう

看護業務，こなす業務になっていませんか？

Contents

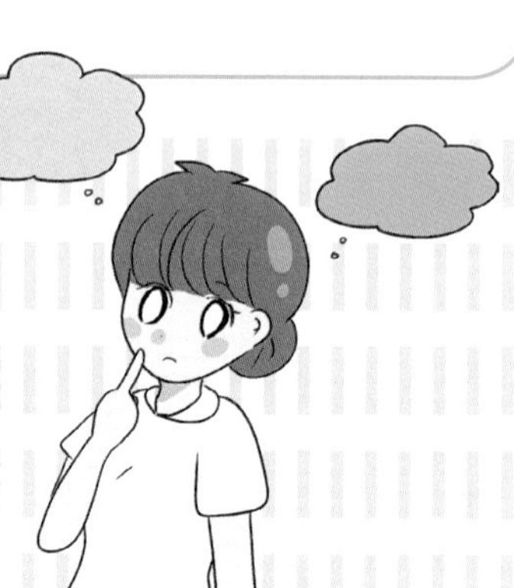

業務か？　ケアか？

皆さんは，ナースステーションでこんな会話をすることはありませんか？

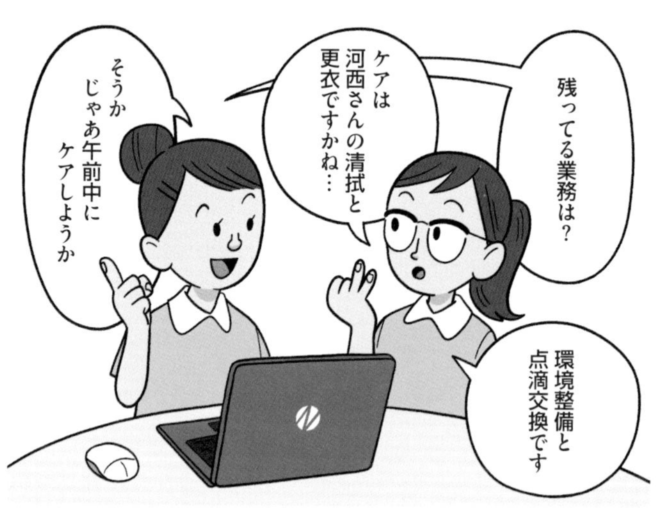
残ってる業務は？
環境整備と点滴交換です
ケアは河西さんの清拭と更衣ですかね…
そうか じゃあ午前中にケアしようか

さて，この会話の中で繰り広げられている，「業務」と「ケア」は別物なのでしょうか？

例えば，この会話において，残っている「業務」が環境整備・点滴交換で，午前中に実践しようとしている「ケア」が清拭・更衣だったとしましょう．思い出してみてください．これらはすべて１つ１つ学んできた看護技術です．看護学生の頃，私たちは講義や実習を通じて，対象となる患者，ご家族にどのような目的で，その目的を達成するためにどのような方法で看護ケアを行うか，１つ１つ検討して，実践し，評価してきたかと思います．

しかし，社会に出て看護師として働き始めると，目まぐるしく変化する患者の状況や，多重課題の中，限られた時間の中で看護をしていくことが要求されます．さらに，数年が経過すると，「業務」と「ケア」を知らず知らずに使い分ける思考になっているのだろうと想像します．

看護業務の位置づけ

看護師は看護業務を職業ミッションとして，生計を立てています．つまりボランティアではなく，専門職としてライセンスを取得し，金銭が介在する職業ミッションを「看護業務」として患者・ご家族に提供しています．そのため，**看護業務を限られたリソース（時間・資源・人材）の中で遂行することが，社会人に必要な資質として求められます**．

業務と看護業務の違い

看護学生の時には看護として学んできた行為が，いつの間にか，こなす業務に変化していませんか？　看護を，患者・ご家族を主役にして検討する思考が，医療者の時間軸の中でこなす業務となったら，それは看護業務ではなく，ただの業務なのかもしれません．大袈裟に言うと，**こなす業務であれば，ライセンスを持っている看護師でなくても清拭はやれる**のだと思います．**看護師が実践する清拭だからこそ，看護業務としての看護ケア「清拭」は，力を発揮する**のではないでしょうか？

業務と看護という仕事

「『看護師は働くこと（work）を愛し，業務（job）を嫌う』という気分を，現場の看護師は長く味わっている」と，米国の看護理論家ジーン・ワトソン（Jean Watson）は指摘しています．

看護が本来持っている崇高な意味と価値が阻害され，看護師はタスク優先の業務に疲れ，看護師の離職につながることの問題を指摘する中での記述です．

ワトソンは，現状の病院システムを，実践の根底にある倫理と道徳的基盤としてのヒューマンケアリングの価値観を欠いたシステムであると批判し，ヒューマンケアリングの価値観に導かれた理論的実践への転換が必要であると主張しています．（Watson, J.：Caring Theory as an Ethical Guide to Administrative and Clinical Practices. NAQ：Nursing Administration Quarterly. 30（1）：48-55, 2006.

同じ清拭でも，患者が10人いたら看護ケア「清拭」は10通りの方法があります．対象となる患者の状態，ニーズに応じたケアか否かにより，患者の心身の状態を良くも悪くもする可能性があるのです．

患者のニーズを捉え，必要なケアを対象患者に合った方法で実践できる，またはしない判断をできるのが，看護業務としての看護ケアなのです．

看護ケアにこだわりを持つ

以前，一緒に勤務していた後輩看護師からこんな提案を受けました．

ある日の日勤で後輩看護師は，集中治療室に入室されている2人のお子さんをもつ女性患者を受け持ちました．徐々に全身状態が回復し，数週間ぶりにお子さんに面会する許可が出ました．後輩看護師は，患者に，お子さんと面会するうえでの不安や希望を聞いたところ，以下のように話されたそうです．

「できれば普段の母親としての姿で子どもに会いたいので，身なりをできるだけいつもの自分に近づけたいんです．身体も髪も汗臭いし病院の服だとびっくりさせてしまうのではないかと心配です」

患者の話を聞いた後輩看護師は，清拭や洗髪をして身なりを整え，自宅の香りがする寝衣に着替えることで，患者の生理的欲求を充足すること，そして普段のお母さんとしての姿で，できるだけ自信を持ってお子さんたちと面会できるよう看護ケアを検討し，患者とチームメンバーに提案しました．

提案を受け，チームメンバーで時間と人員の采配を検討し，面会時間までに看護ケアを行い，患者はお子さんとの面会を実現できました．

このエピソードでは，対象となる患者との対話・心身の観察を通して，看護の対象となる患者を中心にして，置かれている状況を理解し，「こんなふうにケアをしたら，患者が励まされ，力づけられるのではないか」という想像力を持って看護ケアを検討

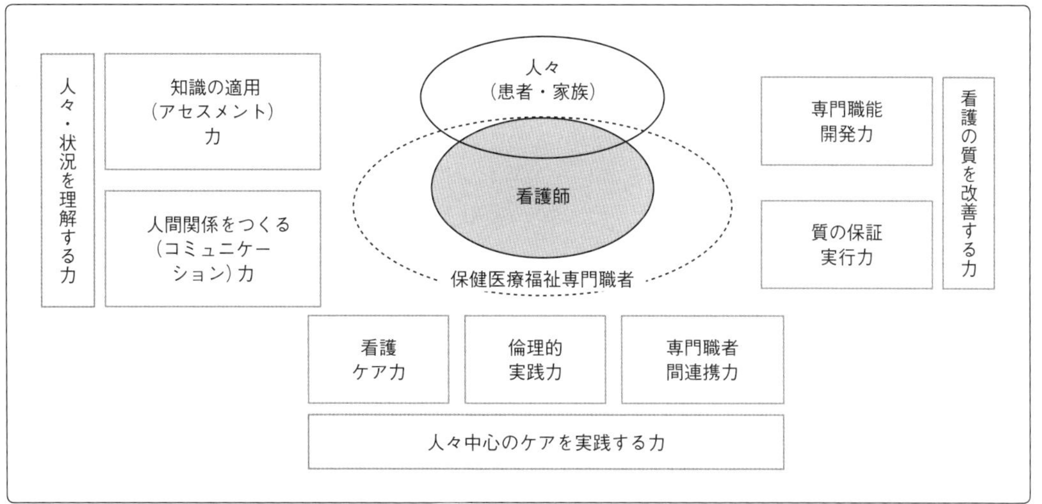

図 1：「看護実践能力」の構造

文献 1）より転載

しています．このような患者をもち，看護業務として看護ケアと向き合うことを大切にしていきたいですね．

松谷らは，看護実践能力を大きく以下の 3 つの主要能力構造として図式化しています[1)]（**図 1**）．

①人々・状況を理解する力（知識の適用力・人間関係をつくる力）

②人々中心のケアを実践する力（看護ケア力・倫理的実践力・専門職者間連携力）

③看護の質を改善する力（専門職能開発力および質の保証実行力）

このエピソードでは，ここに示されている看護実践能力が，看護師個人とチームで発揮されたケースであったと考えます．同時に，南家らの研究により，看護実践能力を高めることは，看護ケアの質の向上につながることが示唆されています[2)]．

看護師が実践する看護ケアは，**看護実践能力に裏づけされたケア**であり，ケアの質が担保される看護業務であることが必要です．**看護師だからできる看護ケアにこだわりを持ち続けていきたい**ものです．

看護を伝える力を磨きましょう

数年前，ある医師からこんな一言を投げかけられたことがあります．

「看護師さんたちって，清拭をしたり医者から指示のあったことをやってるんでしょ？」

その言葉を受け，

「うーん，間違ってはいないけれど，そんな一言で片づけられるような薄っぺらな仕事をしているわけではないぞ……」

と，悔しさを感じました．

しかし，同時に看護師は看護ケアから何を捉え，実践した結果，どう評価したのか，言語化して，伝えることが不足していたのではないのか，と感じたエピソードでもありました．

私たちは看護ケアを作業として実践しているわけではないはずです．ベッドサイドで，一番近くで患者と向き合っている私たちは，患者の何気ない生活行動や言動，看護ケアを通して得られる，たくさんの反応を捉えているはずです．その反応から，悪化の徴候，または回復の兆しとしてアセスメントしたり，リハビリテーションやセルフケアのステップアップができるか否かアセスメントしたりと，意図的に評価して，医師や他のスタッフに伝えているでしょうか？

看護師は**看護ケアを通してアセスメントしたことを，医師や関わる多職種に，言語化して伝えていく**ことで，看護の力をもっと発揮していくことができるはずです．（青山道子）

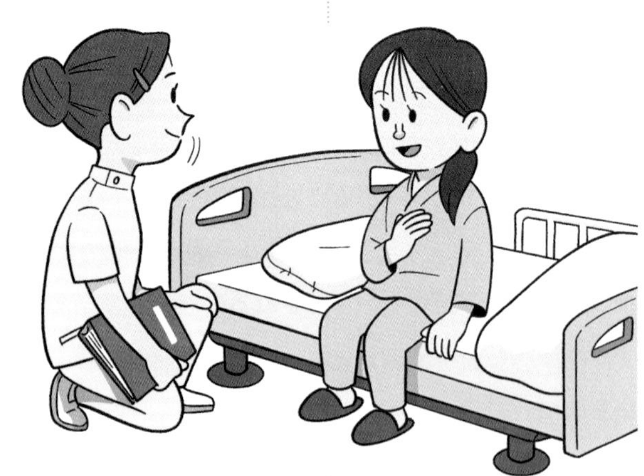

引用・参考文献

1）松谷美和子ほか：看護実践能力：概念，構造，および評価．聖路加看護学会誌 14（2）：18-28，2010

2）南家貴美代ほか：看護ケアの質と看護実践能力との関連．熊本大学医学部保健学科紀要 1：39-46，2005

053 患者自身の力を一緒に見つけていこう

力を引き出す！ 患者のその後を見据えた セルフケア支援

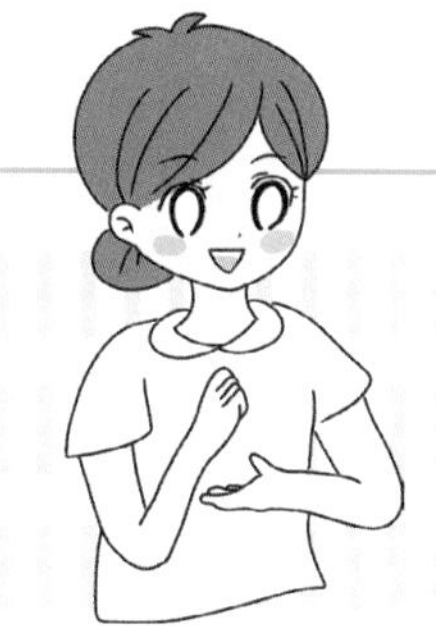

Contents

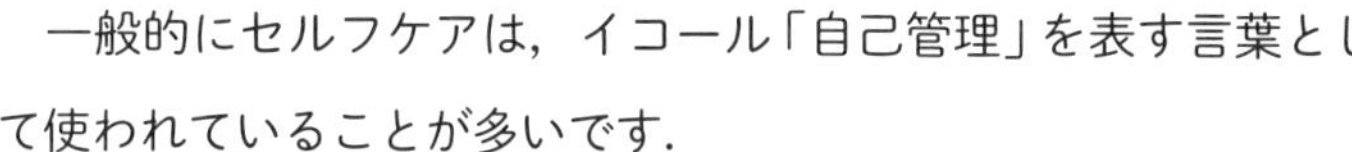

- セルフケアと看護
- 患者自身の力を「一緒に見つける」
- セルフケアとアドバンスケアプランニング（ACP）

一般的にセルフケアは，イコール「自己管理」を表す言葉として使われていることが多いです．

しかし，私たちの多くが「ダイエットを続けられない」のと同じで，自己を管理するってそもそも難しいことですよね．本項では，**セルフケアとはそもそもどういうものなのか，そして，セルフケアを活かした患者の支援の方法**についてお伝えしていきます．

セルフケアと看護

自己管理（≒セルフマネジメント）とは，主に患者自身が自らの知識や技術で病気に対処することを言い，それに対し，セルフケアは病気の有無にはかかわらず，**「自分自身が自分自身のために行うすべてのこと」**を言います．

人は自分の人生を全うする権利があり，それを病気によって妨げられることから少しでも守るのが医療の役割です．したがって，**患者自身が自分の人生に責任を持って生きられるように，病気を持った身体とうまく付き合っていく方法を一緒に考える**のが，看護によるセルフケア支援ではないかと考えています．

セルフマネジメント

患者が病気とともに生活をしていくために，自分仕立ての療養行動を考え，生み出すことで，症状や徴候に対し患者が対処していくこと

患者自身の力を「一緒に見つける」

患者のセルフケア支援による成果を結論的に言えば，**「病識が高まる」**，**「病気の理解が深まる」**，**「将来を考えられるようになる」**こと，だと言えるでしょう．本項では，患者が必ず持っているセルフケアのための能力の見つけ方について書いていきます．

1 身体が楽な生活を一緒に見つける

これは患者が**無意識に行っている症状コントロールの自覚を促す援助**です．「時々甘い飲み物が無性に飲みたくなる」，「飲むとすっきりする」といった言葉から低血糖を繰り返していたことに気づくことがあります．

逆に，日々楽になると思っていた何気ない行為，例えば「夜寝るときは頭を高くすると寝やすい」と思っていたが，実は心不全による起坐呼吸だった，なんてこともあるので，**これまでの生活を丁寧に聴くこと**はとても大切です．

2 病気である身体の困りごとを一緒に見つける

これは**病気によって起きている身体の変化を一緒に捉える援助**です．例えば，「朝はふらふらして苦手」，「昔から冷え性なの」などという誰にでも起きていそうな日常が，実は糖尿病による神経障害が原因の不調であったりします．**日々のフィジカルアセスメントの内容を患者と共有すること**で，患者が身体の不調の原因に病態が関係していることに気づかせることができます．

3 病気を悪化させてはいけない理由を一緒に見つける

これは患者が**療養行動をとるための動機づけをする援助**です．飲水や間食を制限したり，血圧や体重を毎日測定したりするには，それなりの理由づけが必要です．私たちの多くが間食を止めたり，筋トレを続けられたりしないのと同じで，**患者は指導されたことが自分の人生や生活にどう影響するのか想像できない**ために継続することが難しいのです．

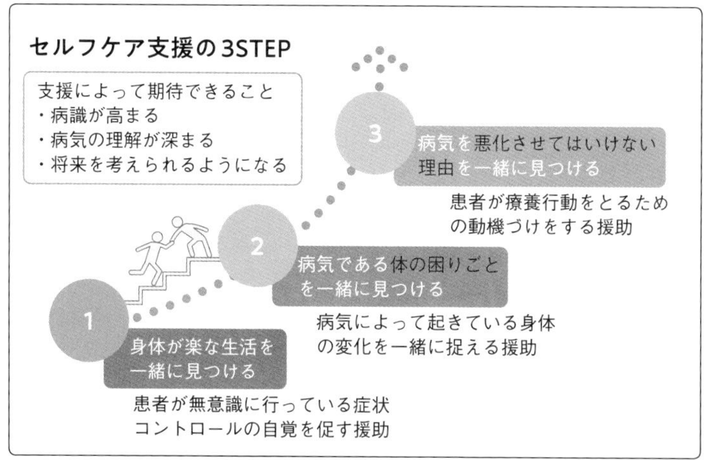

図1　患者自身の力を「一緒に見つける」支援

まずは，①これまでの療養生活を続けてきた中での工夫や苦労を聴き，②触診や問診をする中で身体に起きていた苦痛を言語化し労ってあげましょう．そのうえで，③**「病気が悪くなったら，どのようなことで困りそうか」，「これまでの生活をどうしたら守っていけるか」を一緒に考えていきます**．患者の理解や想像を超える話はできませんが，現在困っていることや今まで頑張ってきたことをベースに話を広げることはできます．

「仕事のために透析をするわけにはいかない」，「体調がよくなればまた山に登れるようになるかな」，そんな言葉が患者から自然と出るようになる頃には，きっと患者とあなたはとてもいいパートナーになっていると思います（**図1**）．そして，治療やケアを受けるのは患者であることから，小児や認知症患者など，年齢や病状などによって自己決定ができない，または決定能力に不安がある場合においても，セルフケアは大切な考え方です．

もし，患者以外の人が決定責任を持っている場合は，看護師から関係者みんなで患者が何を思い，感じているかを確認・推測することを促し，患者にとってのセルフケアが何か考えられるように支援できることが望ましいと考えます．

セルフケアとアドバンスケアプランニング（ACP）

筆者が専門とする慢性疾患看護領域では，**「どうしたら病気と**

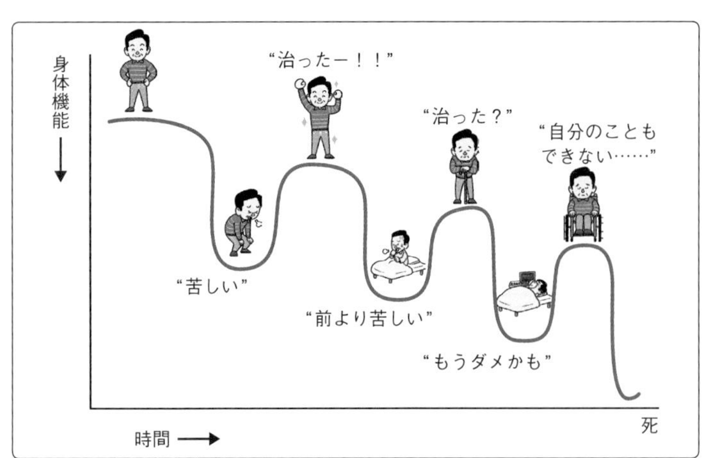
身体機能
"治ったー！！"
"治った？"
"自分のことも
できない……"
"苦しい"
"前より苦しい"
"もうダメかも"
時間
死

図 2：慢性病（心不全，呼吸不全など）の疾患経過

文献 1）4）5）を参考に著者作成

うまく付き合っていけるか」，という患者の選択と決定に寄り添えるように日々かかわっています．そして，このかかわり自体を繰り返すことがアドバンスケアプランニング（ACP：advance care planning）であると考えています．

代表的な慢性的な病態である心不全や腎不全，肺疾患などのような，**増悪を繰り返すたびに徐々に進行する病態では ACP を念頭に置いた介入が重要である**[2]といわれています（**図 2**）．

筆者は，ACP を患者の意思が確認できなくなることを見越した作業としてではなく，「悪化と回復を繰り返す中でどのように生きていきたいかを話し合うことで，患者のさまざまな決定のためのセルフケア能力を支える支援」[3]として行うことが重要であり，ACP はセルフケア支援そのものであると考えています．

ゆえに，患者のセルフケアを意識した支援自体が，今後患者の病状に変化があったときにも，患者の思いや人生・生活について語る力を高めることにもつながっていくので，これからますます看護師に求められる支援になるであろうと考えています．（三橋啓太）

引用・参考文献

1）Lynn J：Perspectives on care at the close of life. Serving patients who may die soon and their families：the role of hospice and other services. Journal of the American Medical Association（JAMA）285（7）：925-932, 2001
2）厚生労働省：人生の最終段階における医療・ケアの決定プロセスに関するガイドライン解説編，2018 https://www.mhlw.go.jp/file/06-Seisakujouhou-10800000-Iseikyoku/0000197722.pdf 2021 年 2 月 18 日検索
3）三橋啓太：慢性心不全患者の生活活動の調整力を高める看護支援の検討．心臓リハビリテーション（JJCR）2（3・4）：357-368，2020
4）日本循環器学会他：急性・慢性心不全診療ガイドライン（2017 年改訂版）．https://www.j-circ.or.jp/cms/wp-content/uploads/2017/06/JCS2017_Tsutsui_h.pdf より 2022 年 5 月 1 日検索
5）日本呼吸器学会他：非がん性呼吸器疾患緩和ケア指針 2021．https://www.jrs.or.jp/publication/file/np2021.pdf より 2022 年 5 月 1 日検索

人生の最終段階における医療・ケアの決定プロセスに関するガイドライン

厚生労働省が平成 19 年に策定した「終末期医療の決定プロセスに関するガイドライン」を改訂し，平成 27 年 3 月に名称変更したものです．人生の最終段階における医療のあり方に関して，「医師などの医療従事者から適切な情報提供と説明がなされ，それに基づいて患者が医療従事者と話し合いを行った上で，患者自身による決定を基本とすること」「人生の最終段階における医療およびケアの方針を決定する際には，医師の独断ではなく，医療・ケアチームによって慎重に判断すること」などが盛り込まれています．この改訂では，ACP の取り組みの重要性が強調されています．

アドバンスケアプランニング

人生の最終段階の医療・ケアについて，患者が，家族などや医療・ケアチームと事前に繰り返し話し合うプロセスです．『人生の最終段階における医療・ケアの決定プロセスに関するガイドライン』（厚生労働省）では，「本人の意思は変化しうるものであり，医療・ケアの方針についての話し合いは繰り返すことが重要であること」「本人が自らの意思を伝えられない状態になる可能性があることから，その場合に本人の意思を推定しうる者となる家族等の信頼できる者も含めて，事前に繰り返し話し合っておくことが重要であること」が述べられています．

054 コミュニケーションの技を活用しよう

チームで築く！患者・家族とのコミュニケーション

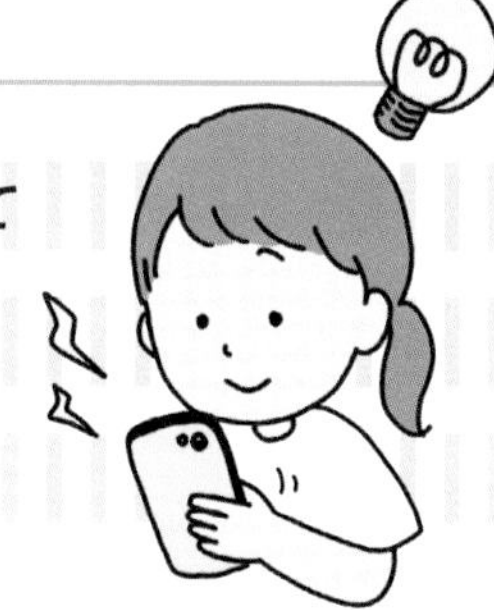

Contents

- コミュニケーションは対人関係を円滑に進めていく技術
- コミュニケーションの技

コミュニケーションは対人関係を円滑に進めていく技術

私たちは，患者・家族とのかかわりの中で看護を提供しており，看護は人と人とのかかわりです．

ベッドサイドに行った時に，「何を話したらよいだろうか」とか，「何を観察したらよいんだろう」と悩んだり，患者から拒否されたり，家族から怒られたりと「こんなはずじゃなかったのに」なんてことはありませんか？

このような時に必要になってくるものの１つにコミュニケーションがあるのではないでしょうか．また，患者・家族だけでなく，看護師間のコミュニケーションも大切ですよね．チームでコミュニケーションが円滑に行われれば，専門性が発揮され，質の高い看護の提供につながると思います．本項では，コミュニケーションのちょっとした技をお伝えします．

コミュニケーションの技

1 注目と傾聴

姿勢を整え，顔を患者・家族のほうに向けて意識を集中し，発話の仕方や言葉遣い，視線，表情や身体の動きを観察する（注目）ことが大切です．患者・家族の話を一生懸命聴き，言語的，非言語的メッセージを捉えて理解します（傾聴）．

例えば，患者が同意のうえで入院し，医療者に「助けてください」と言うのと，患者の意向が尊重されずに入院した場合の「助けてください」と言うのでも言葉の意味，表情や行動が違いますよね．対象者をしっかりと観察し，共感的理解を示しましょう．

2 言い換え

患者の言ったことやその意味を繰り返す，または，言い換えることです．患者が表現していることを言い換えることで理解を強化します．

例えば，患者が「体調が悪いと，家族に強く当たってしまう．いつも後悔してしまう」という場面では，「本当は家族のことを大切にされていて，申し訳ないと思っているのですね」という言い換えで，患者の表現を理解するとよいでしょう．

3 感情の反映

患者・家族の発言を繰り返す，または言い換えて，患者・家族が感情を明確にするために行います．

例えば，終末期の患者が，「もう限界，辛い」と言葉にしたとします．患者の辛い思いについて話している場合，「辛いですよね，辛いと思います．辛いんだよな」というように，話の中に気持ちが見え隠れし，「こういう気持ちなんだよね」と患者の感情を明確にします．

4 ジョイニング

多様な人々や状況への援助のために，相手に合わせた振る舞いをすることです（図1）．

ロジャーズの傾聴

米国の臨床心理学者カール・ロジャーズ（Carl Ransom Rogers，1902-1987）は，心理学的支援法として来談者中心療法（カウンセリング）を提唱し，「傾聴」や「共感」を療法の中核に置きました．

傾聴とはただ単に耳を傾けることではなく，対象者が内的に準拠する枠組みや自己構造に耳を傾けることで，対象者の自己表現を促進し，対象者が自己洞察を深めることで，自己成長へとつなげる心理学的技法です．傾聴は，支援者が自分の評価基準で対象者を評価することなく，対象者を受容することが求められます．

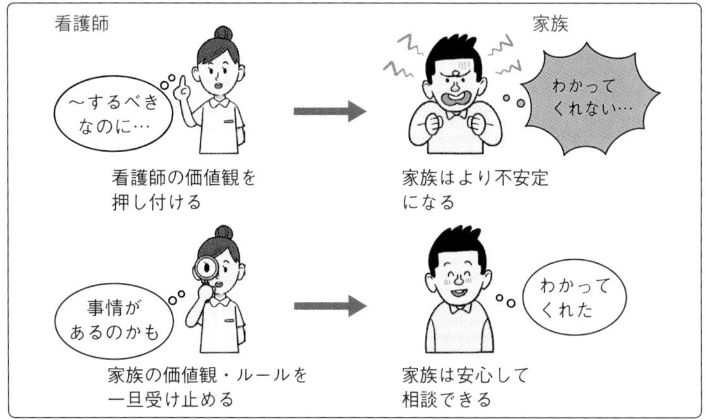

図1：ジョイニングのイメージ

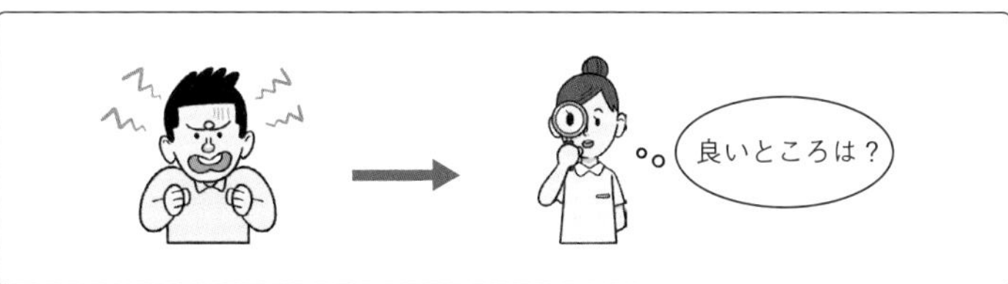

図2：リフレーミングのイメージ

5 リフレーミング

問題とされた状況に貼られたレッテルを異なる視点から捉え直すことで，主にネガティブな意味づけを，ポジティブに捉え直すときに用いられます（**図2**）．例えば「拒む患者」を「自分の身を守る患者」，「怒っている家族」を「心配している家族」というように捉え直すことです．

以上，コミュニケーションにはちょっとした技がありますので，それを知れば，皆さんもきっと自信がつくと思います．ぜひ，活用してみてください．（中村剛士）

引用・参考文献

1）畠山とも子・児玉久仁子：家族ケアの“困った場面”解決法─システムズアプローチの理解と活用．看護技術 65（5）：56-59，2019
2）遊佐康一郎：看護実践技術の基礎としてのヘルピングスキル．日本精神保健看護学会誌 20（2）：49-63，2011

Part 3

リーダー業務

1日を責任持って乗り切る
リーダーマインド

編集リーダー
大森　泉
神馬紗智

＼伝えたいこととそのゴール／

- リーダー業務の
  役割と心構えがわかる
- リーダー業務における**調整の役割**がわかる
- リーダーを行ううえでの
  困りごとへの対象方法を
  考えることができる

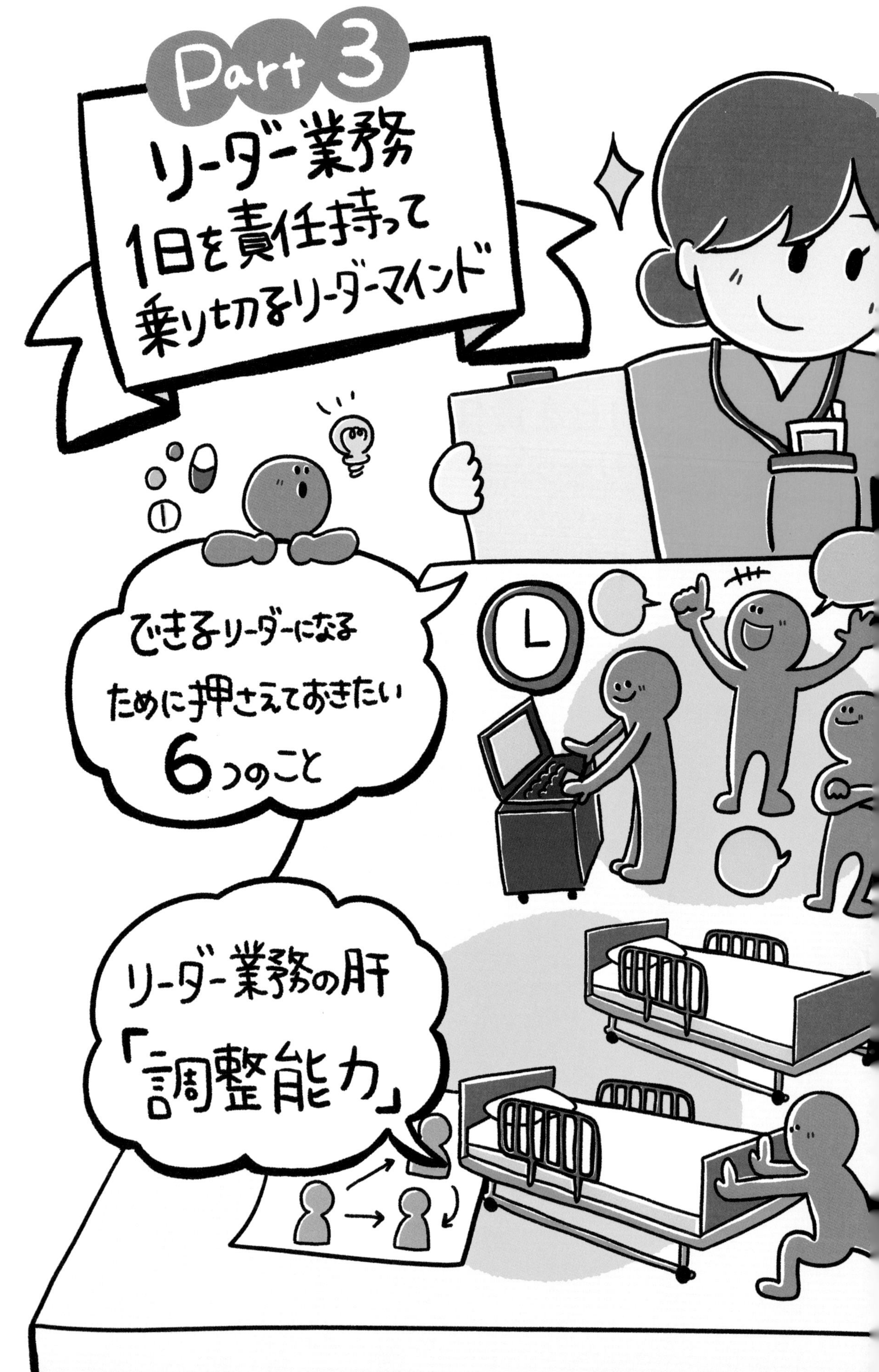
Part 3
リーダー業務
1日を責任持って
乗り切るリーダーマインド
できるリーダーになる
ために押さえておきたい
6つのこと
リーダー業務の肝
「調整能力」

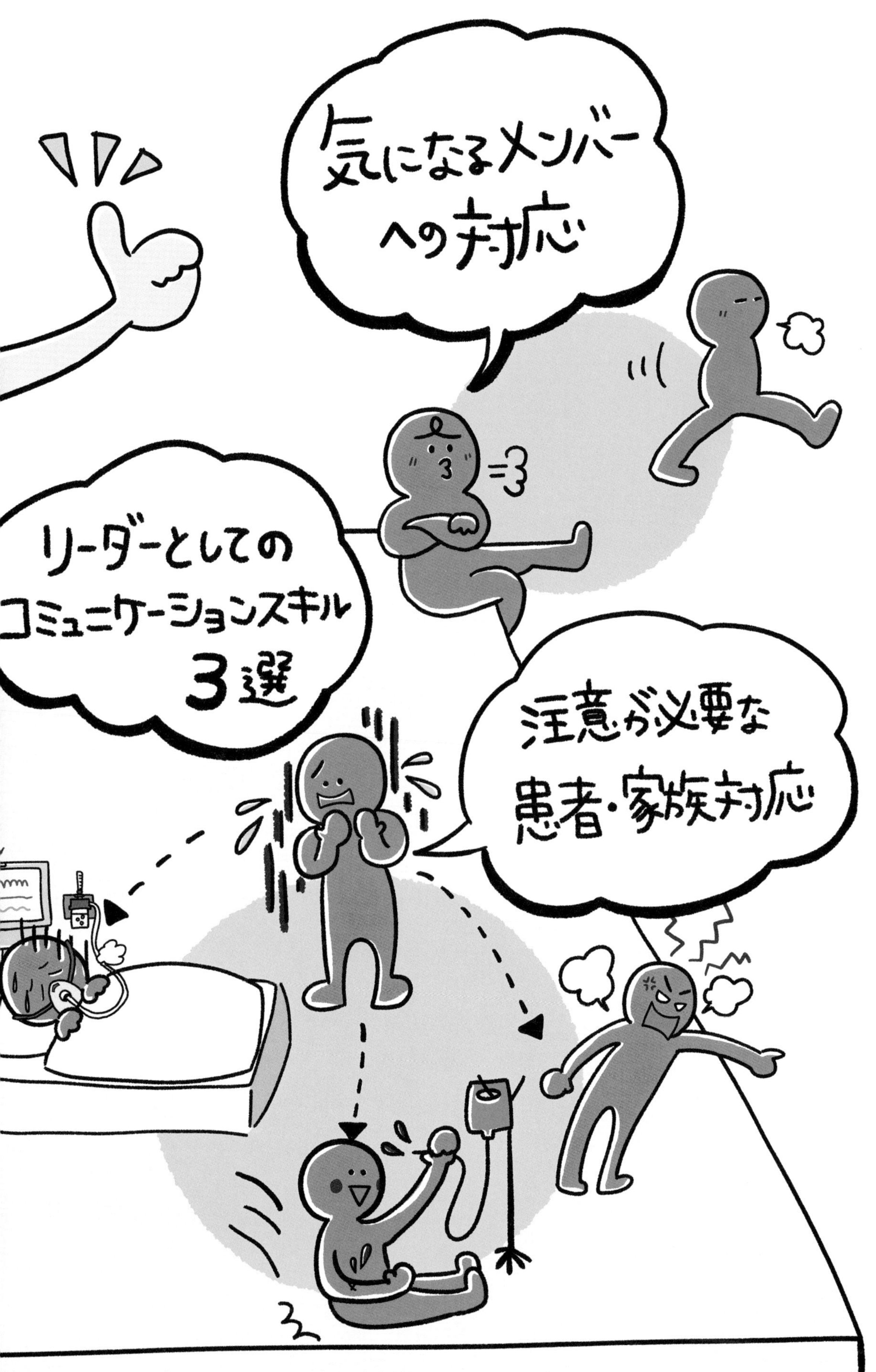
気になるメンバー
への対応
リーダーとしての
コミュニケーションスキル
3選
注意が必要な
患者・家族対応

055

＼ リーダーに求められるのは「調整能力」であることを肝に銘じよう ／

リーダー業務の心得
～リーダーシップって何～

Contents

- リーダーシップって何?
- 看護師のリーダーシップとは
- リーダー業務でのリーダーシップとは，“調整能力”である

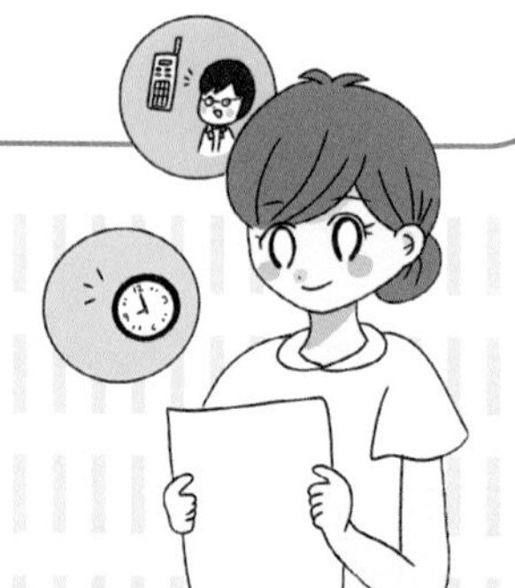

リーダー業務を導入すると言われた時，そして明日からリーダー業務が始まる時，皆さんはどのように思うでしょうか．「緊張する」「不安だな」「私にできるかな」「リーダーシップとれるかな」いろいろな思いを持つ方がいるでしょう．

では，看護業務のなかでのリーダーシップとはいったい何なのでしょうか．一緒に考えていきましょう．

リーダーシップって何?

「リーダーシップって何？」それを調べようとすると，いろいろな本やインターネット記事が出てくると思います．そして，それぞれ言っていることが少しずつ違ったりして，いったいリーダーシップって何なんだろう．リーダー業務でのリーダーシップって？　とさらにわからなくなるかもしれません．

それもそのはず，リーダーシップはそれぞれの置かれた環境，役割などで発揮すべきものは違ってくるのです．「リーダーシップって何？」その答えは，「リーダーシップ研究の数だけある」[1)] とされ，あえて，リーダーシップとは何かを言うのであれば「**目的を実現するために目標を設定し，目標を達成するために個人や集団に影響を及ぼすこと**」[1)] だと言われています．

看護師のリーダーシップとは

では，看護師がリーダーシップを発揮するために，実現すべき“目的”とは何なのでしょうか．それは，「**患者に質の高い看護を提供すること**」です．

そのために，それぞれの看護を提供する場所の特性（病棟の機能や役割，患者の状態など）に応じて，目標を設定して，目標を達成するために看護チームが一丸となって患者へのケアを行う，その際には医師をはじめとした多職種や多部署との協働が必要不可欠です．そして，それを行うための要として，さまざまな調整を行うのがリーダー義務なのです．

看護師のリーダーシップとは，いうならば「**患者に質の高い看護を提供するために，それぞれの看護を提供する場所の特性に応じて目標を設定し，目標を達成するために看護チームや医師をはじめとした多職種，多部署協働の調整を行うこと**」なのです．

三隅二不二（みすみじゅうじ）のリーダーシップ論

さまざまなリーダーシップ論の中で有名なものに社会心理学者の三隅二不二（1924-2002）によって提唱されたPM理論があります．PM理論では，リーダーシップの機能を大きくP機能（performance function）とM機能（maintenance function）の２つに分類します．

P機能は目標達成機能で，組織としての目標達成を促進するように働きかける機能です．

M機能は集団維持機能で，組織が全体としてまとまるように働きかける機能です．

この２つの機能の大小によって，４類型（PM型，Pm型，pM型，pm型）に分類して評価し，PとMが共に高い状態（PM型）のリーダーシップを理想的なものとしています．

リーダー業務でのリーダーシップとは，“調整能力”である

看護師のリーダーシップからわかるように，リーダー業務を行うにあたっての肝は何と言っても「調整能力」です．リーダー業務では，看護チームが患者・家族へ看護を提供するにあたっての場を作ることが求められます．目標の達成はその基盤となる場があって初めて可能になるのです．そのためにはさまざまな条件があります（**表１**）．

リーダーとしての情報収集（Part3-56，58）と俯瞰的視点（Part3-59，60）を基盤として，リーダーとしてのコミュニケーション（Part3-61～63）を密にとっていく必要があります．

そして，さまざまな調整能力（Part3-64～70）を意識しながら，また，何か困ったときには恐れず誰かに相談（Part4）し，リーダー業務におけるリーダーシップを発揮していきましょう．

（大森　泉）

表１：リーダー業務におけるリーダーシップの条件

①患者に対する統合的な情報収集
②看護を提供する場の基準の把握と情報収集
③俯瞰的視点
④メンバーやさまざまな職種とのコミュニケーション
⑤調整能力
⑥困ったときの相談力

引用・参考文献

1）諏訪茂樹：看護界におけるリーダー像の多様化．看護にいかすリーダーシップ―ティーチングとコーチング，チームワークの体験学習，第３版（諏訪茂樹），p2-14，医学書院，2020

コラム

看護師のリーダー業務におけるリーダーシップとは何か

看護師のリーダー業務におけるリーダーシップとは何か，そのポイントを本書企画編集ボードメンバーである９人の執筆者に語ってもらった結果，４つの大切なポイントが見えてきました．以下を本文とともにリーダーシップを発揮するための参考として示します．（編集：大森　泉）

●雰囲気作り

「雰囲気作り」が大切だと感じています．話しかけやすい雰囲気，質問しやすい雰囲気，協力しやすい雰囲気．リーダーが先導して良い雰囲気作りを行い，良いチームでより良い看護を提供していきたいものですね．（神馬紗智）

リーダー業務のときには患者だけでなく，メンバーの役割や力量，目指す姿などを把握し，リーダーとしての責任の取り方，報告の仕方，声のかけ方など出方を調整し，出すぎないリーダーシップを目指しています．会話に参加しなくても聞くなど場の観察，対応の必要性を常に確認するようにします．（伊藤麻紀）

●心配り

リーダーは「心配性でも良いじゃない」と思っています．「心配」＝「心を配る」と書くように，リーダーとして少々大袈裟に心配するという，はみ出す部分もありつつ，チームへの心配りを意識しながら，自分という存在がチームの中で馴染んでいくことが大切だと思います．（長岡孝典）

私にとってリーダーシップは「思いやり」です．周りを気にかけ，自分が助けるのはもちろん，メンバーへも働きかけて大変なメンバーへ手を差し伸べる感じです．リーダーだからって１人で頑張らないスタイル！（坂本未希）

●コミュニケーション力

理想のリーダーとは，ズバリ「声をかけやすいリーダー」です．報告，連絡，相談，今まで口をすっぱくして言われてきたこれらの情報が集まるようにするために，まずは声をかけやすいリーダーである必要があると思います．リーダーの時は，いつもより少し口角を上げて，メンバーが声をかけやすいように演じてはいかがでしょうか．（藤　健二郎）

病棟をラウンドしながらいろんなリーダーさんとかかわる中で「声を出して伝えること」が上手なリーダーさんのいる病棟は，忙しくても落ち着いているように感じます．困っていそうなスタッフに気づけばいち早く声をかけたり，いつもと違う様子に気づけばスタッフに明確な指示を出したり．気づきを言葉に出して，タイミングよく，わかりやすく周囲に伝えるということは簡単なことではありませんが，リーダー業務を果たすうえで重要なことだと思います．（松村麻衣子）

リーダー業務の肝はなんといっても調整力．でもそれを完璧に発揮するのは，どんなベテラン看護師でも難しいものです．看護は１人ではなく，チーム（協働する多職種みんな）で行います．積極的にチームで声をかけあって，助け助けられながら患者さんのための看護を行っていきたいものです．（大森　泉）

●臨機応変な姿勢

臨機応変で柔軟（頭も心も）な姿勢を大切にしたいな，と考えています．広い視点で病棟全体を見て，今，自分が担う役割は何か，今，生じている問題は何かを捉え，状況に応じて時に自ら動き，時に待つ．そしてスタッフと一緒に考える，思いやる，という姿勢は大切にしたいですね．（青山道子）

ときに前に立ち，患者さんやその家族，スタッフの代弁者となる．ときに患者さんやその家族，スタッフのサポーターになる．そして，かかわっている多職種との調整役割を意識する．その日の部署の顔であることを忘れずに表情をもって過ごしたいものです．（菊池亜季子）

056 自分についての自己認識，グループの依存という組織的問題の2つの視点を持とう

自分1人で抱え込まない
～1人で抱え込むことの落とし穴～

Contents

■リーダーとして働くために自分を見つめ直そう
―自己認識を高める
■依存されがちなリーダー
―グループという側面から捉える

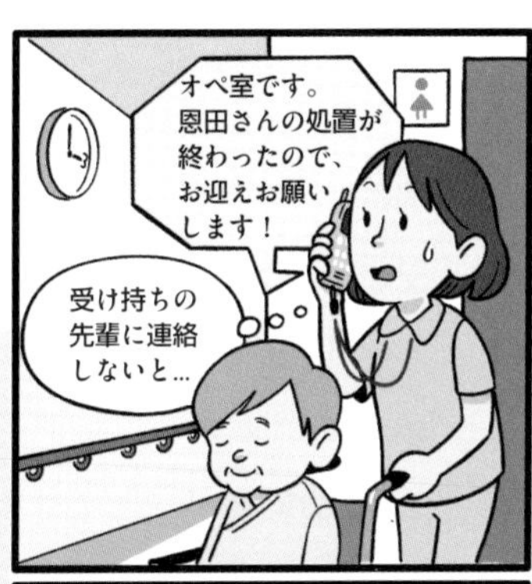
オペ室です。
恩田さんの処置が
終わったので、
お迎えお願い
します！
受け持ちの
先輩に連絡
しないと…

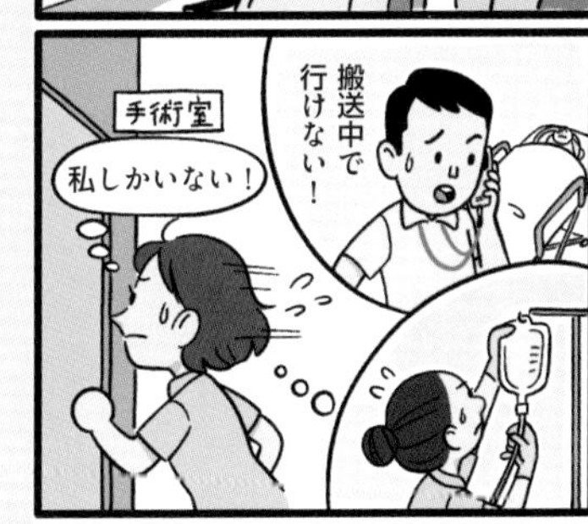
手術室
私しかいない！
搬送中で
行けない！

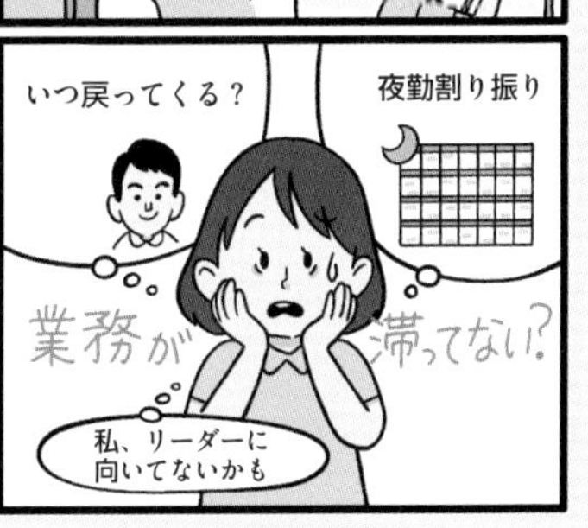
いつ戻ってくる？
夜勤割り振り
業務が
滞ってない？
私、リーダーに
向いてないかも

あなたが固定チームナーシングのリーダーを始めて2か月経ったある日のことでした．手術日でありメンバー看護師は手術室への患者の送迎や帰室後の観察など業務が多く病棟は慌ただしい空気でした．

15時頃，あなたは患者のトイレ介助をしていると，先輩看護師の担当患者の手術迎えに呼ばれました．先輩看護師は他患者の検査送迎で不在です．他のメンバー看護師も点滴交換や患者指導で手が離せません．あなたは手術室で待つ患者のもとに向かいました．

「あ！　夜勤の受け持ちをまだ割り振ってない！」「先輩はいつ戻ってくるんだろう」など考えつつ，業務進行が滞っていると感じ「私っていつもこう．でも，断ったら気まずいし．私，リーダーに向いてないな」と胸が重くなるのでした．

リーダーとして働くために自分を見つめ直そう ―自己認識を高める

「断れない私のいつも業務が立て込む日常」というような状況をどうしていけばよいか，あなた自身に目を向けること，組織の中のあなたという2つの視点で考えて行きましょう．

ここでは，あなた自身に目を向けてみます．まず，**周囲の人に振り回されないよう，自分自身を知るための自己認識を高める**ことをお勧めします．

自己認識とは「自分の感情，長所・短所，欲求，衝動を深く理解すること」とされています．自己認識が乏しいと感情に流され，「嫌われるから」「困っているから」とメンバーからの要求を聞き入れてしまいます．そうすると，自分自身に歪みを来すだけではなく，メンバーの成長も妨げます[1]．これは，1人で抱え込むことの落とし穴です．

そこで，自己認識を高めるために**自分の感情を客観的に捉えられるよう自問自答**します[1]．例えば，「断ったら気まずい」と感じるのであれば，「どうして気まずいと感じるのか」というように，自分に問いかけ客観視していきます．そうすることで，**前向きに対処する糸口を見つけ，働き方の変化につなげられる**と思います．

依存されがちなリーダー ―グループという側面から捉える

グループとは，一般に複数の人が行う活動や活動形態を指します[2]．つまり，固定チームナーシングの看護チームもグループです．グループを研究したビオン（Bion）は，グループには個人と同じように意識的部分（作業グループ）と無意識的部分（基本仮定）があると言っています[3]．

意識的部分のメンバーは「よりよい看護をしよう」という目標の下に協力して取り組みます．一方で，無意識的部分では，目的達成を妨げます．例えば，カンファレンスで話し合う時にパソコ

集団の無意識的部分

集団の無意識的部分を基底的想定集団と呼んだのは，英国のウィルフレッド・ループレヒト・ビオン（Wilfred Ruprecht Bion, 1897-1979）です．

ビオンは，精神分析的な集団精神療法を発展させた精神科医，精神分析家で，集団療法に携わる中で，集団におけるインフォーマルなつながりに着目し，集団の無意識領域があることを示し，その領域を基底的想定集団（基本仮定）と呼びました．

ンに向かい，他の看護記録をする人がいるなどです．グループの無意識的部分では，リーダーに万能的な幻想を抱き依存します[4)]．**あなたが断れない背景には，こうした集団力学によるメンバーからの依存がある可能性**があります．

依存はよく起こるチームの一側面ですが，依存されているだけでは，チームの成長は望めません．あなたが「メンバーから依存されているのかも？」と捉えたのであれば，依存させる問題がチームや病棟全体にあるかもしれないと見方を変え，**問題解決のために管理者やメンバーを巻き込んで**はどうでしょうか．（村田　中）

引用・参考文献

1）小林美亜：Q & A 実践・リーダーシップ術-メンバーのリーダーへの依存度が高く耐えられない．看護リーダーシップ 2—看護チーム活動とリーダーシップ（看護の科学社「看護実践の科学」編集部編），p28-31，看護の科学社，2011
2）武井麻子：グループワークとは何か．「グループ」という方法，p12，医学書院，2002
3）ウィルフレッド・R．ビオン：三つの基本仮定．グループ・アプローチ：《集団力学と集団心理療法》の画期的業績・人間援助の心理学（対馬忠訳），p80-96，サイマル出版会，1973
4）武井麻子：組織の中の看護師．感情と看護—人とのかかわりを職業とすることの意味，p236，医学書院，2001

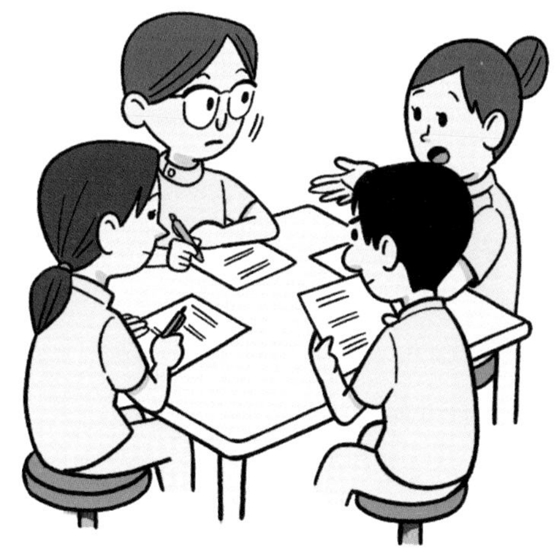

057

患者情報，スタッフの状況，業務に関する情報を収集しておこう

把握すべき患者情報・病棟の状況 ～リーダーになったらここを押さえろ!～

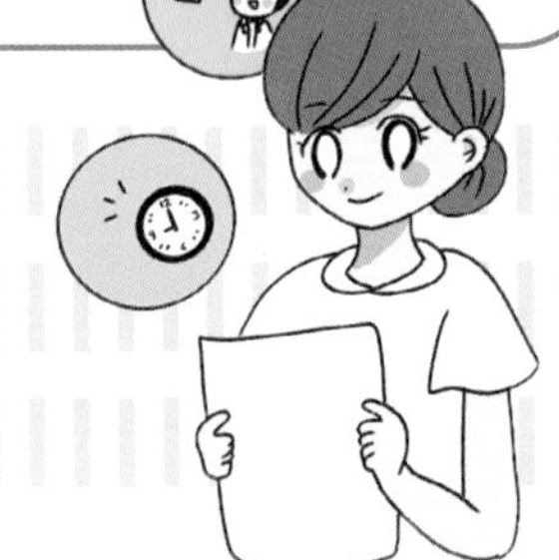

Contents

- ■絶対に押さえておきたい患者情報
- ■メンバーのサポート
- ■日頃から行う情報収集

リーダーデビューを控えて戦々恐々としている方，あるいはデビューしたけどリーダーは孤独で荷が重くて嫌だと思っている読者の方に，リーダーになったら押さえておきたい必須項目をお伝えしていきます.

絶対に押さえておきたい患者情報

日々の業務の中で何より一番大事なのは，患者の安全を守ることですよね. そのためには患者情報を的確に把握する必要があります. 全患者を細かく押さえることができたらよいですが，そんな余裕がないこともありますよね. ですから，ポイントを押さえて対応しましょう（**図1**）.

1 重症・要注意患者から

まず**一番初めに，病棟の重症・要注意患者の情報**を取ります. この情報収集は，できれば自分が部屋持ちをするかのように**患者の状態，方針，家族・社会背景に関する情報**を取っておいたほうが安心です. そうすれば，指示受けやカンファレンスなどに役立ちますし，もし急変が起きても対応がスムーズにいきます.

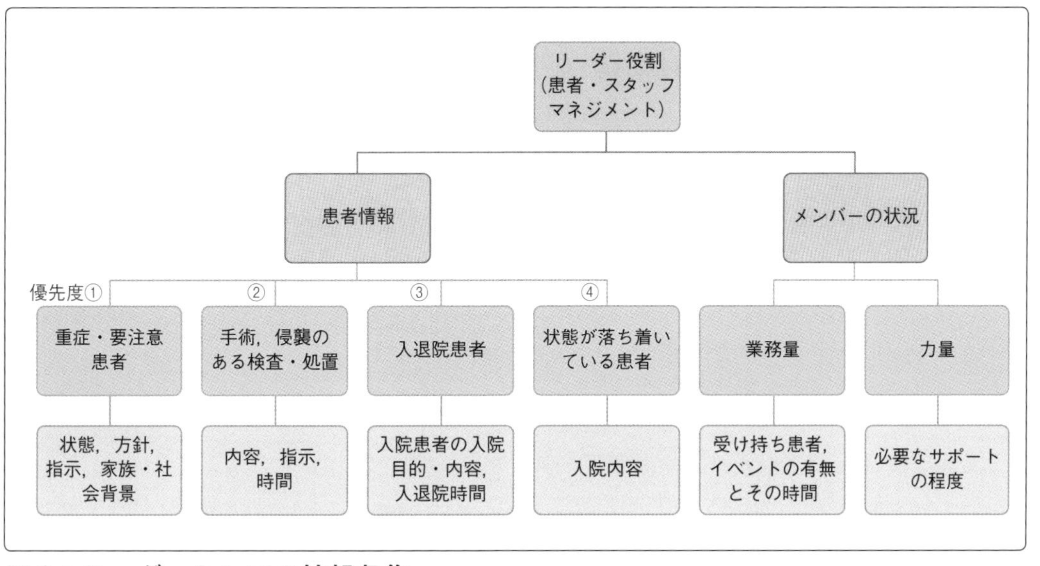

図1：リーダーとしての情報収集

2 手術や侵襲処置の患者

次はその日の**手術や術後1日目，また侵襲のある検査や処置をする患者の情報**を取ります．これらは検査，処置の内容，またそれに伴う指示，時間を確認しておきます．

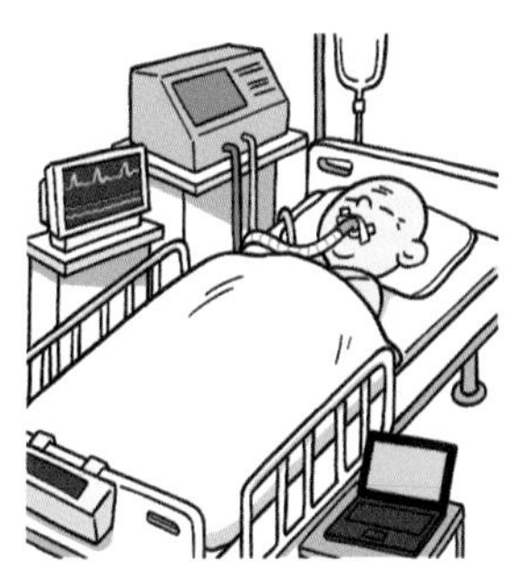

3 入退院～変化のない患者

そして，合間合間で**入退院の情報収集**を行います．変化がない患者や落ち着いている患者の情報は，フリーシートや管理日誌などを活用して，病名や今回の入院目的などを簡潔に把握しましょう．このあたりは，下記でもお伝えしますが**メンバーによって情報収集の程度を変えてもよい**と思います．

メンバーのサポート

患者情報を収集したら，次に，メンバーをサポートするための情報収集です．

1 メンバーの業務量を確認

まずはメンバーのその日の部屋持ち患者を確認し，**メンバーの業務量を把握**します．そうすることで**処置やオペの出し迎えが**

重なっている際の時間調整や，急変や処置の追加，予定外入院があった際のメンバー間の業務調整が可能になります．

2 業務の量と質を確認

次に重点的にみる必要がある患者を担当するメンバーが誰かを確認します．自分よりもできる先輩看護師やしっかり自立している後輩看護師が担当していたら，患者はそのメンバーがしっかりと管理してくれるので，気にしつつも報告待ちで，サポートの依頼があった時に備えておけばよいでしょう．

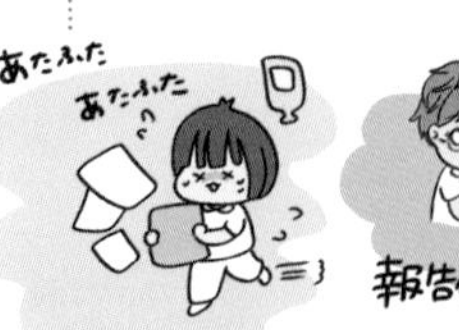

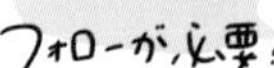

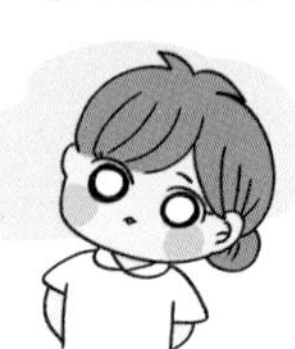

しかし，タイムマネジメントや患者アセスメントに関するフォローが必要なメンバーは，こちらも**ベッドサイドに出向いて患者観察をしたり，こまめにメンバーに指示を出したり**ということが必要になります．

このように情報をとって，**患者の安全を確保しつつ，メンバーの仕事量がなるべく平等で，気持ちよくかつ安全に働けるように心を配っていきたいもの**ですね．

日頃から行う情報収集

リーダーになると，急に何か問題の解決を求められることがあります．その時に備えて日頃から，**組織の仕組みや自分たちの力になってくれるツールにどうやったらアクセスできるかを知っておく**とよいです．

例えば**マニュアルの種類やその収納場所，識別緊急コードなど，患者に関する困りごとが生じたときに力になってくれる看護のスペシャリストや，他職種や事務系の連絡先を知っておく**などです．こういった自分辞書を作っておくと，1人で頑張らなくても上手に誰かに頼りながら，迅速で確実な対応が可能になると思います．焦らなくて大丈夫ですよ．（出本　明）

緊急コード

コードイエローは，「緊急搬入依頼あり」を知らせることが多いですが，「緊急事態発生・関係スタッフ集合」や「モンスターペイシェントあり」を指す病院もあるようで，その意味合いは病院により異なります．

一般的に使われるものには，コードブルー「患者の心停止・容態急変の緊急事態発生」，コードグレイ「脅迫・暴力・保安上の問題発生」，コードオレンジ「危険物流出事故」などがあります．

058 入院前の生活の状況，退院後の生活をイメージして入院時からかかわっていこう

継続看護を意識した情報の取り方 ～退院後の生活を見据えよう～

Contents

- 緊急入院してきた患者，みんなはどのような情報をとる?
- 患者はどのような人?
- 退院後をイメージするために

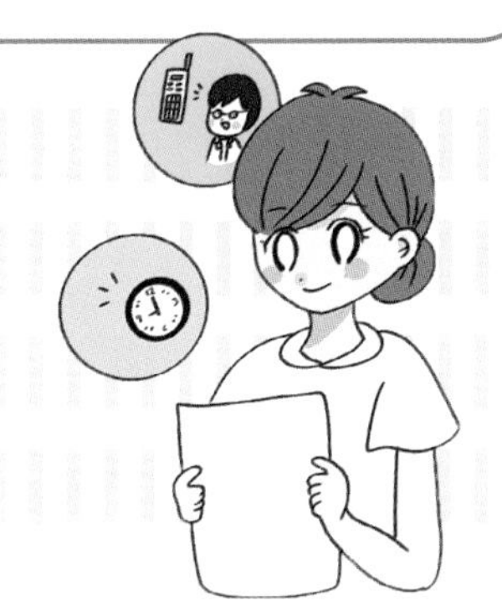

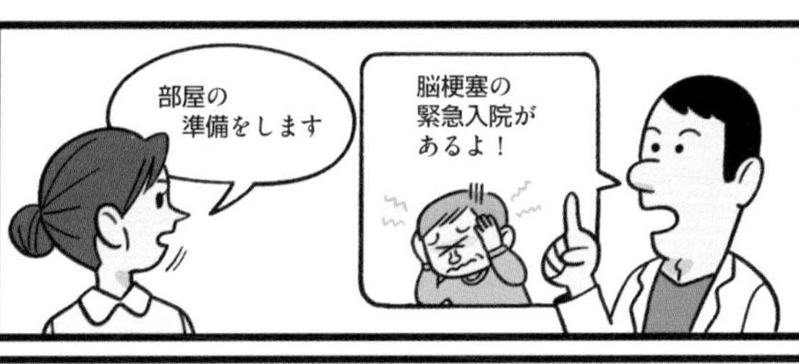
脳梗塞の
緊急入院があるよ！
部屋の
準備をします

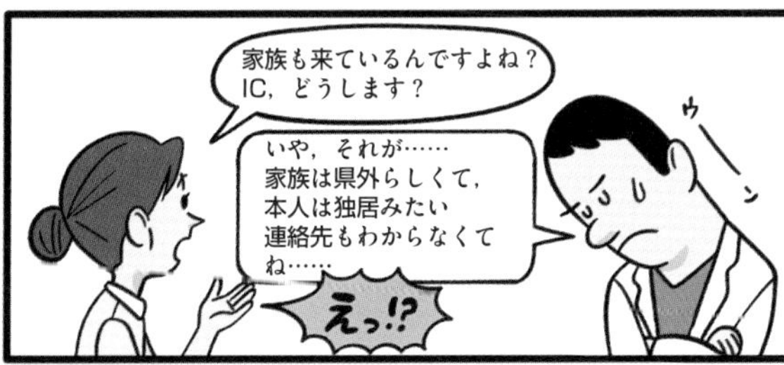
家族も来ているんですよね？
IC，どうします？
いや，それが……
家族は県外らしくて，
本人は独居みたい
連絡先もわからなくてね……
ウーン
えっ!?

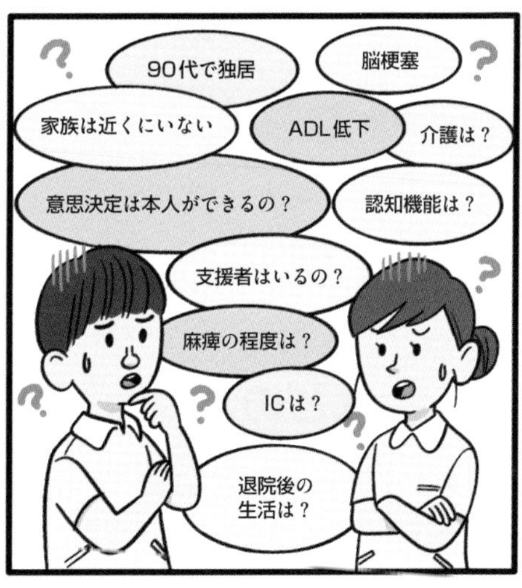
90代で独居
脳梗塞
家族は近くにいない
ADL低下
介護は？
意思決定は本人ができるの？
認知機能は？
支援者はいるの？
麻痺の程度は？
ICは？
退院後の
生活は？

医師「90歳，女性の脳梗塞の○○さんだけど，入院になるからよろしくお願いします」

リーダー「わかりました．部屋の準備をしますが，酸素や輸液ポンプ使いますか？」

などなど……こんなやりとりは，緊急入院で病棟へ直接入院する病院ではありふれた場面でしょう．

表1：情報収集で参考になるもの

種類	内容	ポイント
自院の過去のカルテ記事	・看護記録では一号記録（プロフィール）や二号記録 ・診療録からは診療経過，受診歴，既往歴，薬歴など	入院の契機となった基礎疾患や普段の受診の様子などが把握できます．自院が主科ではなければ他の情報収集が必要であることもわかります．
他院からの診療情報提供書	・自院受診までの病状経過や既往歴，治療方針など	今までの治療や病状経過がわかります．また，転院理由や自院へ期待している治療について記載されていることがあります．
お薬手帳	・薬歴から基礎疾患を把握することに役立つ	聴取した既往歴ではわからなかった基礎疾患を把握する手がかりになります．既往歴を聞き，骨粗鬆症などは聴取で上がらないこともあります．
施設からの看護サマリー	・施設入所中の経過や療養の意向，家族情報など	家族が把握できていない施設内での生活の様子が把握できます．施設によってはACPとしての方針が記載されていることもあります．
訪問看護サマリー	・在宅療養中の経過や療養の意向，家族情報，生活環境の注意点など	自宅の環境や内服管理，家族の介護状況，その他福祉サービスの利用頻度などの情報把握ができます．また，患者の療養の意向や退院時の注意点などが記載されていることがあります．
訪問看護計画書	・在宅療養中の看護計画について記載されている	在宅療養で訪問看護師が注意していた看護計画を知ることができます．
訪問看護報告書	・在宅療養中の月単位での様子について記載されている	月単位での病状変化をたどるにはよいツールです．

緊急入院してきた患者，みんなはどのような情報をとる?

このような時，業務としては「入院書類準備しなきゃ」「部屋は近いほうがいいかな」と考えつつ，現時点での病状の情報収集をします．

「今どうなっているのか」という情報を把握することはとても大切です．それと**同時に重要となるのが「退院時，この患者はどのような状態になるのだろう？」という視点**です．緊急入院時は，「今の情報」に目がいきがちであると同時に，入院時の業務に追われやすい環境でもあります．しかし，入院時だからこそ，「今までの生活」や「家族からの情報」など退院を見据えた情報がたくさん得られる機会でもあります．

入院前の生活の情報は退院の方向性を考えていくうえでも基準になります．**疾患の発症時の状況とともに，入院前の生活や家族の状況についても聞いてみましょう**．

患者はどのような人?

筆者は，患者に介入する時，「患者さんって元々どのような人だろう？」とカルテのいろいろなところを探ります．例えば，**表1**（前頁）のようなサマリー類が代表的なものです．より詳しく日々の療養などの経過をみたいのであれば，**訪問看護報告書はよい情報収集ツールとなる**でしょう．

さらに，家族面会時には積極的にコミュニケーションを取り，現在の患者状態と家族の生活状況の情報交換をすることも大切です．病状の話をすることで家族が退院に対して不安に思っていることも見えやすくなります．

その不安は，入院前と今の患者状態のギャップが招くものです．それを把握することによってギャップをサービスで補填できるのか，家族の病状認識や協力のすり合わせが退院までに必要なのか考える材料になります．そのため，**「入院前の患者さんはどのような人？」「今の患者さんはどのような人？」という考えは退院を目指すうえで大切**です．

退院後をイメージするために

今まで取ってきた退院を目指すための情報はどう活用できるでしょうか．患者が入院前の生活とギャップ少なく退院していくときに何が必要になるか考えるでしょう．特に，脳梗塞などで後遺症が残る人や高齢者のように，入院中にADLや認知機能が低下してしまった人では，家族の協力だけでは立ち行かないことも多くあります．その時に**助けの1つとなるのが「介護保険」「医療保険」としてのサービス**です．

例えば介護保険では，**表2**のようなたくさんのサービスがあります．医療保険でも同様のサービスが利用できるケース，他の制度や公費で利用できるサービスもあります．この2つの保険を知って

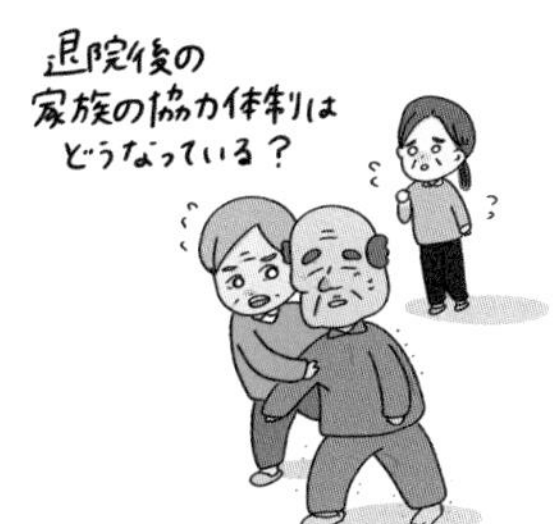

表 2：介護保険のサービス

	都道府県・政令市・中核市が指定・監督を行うサービス			市町村が指定・監督を行うサービス	
介護給付を行うサービス	居宅介護サービス	訪問サービス	○訪問介護（ホームヘルプサービス） ○訪問入浴介護 ○訪問看護 ○訪問リハビリテーション ○居宅療養管理指導 （○特定施設入居者生活介護 ○福祉用具貸与 ○特定福祉用具販売）	地域密着型介護サービス	○定期巡回・随時対応型訪問介護看護 ○夜間対応型訪問介護 ○地域密着型通所介護 ○認知症対応型通所介護 ○小規模多機能型居宅介護 ○認知症対応型共同生活介護（グループホーム） ○地域密着型特定施設入居者生活介護 ○地域密着型介護老人施設入居者生活介護 ○複合型サービス（看護小規模多機能型居宅介護）
		通所サービス	○通所介護（デイサービス） ○通所リハビリテーション		
		短期入所サービス	○短期入所生活介護（ショートステイ） ○短期入所療養介護		
	施設サービス		○介護老人福祉施設 ○介護老人保健施設 ○介護療養型医療施設 ○介護医療院	居宅介護支援	
予防給付を行うサービス	介護予防サービス	訪問サービス	○介護予防訪問入浴介護 ○介護予防訪問看護 ○介護予防訪問リハビリテーション ○介護予防居宅療養管理指導 （○介護予防特定施設入居者生活介護 ○介護予防福祉用具貸与 ○特定介護予防福祉用具販売）	地域密着型介護予防サービス	○介護予防認知症対応型通所介護 ○介護予防小規模多機能型居宅介護 ○介護予防認知症対応型共同介護（グループホーム）
		通所サービス	○介護予防通所リハビリテーション	介護予防支援	
		短期入所サービス	○介護予防短期入所生活介護（ショートステイ） ○介護予防短期入所者療養介護		

このほか，居宅介護（介護予防）住宅改修，介護予防・日常生活支援総合事業がある

いることで，退院支援看護師や地域医療連携室の MSW（医療ソーシャルワーカー）と退院を見据えた話はしやすくなります．**退院をイメージしたときに家族だけでは立ち行かないと感じた際には，この 2 つの保険の活用**について多職種と相談してみましょう．（坂本未希）

引用・参考文献

1）厚生労働省：我が国の医療保険について　https://www.mhlw.go.jp/stf/seisakunitsuite/bunya/kenkou_iryou/iryouhoken/iryouhoken01/index.html より 2022 年 5 月 1 日検索
2）厚生労働省老健局：公的介護保険制度の現状と今後の役割（平成 30 年度）　https://www.mhlw.go.jp/file/06-Seisakujouhou-12300000-Roukenkyoku/0000213177.pdf より 2022 年 5 月 1 日検索

059 状況を把握して，必要な報告をしよう

メンバーの状況を把握する
～常に気を配ろう，メンバーの動き～

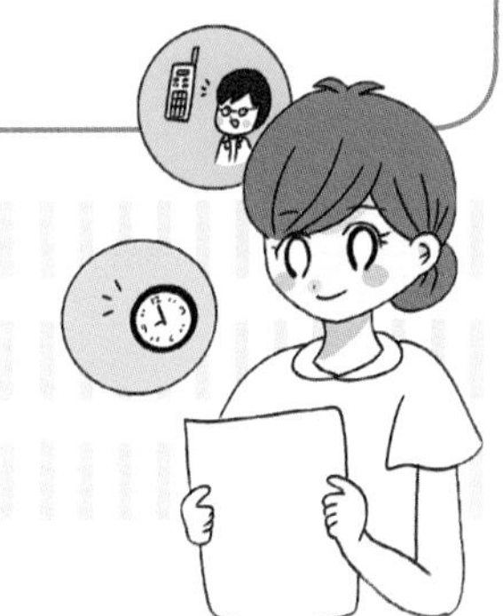

Contents

- リーダーに求められる臨床判断能力
- 看護師長に報告すべき状況とは
- 気にかけて欲しい先輩看護師

あなたがリーダーをする午後のことでした．ベテランの先輩看護師がただならぬ声で患者の名前を叫ぶ声が聞こえました．慌てて病室に駆けつけると患者の顔はすでに土気色で息をしていません．

あなたは血の気が引く思いでしたが，院内救命チームと主治医に連絡をしました．主治医からは，DNAR＊を確認済みと告げられ，家族に連絡し，看取りのケアへと移行しました．

病棟が平穏を取り戻した頃，会議から戻った看護師長から「大変だったわね．でも，状況を把握して急変したこと知らせて欲しかったわ」と言われました．看護師長の顔を見て安堵したのと同時に，リーダー役割が果たせていたのか疑問を感じました．

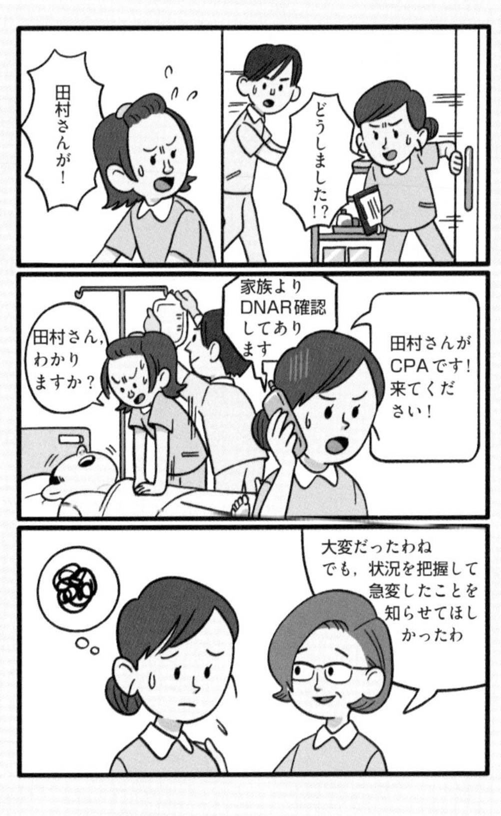
田村さんが！
どうしました!?
田村さんがCPAです！来てください！
家族よりDNAR確認してあります
田村さん，わかりますか？
大変だったわね
でも，状況を把握して急変したことを知らせてほしかったわ

＊ DNAR (Do not attempt resuscitation)：心肺蘇生処置を行わないこと

表１：リーダーが行っている臨床判断

カテゴリー	サブカテゴリー
1. 看護実践に関する臨床判断	1. チームリーダーの実践能力の評価
	2. 患者状態の把握
	3. ケア技術に対する判断
	4. 患者の意思決定支援・多職種との調整
	5. 看護計画・退院支援
	6. 急変時の判断
	7. クレーム対応
2. 指導・教育における臨床判断	1. 対象理解
	2. 患者状態についての指導
	3. 学習内容の蓄積と活用
3. 業務遂行上の臨床判断	1. チームメンバーの看護実践能力の評価
	2. チームメンバーの業務遂行能力の評価
	3. アサイメント（業務分担の采配）
	4. チームでの協働

文献 1）より引用

リーダーに求められる臨床判断能力

上の例のように，急変時にリーダーをしていると先輩や上司から「状況を把握して」と声をかけられることがありますよね．どのような状況を把握し，何を報告すべきかを考えて行きましょう．

リーダーは臨床業務の中で**表１**のカテゴリーの通り，３つの臨床判断[1)]をしています．さらにサブカテゴリーが示すように，メンバー個々の能力を踏まえ，業務の進捗を把握し，患者の状態とケアがマッチするように調整しており，「状況を把握して」いる様子がわかります．これらの臨床判断を示すカテゴリーは，リーダーをはじめる皆さんが自分自身を振り返るヒントになると思います．

看護師長に報告すべき状況とは

看護師長は,「対象のニーズと看護職の知識・技術が合致するよう計画し，財政的・物質的・人的資源を組織化することを役割とする」[2)] とされています．そのため，インシデント・アクシデントやベッドコントロール，スタッフ看護師に関することは把握したいはずです．

急変などがあった場合，状況に合ったベッド調整を行い，スタッフのケアが十分提供されるか把握することとなり，会議中の看護師長に報告をする必要がありました．

気にかけて欲しい先輩看護師

急変した患者の受け持ちはベテラン先輩看護師でした．あなたより経験も豊富で，気がかりな患者でも「先輩が担当なら大丈夫」と，お任せしていないでしょうか．受け手にとって満足度が高いリーダーの接し方を調査した研究があります[3)]．指示，支持，委任，助言の４つのタイプの接し方の内，最も満足度が高かったのは支持でした．逆に，最も不満が高かったのは委任でした．先輩だからとお任せするのではなく，気にかけサポートしていくことが大切です．（村田　中）

引用・参考文献

1）土岐真理子：チームリーダーの臨床判断―チームナーシングにおけるリーダーの臨床判断．東京有明医療大学雑誌 9：43-47，2017

2）中西睦子：看護管理者に必要な知識体系．看護管理学習テキスト第１巻看護管理概説，第２版（井部俊子編），p58-78，日本看護協会出版会，2011

3）諏訪茂樹：柔軟なリーダーシップ・モデルの登場．看護にいかすリーダーシップ―ティーチングとコーチング，場面対応の体験学習，第２版，p29-62，医学書院，2011

柔軟なリーダーシップ・モデル

柔軟なリーダーシップ・モデルは，諏訪茂樹が提唱する新しいリーダーシップ・モデルです．状況に応じて指示，助言，コーチングを使い分けられるリーダーシップが提唱されています．

ブログでは，柔軟なリーダーシップ・モデルを，「リーダーに必要な特性を重要なものに限定して，どういう時に『これ』が必要で，どういう時に『あれ』が必要かを検討する状況対応論」であると説明しています．（諏訪茂樹：スタッフを育てるリーダーシップ http://suwa.life.coocan.jp/leadership/ 2022年５月１日検索）

060 タイムスケジュールの確認・予測・共有でできるリーダーになろう

タイムマネジメント
～自分とメンバーのタイムマネジメント～

Contents

- ■タイムスケジュールの確認と予測
- ■考えたことを管理者やメンバーと共有
- ■看護ケアや休憩は計画半分，行き当たりばったり半分
- ■次勤務帯に申し送る時までに押さえておくこと

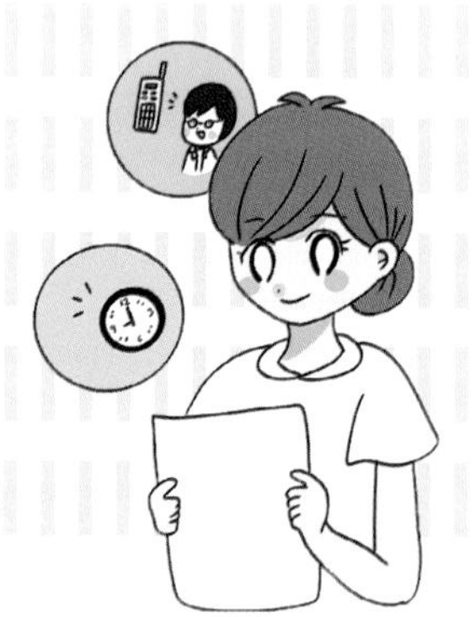

「できるリーダー」の要素として，タイムマネジメントができることがよく挙げられます．**リーダーのタイムマネジメントでは，自分1人ではなくメンバーも含めた対応が必要**です．

タイムスケジュールを立てていても，患者の状態やマンパワー，急なイベントも合わさり，絶妙な采配が求められますよね．本項ではタイムマネジメントについて，心得ておきたいポイントを共有します．

タイムスケジュールの確認と予測

1 柔軟なタイムスケジュール

近年は看護師の働き方改革の推進に伴って，それぞれの組織や部署で申し送りの時間短縮などの工夫がなされているかと思います．リーダーは申し送りの後，予定の入退院や手術，処置，検査，リハビリテーション，ケアなどを把握します．この予定以外にも緊急のイベントがあるわけですから，タイムスケジュールは

看護師の働き方改革

日本看護協会は，重点政策，事業の1つとして「看護職の働き方改革の推進」を掲げており，その目標を「働き続けられる仕組みを創る．その仕組みは実現可能で，持続可能な仕組みであること，看護職が生涯にわたって，安心して働き続けられる環境づくりを構築し推進する」としています．そして，すべての看護職個人が就業継続が可能な看護職の働き方の提案がされています．（日本看護協会：看護職の働き方改革の推進．https://www.nurse.or.jp/nursing/shuroanzen/hatarakikata/index.html より2020年2月4日検索）

柔軟に捉えておく必要があります．

2 現在の問題と考えられる目標設定を予測に活用する

予定を確認したら，リーダーとして患者の考えられる目標と，そこに向かううえでの現在の問題について考えておきましょう．その患者の問題は，循環動態が不安定なことなのか，離床が進まないことなのか，食事が進まないことなのか，退院後の療養環境が整っていないことなのか，患者によって問題は個別性にあふれています．患者の目標と目の前にある問題をリーダー自身の中で立てておくと，予測しない出来事も，ある程度想定内に戻せることがあります．これが予測を立てるということです．

考えたことを管理者やメンバーと共有

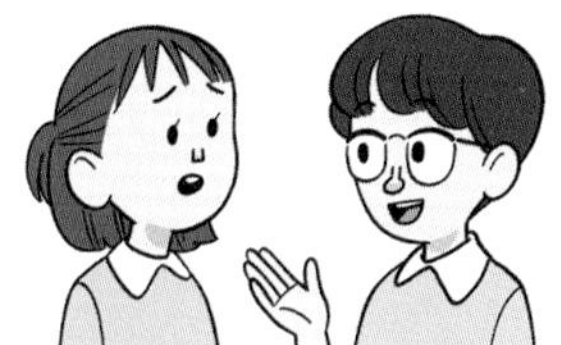

立てたタイムスケジュールや患者の問題は，タイムリーに管理者やメンバーと共有しましょう．管理者は全体を見渡し，人員調整や組織からみた視点で調整をしてくれます．そのため今の状況や把握しているスケジュールを共有することで，不測の事態に管理的視点から対応してくれます．

メンバーと共有することで，メンバーの視野が広がります．落ち着いた時に声をかけてくれたり，メンバー同士で助け合う場面につながったりします．リーダーは積極的にメンバーに「情報共有ですが，入院がきます」と伝えていきましょう．伝えられたメンバーは気にかけてくれます．そのこまめな共有がメンバーシップを活性化させる一助になります．

看護ケアや休憩は計画半分，行き当たりばったり半分

1 看護ケアはあそびを作ったスケジュールを

予備時間の確保のために，ケアやできることを午前中のうちに行うこともタイムマネジメントのうえでは必要ですが，患者の状態や希望を尊重することも念頭においておきましょう．

清拭などの保清や口腔ケアなどの日常生活援助は，看護師の

大切な役割です．一方で，看護師主体のスケジュールでは進まないことでもあります．リーダーは状況を判断したうえで「今だ！」というタイミングで行う心持ちでメンバーに伝えていきましょう．

2 休憩は助け合いで勢いも大切

チーム活動の円滑化において休憩時間の確保は重要です．休憩はある程度マンパワーの調整や計画が必要ですが，「よし，今いっちゃえ」という思い切りも重要です．ただし，残る看護師の経験年数の差や，処置介助や疾患による看護ができる・できないについて把握することは重要です．

休憩中の担当については，リーダーは全体を見守る立場に徹することも必要なので，メンバー間で交代をしてもよいでしょう．

次勤務帯に申し送る時までに押さえておくこと

1 変化を押さえておく

時間前残業をなくしていく風潮から，リーダーの申し送りは次勤務帯にとって貴重な情報源です．その日のイベントについてすべてを伝える必要はありません．勤務開始時にリーダーが考えた患者の現在の問題と目標は，どのように変化したかを頭に入れておくことで焦点化された申し送りができます．

2 儀式ではなく，課題と目標の共有

申し送りに重要なのは，伝えることを整理するのではなく，患者を主語にして「現在の問題」「今後の目標」を次勤務帯へ共有することです．看護の継続性を意識した申し送りができると，かかわる看護師が異なっても一貫した看護の提供につながります．

3 少しずつ習慣化する

タイムマネジメントは時間内にいかに業務が終わるかという視点に偏りがちですが，先を予測してどれだけ想定内でマネジメントできたかが，時間管理のしやすさにつながります．時に業務の効率化やマンパワー配置など管理的な課題へとつなげられることもあるかもしれません．リーダーのタイムマネジメントとして，予測を立てる思考の訓練をしてみましょう．（菊池亜季子）

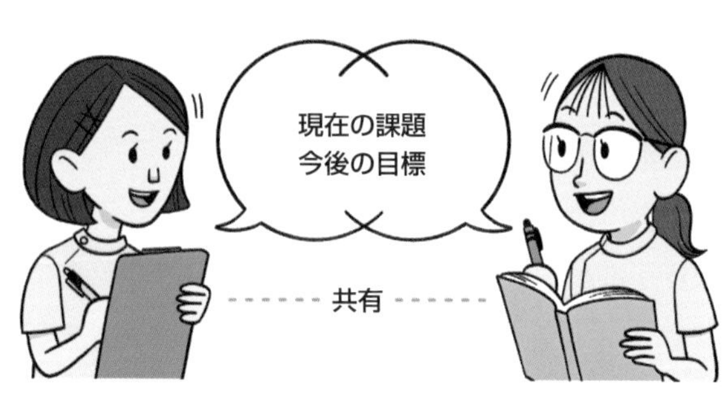

061

「いい雰囲気」作り5か条の1つでも
実践するよう毎日を意識しよう

いい仕事はいい雰囲気作りから

Contents

- ■「いい雰囲気になる」5か条
- ■リーダーを任されるときに決めたこと
- ■まずはリーダーの自分から声をかけてみよう

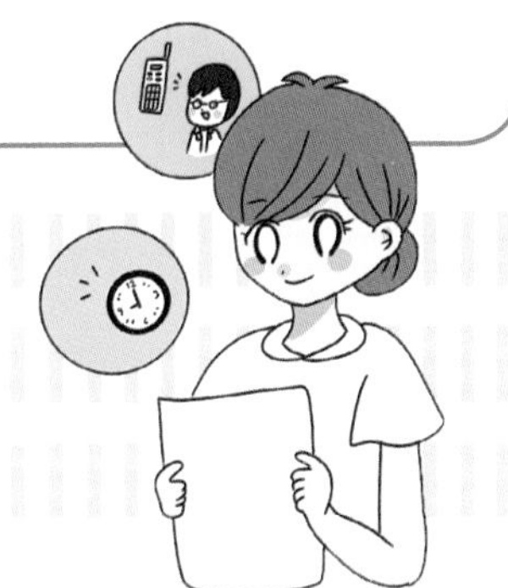

皆さんがリーダーを任された時，どのようなことを大切にしているでしょうか？「的確な指示出しや伝達をしよう」，あるいは「時間通りに仕事を遂行しなければ」「リーダーとしてきちんとリーダーシップをとらなければいけない」などと思う方が多いかもしれません．

しかし，筆者がリーダーを経験して行く中で，より**「いい雰囲気作り」がリーダーに求められる**ことだと気づきました．

なぜ「いい雰囲気作り」が「いい仕事」につながるのか，一緒に紐解いていきましょう．

「いい雰囲気になる」5か条（図1）

1 感謝や労いの言葉をかける

リーダーである自分から積極的に気持ちをメンバーへ伝えてみましょう．**言葉にして，直接，感謝や労いの言葉を伝える**ことで，はっきりと相手へ自分の気持ちが伝わります．感謝や労いの言葉は受け取ると嬉しいものです．嬉しい気持ちを共有してみましょう．

2 忙しくても手を止めて話を聞く

リーダーは自分自身だけでなく，チームのマネジメントを担うため，余裕がなくなったり，業務が増えて忙しくなったりする場面もあるでしょう．しかし，そのような場面でも必ず話を聴くときは手を止めましょう．

「きちんと話を聞くよ」と態度で示すことで，報告のしにくさを軽減します．報告がなければ

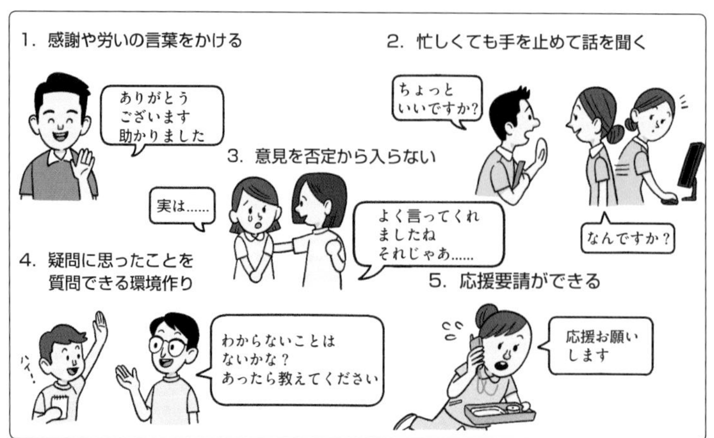
1. 感謝や労いの言葉をかける
ありがとう
ございます
助かりました
2. 忙しくても手を止めて話を聞く
ちょっと
いいですか?
なんですか?
3. 意見を否定から入らない
実は……
よく言ってくれ
ましたね
それじゃあ……
4. 疑問に思ったことを
質問できる環境作り
わからないことは
ないかな?
あったら教えてください
5. 応援要請ができる
応援お願い
します

図1：いい雰囲気になる5か条

大切な情報を得ることもできません．報告のしやすさは円滑な業務を遂行するために重要です．

3 意見を否定から入らない

メンバーの話を**理由なく否定から入ることや失敗を責めるようなことはしない**ようにしましょう．

言いにくい報告ほどメンバーは大きな不安を抱えて伝えています．まずは報告してくれたことへ感謝を述べ，そこから否定や叱責ではなく，具体的な行動を検討していきましょう．言葉に感情を乗せないことがポイントです．

4 疑問に思ったことを質問できる環境作り

いつでも疑問に思ったことを質問したり，確認できるような雰囲気作りをしましょう．わからないことを聞きにくい雰囲気はわからないままに実行してしまうリスクを高くします．**リーダー自身が積極的に，“わからないこと”，“不安なこと”はないかを声をかけて確認**していきましょう．

そして，リーダーである自分自身がわからないこともあるでしょう．疑問のすべてにリーダーが答えられる必要はありません．そんな時は，知っている人にリーダーも質問していいのです．大事なことはチーム全員が疑問や不安を口に出せる雰囲気があることです．

5 応援要請ができる

応援が必要かどうかを判断して，**然るべきところに応援要請を行い**，**メンバーの業務を調整できること**が実はできるリーダーとなる鍵になります（Part3-65 参照）．

リーダーを任されるときに決めたこと

筆者がリーダー業務を始めるとき決めたことが上記の「いい雰囲気になる５か条」です．自身が１〜2 年目のころ経験した“相談や報告のしにくさ”をどうしたら変えられるかを考えた結果でした．

初めは５か条を意識して心がけても完璧にできたわけではありません．自分に余裕がなく，ゆっくりと話しかけられなかったな，自分自身が慌ててしまっていたな，と後悔したことがいくつもあります．

しかし，**毎日５つの中から１つでも意識して行動するように心がけていく**と，コミュニケーションが活発になり，仕事が円滑に進むようになったと感じます．

まずはリーダーの自分から声をかけてみよう

読者の皆さんの多くは駆け出しのリーダーであったり，これからリーダーを任される人だと思います．勤務時にメンバーに先輩がいる中でリーダーを務めることがあり，遠慮してしまうこともあるかもしれません．

しかし，**遠慮はまったく不要です**．あなたがリーダーなのです．**自分から積極的に声をかけていい雰囲気作りを目指しましょう**．

筆者が得た気づきを少しでも役立てることができたら幸いです．まずは自分から「いい雰囲気」作りのためにメンバーに声をかけて一歩踏み出してみませんか？（神馬紗智）

ワトソンのカリタスプロセス

ヒューマンケアリング理論を提唱するジーン・ワトソン（Jean Watson）は，理論の概念的要素の１つとして 10 のカリタスプロセスを挙げてます．カリタス（caritas）は，キリシャ語由来の言葉で，大切にし，感謝し，特別な注意を払うことを意味しています．

10 のカリタスプロセスは，ヒューマンケアリングを行う看護師の存在のあり方を 10 項目で示すものです．カリタスプロセスは，患者・家族に対するだけでなく，自身と同僚との関係やチームワークに関して当てはめることができます．

看護師自身と同僚への親愛の実践（カリタスプロセス 1），チームワークにおける信念と希望の持続（カリタスプロセス 2），ケアリング―ヒーリング環境の共同での開発（カリタスプロセス 8）が，特に「いい仕事はいい雰囲気作りから」に関係すると思われます．

062 伝える力・お願い力を磨いて円滑な仕事をしよう

「お願い力」を磨いて，「伝える力」を身につけよう

Contents

- 看護師に重要な「伝える力」
- 伝える力の身につけ方
- お願い力は最高のスキル
- お願い力の磨き方
- 伝える力・お願い力で仕事を円滑に

看護師に重要な「伝える力」

看護師には，「伝える力」が求められます．「伝える力」で重要なのは，**「どのような内容を伝えたいかを自分自身が理解し，相手が理解する」こと**です．

皆さんが指示や報告を伝えたい時，「すぐにやってほしいけど伝わらないな……」「重要な指示だけど理解してもらえたかな……」と感じた経験はないでしょうか．

これらはもちろん双方のコミュニケーションが大切ですが，リーダーとして**「相手が理解したか確認する」こと**は伝える力を磨くうえでのテクニックの１つです．

伝える力の身につけ方

指示や報告を伝えっぱなしにせず，必ずメンバーが理解したかどうかを確認することがポイントです．メンバーに指示を伝える際に「私が伝えたこと，わかりにくければもう一度伝えさせてください」と付け加えます．指示を自身の言葉で復唱してもらってもよいでしょう．相手の理解度を質問や復唱で確認すると，双方の理解に相違がないか確認することができます．

重要なのは高圧的な態度で確認することは避けることです．相手に「私の理解力がないと思われている」と感じさせてしまうと，リーダーとかかわることが避けられてしまう可能性があるため，柔らかな言葉選びを心がけ，指示を伝えるときは自分の手を止めて行いましょう．

お願い力は最高のスキル

リーダーを任された時，相手に負担をかけるのは申し訳ないし自分でなんとかしてり乗り切ろうと思うことはありませんか？

実は**リーダー自身が仕事を抱え込んでしまうことは，チームが円滑に仕事をするためには避けたほうがよい**のです．チームメンバーをはじめとした周囲の人に，いかに気持ちよくお願いできるかが鍵になります．

お願い力の磨き方

お願いして自分の代わりに仕事をしてもらうことは，自分で仕事を遂行するよりもストレスを感じてしまう人もいるでしょう．

自身がお願いしやすくするため，相手にお願いを快く引き受けてもらうため，筆者はチームメンバーやコメディカルスタッフにお願いする際に以下の 4 つのポイントを大切にしています．

1 お願いはていねいに

高圧的な態度では快くお願いを受けてもらうことは難しいです．**「忙しいところ申し訳ないのですが，○○をお願いしたいのですが，いかがでしょうか」と一言添えるだけで印象が柔らかくなります**．

2 お願いした後は感謝を伝える

筆者はこれを一番大切にしています．さらに，この**感謝の中に「確認」の意味を含めていく**とより効果的でしょう．

「お願いした○○してくれてありがとう」と具体的にお願いしたことを感謝し，声をかけることで万が一お願いしたことが遂行されていなかった場合，相手が「今からしますね」などと反応が返ってきます．「お願いしたことやってくれた？」と確認するより，**感謝を伝えながら柔らかく確認することができる**ので筆者は好んでこの方法をとります．

また，具体的にお願いしたことを口に出したうえで感謝を述べ

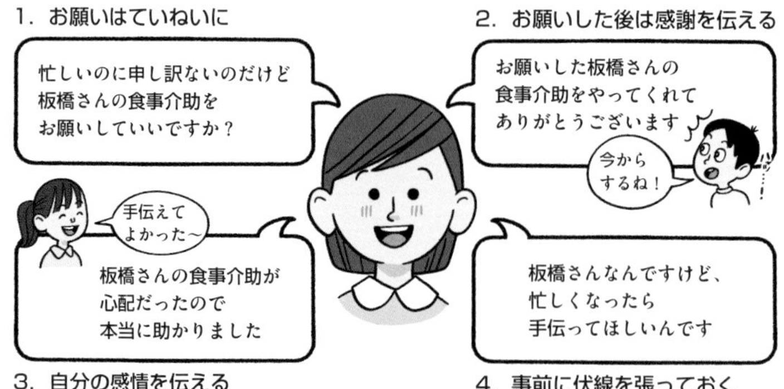

1. お願いはていねいに
忙しいのに申し訳ないのだけど
板橋さんの食事介助を
お願いしていいですか？
2. お願いした後は感謝を伝える
お願いした板橋さんの
食事介助をやってくれて
ありがとうございます
今から
するね！
手伝えて
よかった〜
板橋さんの食事介助が
心配だったので
本当に助かりました
板橋さんなんですけど、
忙しくなったら
手伝ってほしいんです
3. 自分の感情を伝える
4. 事前に伏線を張っておく

ることは，相手の行動に感謝を伝えられると同時に相手がお願いした内容を正しく理解できているかを確認することができます．

3 自分の感情を伝える

相手へ感謝を伝えるときは自分の気持ちを添えるといいでしょう．「自身の行動で相手を助けることができた」と感じてもらえると，お願いする自分も受け取る相手も気持ちいいものです．

4 事前に伏線を張っておく

事前に勤務開始時に「今日は，もし緊急入院が来た際は，○○さんにお願いしたいと思っています．力を貸してもらえないでしょうか」と伝えておくと，**お願いされた相手は心と仕事の準備ができる**ため，実際にお願いする場面が来た時，快く引き受けてもらいやすくなります．

伝える力・お願い力で仕事を円滑に

2つの力を磨くうえで共通する大切なことは**相手を思いやる心と言葉遣い**です．

日本語は使い方次第で柔らかい表現ができることが強みだと思っています．日々，忙しく現場で働いている中でも柔らかい言葉遣いをリーダーが自ら実践し，みんなが協力して仕事ができる環境づくりを目指していきたいですね．（神馬紗智）

063 チェックバック，2チャレンジルールで正しく指示受けしよう

指示受け・報告の極意

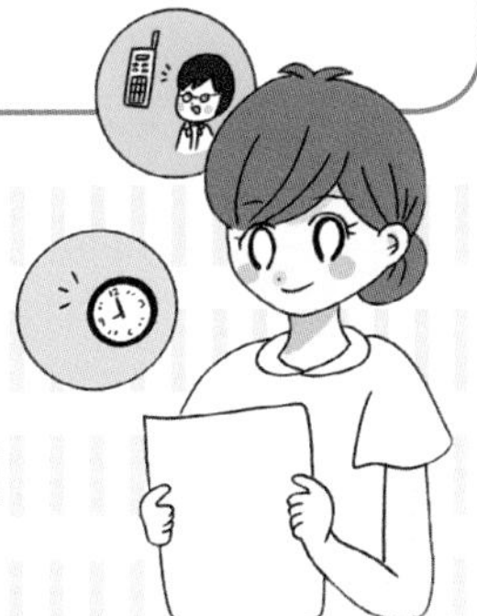

Contents

- 最も大切なことは「指示が本当に正しいか」
- 指示を受けるときは「チェックバック」を
- この指示は間違ってない？「2チャレンジルール」
- 報告は提案の形で

最も大切なことは「指示が本当に正しいか」

現在，口頭指示は原則として行わないことが主流となっていますが，指示簿や電子カルテへ指示入力される前に医師から口頭で事前連絡がある場合も多いでしょう.

的確な指示受けに重要なのは，「指示が本当に正しいか」ということを考えることです.

指示を受けるときは「チェックバック」を

チェックバックは指示者が指示を出した後，受け手はその内

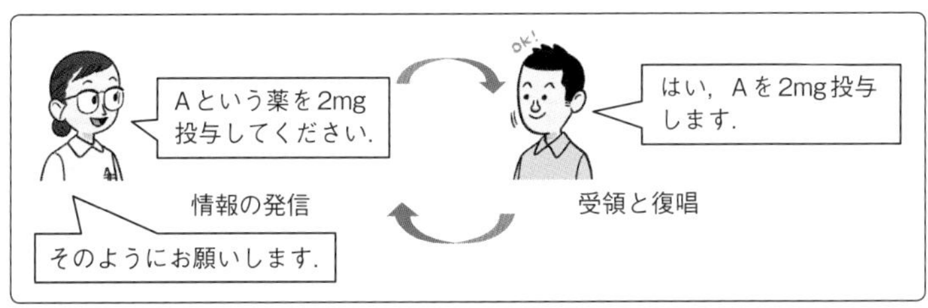

Aという薬を2mg投与してください.
OK!
はい，Aを2mg投与します.
情報の発信
受領と復唱
そのようにお願いします.

図1：チェックバック

容を具体的に復唱し，指示者はその復唱内容が正しければ復唱内容に同意するという確認方法です．受けた指示は復唱し，相違がないか確認しましょう．

この指示は間違ってない？「2 チャレンジルール」

“指示内容がおかしいな”と思ったときは，**最低 2 回は意見を主張**することで重大な医療事故を避けることができると言われています．これを 2（ツー）チャレンジルールと言います．

専門職者として単に言われた内容に従うのではなく，**受けた指示を自身の中で理解して受け，実行する**ことができるリーダーへの一歩です．

〈2 チャレンジルールとは〉

- **重大な安全義務違反を感じた場合にとりあえず活動を中断させるため，繰り返しアピールするルール**
- **緊急対処が必要だが，正当な議論なしに提案が無視された場合に，自分の責任で最低 2 回は意見を主張する行動**
- **相手は，必ず応答しなければならない原則**
- **満足に対応できない場合には指導者に相談するなど，より強いアクションを起こす**
- **相手の過ちを指摘するのではなく，相手が気づいていない情報を提供し，正しい判断を促す業務支援**

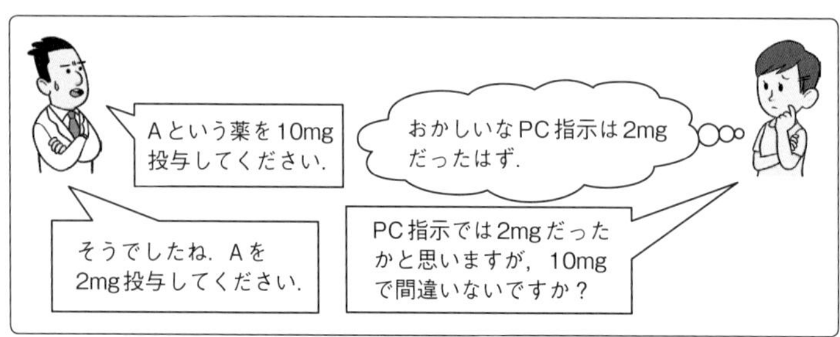

図 2：2 チャレンジルール

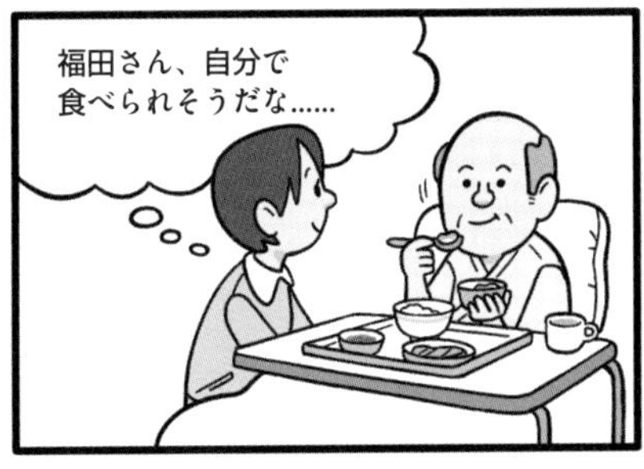
福田さん、自分で
食べられそうだな……

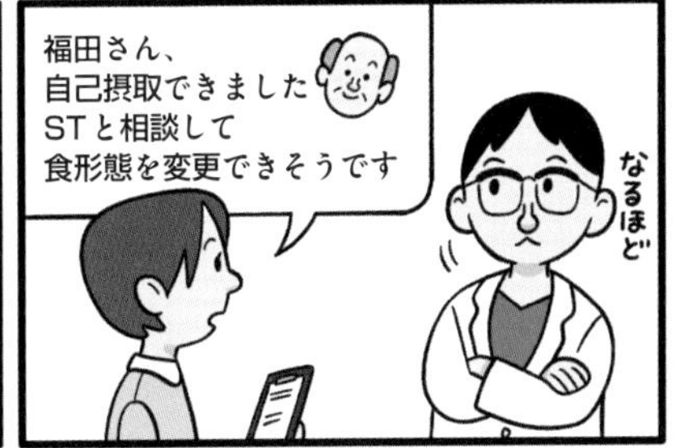
福田さん、
自己摂取できました
STと相談して
食形態を変更できそうです
なるほど

報告は提案の形で

医師にどのように報告することが大切なのか，事例をもとに紐解いてみていきましょう．

長期にわたる入院生活でADLが低下してしまった患者福田さん（仮名）は，看護師の食事介助でミキサー食を摂取しています．

ある日の受け持ち看護師は，日々の食事介助を通して最近の様子から食事が自己摂取できるのではないか，食形態を変更できるのではないかとアセスメントしました．その後，自己摂取を促してみると，ミキサー食をむせることなく摂取しました．

筆者なら医師へ「福田さんは状態が回復してきており，筋力や意識状態，嚥下能力も向上してきたように感じています．実際に自己摂取することができました．言語聴覚士（ST）と協働しながら食形態を変更することができそうです．先生はどう思いますか？」と提案します．

「自分自身はこのようにアセスメントをしたが，医師はどのように患者を捉えているか」ということを踏まえて報告するのがポイントです．医師には治療方針があり，看護師もまた療養生活の状況をアセスメントしています．それらの**意見を単にぶつけ合うのではなく，相手に敬意と思いやりを持って提案することが，報告の極意**なのです．（神馬紗智）

引用・参考文献

1）東京慈恵会医科大学附属病院医療安全管理部：チームステップス［日本版］医療安全―チームで取り組むヒューマンエラー対策．メジカルビュー社，2012

2）東京慈恵会医科大学附属病院医療安全管理部：Team STEPPS® を活用したヒューマンエラー防止策．日本看護協会出版会，2014

064 責任追求を深めるのではなく，関係者のケア，インシデントの分析をしよう

インシデント・アクシデントへの対応～リーダーとしてこう動こう～

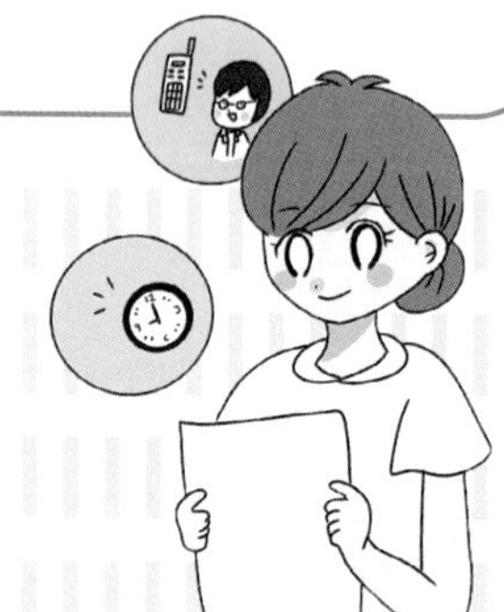

Contents

インシデント発生時，私たちはどう動くか

リーダーは現場で管理業務を行う，いわば現場の指揮官です．**インシデントの影響を最小化する役割**が求められます．

「えっ，私すぐ慌てちゃうのに指揮なんて……」と不安が聞こえてきそうですが，リーダーとしての対処を学んで，そんな不安を軽減しましょう．

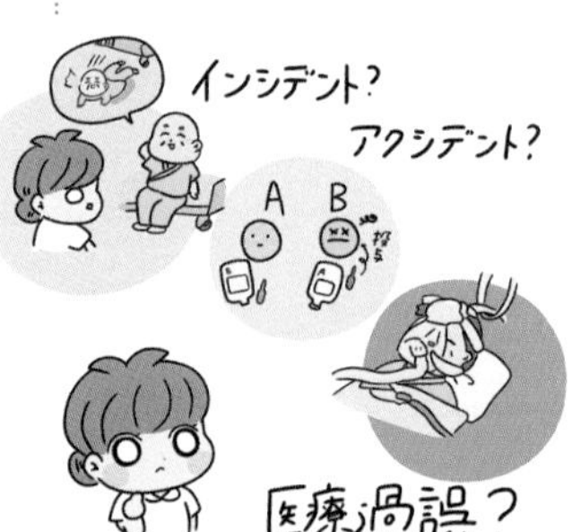

インシデントの意味を再確認

まず，**インシデント，アクシデント，医療過誤という言葉の意味を確認**しましょう（図 1）．影響度[1]に合わせて対処の仕方も変化します．影響度が高くなるにつれ，病棟だけではなく医療安全対策委員会，被害家族，警察などの関係者への対応も増え，事実確認の正確さが求められます．

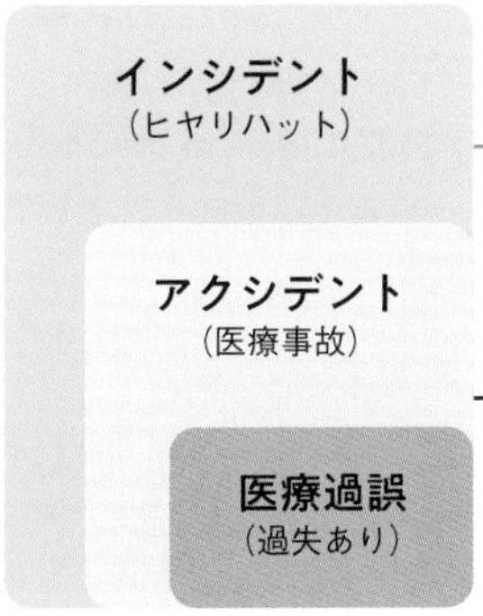

インシデント
（ヒヤリハット）

アクシデント
（医療事故）

医療過誤
（過失あり）

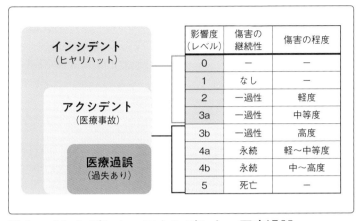

影響度（レベル）	傷害の継続性	傷害の程度
0	－	－
1	なし	－
2	一過性	軽度
3a	一過性	中等度
3b	一過性	高度
4a	永続	軽～中等度
4b	永続	中～高度
5	死亡	－

図1：インシデント・アクシデント・医療過誤
文献1）を参考に作成．傷害の内容は1）を参照

関係者をケアするための指揮

インシデント発生時の対処の優先度は，以下の順に記すことができます．**①患者の救命，②報告，③事実確認と記録，④レポート，⑤関係者へのケア**です．それぞれを解説します．

①患者の救命：患者の状態をアセスメントすることが第一優先であり，リーダーは指揮に回ります．患者の状態を基に応援や業務調整・役割指示（処置・記録・当事者スタッフのサポートの3役）を行います．

②報告：主治医や管理者に状況報告をします．自分が冷静ではない場合，状況報告と合わせて，患者をみるための適切な視点や，次の取るべき行動を相談しましょう．

③事実確認と記録：同時に事実確認や現場保存と経時的な記録，関係者への連絡（家族，各種チームに派遣依頼，医療安全対策委員会など）をします．

④レポート：通常，当事者にレポートを記載してもらいますが，記載できる状況でなければ当事者の負担が増します．リーダーが状況をよく知る適任者に指示するなどレポート提出を忘れないようにしましょう．

⑤関係者へのケア：関係者の気持ちは非常に揺らぎます．気持ちを吐露できる場を作り，安心した状態で現場に戻しましょう．そしてリーダー自身も辛い状況ですので，信頼できる人から

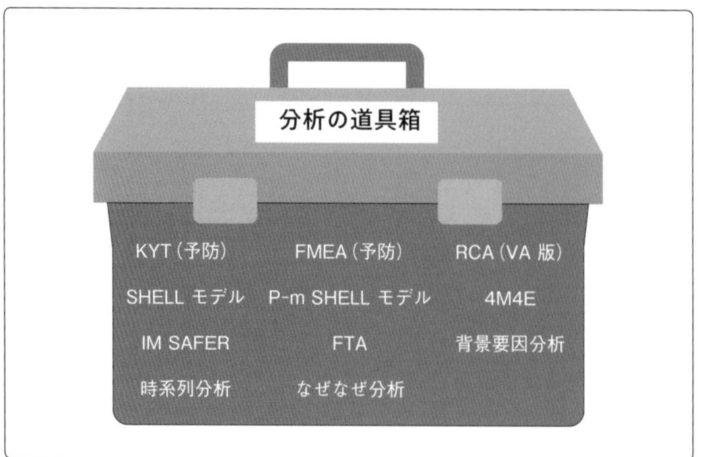

図2：インシデント・アクシデントの分析ツール

のケアを受けましょう．

最後に優先度①の前段階⓪として，**リーダーは日頃からスタッフのことをよく知り，円滑に指揮できる伝え方や役割配分を考えておく**とよいでしょう．また，休日・夜間の体制，関係各所への連絡方法を知っておきましょう．

分析で悲しみの連鎖を断ち切る

インシデントの責任追及を深めるよりも分析をおすすめします．管理者とは違い，リーダーは現場の人と心情が近い分，インシデントの単純な対処だけではなく，そこに関連するさまざまな要素により幅広い分析ができます．

分析ツールを使用するメリットは，①真実を確認でき，②状況を思い出しやすくし，③隠れた人間関係やシステムの問題を抽出できることです．分析に役立つツールを**図2**にまとめましたので，ぜひご利用ください．（田端恭兵）

引用・参考文献

1）国立大学医学部附属病院医療安全管理協議会：影響度分類 http://nuhc.jp/Portals/0/images/activity/report/sgst_category/safety/kohyosisin201206.pdf より 2022 年 5 月 1 日検索

分析ツールの略語

KYT：危険予知訓練

FMEA：failure mode effect analysis（故障モード影響解析）

RCA：Root Cause Analysis（根本原因分析）

VA 版：Veterans Affairs National Center of Patient Safety（退役軍人省・患者安全センター）

SHELL モデル：S；Software（ソフトウェア），H；Hardware（ハードウェア），E；Environment（環境），L；Liveware（同僚），L；Liveware（当事者）

P-m SHELL モデル：P；Patient（患者），m；management（管理），S；Software（ソフトウェア），H；Hardware（ハードウェア），E；Environment（環境），L；Liveware（同僚），L；Liveware（当事者）

4M4E：4M；Man（人間），Machine（設備），Media（環境），Management（管理）

4E；Education（教育），Engineering（技術），Enforcement（強化），Example（規範）

SAFER：systematic approach for error reduction（セーファー）

IM SAFER：Improvement systematic approach for error reduction（アイエムセーファー）

Medical SAFER：Medical systematic approach for error reduction（メディカルセーファー）

FTA：Fault Tree Analysis（フォルト・ツリー［故障の木］解析）

065

多職種それぞれの専門性をタイムリーに
すり合わせて協働していこう

さまざまな専門職との協働
～リーダーとしての調整のあり方～

Contents

■職種が寄っても文殊の知恵は生まれない

■患者と患者にかかわる皆が満足！

近年，チーム医療の導入が進んでいます．病院では栄養サポートチーム（NST：nutrition support team）などが有名でしょうか．その中で，チーム医療において一番重要な鍵を握っているのは看護師なんです．「え，実感がありません」と思う方がいたら，少し話を聞いてください．チーム医療において，リーダーが行うべき調整についてお話ししたいと思います．

職種が寄っても文殊の知恵は生まれない

多職種協働は「各専門職の自律性によって発揮された知識，技能の協業によって行われる医療サービス提供」[1]とされ，ただ集まるだけでなく，**意図的に連携を図り，仕事を補完しあう**ことで達成されます．

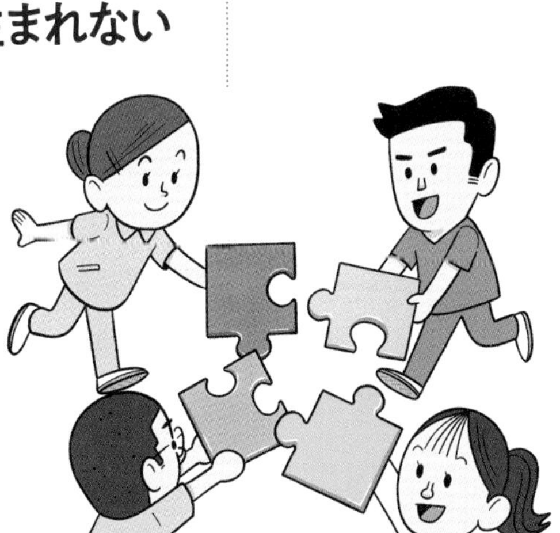

多くの場合，医師の示す治療方針に沿って各職種が専門性を発揮しています．例えばクリニカルパスは，単に入院期間を短くするためのものではなく，方針を統一するための連携ツールの１つです（連携しやすくなった結果として入院期間が短くなります）．

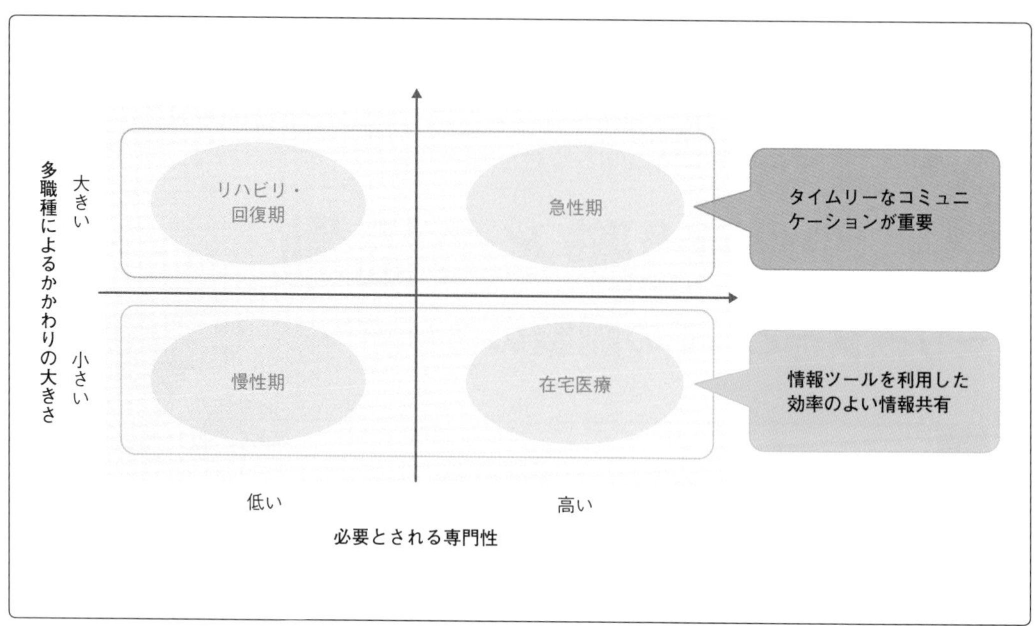

図 1：必要とされる専門性，多職種によるかかわりの強さ

文献 2）を参考に作成

特に急性期病院などでは，急性期から回復期まで患者の治療や心身機能の移り変わりが激しいため，必要とされる医療の専門性が高く，各職種間のかかわりは密であることが望ましいと考えます．つまり，**積極的かつタイムリーな“すり合わせ”を中心とした調整が重要**となります（**図 1**）．

例えば時々あるのは，入院中患者の状態変化に伴って，家族からの「1 人で○○ができないと困ります」といった目標が，変更・追加されることがあります．関係者は，患者や家族に「こんなはずじゃなかった」と思わせないよう，必要な介入や目標を常に統一して退院支援を進める必要があります．

そういう意味で，患者が自宅に帰るまでの移り変わりを一番把握できる看護師は，**各職種の意見を集約したり，逆に患者の意見を代弁したりする点で，多職種協働における調整役として重要なハブを任せられている**のです．

患者と患者のかかわる皆が満足!

ただ，各専門職の価値観，アセスメントの方法の違い，役割の曖昧さ，医師の権限，部署間の力関係など，多職種協働が簡単

チーム医療におけるスペシャリストの役割

チーム医療において，リーダーは調整の重要な役割を果たしますが，スペシャリストである認定看護師や専門看護師，そして最近では特定行為研修修了の看護師・診療看護師がチームの中で看護の専門性を発揮し，情報提供やコンサルテーション，高い水準の看護実践などの重要な役割を果たしています．

厚生労働省の「チーム医療推進のための看護業務検討ワーキンググループ」は，「特定行為に係る看護師の研修制度」の枠組みを検討し，指定研修が制度化され，それがその誕生につながりました．

ではない要因は多々あります．特に病棟の外にいる他職種や医療チームは「看護師の仕事を増やすようなことはしてはいけない」ととても気を遣っていることを忘れないでください．

だからこそ，看護師は患者のために他職種に“何をしてもらいたいか”という明確な意見を持つ必要があります．もちろん，意見を交わさず他職種や別部署の人への“仕事の丸投げ”はご法度です．患者のために必要な介入について，**チーム全体でアセスメントして決定していく過程が“協働”である**ので，お互いに気持ちのよい仕事をするためには，**頼む仕事の有効性，相談したい理由も一緒に共有すること**が，よりよい調整の基本となります．

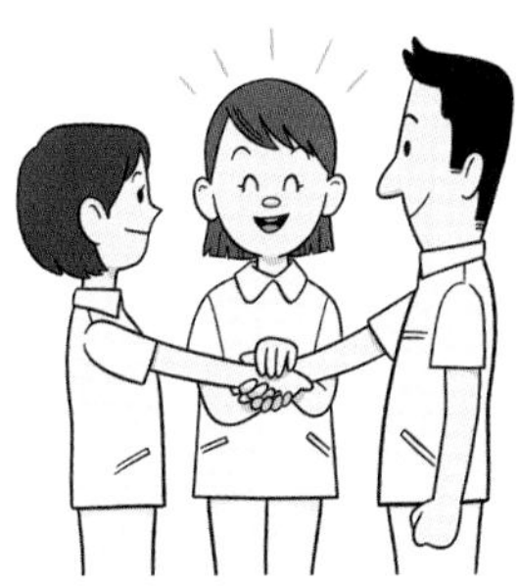

そのために看護師は，**“患者と患者にかかわるすべての人が満足する調整は何か”**ということを念頭に置いて調整役割を担えるようになると，いつの間にか他職種から頼られるリーダーになっているのではないかと思います．（三橋啓太）

引用・参考文献

1）勝山貴美子：看護職のチーム医療における協働と自律性：歴史的背景と調査結果からの考察．医学哲学医学倫理 32：33-42，2014

2）中村洋：ヘルスケア分野における多職種・多機能間連携の促進ならびに阻害要因への対応．医療と社会．22（4）：329-341，2013

066 患者を主語に，安全・平等なベッドコントロールをタイムリーにしよう

ベッドコントロール ～患者を主語にした環境の調整のススメ～

Contents

- ベッドコントロールは「その１人」のためじゃない
- ベッドコントロールは安全・平等に・タイムリーに
- 患者を主語にしたら全貌は読める
- ベッドコントロールとリーダーの親和性

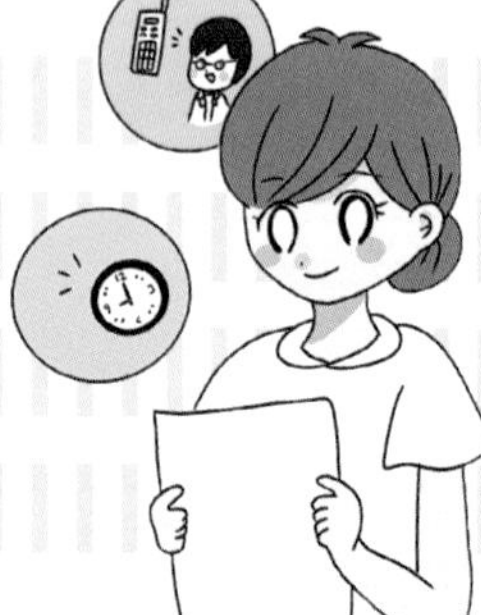

リーダー業務をしていて，１日中調整ばかり……そんな日も少なくないでしょう．特にベッドコントロールはどこの部署でも必要な調整であり，患者の状況やスタッフの状況，病院内の状況に応じてコントロールが求められます．そこには，**状況を把握するアンテナを高くしておくこと，誰のための調整なのかの認識，そして少しばかりの勢いが必要**とされます．

★ベッドコントロールの極意はコレ★
その１：１人じゃない，全体を見て決めるべし
その２：安全・平等・タイムリーに行うべし
その３：患者を主語にすべし

ベッドコントロールは「その１人」のためじゃない

ベッドコントロールとは，言ってしまえば疾患や病期，全身状態，そして社会背景も異なる患者をどこに配置するかです．その１人の患者のためだけを思えば，実は難しいことはありませ

主語が患者でないベッドコントロール

患者が主語になっていないベッドコントロールとは何でしょうか．ベッドコントロールは，病床を効率よく稼働させる業務で，病院収入の大半を占める入院収入に直結する重要な業務であるとされます．退院・転院などでベッド回転をよくして在院日数を短縮し，入院収入を上げるような，病院経営を優先したベッドコントロールは，病院が主語と言えるでしょう．

ん．ベッドコントロールが難しい理由はその１人だけではなく他の患者，そして医療者のバランスを保つ必要があることです．

ベッドコントロールは安全・平等・タイムリーに

1 安全を保証できるベッドコントロール

退院や転院，転出，そして入院や転入など患者の出入りが多い病棟ほどベッドコントロールが要求されます．より安全が保証されるベッドの位置を考えなくてはなりません．全身状態が不安定で注意が必要であれば，観察室や処置室などモニタリングができる部屋を確保します．回復してリハビリテーションを進めていく時期にはトイレが近い部屋にしたり，ADL が自立している方であれば退院をイメージしてナースステーションから遠い部屋を選択したりすることも必要です．

患者の病態や病期，重症度や看護ケア度を包括的に見て，判断が必要になるベッドコントロールは難しさも感じるかもしれませんが，患者や家族，そしてスタッフにとっても安全を保証できるようにしていきたいものです．

2 平等に，そしてタイムリーに行うベッドコントロール

ベッドコントロールを行ううえで，患者の安全確保はもちろん，スタッフの働きやすさは重要な要素だと思います．それぞれの患者のバランスもみて，平等に考える必要があります．

そして，緊急入院や状態変化などによって優先順位の変更を余儀なくされることもあるので，優先順位はいつでもアップデートできるように，タイムリーにしていきたいものですね．

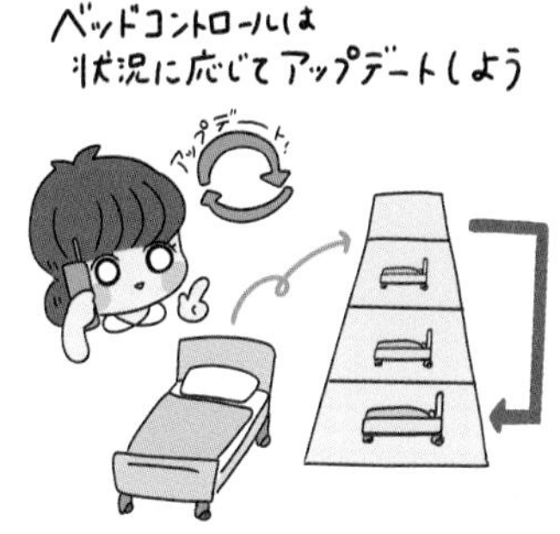
ベッドコントロールは
状況に応じてアップデートしよう
アップデート！

患者を主語にしたら全貌は読める

ベッドをコントロールするということは，ついつい看護師目線になりがちです．この場所が管理しやすいから，ということになります．

ベッドコントロールの判断に迷う時に立ち返って欲しいのが，「患者を主語にする」ということです．認知機能が低下している患者はナースステーションに近い部屋，ベッド上安静が強いられている状況だから外が見える部屋，トイレ歩行が始まった患者だから廊下側のトイレが近い部屋，と言った患者の ADL や心理面にも目を向けて見ることも重要です．

また，患者全員の安全を担保できる完璧なベッドコントロールは難しいですよね．ただ，その時の**最善は，患者を主語にして捉えていきましょう．**

ベッドコントロールとリーダーの親和性

リーダー業務が始まった時，リーダーとしてベッドコントロールはどこまでしたらよいものか悩んだ方も多いでしょう．管理者の立ち位置によっても異なりますが，これまでのベッドコントロールのコツを持って，どんどん管理者に提案していきましょう．

管理者の見立てとリーダーの見立ては，同じである時も異なる時もあります．ただ，どちらもよかれと思っての提案であることに間違いはないので，**困ったときは「主語は患者」であるかどうかで決められるといい**ですね．（菊池亜季子）

067 「思いやる心」を持って，支援を受けよう・支援を出そう

他部署支援の調整
～気持ちよく働くためにリーダーができること～

Contents

- ■他部署支援の前提は思いやる心
- ■支援を受けるときに捉えるべきは何を支援してもらうか
- ■他部署支援に出すときのリーダーの一言

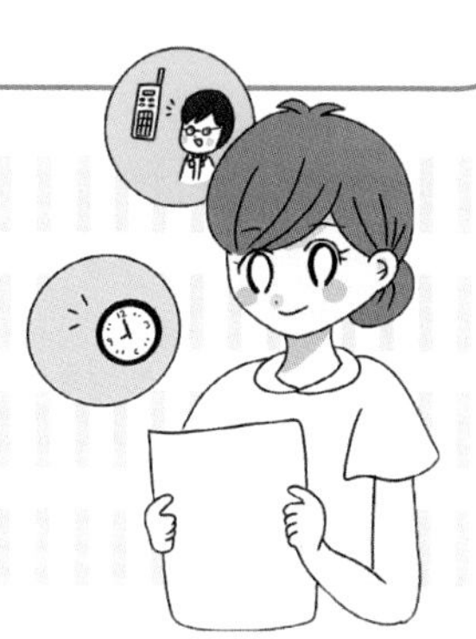

他部署支援は，「リリーフ」「ヘルプ」さまざまな表現で使われているかと思います．他部署支援とは，支援が必要な部署に出向いて支援を行うことです．慣れない場所で慣れないメンバーと一緒に働くことは緊張感を高め，あまりポジティブな捉え方がされないことも耳に入ってきます．

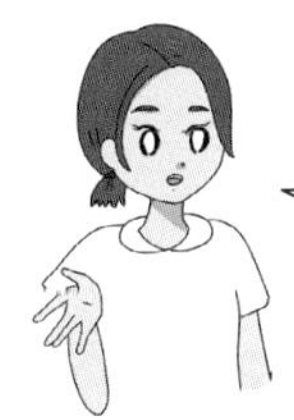

支援に行ってきたけど，大したことしてないです．自部署も忙しい中で，私が支援に行くことは必要でしたか？

支援先が多忙すぎて，支援者側に手が回らない，そんな状況はよく目にしますよね．一方で，そこまで忙しそうに見えなかった，そんな時は，支援看護師が葛藤を抱くこともあるかもしれません．

他部署支援の前提は思いやる心

支援を受ける側も出す側も，**共通して重要な前提は「思いやる心」です**．看護師として誰しも大切にしている思いですが，同業者同士だからこそ大切にして欲しいのです．忙しくて余裕がない時，思いやりにあふれた手伝いに触れ，とても救われた感覚があったかと思います．素直にありがとう，助かりますという感情でいられます．

支援する側は気持ちよく笑顔で，支援を受ける側は感謝の気持ちで，第一印象を意識してかかわってみましょう．

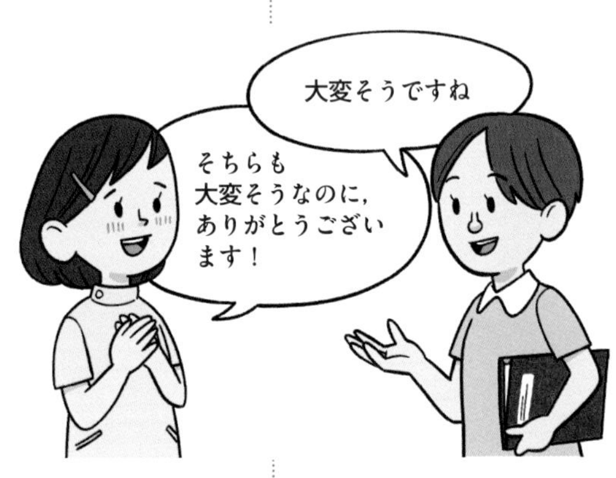
大変そうですね
そちらも
大変そうなのに，
ありがとうござい
ます！

依頼する時には「あの患者の歩行練習お願いしていいですか？」と丁寧に，そして頼まれた時には「全然いいですよ，もちろん！」と返答してみましょう．「とっても助かります」と感謝を忘れずに．短時間でも一緒に働くなら，お互いに気持ちよく仕事したいものです．

支援を受けるときに捉えるべきは何を支援してもらうか

支援を受ける側の前提は，「何をして欲しいか」を明確にすることです．それどころではないくらい忙しいのに，と思う方もいるかと思います．支援が欲しいくらい忙しい時，慣れない支援者を受け入れることについて一度考えてみましょう．採血支援やケア支援など，やることが決まっている時は依頼がしやすいかと思います．

支援に行く看護師の目線に立つと，部署ごとに物品の場所が変わっていたり，ケアのルールが異なっていたりします．何より怖いのが，疾患や状況，ADL の情報が少ないことで，看護師のアセスメント能力なしに進めてしまうことです．だからこそ，物品の場所が共有できるよう最初のケアは部署看護師とともに行う，そして患者の必要情報は共有することで，ケアにも看護が活かせる実感が得られます．

そして先ほど述べた**「思いやる心」が，支援する看護師の葛藤を軽減させます**．支援を出してくれている部署も暇なわけでないのです．「そちらの部署は大丈夫ですか？」そんな言葉かけが，どれほど働きやすい環境につながるでしょうか．

他部署支援に出すリーダーの一言

支援に出す側の場合，自部署の安全を担保できる調整をしたうえで，メンバーを送り出すことになります．若い看護師が行くことも多いと思います．メンバーはどのような表情や反応をしていますか？　ぜひ，「ありがとう．あなたが行ってくれたら，とても助かります．そして，あなたにとって別の専門に触れる機会になります．支援に行って気づいたことは戻ってきてから教えてもらえたら嬉しいです」と伝えてください．

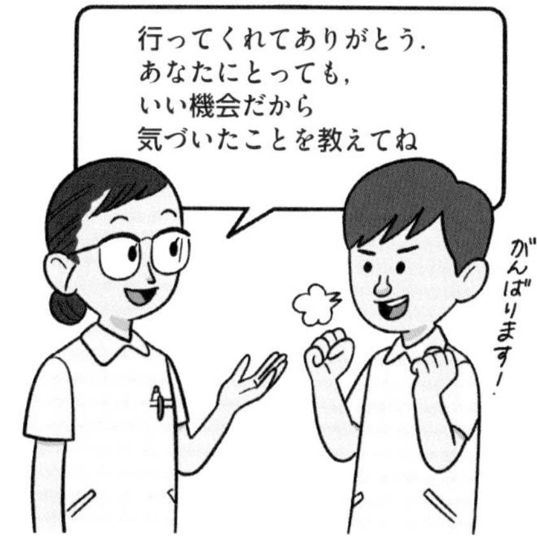
行ってくれてありがとう．
あなたにとっても，
いい機会だから
気づいたことを教えてね
がんばります！

まとめると，この４つを伝えてください．

①感謝を伝える

②そのメンバーが行くことで支援先が助かる部分を言語化する

③そのメンバーが支援で得られることを言語化する

④支援先で気づいたこと（よかった点も課題点も）を教えて欲しいと伝える

組織全体を見た時に，他部署の視点が入ることは課題解決のチャンスです．④に関しては，**建設的な意見も交え，管理者と共有するところまでつなげましょう**．

支援に行くことはメンバーにとっては緊張することなので，楽しくというのは難しいかもしれませんが，**できるだけハードルを下げて，支援によって得られることが最大限になるような言葉かけをしていきたいものですね**．（菊池亜季子）

災害支援ナース

災害支援ナースとは，日本看護協会が災害時に派遣する看護職で，被災した看護職の心身の負担を軽減し支え，被災者が健康レベルを維持できるように，被災地で医療・看護を提供する役割を担います．大規模自然災害発生時には，災害の規模などに応じて，災害レベルごとに派遣の方法が定められています．災害支援ナースになるには都道府県看護協会への登録が必要であり，①都道府県看護協会の会員，②実務経験年数５年以上，③所属長の承諾，④養成のための研修受講などの要件があります．（日本看護協会：災害看護．https://www.nurse.or.jp/nursing/practice/saigai/index.html より 2022 年２月２日検索）

068 医師からの病状説明の際には，患者・家族の理解が得られたか反応をよく観察しよう

医師と患者・家族をつなぐ
～病状説明に同席する看護師の力～

Contents

- 「あの患者に病状説明するから看護師さんよろしく」
- 医師からの病状説明，その言葉，本当に伝わっていますか?
- そこで同席する看護師の出番
- アドバンスケアプランニングを支援する
- 患者の代理としてのキーパーソンへ説明するときは
- 同席するだけではない，その後のフォローこそ看護師の力の見せ所

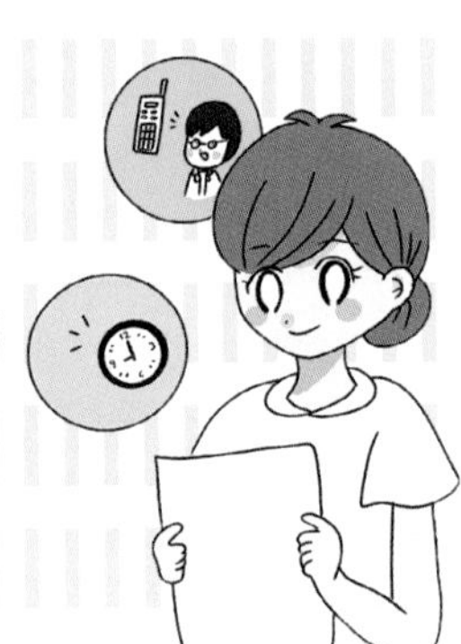

「あの患者に病状説明するから看護師さんよろしく」

医師から患者・家族への病状説明とインフォームドコンセント（IC）の場に同席することがあります．

IC とは，「治療などのベネフィットとリスクについての情報を患者や家族に提供してから，医療者の提案する治療やケアの方針に合意してもらうこと」[1)]です．その合意には，患者・家族の正しい理解と個別の価値観・生活の状況による判断が重要であり，病状説明の役割は大きいです．では，そのような場に同席する看護師の力についてみていきましょう．

医師からの病状説明，その言葉，本当に伝わっていますか?

病状説明に際して患者・家族はさまざまな思いを抱きながら臨んでいます．不安が強かったり，ショックを受けたりして説明を聞ける精神状態ではなかったり，説明を聞いたとしても理解できる状況ではないかもしれません．

また，正しく理解できる病状説明のためには，その言葉をしっかり理解できているかも重要です．しかし，医療用語は一般社会では使われないものや聞き慣れないものも多く，理解するのが難しいことが少なくありません．もちろん病状説明をする医師もわかりやすい言葉での説明を心がけているとは思いますが，なかなか難しいこともあるでしょう．

そこで同席する看護師の出番

医学的知識を学んだうえで，カルテからその患者の情報を収集したり，できればあらかじめ医師に説明する内容を確認しておき，看護師自身がその内容を理解できるようにしておきましょう．

そのうえで，病状説明の前から精神面でのケアを行っていきましょう．そして，**病状説明の際には医師からの説明に対する患者・家族の反応をよく観察して，患者・家族に寄り添い，わかりにくい専門用語や表現については，一般的な言葉や表現に言い換えたり，医師へ補足説明を促し**たりしましょう．

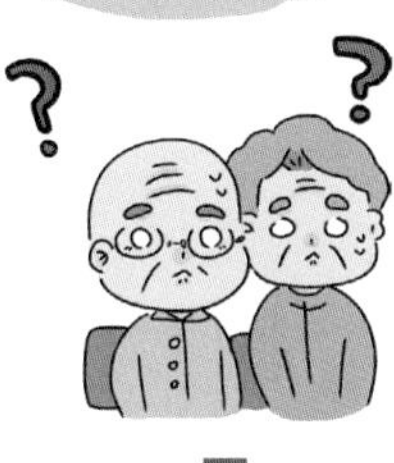
腹膜播腫が…
?
?

がんが腹腔内に散らばった状態で…

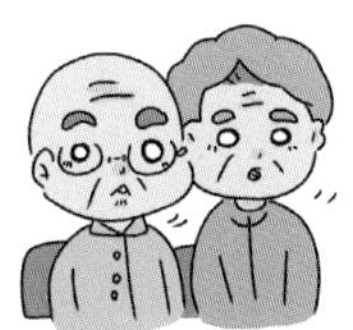

アドバンスケアプランニングを支援する

病状説明は患者本人に行うことが基本であり，その際には患者自身のアドバンスケアプランニング（ACP，**表 1**）を支援するという視点が大切です．

病状説明は**表 1** の③，④のプロセスに大きくかかわります．その根底には，患者の生活状況やこれまで生きてきた価値観などがあります．看護師はあらかじめそれらを把握し，医師へ質問が

表1：アドバンスケアプランニングのプロセス

アドバンスケアプランニングとは 万が一に備えて，自分自身の大切にしていることや望み，どのような医療やケアを望んでいるかについて自分自身で考えたり，信頼できる人と話し合ったりしていくプロセスのこと	
1	自分自身の人生観・価値観・死生観など大切にしていることは何か考える
2	信頼できる人は誰か，いざという時に代わりに受ける治療やケアについて話し合ってほしい人を考える
3	現在治療中の病気があればその病状や予想される経過，必要な治療について主治医をはじめとする医療者に質問する
4	「治療が不可能な病気」になり，回復が難しい状態になった時のことを考え，信頼できる人と話し合ってみる
5	考え，話し合った内容を医療・介護従事者に伝える
6	信頼できる人や医療・介護従事者と生活や闘病の調整を行い，病状や考えの変化に応じて1〜5を繰り返し行う

文献2）を参考に著者作成

できるように促したり，「そのことに対して○○なんて言っていましたよね」のように代弁したりしましょう．

患者の代理としてのキーパーソンへ説明するときは

意識障害，精神疾患，認知症など患者の理解力や意思決定能力が極端に低下したりしている場合には，キーパーソンに説明を行うこともあります．患者に起きていることや今後の予測を含んだ治療の提案について，正しく理解できるように配慮するとともに，キーパーソンが患者の意思を推定し代弁する「代理意思決定」のプロセスを意識することが大切です（**表2**）．

看護師は日頃のケアの中での患者の反応などを伝えるとともに，キーパーソンへ患者がこれまで示したことがある意思や価値観を表出することを促し，患者を主語に医師と三者で（場合によって他の専門職も交えて）話し合っていきましょう．病状によっては，DNAR（do not attempt resuscitation：心停止時に心肺蘇生を行わない）の決断などキーパーソンにとって辛い決断をしなければならないことがあるので，その決断をするキーパーソンもケアしていきましょう．

意思決定能力

認知機能の低下や精神疾患があれば，それだけで意思決定能力が欠如していると捉えられてしまうことがあります．しかし，そうとは言い切れません．

意思決定とは，説明を理解し，自分自身の意思を考え，他者に意思を伝え，実現のための行動を取るというプロセスが必要であり，その一連のプロセスが意思決定能力です．認知機能の低下や精神疾患があってもそれぞれの認識の中で説明を理解したり，自分自身の意思を考え，他者に意思を伝えたりすることができます．それぞれ患者自身とよく話し，個々の意思決定能力を捉えていきましょう．

表 2：代理意思決定のプロセス

	代理意思決定とは キーパーソンである家族などが，健康管理に関する判断を自分自身で行うことができない人のために意思決定を行うこと
1	これまで患者が示した意思を考慮する （これまで言っていたこと，話し合ったこと，リビングウイル，事前指示書など）
2	患者が健康だったときに患者が持っていた価値観についてすべてわかる範囲で検討する
3	キーパーソンが知る範囲で，患者が今の状況に置かれたときにどの選択肢を選択すると思うか検討する（代理判断）
4	これまでの意思表示がなく，患者が望むと思われることが判断できない場合は，選択肢の利点および欠点と考えられることと，それが患者の QOL に及ぼす影響を考慮し，患者にとっての最善の利益を検討する

文献 1）p83-84 を参考に著者作成

同席するだけではない，その後のフォローこそ看護師の力の見せ所

限られた時間の中でなかなか理解が難しかったり，その場では理解したつもりでも後から考えたらやっぱりわからなかったなんてことはよくあることです．一度病状説明がされたらそれでよいというわけではなく，説明や理解が十分ではないと判断した場合は，患者・家族からの質問に答えたり，医師に確認のうえで補足したり，再度病状説明の場を医師に提案したりしましょう．人間の考えは，ゆらぎ，変化することはよくあることです．ゆらいだり，変化したりすることは当然のことであり，何かあれば対応できることを伝えていきましょう．

また，病状説明の結果，今後の方針が決まった場合，それをどのように実現するのかの検討が必要になります．治療に伴うケアの検討や退院支援，緩和ケアなど今後の具体的な介入の方向性を多部署，多職種連携により検討していきましょう．（大森　泉）

引用・参考文献

1）中山和弘，岩本　貴：患者中心の意思決定支援-納得して決めるためのケア，p18，中央法規，2012

2）平成 29 年度厚生労働省委託事業 人生の最終段階における医療体制整備事業：これからの治療・ケアに関する話し合い-アドバンス・ケア・プランニング　https://www.mhlw.go.jp/file/05-Shingikai-10801000-Iseikyoku-Soumuka/0000189051.pdf より 2022 年 3 月 5 日検索

キーパーソン

キーパーソンとは読んで字のごとく「鍵となる人物」のことで，時と場所による使われ方やその意味は変わってきます．

医療の現場では，患者自身の代諾者となり得る血縁のある家族，特に家族の代表者のことを言う場合がほとんどであり，法的に患者自身の代理人になり得る人のことを言います．社会が多様化する中，身寄りのない人も増えてきており，入所する施設の管理者，行政の担当者，後継人などがキーパーソンとなる場合も増加しています．

代理意思決定で考えた時，法的に患者自身の代理人になり得る人のみでは不十分なことも多くあります．患者自身の生活や思いや価値観をよく知り，患者自身が心を許す人こそキーパーソンとして患者の代理意思決定に参画できるようにしていきたいものです．

069 スタッフを信頼し，調整役として急変対応していこう

急変対応でのリーダー役割
―急変時にこそ発揮するリーダーシップ―

Contents

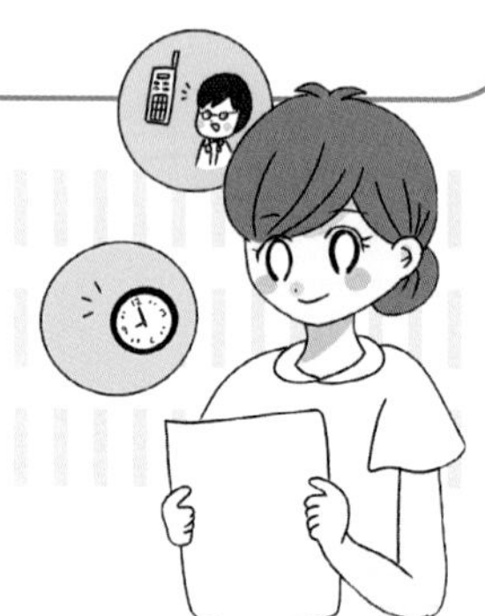

リーダーとしての重圧

急変は，病状が徐々に進行した結果で起こるものから突発的に起こるものまでさまざまです．よく急変を予測して動くと言いますが，それができれば苦労はしません．だからこそ，毎勤務，「どうか自分の時間帯では急変が起きませんように……」と祈るような気持ちでいる人も多いのではないでしょうか？

そんな時に感じる「自分がしっかりしなきゃ！」という，リーダーとしての重圧は計り知れないものがあると思います．筆者も病棟リーダーを始めた頃，苦い経験をしています．急変患者の対応を行う際，蘇生処置に第一線で介入し過ぎたあまり，周りが見えなくなってしまっていた経験があります．この時，筆者は必死に患者を助けようとしていました．この気持ちはとても大切です．

しかし，1つのことに集中して周りのスタッフや患者のことが見えなくなってしまっては，本末転倒です．筆者は，リーダーとしての責任感から自分ですべてを背負った気になっていました．こんな経験，皆さんはありませんか？

リーダーとしてのスタッフへの信頼

この経験から筆者が学んだこと，それは「**リーダーとして，スタッフを信頼する**」ことです．チームは1人では成り立ちません．いろいろなスタッフと協働して共通のミッションを達成す

る，それがチームです．

リーダーとしての責任から重圧を感じることもあると思います．そんな時は，是非スタッフを頼ってみましょう．1人ですべてを抱え込まず，チーム全体で患者を捉えるようにする．そうすると，自分の気持ちが少し軽くなり，視野もグッと広がると思います．大事なことは，頼り・頼られる関係性．そんなチームの中にリーダーがいるのではないでしょうか．

急変対応のリーダー役割

急変場面で，皆さんはリーダーの役割をどのように考えていますか？　リーダーシップの発揮の仕方は人によってさまざまでも，教科書などに「リーダーの役割はこれだ！」と明確に書いてあることは少ないと思います．では，急変時にどのようなリーダーの役割があるのでしょうか．本項では，リーダーとしてどのようなポイントで役割を遂行していくことが望ましいのか解説します．

1 ポイント1：チームの中での調整役

急変時は，患者や家族への丁寧かつ迅速な対応が求められます．そのため，まずはその日のメンバー構成をしっかりと把握し，急変に備える必要があります．また，看護師だけでなく，医師や多職種と連携し，医療チームを円滑に進めていくためのリーダーシップが重要となります．**急変時に限らず，常日頃から，周りとのバランス・調整をとる存在がリーダーの役割だと言えます．**

2 ポイント2：リーダーシップの形を知り，実践に活かす

リーダーシップの中には，「先頭に立って介入する」ことや「後方支援にまわる」こともあると思います．特に急変時の対応では，患者の蘇生処置に焦点が向きがちです．それは何より大事なことです．しかし，その他にも家族への連絡調整や他の患者の対応など，同時に多重課題が出てきます．そのため，周りのことが疎かにならぬよう，時にリーダーとして後方支援の役割を担うことも重要です．

もしも，チームが急変対応だけに集中しているようなら，家族対応や外回り，他の患者の対応，スタッフの人員配置，役割分担など，自ら後方支援型のリーダーシップを発揮し，**全体を鳥の目のように俯瞰的，多面的に見るようにしましょう．**

3 ポイント3：振り返りは，まず経験したメンバーで！

急変対応後に振り返りを行うことはよくあると思います．「あの時あれをしておけば……」や「救急カートを持ってくるのが遅かった」などマイナスなことばかり話し合っていませんか？　急変時のリフレクションについてはPart2-45でも述べていますが，まずは自分たちで語り合いをしま

しょう．さまざまな思いを経験したスタッフ同士だからこそ，語れるものがあると思います．

リーダーはスタッフの意見を尊重しつつ，気持ちを吐露してもらうことに努めましょう．看護は感情労働だと言われています．辛い経験や苦い思い出を溜め込むことはストレスにつながり，次のケアに支障を来します．自分たちの思いを共有・共感することで，新たな一歩を踏み出すことにつながります．

4 ポイント４：リーダーとしての心がまえ

リーダー＝完璧な人，先輩がやるもの．そんな等式で考えている人が多いのではないでしょうか．結論から言うと，筆者は「完璧なリーダーはいらない」と思っています．これはリーダー＝完璧である必要はないということです．

自分に自信がなかったり，どこか不安を抱えていたり，自分よりも完璧な人は他にたくさんいる．そう感じつつリーダーをやっている人も多くいるはずです．いつ起こるかもわからない急変対応に怯えることもあります．そんな時こそ，自分の気持ちを整理しつつ，今自分にできるベストを目指す．リーダーシップはメンバーシップができて初めて成り立つもの．筆者は常にそのように考えるようにしています．完璧なリーダーを追い求めず，自分なりのリーダーシップ像を見つけるようにしましょう．

＊

最後に，筆者は病棟急変時のスタッフコールがかかった時に，現場で必ず心がけていることがあります．それは，初期対応した病棟スタッフへ「呼んでいただき，ありがとうございます．あとは私たちがしっかりと引き継ぎます」と労いの言葉をかけることです．

皆さんがもしも，応援に駆けつける機会があるときは，不慣れな急変対応でストレスMaxとなっているチームへ，是非労いの言葉をかけてあげてください．“Thank you for calling”その一言で，急変対応をしたリーダーやスタッフの救いとなる場面が，きっとあるはずです．（長岡孝典）

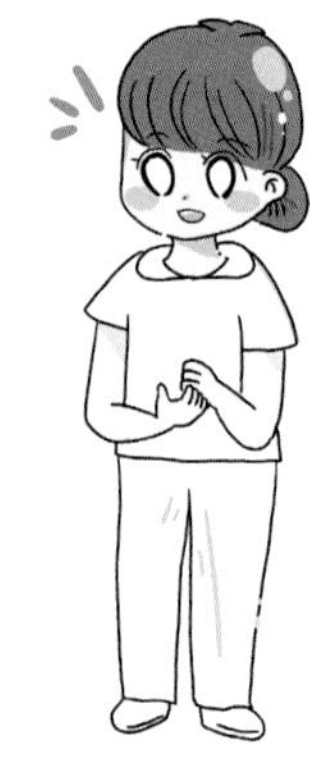

引用・参考文献

1）長尾彰：宇宙兄弟「完璧なリーダー」は，もういらない．学研プラス，2018
2）ジョン・P・コッターほか：カモメになったペンギン（藤原和博訳）．ダイヤモンド社，2011

070

＼ モヤモヤした倫理的葛藤は，カンファレンスで言語化・共有化していこう ／

カンファレンスでモヤモヤを話そう
—カンファレンスの開き方，日頃の業務やケアの中で起きる倫理的課題を語る

Contents

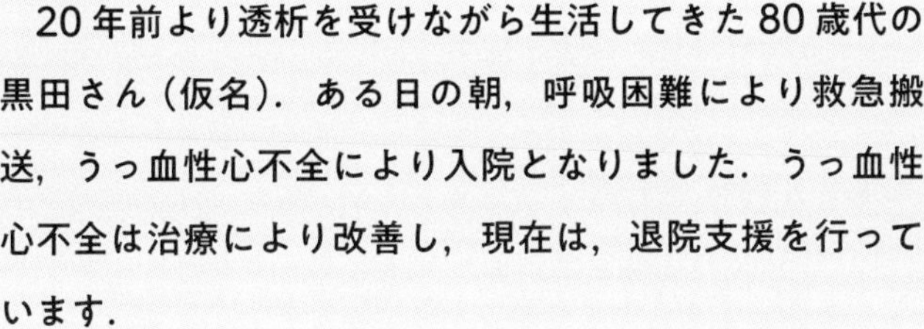

■モヤモヤをキャッチすること

■カンファレンスにおけるリーダーの役割

■モヤモヤを語るためのヒント

20年前より透析を受けながら生活してきた80歳代の黒田さん（仮名）．ある日の朝，呼吸困難により救急搬送，うっ血性心不全により入院となりました．うっ血性心不全は治療により改善し，現在は，退院支援を行っています．

ある日の透析後，黒田さんは「もう十分に生きたし，透析もやめて，このまま死にたい．もう次から透析をやめたいと思う」と，昼食の配膳に来た新人看護師にぼそっと言いました．新人看護師が言葉を返せずにいると，黒田さんは「ごめんね．なんでもないよ．透析をやめたいなんてダメだよね」と言い昼食を食べ始めましたが，新人看護師は黒田さんの様子に何だかモヤモヤを感じました．

報告を受けたリーダーであるあなたは黒田さんへのケアをチームで検討する必要があると考え，カンファレンスをすることにしました．

さて，このような場面でのリーダーの役割を見ていきましょう．

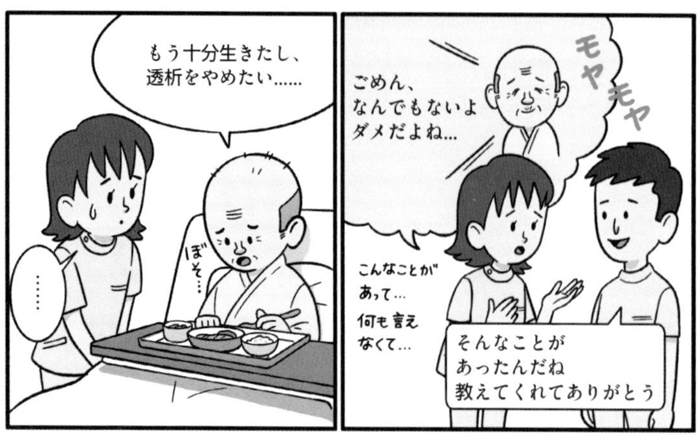
もう十分生きたし、
透析をやめたい……
ぼそ…
……
ごめん、
なんでもないよ
ダメだよね…
モヤモヤ
こんなことが
あって…
何も言え
なくて…
そんなことが
あったんだね
教えてくれてありがとう

モヤモヤをキャッチすること

ちょっとした患者・家族の言動などから，モヤモヤを感じるということはよくあることだと思います．

モヤモヤを言語化することはなかなか難しいですが，それをそのままにせず，なんでも言える（報告できる）雰囲気をリーダーは常に意識しておく必要があります．そして，メンバーからモヤモヤについて少しでも話されたら，それを語り，今後を検討する場へとつなげていきましょう．

それがカンファレンスであり，黒田さんの言葉を聞いてモヤモヤを感じた新人看護師の報告を受け，リーダーは動き出しました．

カンファレンスにおけるリーダーの役割

カンファレンスとは「対人関係の支援過程の中で，多職種で構成されたチームによって開催される会議」[1)]のことを言い，**①メンバー間の意見交換により情報の共有化を図りつつ，②多面的なアセスメントや意見交換による対象理解の深化と有益な支援方法を検討し，③信頼関係を構築しながらチームを成長させること**を目的とします[1)]．

カンファレンスは，**図 1** のような構成要素によって成り立っており，リーダーはファシリテーション技術（**表 1**）を基盤にカンファレンスの運営をしていきましょう．

表 1：ファシリテーション技術

①	議論の方向性を示す	カンファレンスの目的を伝え，なぜこの議題を取り上げて議論するのか，その必要性を説明しましょう．目的意識を持つことが大切なので，「モヤモヤしていることについてみんなでディスカッションしていきたい」といった漠然とした目的でもいいいでしょう．
②	議論の活性化を図り，好ましい循環システムを構築する	カンファレンスの場では，個人が自由に発言でき，それが尊重されることがもっとも重視されます．自由な発言が許される場であることをルールとし，参加者みんなで情報を出し合い，さらにそれぞれの思い，考えを伝えあっていきましょう．
③	チームという共同体を維持する	チームの共通認識としてのコンセンサスを図り，さらなる情報収集やさらにメンバーを拡大させてのカンファレンス，ケアの検討など今後の方向性を検討し，チームとしての実践目標・実践計画を立てていきましょう．
④	議論の進行状況を可視化する	何らかの参考資料や情報整理のツールなどがあれば積極的に活用しましょう．

文献 1) p.9 を参考に著者作成

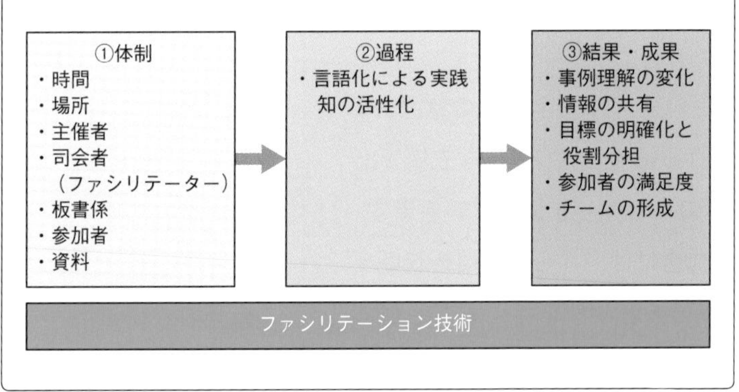

図 1　カンファレンスの構成要素

文献 1) p.9 より転載

モヤモヤを語るためのヒント

モヤモヤを感じることを“倫理的葛藤”と言います．倫理というと難しいと感じる方が多いかもしれませんが，実は倫理は看護師の身近に常にあります．

看護師が患者・家族に対して「どうすることがベストか」「どのようなケアが必要か」「どのようなケアができるのか」を，患者・家族を主語に考え続けること，患者・家族の人生に関心を寄せケアしようとする姿勢そのものが倫理的な行いなのです．

表 2：ジョンセンらの四分割表

医学的適応 診断，予後，治療の目標といった医学的な事実関係	患者の意向 患者の判断能力，同意，代理人など
生活の質（QOL） 通常の生活に復帰できる見込み 身体的・精神的・社会的に失うものなど	**周囲の状況** 家族や医療者側の影響要因 経済的要因 法律など

文献 2）p.50 を参考に著者作成

医療・看護は，多くの専門職による多職種協働で行っています．黒田さんへのケアを検討するためには，黒田さんに関係するメンバーが集まり，黒田さんのさまざまな背景についてそれぞれの専門的な視点で情報を整理していく必要があります．そのためのツールとして，ジョンセンらの 4 分割表というものがあります（**表 2**）．

「医学的適応」「患者の意向」「生活の質（QOL）」「周囲の状況」の各要素について，それぞれが知りうる情報をフラットな立場で出し合い，情報の整理を行い，患者の人となりを捉えていきます．もし，必要な情報が不足している場合には，さらなる情報収集が方針となるかもしれません．患者の人となりを捉えることができ，患者にとってのベストを考えることができたら，治療や看護の方向性を見出し，今後に向けての病状説明，意思決定支援へとつなげていきます．

このように**モヤモヤ（倫理的葛藤）を話せることは，患者・家族へ医療・看護を行うにあたってとても大切なことです．モヤモヤを積極的に話せるようにリーダーは調整していきましょう．**

（大森　泉）

引用・参考文献

1）篠田道子：チームの連携力を高めるカンファレンスの進め方，第 2 版，日本看護協会出版会，2015
2）宮坂道夫：医療倫理学の原則―原則・手順・ナラティブ，第 2 版，医学書院，2011

071

「困った行動」の要因を生物的・心理的・社会的な視点から理解していこう

怒り・暴力・拒否・セクハラ……
困った患者・家族への対応

Contents

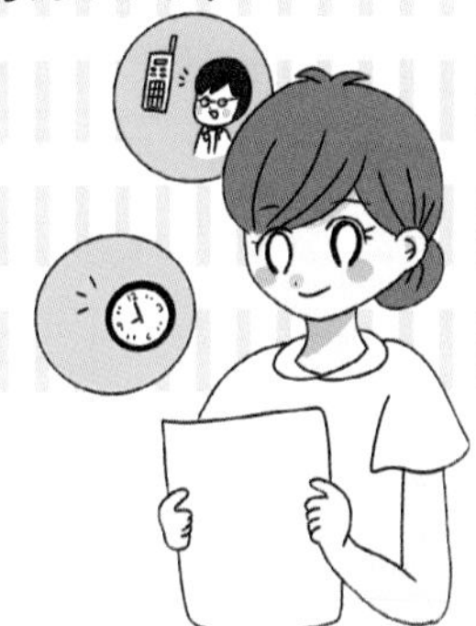

あの人まだいるのか…

リーダーをしていて悩ましい問題はいくつもありますが，中でも「困った患者」が入院している日のリーダーを担うのはとりわけ気が重いことでしょう．

さて，少しでも安心してそんな日のリーダーを乗り切るためには，どのような知識やスキルを備えておくとよいでしょうか．

どうする!? リーダー

患者・家族からの怒り，暴力，拒否やセクハラなどの困った行動が発生した時，その第一報を受けるのはリーダーであるあなたかもしれません．メンバーがこのようなことに遭遇した場合，リーダーとしてどのように行動するべきでしょうか．

1 心身の安全を確認し，状況の確認をしよう

まずは遭遇したスタッフの心身の安全を確認したうえで，出来事について確認しましょう．**いつ，どこで，誰が，誰に，何があったか，その際にどこを負傷したか，どのような気分であるか，確認**しましょう．

2 管理者に報告し，必要な指示を受けよう

状況の確認ができたら速やかに**管理者に報告しましょう．報告のフローチャートなどがあるようならあらかじめ確認しておくとスムーズ**です．また，患者・家族へのその後の対応について指示を仰ぐとともに，被害を受けたメンバーへの対応についても相談しておきましょう．

3 労いの言葉をかけよう

被害にあったメンバーは，その場ではなんともないように見えても，患者・家族からの理不尽な言葉や暴力により傷ついていたり，恐怖を感じたりしている可能性があります．できれば，少し休むように伝え「大変だったね」と労いの言葉をかけましょう．

4 その場を目撃した他のメンバーや職員の状況を確認しよう

患者・家族が起こした行動を目撃した患者やメンバーの状況について情報収集を行いましょう．サポートが必要と考えられる人がいれば，主治医など関係者に情報共有し，相談してみましょう．

怒っている人は困っている人…困った行動の意味を考えてみよう

患者・家族が起こす理不尽な行動は，多くの場合，複数の要因によって引き起こされており，それらを**アセスメントするには「生物・心理・社会」という3つの視点が役立ちます．**生物学的なことの例として脳の損傷や治療薬の影響など，心理・社会的なことの例としては環境の変化，経済的な問題などが挙げられます．

患者・家族の行動の意味を理解するためにはこのような多角的な視点での情報収集が有効であり，そのためにはチームメン

医療現場での暴力対策(日本看護協会)

医療現場での暴力対策について，日本看護協会はHPで暴力対策の重要性を提案し，院内暴力を5レベルに分類し，対応策の例を示しています．

院内暴力は，レベルⅠ（暴言・ハラスメント），レベルⅡ（脅迫・暴力行為・器物破損），レベルⅢ（1週間以内の治療を要する傷害），レベルⅣ（1週間以上の治療を要し，重大な後遺症が残る傷害），レベルⅤ（傷害が原因で生死に関わる暴力）に分類されています．（日本看護協会：医療現場での暴力対策．https://www.nurse.or.jp/nursing/shuroanzen/safety/violence/index.html 2022年5月1日検索）

バーの力が必要です．このプロセスを共有することで，チームは「困った行動」の理解と対応についてのノウハウを積み重ねていくことができます．

3つの視点を予防的ケアに役立てる

「生物・心理・社会」という3つの視点は「困った行動」の理解を深めるだけでなく，その予防にも役立ちます．

リーダーとして，担当チームの**患者・家族の「生物・心理・社会」的な課題にアンテナを張っておく**ことは重要です．強い痛みが続いている人，最近バッドニュースを伝えられた人，退院が近い人……入院中の患者・家族はたびたび危機的な状況に直面させられます．

このような出来事を経験した患者・家族の情報をメンバーとともに確認しながら，表情や話し方など，問題行動に及ぶリスクをアセスメントします．そして，患者本人と話し合い，協力しながら苦痛や心配事などの対処方法を考えます．

また，威圧的・挑発的な話し方を避けたり，静かで落ち着いた部屋への移動をするなど，環境を調整することも有効です．

興奮・攻撃性への対応

精神科救急学会のホームページよりダウンロードできる精神科救急ガイドラインの第3章には，暴力や攻撃性のリスク要因や，予防の方法として有効なトラウマインフォームドケア（Trauma informed care．TICと略す．問題行動の背景には，過去の逆境やトラウマ，喪失体験があることから，そのトラウマを理解した関わりを指す）など具体的な情報が掲載されています．

精神科臨床でなくても活用できることが数多く紹介されていますので，関心のある方は参照してみてください．（https://www.jaep.jp/gl/gl_p051-088.pdf　2022年5月1日検索）

事例をもとにチームとリーダーの動きの実際を確認してみよう

大量飲酒し，駅のホームから転落，外傷性くも膜下出血と診断された本間さん（仮名）は，合併症や後遺症もなく順調に回復し，チームは退院に向けた調整を進めていました．

そんなある日，チームの看護師は，本間さんがお酒の瓶を隠し持っていることに気づき，注意をしました．すると本間さんは「うるせえ！　勝手だろ！」と罵声を浴びせ，治療やケアを拒否するようになりました．

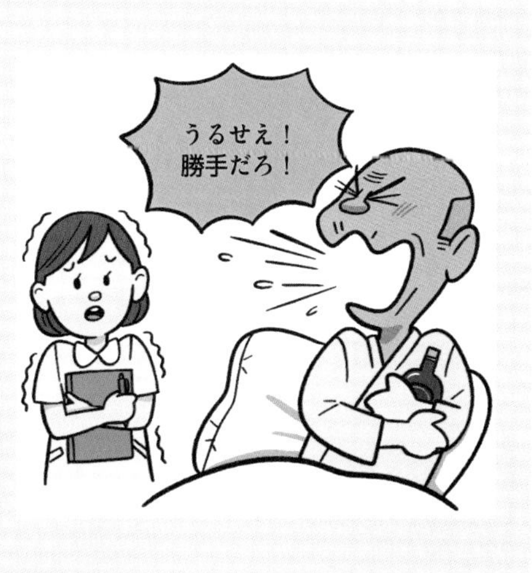

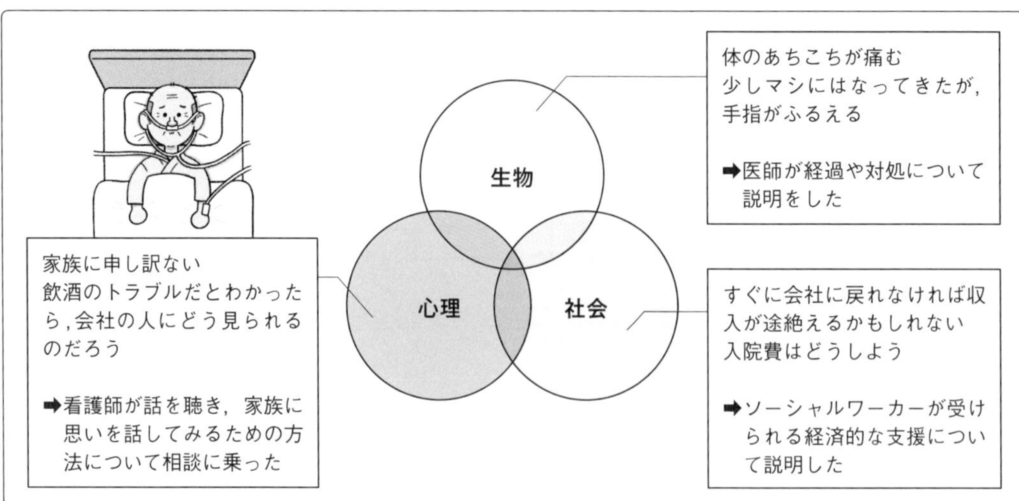

体のあちこちが痛む
少しマシにはなってきたが，
手指がふるえる
➡医師が経過や対処について説明をした
生物
家族に申し訳ない
飲酒のトラブルだとわかったら，会社の人にどう見られるのだろう
➡看護師が話を聴き，家族に思いを話してみるための方法について相談に乗った
心理
社会
すぐに会社に戻れなければ収入が途絶えるかもしれない
入院費はどうしよう
➡ソーシャルワーカーが受けられる経済的な支援について説明した

図 1：本間さんが抱えている生物・心理・社会的問題

リーダーは，罵声を浴びせられた看護師の安全を確認したうえで，事例のメンバーに「本間さんがなぜお酒を持ち込んでいたと思うか」について尋ねてみました．すると，退院が近づいてきてその後の生活について不安を抱えているということがわかってきました．

リーダーは師長と主治医に状況を報告したうえで，本間さんにどのように対応するのがよいか相談しました．そして，本間さんが抱えている心配ごとについて具体的に確認し，問題解決に向けた支援をしていくことになりました．

本間さんは，はじめ看護師がかかわることを拒んでいましたが，退院後の不安について少しずつ話すようになりました．その報告を受けたリーダーは本間さんの情報を整理し，それぞれの課題について，主治医やソーシャルワーカーへ問題の解決を依頼しました（**図 1**）．

その結果，本間さんは飲酒やそれに伴う危険行動に至らず退院することができました．

「困った患者」も，その人の状況を紐解いていくことで「困りごとを抱えた患者」というとらえ方ができるようになり，必要な支援に結び付けることができます．（松村麻衣子）

072 自己抜去・転倒・転落・離院… 危険行動のある患者への対応

＼患者の行動パターンを把握しておこう，危険行動への対処を事前に備えておこう／

Contents

- ■安全とケアの質の間で…
- ■行動のパターンを把握しよう
- ■待ったなし！ 命にかかわる危険行動にはどう対処する!?
- ■身体抑制を行う場合に留意しておくこと

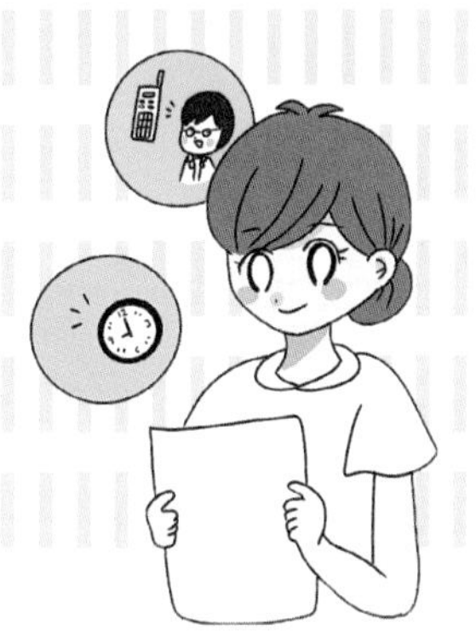

安全とケアの質の間で…

時として命にかかわる患者の危険な行動を防ぐために，私たちには何ができるでしょうか．「付き添って見守ったり話を聴いたりしたいけど，業務が回らない」「もう身体抑制しかないのかな」……私たちは幾多のジレンマを抱いてきたことでしょう．

行動のパターンを把握しよう

このような場面でぜひお勧めしたいのは，**患者の行動パターンを把握すること**です．

まずは，**患者が危険な行動をする背景や要因に注目**してみましょう．患者の行動を注意深く観察する過程で，その行動の発生に関連するような身体的苦痛や心理・社会的な問題（環境の変化や孤立など）が見えてくることがあります．

また，**危険な行動が発生する時間帯やその場面の状況にも注**

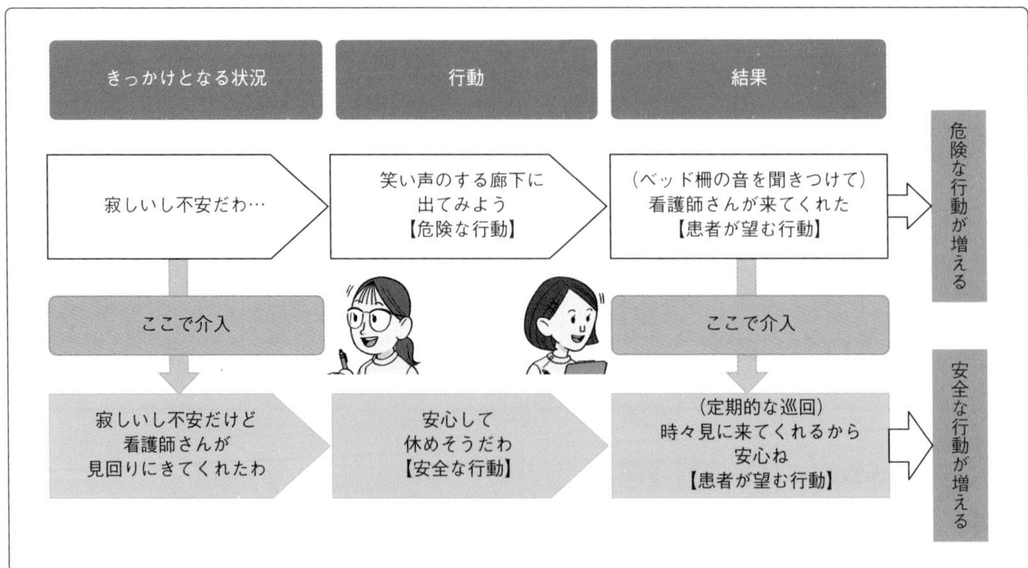

図1：患者の行動パターンの把握

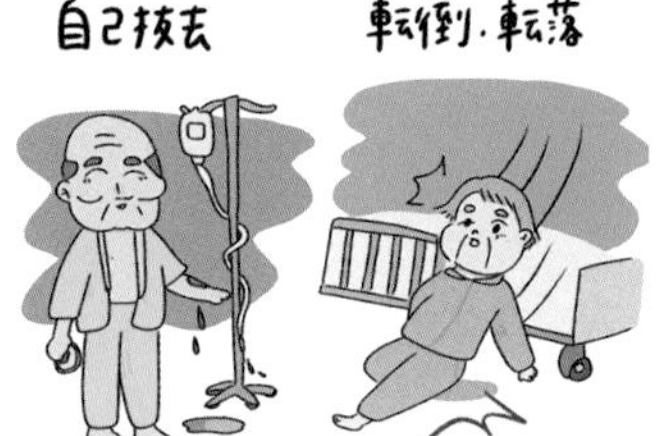

自己抜去
転倒・転落
行動の結果に注目しよう!!

目してみましょう．例えば，寒い季節の早朝にベッドから降りようとする患者はトイレに行きたいのかもしれませんね．

もう一点**注目したいのは，行動の結果**です．チューブを自己抜去したら身体が楽になった，とか，ベッドから降りようとしたら看護師が病室に来てくれた，など行動を起こしたことにより患者自身が望んでいる結果が得られると，危険な行動は減るどころか増加していきます．

このような場合は，患者が危険な行動に及んでいない場面でのケアを重点的に行ってみましょう．危険な行動に及ばなくても自分の望む結果が得られるようになると，安全に過ごす機会が増え，その結果，危険な行動を減らすことにつながります（**図1**）．

待ったなし！　命にかかわる危険行動にはどう対処する!?

一方で，さまざまな取り組みを行っても効果がない場合，また，命にかかわる危険な行動にはどのように対応すればよいでしょうか．

まずは治療チームで，留置するデバイスを最小限にする方法がないか話し合う，転倒を繰り返す患者の薬物療法について見直す，など治療内容を安全性や有効性の側面から検討しておきましょう．医療安全グッズを使ったり，ルート類の通し方や固定に使うテープの種類を変えたりするなどの工夫も効果的です．

また，重大事故が発生した際に，リーダーとしてできるだけ落ち着いて対応するためには事前の備えが重要です．例えば**スタットコールまたは緊急コードによる要請方法，確認事項と報告先のチェック，使用する物品の整備**などをしておくと，いざという時に安心です．

身体抑制を行う場合に留意しておくこと

患者の生命が危険にさらされるリスクが高く，他の方法ではそれを防ぐことができない場面に限って，やむを得ず一時的に身体抑制をすることもあります．その際には必ず，医師の指示内容（抑制の範囲や方法，時間）と患者の状態，および緊急かつやむを得ないとした理由が診療録に記載されていることを確認し，患者の状態がどのようになったら外せるのか，検討しておきましょう．

また，身体抑制中は抑制の内容や患者の状態について必ず記録に残すとともに，抑制による心身への影響を最小限にするためのケアを実施しましょう．具体的には，定期的な声かけ，拘束部位や全身状態の観察，体位変換，付き添うことができる際の一時的な解除，患者が心地よいと感じられるケアの提供などがあげられます．

しかしこうしたケアを行っても，身体抑制に伴う弊害をすべてなくすことはできません．常にチームで情報を共有し，事前に設定した**「解除する条件」を確認しながら，早期解除に向けたアプローチを継続していく**必要があります．（松村麻衣子）

患者安全を保つ安全文化

チューブ類・点滴ルートなどの自己抜去，転倒・転落，自傷行為などの患者の危険行動を事前に防止することは，医療安全・患者安全の重要な課題です．医療安全の達成には，安全文化を定着させることが必要です．

安全文化とは，患者の安全を最優先し，その実現を目指す態度や考え方と，それを実現する組織のあり方です．

厚生労働省医政局医療安全対策検討会議ヒューマンエラー部会では，「安全な医療を提供するための10の要点」として，以下の標語を掲げています．

①根づかせよう安全文化 みんなの努力と活かすシステム，②安全高める患者の参加 対話が深める互いの理解，③共有しよう 私の経験 活用しよう あなたの教訓，④規則と手順 決めて 守って 見直して，⑤部門の壁を乗り越えて 意見かわせる 職場をつくろう，⑥先の危険を考えて 要点おさえて しっかり確認，⑦自分自身の健康管理 医療人の第一歩，⑧事故予防 技術と工夫も取り入れて，⑨患者と薬を再確認 用法・用量 気をつけて，⑩整えよう療養環境 つくりあげよう作業環境．（https://www.mhlw.go.jp/topics/2001/0110/dl/tp1030-1a.pdf より2022年2月24日検索）

073 愚痴を話すメンバーの本当の困りごとは何なのかを一緒に考えよう

愚痴ばかりのメンバーへ どうかかわったらいいの?

Contents

- 愚痴の最終地点を決めよう
- 「本当の困りごと」と「できうるベスト」を一緒に考える
- 最初の一歩を共有する

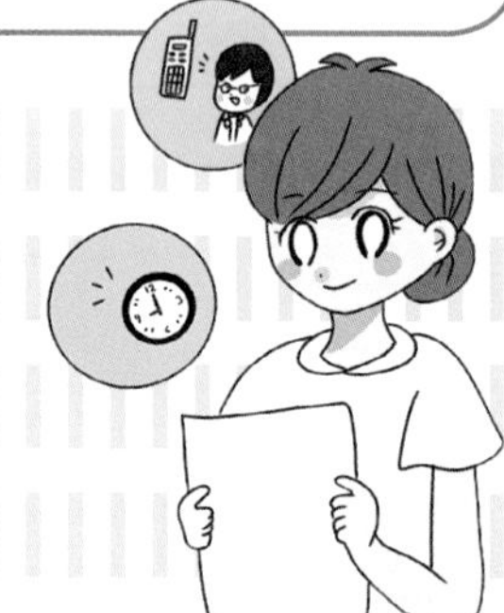

「できるリーダー」はどのメンバーにも穏やかに接する，安定剤のような役割でいたいものです．看護師はチームで成り立っている以上，全員で同じ方向を向いていきたいものです．

一方，人とのかかわりがあってのことなので，さまざまな感情が生まれることも多々ありますよね．リーダーとして勤務する中で，ちょっとした相談が，いつの間にか愚痴へと大きく変わっていることはありませんか．

愚痴の最終地点を決めよう

看護師の仕事は感情労働と言われています．患者や家族に寄り添い，医師をはじめとした多職種との調整など，多くの人とかかわり合って仕事をしています．

患者の思いに共感し傾聴していることは，その人の抱えきれないストレスを共有しているわけですから，感情がすり減って疲弊することもおおいにあります．だからこそ，看護師が感情をストレートに吐き出して発散することはとても重要なのです．同期や先輩，後輩との他愛もない会話から日頃の愚痴をこぼして「なんだかすっきりした」そんな経験は誰しもあるものです.

仕事において愚痴で終わらせてしまうことは，根本となる課題が明確になっていないばかりか，その愚痴に対する解決策を立てることを邪魔してしまうということです．そして，ただでさえ多忙な中に，解決の糸口が見えない愚痴は，聞いているリーダーの負担にもなりえます．だからこそ，お互いのためにも愚痴の最終地点は決めて，話を聞いてあげたいものです.

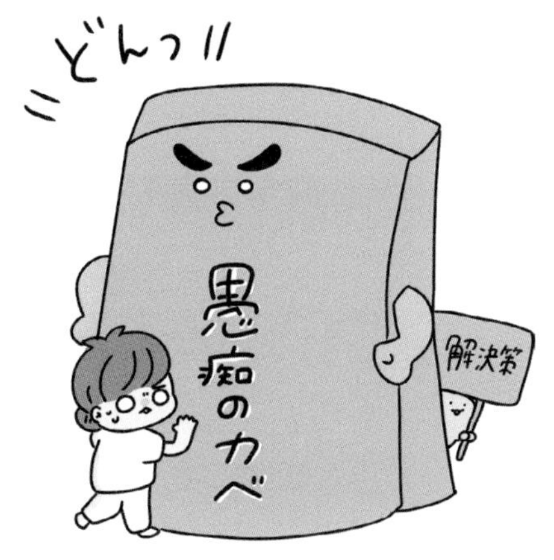

「本当の困りごと」と「できうるベスト」を一緒に考える

皆さんも愚痴を言いたい気持ちは理解できるところがあると思います．その共感の気持ちは持ちつつ，愚痴を話すメンバーの本当の困りごとは何かを一緒に考える機会にしてみたらいかがでしょうか.

「私いつもフリー業務でただケアばかりさせられて」

「私はいつも重症の受け持ちばかり」

この裏には，もっと他の業務もしたいのに，楽な業務は他の人がしているという気持ちがあるかもしれません．この場合，考えられる本当の困りごととその対応策の案について**表 1** に示します.

表 1：本当の困りごとと対策案

本当の困りごと	対応策
重症患者の受け持ちができる看護師がいない	・重症受け持ちができるメンバーの教育を一緒にしてもらう ・一緒に取り組むことで当事者意識を持つ
不平等感を感じている	・受け持ちが安全かつ平等に付けられるようなシステム構築を提案，依頼する（受け持ち経験の可視化など）
感謝されないことに不満	・あなただから病棟の安全が守られている，感謝を伝える ・承認する

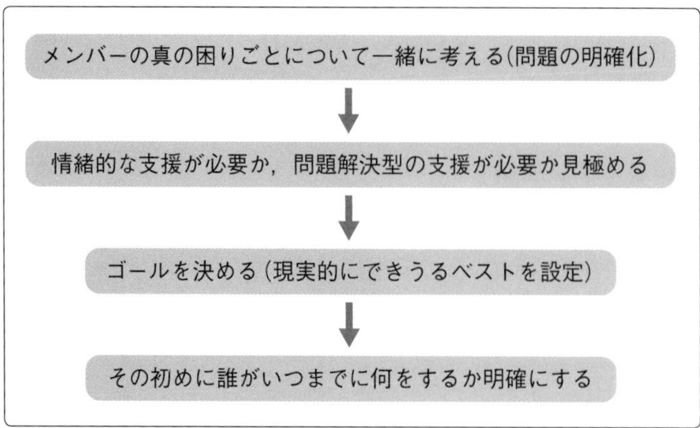

図1：問題の明確化とできうるベスト

このように，そのメンバーの本当の困りごとの内容によって対応が異なります．だからこそ，愚痴を聞くだけではなく，「なぜリーダーである自分に言ってきたのか」に焦点を当てて聴いてみましょう．これは相手の意向を一緒に考える取り組みなので，後輩に限らず，先輩にも活用できます．両者にとって新たな課題に気づくヒントになるかもしれません．

最初の一歩を共有する

本当の困りごとに対して，解決策が一緒に見出せたなら，最後に共有すべきは最初の一歩です．何事も目標や目的の設定は大切なのですが，これらに対してまず何をするかという最初の一歩を明確にすることで動きやすくなります．**誰が，何をいつまでにやるかを声に出すことでより具体的な最初の一歩が見えてくる**ので，その頃には前向きに捉えられていると期待します(**図1**)．

ここまできたら，リーダーであるあなたは「話してくれてありがとう．すごくいいことに気づいてくれたお陰で対策を考えることができました．その感受性は大切にしてくださいね」と言葉をかけるだけです．先輩・後輩関係なく，互いが気持ちよく建設的に話せる風土に，この愚痴から発展していくことを祈っています．(菊池亜季子)

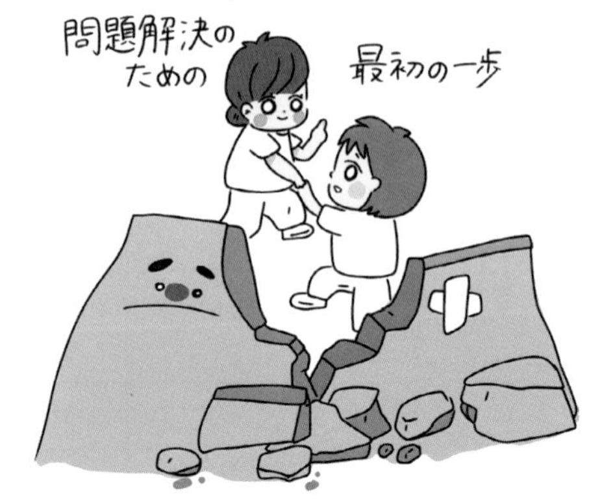

074 メンバーが報連相しにくくないか，何を報連相すべきか共有されているかを考えよう

報連相してくれないメンバーへのかかわり方

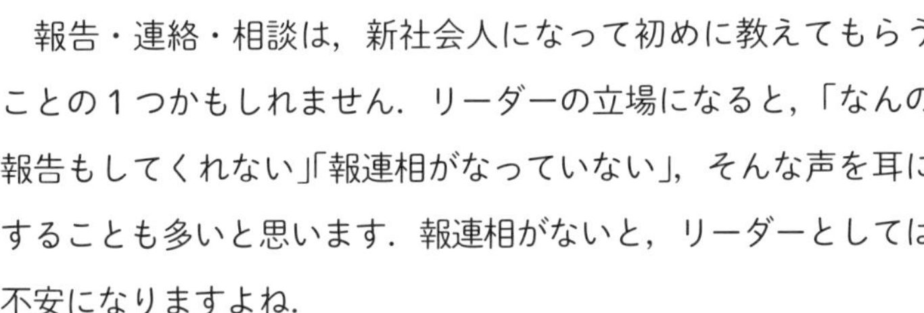

Contents

■報連相は忘れるもの
■報連相は本当にマストなのか
■人は思い通りには動かない，他の人も私も
■経験を共有して，お願いしてみよう

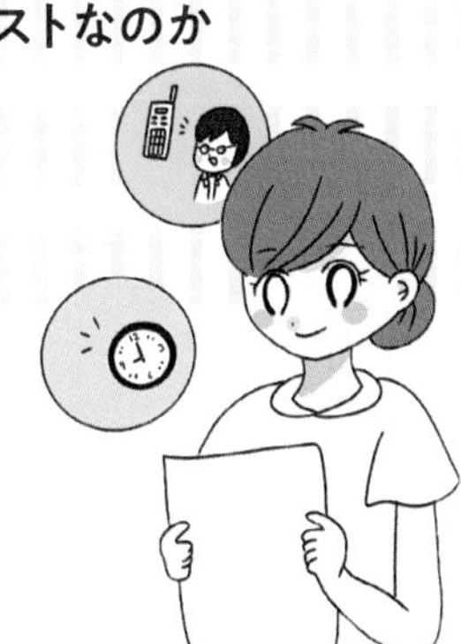

報告・連絡・相談は，新社会人になって初めに教えてもらうことの１つかもしれません．リーダーの立場になると，「なんの報告もしてくれない」「報連相がなっていない」，そんな声を耳にすることも多いと思います．報連相がないと，リーダーとしては不安になりますよね．

一方で，自分の新人の頃を思い出してみましょう．「報連相しなさい」，報連相を一生懸命行うと，「なんでも言ってこないで少しは自分で考えて」とどっちをとってもいばらの道，そんなことはありませんでしたか？

本項では報連相してくれないと困っているあなたに，いくつかの立場から少し気が楽になるようなメッセージを送ります．

報連相は忘れるもの

報連相してくれなかったと感じる時，相手の立場になってみましょう（表１）．

このように要因を考えただけでも，違和感が減ることもあると思います．重大性の認識が薄かった場合には，「それを報告してくれると，先回りしてリーダーが対応できるから教えて欲し

表1：報連相がない理由

報連相がない理由（メンバー側）	報連相がない理由（リーダー側）
報連相をただ忘れていた	報連相しにくいリーダー
報連相すべき事柄の重大性への認識の欠如，もしくは重大性への認識がリーダーと異なる場合	報連相したい時にリーダーが不在・多忙でタイミングがなかった

い」と，その先，見据えていることを共有することで，メンバーの次の行動が変わるかもしれません．

ここで大切にしたいのは，要因がリーダー側にある場合です．余裕がなくなった時，イライラしている時，口調が荒くなったりしていませんか．スタッフはよくリーダーの機嫌や様子を窺っています．「ちょっと今，話しかけないほうがいいかな」と空気を読んだ時，報連相は減ります．**リーダーの自分が周囲に与える影響は思っているより大きいことを意識したいものですね**．

報連相は本当にマストなのか

そもそも報連相では，何が必要なのでしょうか．リーダーが必要だと感じることを，スタッフ全員が同様に必要だと感じているとは限らないと認識しておくことが重要です．

「自分が必要な」報連相をして欲しいのであれば，何を報連相すべきかについては前提の共有が必要です．リーダーが必要だと感じていても他のスタッフが必要性を感じていなければ，報連相はマストだとは言えません．

メンバーが気づきもしないことはリーダーが拾ってあげることが重要ですが，少なくともメンバーには「“なんか違和感ある．これでいいんだっけ？”と思った時には，まずリーダーもしくは先輩に投げようよ」と伝えることにしています．

人は思い通りには動かない，他の人も私も

リーダーが必要だと思う報連相を，メンバーにしてもらおう

としても，なかなかコントロールはなかなかできないものです．それは，人それぞれの価値観があって行動しているからです．そんなリーダーの方々におすすめしたいマインドとして，

①期待しないで待つ

②いつでも応援する，そして孤独にしない

ということです．

こちらが望む行動変容は，あくまで主観でしかなく，メンバーの行動自体を変えることは難しいのです．

だからこそ，思い通りにしようとコントロールしたり，期待したりすることで，その通りにいかないときのストレスは双方ともに増大します．期待せず，いつでも応援スタンスで，報連相によってリーダーが助かった時には精一杯認めましょう．

経験を共有して，お願いしてみよう

報連相して欲しいとリーダーが感じた時には，「報告してくれると先回りできてすごく助かる」「報告してくれることによって未然に事故を防げたことがあってね」と自分自身の経験を織り交ぜながら共有してみましょう．相手も成人学習者ですから，「これ言っておけばよかったな」と感じてくれます．その感情を大切にしてきっかけ作りをしていきたいものです．

「言ってくれたら私が助かる」とリーダーであるあなたも自身の感情を基に伝えられると，リフレクションにもつながりますね．報連相は誰のためのものか，リーダーのためになりがちな雰囲気もありますが，お願いの後には，対象者の不利益にならないよう，患者や家族を主語にして考えてみたいものですね．（菊池亜季子）

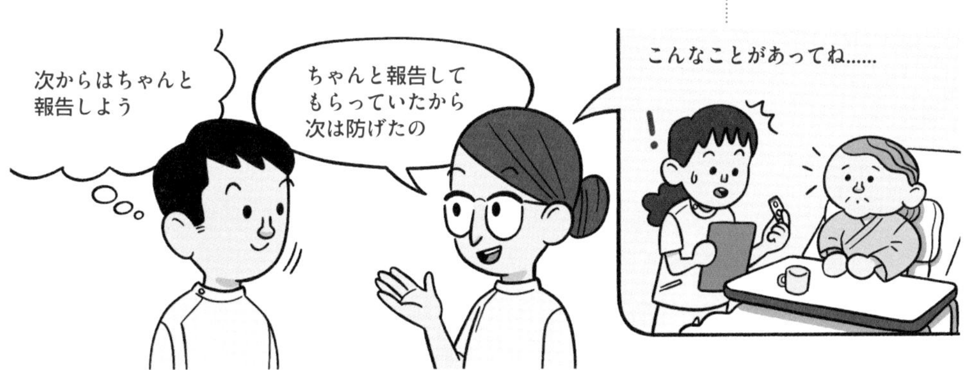

次からはちゃんと報告しよう
ちゃんと報告してもらっていたから次は防げたの
こんなことがあってね……

075 マンパワー不足を具体的行動とポジティブなマインドで乗り切ろう

急なマンパワー不足発生!!
～そのときリーダーはどうする?～

Contents

■思い切って受け持ち患者を変更してみよう
■患者の安全を守れる最低限のことをまず意識しよう
■応援要請を管理者に相談してみよう
■ネガティブな雰囲気はリーダーから変えていこう
■人員不足を具体的行動とポジティブなマインドで乗り切ろう

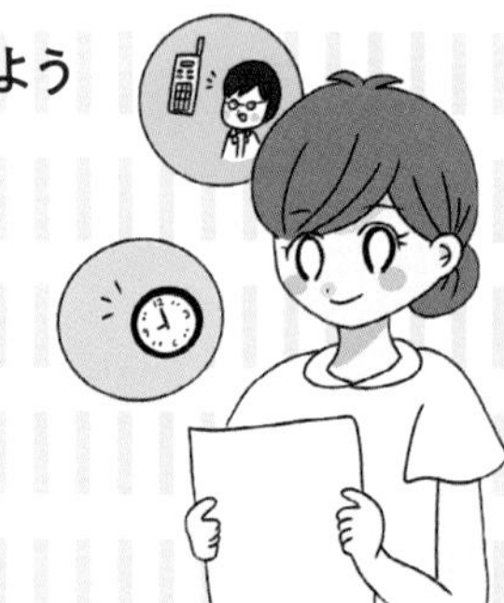

あなたがリーダーのとき，体調不良などによる突発的なメンバーの欠員や他部署支援，急な勤務変更，急変などでマンパワー（人員）不足が発生しました．

急な状況の変化に伴い，リーダーはその場にスタッフが適応できるような調整が求められます．ただ，この調整こそが鍵ではあるのですが，そしてまたプレッシャーでもあります．

本項では，急に勤務状況が変わった時におさえておきたいポイントを考えます．

思い切って受け持ち患者を変更してみよう

始業前から突発的な欠員や勤務変更などで人員の不足が予想された時，筆者は患者の重症度やその日の手術，検査内容を踏まえて，受け持ち患者の変更を検討します．

ここで大切なのは，**受け持ち患者を変更したことと理由を受け持ち看護師へ伝えること**です．これでスタッフがどのようなことを期待されているかが明確になります．この一工夫をするだけで，人員不足で忙しい１日が予想される中でも円滑な仕事ができるきっかけになるでしょう．

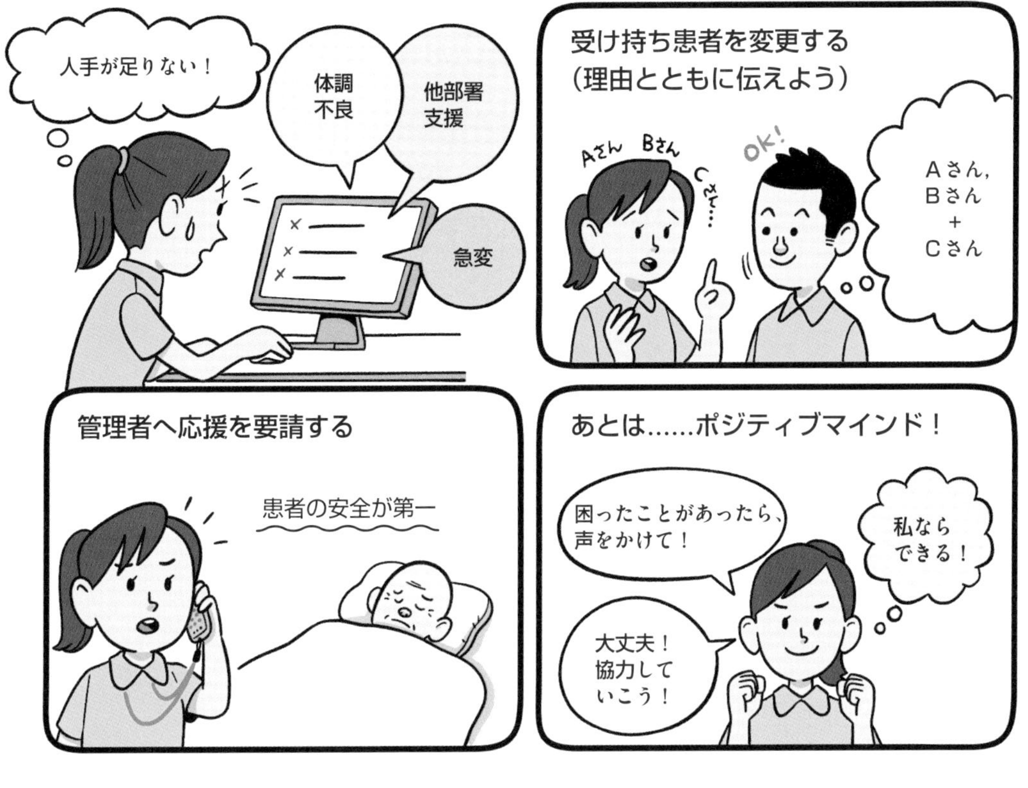
人手が足りない！
体調不良
他部署支援
急変
受け持ち患者を変更する
（理由とともに伝えよう）
Aさん Bさん Cさん…
OK!
Aさん，Bさん＋Cさん
管理者へ応援を要請する
患者の安全が第一
あとは……ポジティブマインド！
困ったことがあったら，声をかけて！
私ならできる！
大丈夫！協力していこう！

患者の安全を守れる最低限のことをまず意識しよう

人員不足が生じた際は，まず患者の安全を第一に考えましょう．人員不足の中で，洗髪や全身清拭などの時間がかかってしまう清潔ケアを入院中の全患者に提供することが困難な場合もあるでしょう．そんな時は，まず，最低限の清潔や生命の安全が守れることを優先することも必要だと考えます．

また，人員不足の場合はメンバーが仕事を抱え込んでしまうことがあります．リーダーはいつも以上にメンバーへ声をかけ，**気遣うこともまた「できるリーダー」への一歩**です．

応援要請を管理者に相談してみよう

人員不足が生じたとき，自部署でなんとかしようとその日の勤務メンバーで奮闘することが多いと思います．しかし，患者の生命の安全が担保されないのであれば，それをまず改善しなければなりません．

リーダーをしていると，つい自部署でなんとかしなければと思ってメンバーと行動しがちですが，その日，出勤している看護師全員で患者へ看護を提供していることを意識してみるといいでしょう．管理者が部署全体の安全を守るために人員不足が生じている部署へ応援要員を派遣することを考慮してくれる場合もあります．

頼るということもまた，リーダーの大切なスキルなのです．

ネガティブな雰囲気はリーダーから変えていこう

人員不足が生じた際は，残されたスタッフの士気が下がってしまうことが懸念されます．

「もう今日は残業だ〜」「こんな人数で勤務なんて無理だよ」なんていうネガティブな発言がメンバーから聞こえることもあるでしょう．

ネガティブな雰囲気は仕事へも影響します．まずはリーダーから「みんなで協力して乗り越えよう」「困ったことがあったらすぐにいつでも声をかけて」と**ポジティブな声がけを意識してみましょう**．Part 3-61 の「いい仕事はいい雰囲気作りから」も参照してください．

人員不足を具体的行動とポジティブなマインドで乗り切ろう

人員不足は身体的にも精神的にも辛いことが多いでしょう．

急な状況の変化に自分だけでなくメンバーもまた戸惑います．戸惑いや不安がある時は，自分自身を保つことに精一杯になって言葉数が減り，**メンバー間ですれ違いが生まれ，時には衝突してしまうことがあります**．それはネガティブな循環の始まりとなってしまいがちです．

筆者はこのような状況になった時，「私ならできる！　大丈夫！　焦らずに頑張ろう！」とたとえ不安があったとしても口に出すようにしています．自分で声に出すことで，**自分の耳にポジティブな声を届け**，またこの呟きがメンバーの耳に入った時はお互いに励ましあうきっかけになるからです．

皆さんもぜひ，**ポジティブな循環を意識しながら**ポイントを参考に 1 日を乗り切ることができたら幸いです．（神馬紗智）

Part 4

リーダーが知っておきたい
スペシャリストの思考と実践

編集リーダー
三橋啓太
坂本未希

伝えたいこととそのゴール

- スペシャリストが
  何者かがわかる
- スペシャリストへの
  相談の仕方がわかる
- スペシャリストにどんな時に
  相談したらいいかわかる

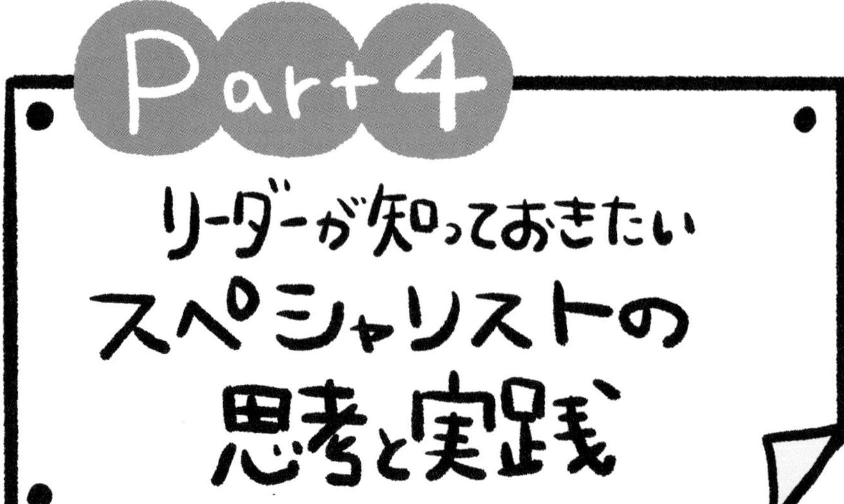
Part 4
リーダーが知っておきたい
スペシャリストの
思考と実践

リーダーが陥りやすい
トラブルあるある

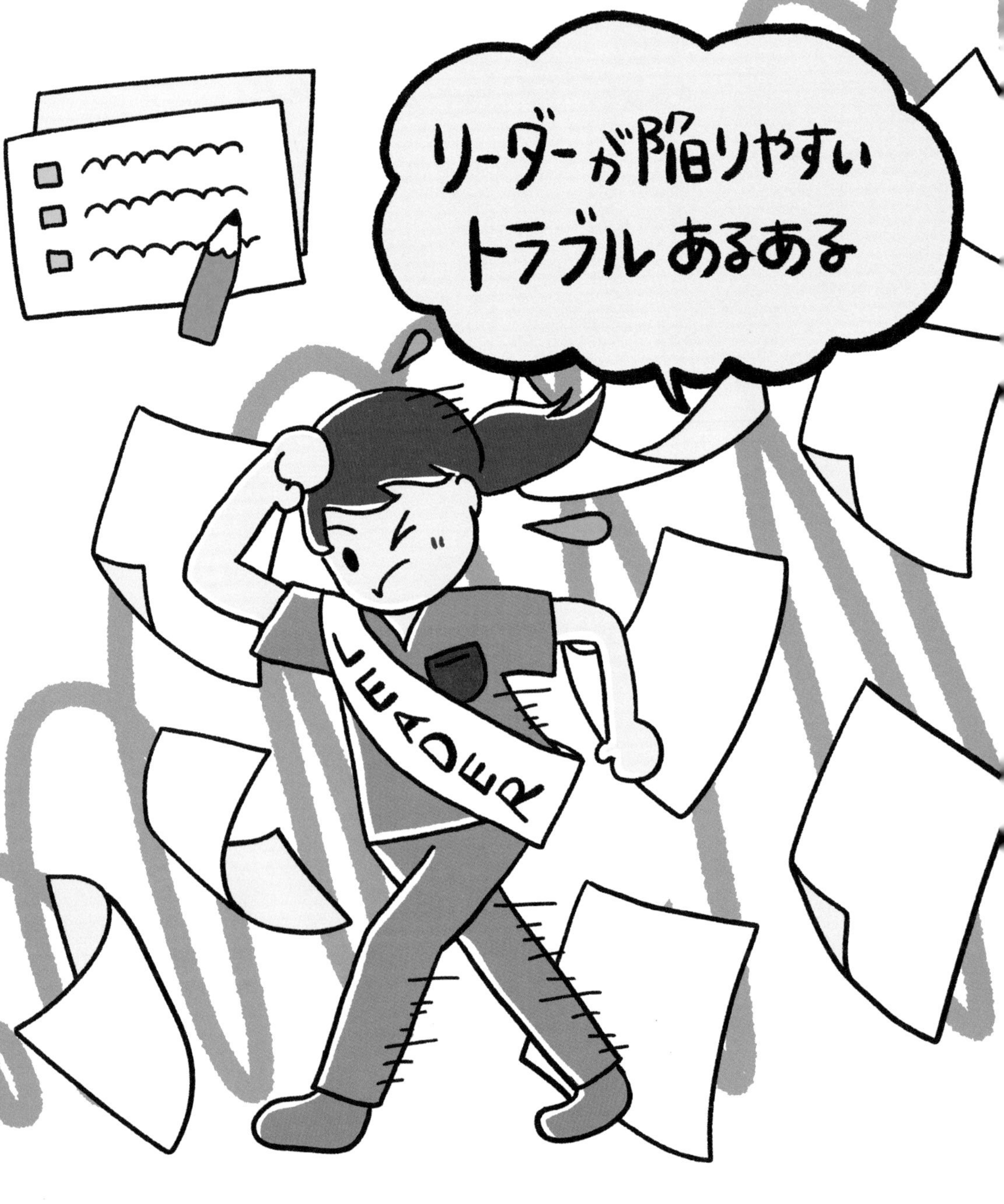

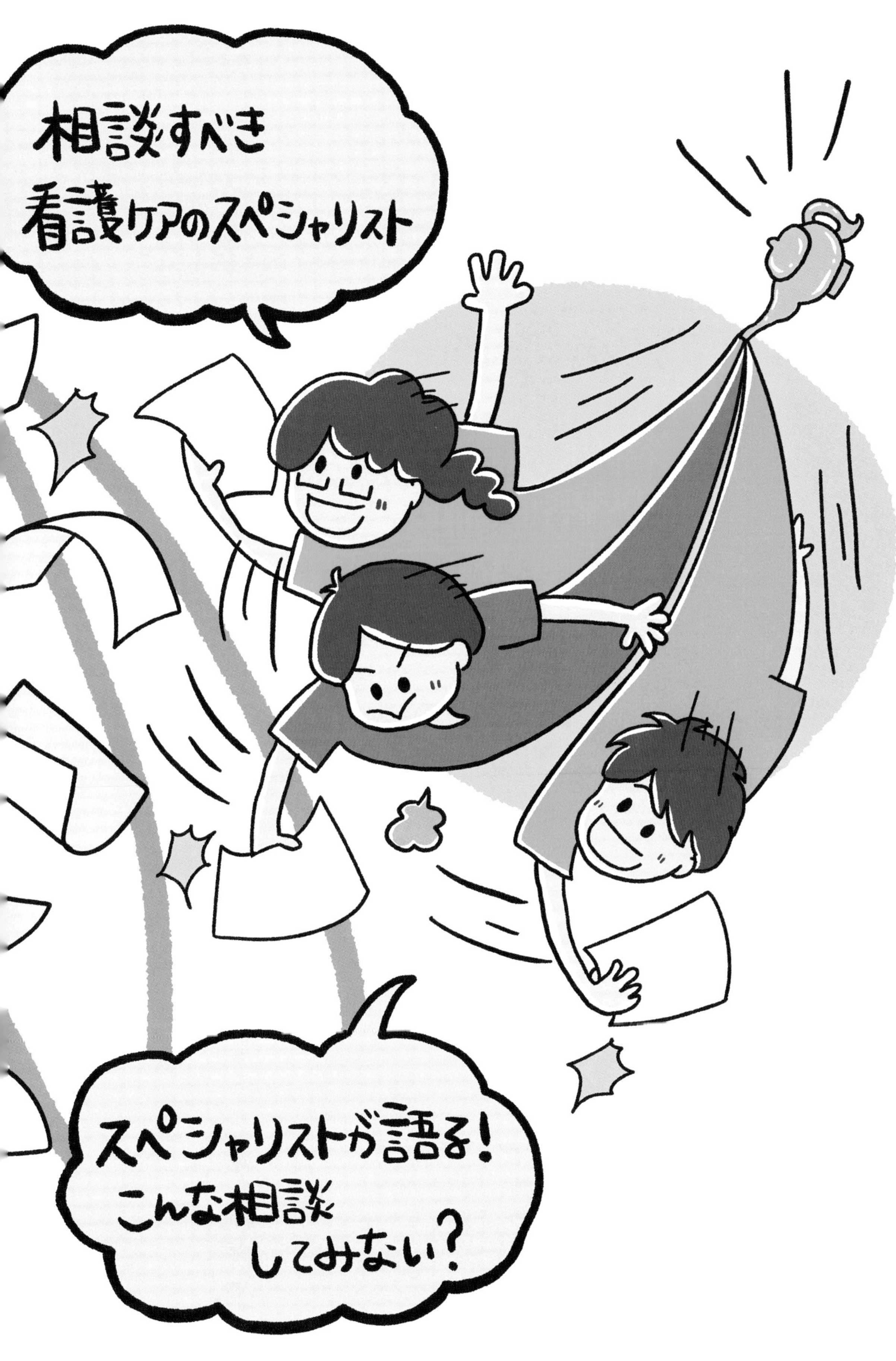
相談すべき
看護ケアのスペシャリスト
スペシャリストが語る！
こんな相談
してみない？

076 専門・認定看護師や多職種医療チームを有効に活用しそして友好的に相談してみよう

リーダーが陥るトラブル"あるある" ～相談がもたらす真のメリット～

Contents

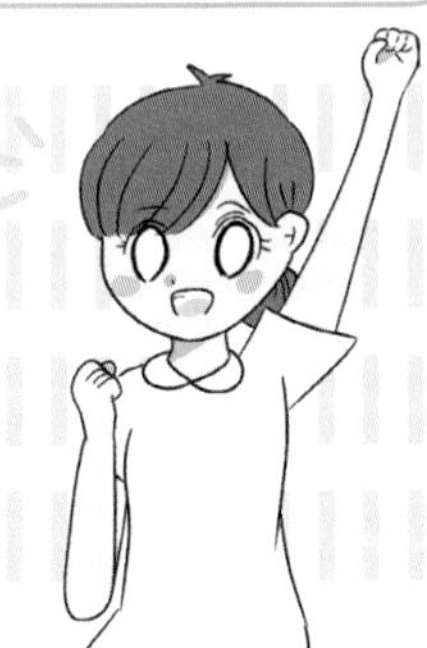

実際ってこんなことで困ってない？

例えば，臨床でこんなことありませんか？

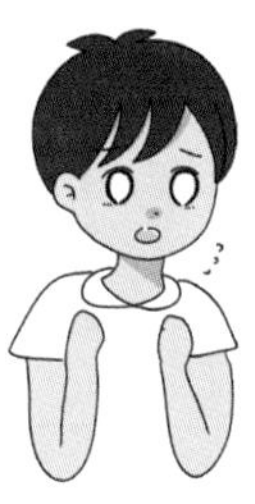

①酸素を流す時のポイントを教えて！
(Part 2- 23)
②せん妄患者の対応で夜勤が大変です
(Part 2-30，31，32)
③この心電図波形って先生に報告したほうがいいですか？
(Part 2- 25)
④ST（言語聴覚士）さんが忙しすぎて食事が変更できません
(Part 2-50)
⑤医師と家族の関係が悪くて困っています
(Part 2-54)

多くの相談事は，調べたらすぐ答えが出てくるものも多いです（①～③）．または，他職種や他部署との調整が必要な場合もあるかもしれません（④，⑤）．

でも，実際にリーダーをしていると，「これなんだっけ？」，「今知りたい！」という瞬間がたくさんありますよね．

「ちょっと聞いてもいいですか」で大抵OK

日々のリーダーは，いつもは見ない他科の患者の指示を受けつつ，後輩看護師の相談に乗ることもあると思います．そんな時，**誰に・どのような相談をしていいのかを知っていることは，リーダーとして大きなアドバンテージ**になります．もちろん本書をリーダー席に置くと解決することも多い（はず）です．

でも，ゆっくり調べる時間もないし，その知識を次回いつ使うかもわからないですよね．そんな時のために，病院には多くの専門家や多職種による医療チームがいるので，ぜひ有効に，そして友好的に相談してみてください．

専門家が相談を受けるとはどういうことか

筆者は以前，ある新人看護師若山さん（仮名）から相談を受けました．

「○○さんを担当しているのですが，退院後に内服の自己管理が難しいと思うので，介護保険を導入したほうがいいと思うんですけど，帰ったら考えるって言ってお返事がないんです．介護保険を導入するにはどうしたらいいと思いますか？」

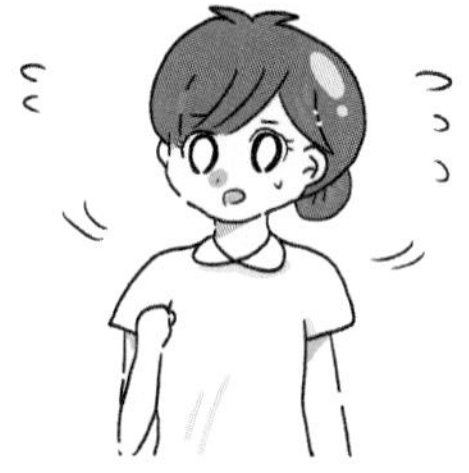

筆者には，若山さんが一生懸命受け持ち患者のことを考え，病状安定のために内服管理に重点を置いてかかわっていることがわかりました．

そこで筆者は，**①退院支援は患者の希望や意思が大切であること，②介護保険は万能ではなく患者が必要なものを選んで利用するもの**という点を若山さんが意識できれば，患者の退院支援が上手く進められるのではないかと考え，相談を引き受けました．

結果，若山さんは，患者が自宅で服薬カレンダーを利用しており，服薬管理のためだけに援助を必要としていないことがわかりました．また，若山さんは患者が自宅とは異なる管理法に戸惑っており，**これまでの患者の反応に納得ができた**そうです（①）．

そして，若山さん自身が介護保険で利用できるサービス内容やその限界をよく理解せずに勧めていたことに気づき，退院支援には**まず患者の困りごとを確認することが必要だとわかった**と教えてくれました（②）．それにより，若山さんは退院支援に少し自信が持てたようでした．

相談によって得られる“成長”というメリット

若山さんも含め，看護師は仕事をするうえで必ず何か意図がありますが，それが「退院させるため」なのか「患者が困らないため」なのか，目的が曖昧なまま相談事になってしまうことがあります．そういったことに関して，私たち**専門・認定看護師や多職種医療チームは，一緒に解決の糸口を見つけるお手伝いをすることを使命**としています．

リーダーは，日々チームメンバーの「何かおかしい」「どうして？」という看護的な気づきを何気なく相談されることが多いポジションにいます．リーダーは，いったい誰にどうやって相談したらいいのかを判断する大切な役割であると同時に，相談から解決までの経過を理解でき，**相談した相手の思考や行為を共有することで，自分の力になっていることを実感できるというメリット**があります．

Part 4では，誰にどのようなことを相談したらよいのか，そして，実際にあった相談事をどのように解決に導けばいいのか，ということを各領域のスペシャリストに記していただいています．日々の看護のレベルアップのために，ぜひ参考にしていただければ幸いです．（三橋啓太）

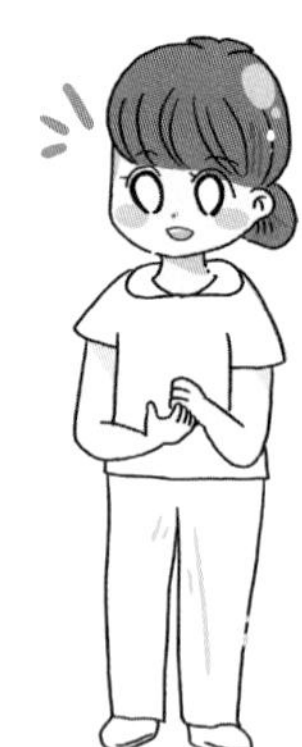

077 院内の相談できるスペシャリストを知っておこう

リーダー席に貼っておきたい 専門領域の"だれがいる"リスト

Contents

- 毎日の看護ケアにおける必要なリソースは「スペシャリスト」
- 自分の病院にどのような人がいるか知ることが視野を広げる第一歩
- あなたが相談されることもある．その時の心得

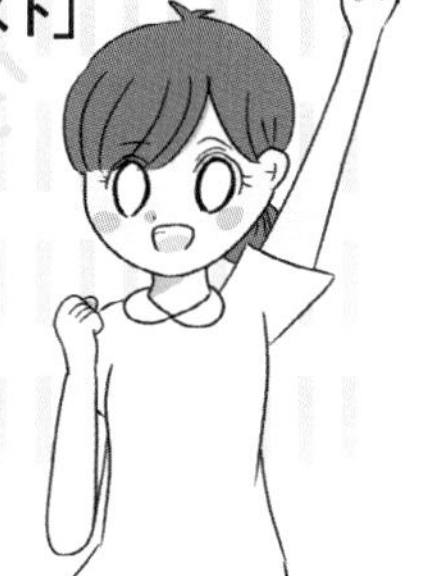

毎日の看護ケアにおける必要なリソースは「スペシャリスト」

皆さんは「スペシャリスト」といわれたら誰を想像しますか．それは専門領域で資格を持っている人や管理職だけではありません．**病院の中ではジェネラリストの先輩でも，何かの強みを持って働いている人や特殊な部署で専門的なケアを行っている人などが，たくさんいます**.

例えば，腹膜透析をしている患者が脳梗塞で緊急入院してきた場合，腹膜透析を行ったことのない病棟では物品やケアなどがわかりません．

こんな時，全般的なことであれば透析室の看護師や腎臓内科医師に，機械のことは臨床工学技士などに相談できます．慢性腎不全に関する専門研修などもたくさんあり，資格は慢性腎臓病療養指導看護師（**表 1** 参照）などの学会認定制度があります．同様のことが他の領域でも言えます．

そこで，本項では資格の有無にかかわらず，**看護ケアを向上させるために相談できる相手を「スペシャリスト」とします**.

チーム医療が推奨される昨今，多職種に協力を得ることや相談することが増えてきましたが，看護師−看護師間の相談は，病棟を超えて積極的になされているのでしょうか．スペシャリストの活用がそのポイントになりうると筆者は思っています．

自分の病院にどのような人がいるか知ることが視野を広げる第一歩

では，学会認定やセラピストなどの資格はどのようなものがあり，自分の病院にはどのような資格を持っている人がいるでしょうか．さらに，相談ができそうな特殊な部署とは，どのようなところを考えますか．

医療の専門性が高くなっているため，学会や協会などが独自に定めている認定資格などが増えてきました．また，透析室や手術室，内視鏡室など特殊な機器を扱うための知識や技術が求められる部署に所属している看護師は，相談相手として頼れる存在だといえます．このように，自分の病院の中でどのような部署があり，どのようなことをしているのか，そこで働く看護師が持っている資格はあるのか，など興味を持って調べてみましょう．

表 1 にケアを支援してくれるスペシャリストの一部を示しました．**皆さんもこの表のように自施設にいるスペシャリスト一覧表を作成してはいかがでしょうか．**

あなたが相談されることもある．その時の心得

皆さんは，あまり経験していない疾患や治療でわからないことがあれば，詳しい人に相談をしますよね．詳しい人がわからなければ，リーダーがその窓口になることは少なくないかもしれません．

例えば，リンパ浮腫のあるがん患者が循環器病棟に入院し，圧迫療法を含む日常生活ケアについて対応したことがない看護師が相談する相手は，その日，リーダー業務を任されている皆さんかもしれません．

相談を受けた時には，相談者が困っていることを真摯に受け止め，その人の立場になって返答することが大切です．知っている人からしたら大したことはないかもしれませんが，相談者としては「困りごと」です．その事実は一度受け止めてから必要な知識，技術の提供を行いましょう．**相談しやすい環境を作るためには「相談を受けたときの対応」が重要であることを心得ておきましょう**．

また，困りごとを言語化して相談することは相談された人を育てるきっかけにもなります．ぜひ日々の現場で起こっている疑問をつぶやいてみてください．相談を受けた人はともに考え，エビデンスをその現場にあった内容に変換するプロセスを歩むことで成長し，互いに看護の質の向上に向けて歩み続けることができます．

リーダーをしていると日進月歩の医療の中で，ケア自体も変化しているため，困る場面はたくさんあります．日々のケアにおいて相談できる相手は院内にたくさんいます．その相談相手を増やすには，周囲の人に関心を持ってみることです．そして，相談されたときの心得を実践し，看一看連携，多職種連携がしやすい環境を作っていきましょう．（伊藤麻紀）

表1：ケアを支援してくれるスペシャリストの例

資格	母体・背景	困りごと相談の実際例*
精神科認定看護師	日本精神科看護協会	精神科リエゾン加算の専任看護師をしている．スペシャリティ（行動制限，退院調整，うつ病等）を持って活動する人もいる
助産師	国家資格	産科病棟以外で合併症を持つ妊婦が入院した時，乳房のケアで助けてもらった
日本糖尿病療養指導士	日本糖尿病療養指導士認定機構	糖尿病のセルフケアが困難で，入退院を繰り返す患者への患者教育について一緒にかかわってくれた
慢性腎臓病療養指導看護師（旧透析療法指導看護師）	学会認定（日本腎不全看護学会，日本透析医学会，日本腎臓学会，日本移植学会，日本泌尿器科学会，日本腹膜透析医学会の6学会合同で認定）	透析患者を専門としない病棟に透析患者や腹膜透析の患者が入院してきた際にケアについて相談し，アドバイスをくれた
3学会合同呼吸療法認定士	日本胸部外科学会，日本呼吸器学会，日本麻酔科学会合同認定	在宅酸素療法を導入する際の意思決定や機器の説明，実施後のフォローアップなど継続支援を行ってくれた
フットケア指導士	日本フットケア・足病医学会	入院患者の爪のケアに困難を感じた時にアセスメント，フットケアを実施してくれた
心不全療養指導士	日本循環器学会	循環器病棟以外で入院した心不全の患者へ早期から話を聞き，療養生活指導を始めてくれた
リンパ浮腫のカリキュラムを修了したリンパ浮腫セラピストなど	各研修機関など	循環器病棟にがん患者が入院した際，日常生活ケアについて相談にのってくれてケアが実践できた
ストーマ認定士	日本ストーマ・排泄リハビリテーション学会	ストーマ装具の交換についてアドバイスをくれ，OJTで教えてくれた
日本リウマチ財団登録リウマチケア看護師	日本リウマチ財団	リウマチ患者の関節変形予防を含む生活指導を早期から始められる
社会福祉士	国家資格	多様な生活上の課題がある患者（介護保険の対象外）へ利用可能な制度の紹介や活用，手続きの支援を実践してくれた
精神保健福祉士	国家資格	精神疾患を持つ患者が退院後の地域支援を探す．患者のご家族に精神障害があり未治療や支援を受けていないなどで相談に応じてくれた
公認心理師 ※臨床心理士	国家資格 ※日本臨床心理士資格認定協会	患者の心理的支援に悩んだ時に心理検査の結果からアドバイスをくれ一緒にかかわってくれた
臨床工学技士	国家資格	人工呼吸器の取り扱いが少ない部署で患者を受け入れた際に，使用方法やトラブル対処などを指導，一緒にかかわってくれた
義肢装具士	国家資格	長期間装具を使用している患者の歩容の変化をとらえて装具の修正や変更を提案し，足病変の悪化予防ができた

＊施設や職種によって対応できることは異なります

078

自分の勤める病院にはどの分野の認定看護師が所属しているのかを知っておこう

臨床の最前線でケアをリードする認定看護師

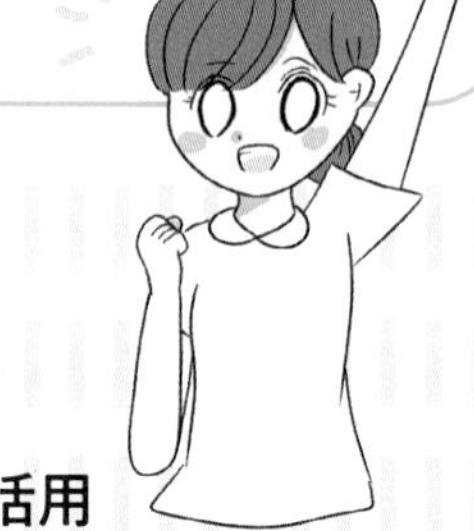

Contents

■認定看護師とは　■認定看護師の役割

■認定看護分野とは

■課題が生じた際に覚えておきたい，認定看護師の活用

皆さんの働かれている病院には認定看護師（certified nurse：CN）はいますか？　どのような分野の認定看護師がいるでしょうか？　そして，認定看護師をどのような時に活用されているでしょうか？

本項では認定看護師に焦点を当て，その役割機能と，実践に結びつく活用術について，ご紹介したいと思います．

認定看護師とは

認定看護師とは，特定の看護分野における熟練した看護技術および知識を用いて，あらゆる場で看護を必要とする対象に，水準の高い看護実践ができると認められた看護師であり，「認定看護分野」ごとに日本看護協会が認定しています．

認定看護師の役割

認定看護師は特定の看護分野において，主に「実践・指導・相談」という３つの役割機能を有します．

①実践：個人・家族及び集団に対して，高い臨床推論力と病態判断力に基づき，熟練した看護技術および知識を用いて水準の高い看護を実践する．

②指導：看護実践を通して看護職に対し指導を行う．

③相談：看護職に対しコンサルテーションを行う．

認定看護分野とは

図1に日本看護協会の認定する分野を示します．現行の認定看護21分野は2026年をもって教育が終了し，新たな認定看護19分野として，2020年度より教育が開始されています．統廃合された分野，名称が変更された分野があります（**図1**）．図中緑色は，名称変更や統合により変更となったものです．また，特定行為研修を組み込んだカリキュラムとなっている分野もあります．

課題が生じた際に覚えておきたい，認定看護師の活用

日々の看護場面で課題を感じ，困った際，どのように対処していますか？

本項では事例をもとに，リーダーとして課題に直面した際，どのように認定看護師を活用していけばよいのか，その一例を**図2**に示したいと思います．

図2のリーダー看護師は，メンバー看護師からの報告や，行われている看護から，実情を把握し，生じている課題を問題解決思考で整理し，病棟全体の持ち合わせている看護力で対応が可能な案件か否かを検討し，課題解決に適切な認定看護師を選択して相談する，という過程を踏んでいます．

これらの過程の中で，病棟の看護をよりよくするために，リーダーとして大切にしていただきたいのは，問題解決思考で捉える，ということです．そして，自分の勤める病院にはどの分野の認定看護師が所属しているのかを知っておくことが必要です．

現行21分野（2026年度で教育終了）

感染管理	糖尿病看護	乳がん看護
皮膚・排泄ケア	小児救急看護	認知症看護
緩和ケア	摂食・嚥下障害看護	慢性心不全看護
がん性疼痛看護	新生児集中ケア	不妊症看護
がん化学療法看護	脳卒中リハビリテーション看護	慢性呼吸器疾患看護
集中ケア	訪問看護	透析看護
救急看護	手術看護	がん放射線療法看護

新たな19分野（2020年度から教育開始）

感染管理	糖尿病看護	乳がん看護
皮膚・排泄ケア	小児救急看護 →小児プライマリケア	認知症看護
・緩和ケア ・がん性疼痛看護 →緩和ケア	摂食・嚥下障害看護	慢性心不全看護 →心不全看護
	新生児集中ケア	不妊症看護 →生殖看護
がん化学療法看護 →がん薬物療法看護	脳卒中リハビリテーション看護 →脳卒中看護	慢性呼吸器疾患看護 →呼吸器疾患看護
・集中ケア ・救急看護 →クリティカルケア	訪問看護 →在宅ケア	透析看護 →腎不全看護
	手術看護	がん放射線療法看護

何が統廃合され（赤字），
何の分野名か変更されたか（緑字）

図1：認定看護分野の変化（2022年6月現在）

文献1）を参考に作成

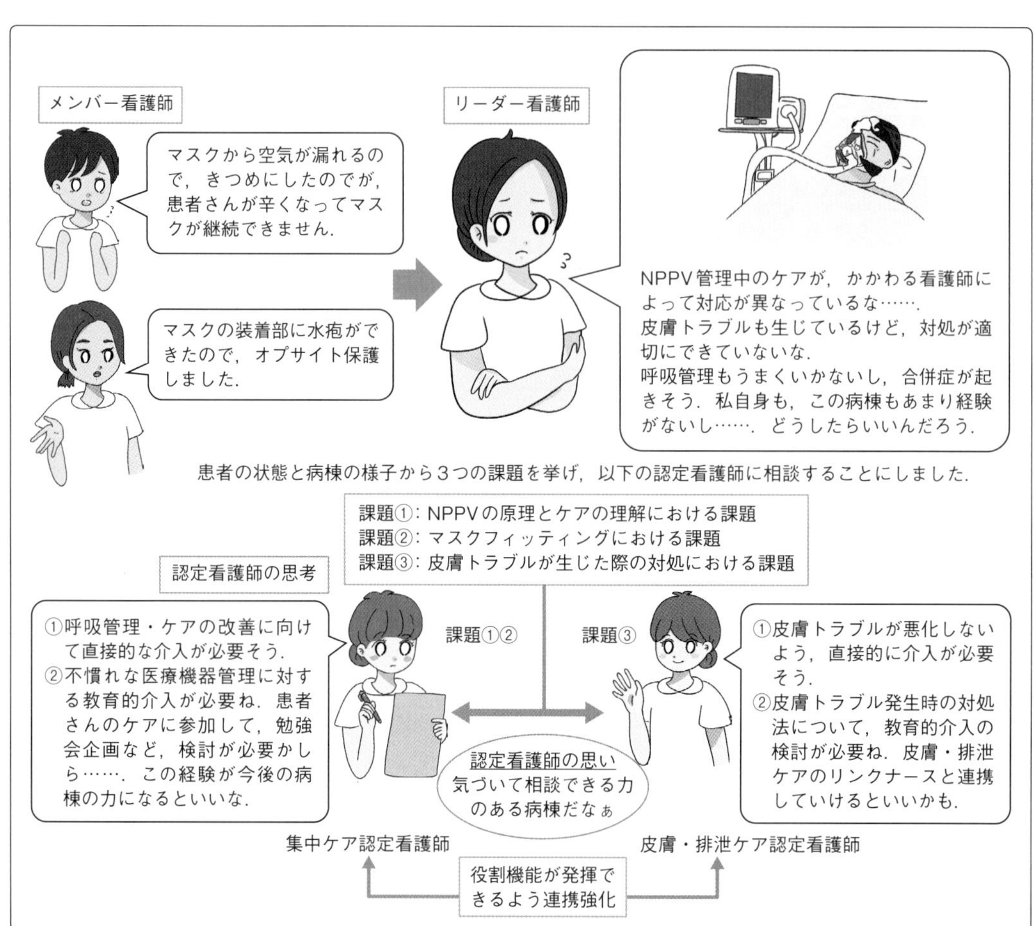

図２：リーダー看護師の相談事例

また，病棟の課題を認定看護師という資源を活用して解決しようとする場合には，看護師長に報告することも，リーダーとして大切な役割になります．

図２には，相談を受けた認定看護師の思考の一例を示しています．どの分野の認定看護師も，自分たちの機能を活用してもらえることにやりがいを感じるとともに，対象となる患者・家族の回復が促進されニーズが充足されること，ケアする看護師，組織の看護力が向上することを第一に考え，相談に応じています．

ぜひ，ご自身の組織に所属する認定看護師をご活用いただき，一緒によりよい看護ケアを追求していきましょう．認定看護師は皆さんとともに看護を考える仲間です！（青山道子）

引用・参考文献

1）日本看護協会：資格認定制度　専門看護師・認定看護師・認定看護管理者　https://nintei.nurse.or.jp/nursing/qualification/cns より 2022 年 5 月検索

079

\ 「あれ?何かうまくいかない」と悩んだ時,全体的な困りごとを見つけ,CNS を活用しよう /

療養環境を整えるための黒子“専門看護師”

Contents

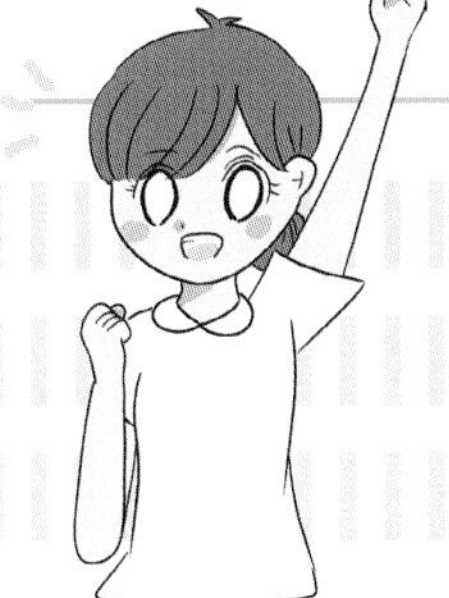

専門看護師って何者?

専門看護師(certified nurse specialist：CNS)の名前は知っているが,何をする人なのかはよく知らない,そんな方が多いと思います.私もそうでした.

簡単に説明すると CNS は「看護の追究者」です.医療の発展と看護を極めるために努力を続けています.では,その実態を紹介していきましょう.

CNS は全看護師の中では希少な存在

CNS は資格取得の困難さも,希少である要因の 1 つでしょう.大学院修了(最低 2 年)と CNS 試験(合格率約 76%[2)])が必須です.CNS の分野や役割を**図 1** に示します.

労力と時間をかけて資格を取る価値があるのか? と問われそうですが,価値はあります.仲間も増え,人としても成長でき,院外活動の機会も多いからです.

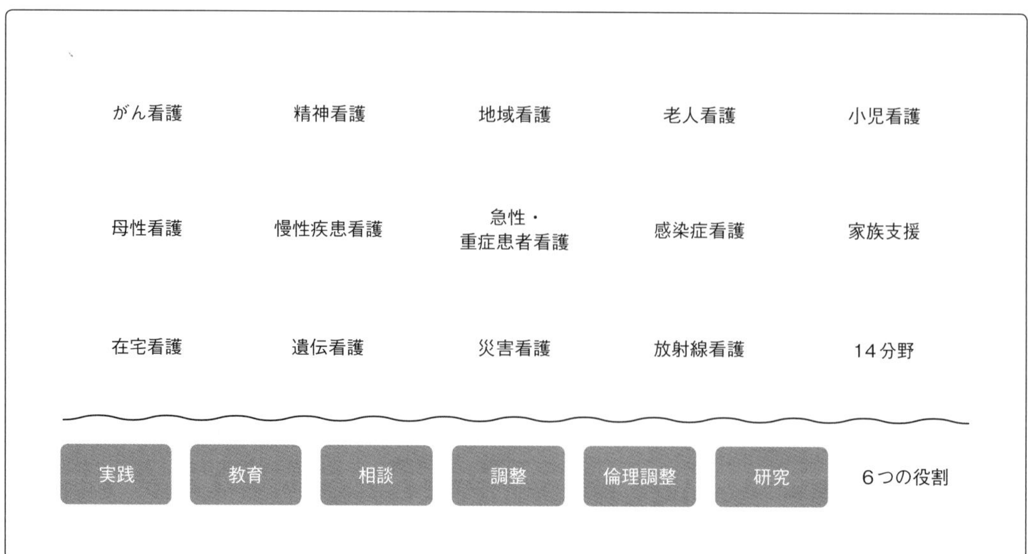

図1：わが国で特定されている専門看護分野（2022年2月現在）

文献1）を基に作成

CNSは黒子なの？

「**CNSは黒子のように働くもの**」と習った時，**私は努力しても脇役で終わるの？**　と愕然としました．しかし院生を終える頃には，**黒子ってすごい**と考えが変わりました．その理由を説明します．

黒子は歌舞伎などで演者のサポート，装置などを操作する「**見えない者**」として演劇を支える存在です．つまり演劇全体を把握していなければ務まらず，演者の性格やタイミングに合わせる柔軟性を持ち，演劇道具を熟知していることが必要です．

実際の働きについてうつ病を併う予後不良のがん患者に関するケース（**図2**）を元に解説します．依頼者であるリーダーナースからは高度実践を求められますが，臨床問題は複雑に絡んでおりCNSの実践のみでは解決しないことも多いです．そのため実践の依頼があっても，その実は実践役割や病棟を越えた問題が隠れています．図では医師同士の考えが共有されておらず，治療方針が定まっていないことが課題です．このため患者や家族，病棟看護師も悩み，倫理的な問題も解決できません．

このように問題の背景をアセスメントしたうえで，自分が相手の役割を奪わないように黒子として，依頼者と協働して患者を

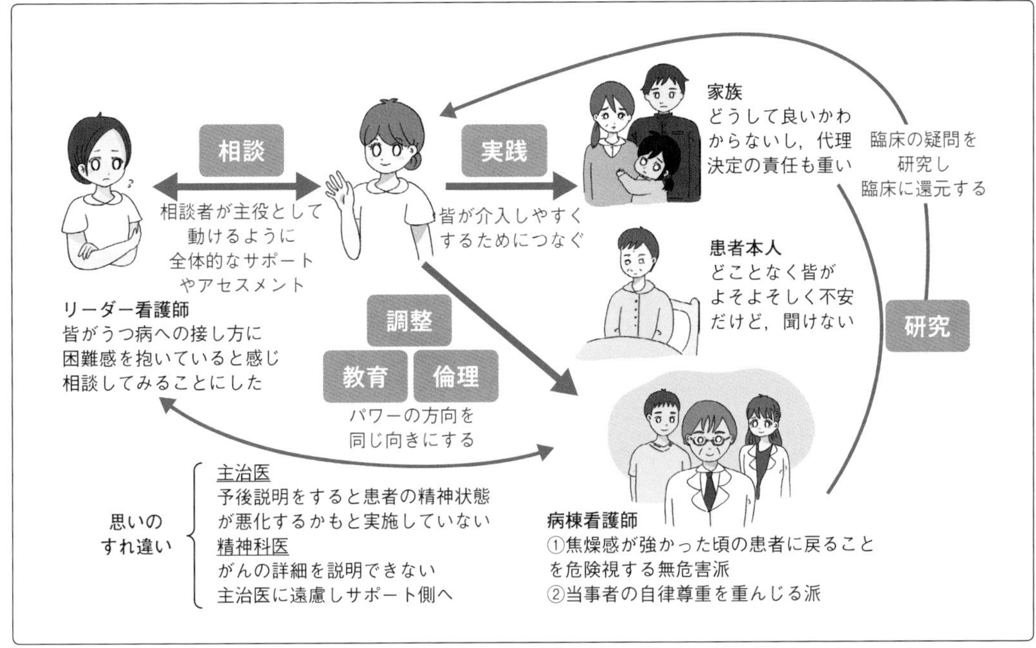

図 2：症例：うつ病を伴う予後不良のがん患者

取り巻く療養環境を調整します．また実践場面では，その場を見学してもらい，教育役割も果たすなど役割が重なることも多いです．

図のように**リーダーに求められるのは「あれ？ 何かうまくいかない．皆も悩んでるんじゃないか？」と全体的な困りごとを見つけることです**．悩んだ時には気軽に CNS という仲間に頼ってください．何か事例がなくても，病棟で取り組みたいプロジェクトを相談することも，もちろん受け付けております．

CNS とは「**高度な知識・技術を保持し，疾患のみならず総合的なアセスメントを用いて，看護の質，医療全体の発展を目指す存在**」と言えます．自分で言っておいて大変な重圧ですが，ぜひ頼ってください．近くに CNS の方がいたら声をかけてください．日頃より仲良くしてもらえると，私たち CNS も嬉しいです．（田端恭兵）

引用・参考文献

1）日本看護協会：資格認定制度　専門看護師・認定看護師・認定看護管理者　https://nintei.nurse.or.jp/nursing/qualification/cns より 2022 年 5 月検索

2）日本看護協会認定部：2018 年度専門看護師認定審査および 認定更新審査結果について http://nintei.nurse.or.jp/nursing/wp-content/uploads/2019/01/2018CNSshinsakekka.pdf より 2022 年 5 月検索

080

＼ 診療看護師に病態や症状，治療方針について相談してみよう ／

医学の視点から看護を教えてくれる“診療看護師”

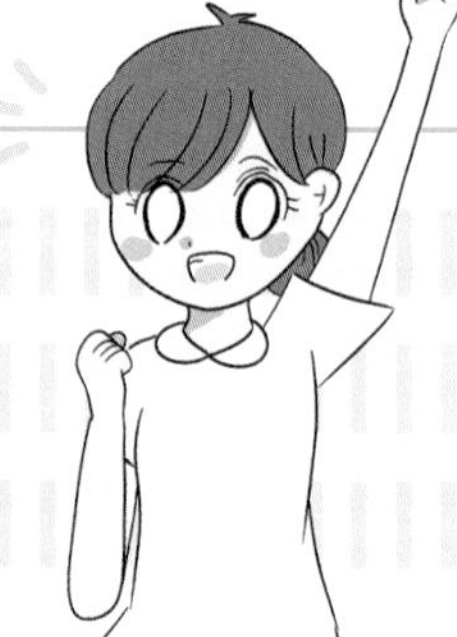

Contents

- “診療看護師” って知ってる?
- どのようなところで働いているんでしょうか?
- 治療と看護で悩むことありませんか?

“診療看護師” って知ってる?

前項で説明があった認定看護師や専門看護師は，看護師として仕事をしていくうえで聞き馴染みがありスペシャリストとしては思い浮かべやすい存在でしょう．この 2 種類の職種に比べて，異色な働き方をしているのが診療看護師です．「診療看護師？　初めて聞きました」という方も多くいるのも無理もありません．2022 年 1 月時点で全国に 569 人[1)]であり，専門性が未だに知られておらず働いている場所が限られています．

診療看護師は，「**患者の QOL 向上のために医師や多職種と連携・協働し，倫理的かつ科学的根拠に基づき一定レベルの診療を行うことができる看護師**」[2)]とされています．具体的には，診療行為に必要な医療面接や診察技術，臨床推論を駆使して，病態をより正確に把握していきます．そして，医師の思考や治療計画を理解しながら，看護師やコメディカルスタッフ，福祉職などへも治療や療養の方向性を詳細に共有し，**より患者の意向を治療などへ反映しやすくしながらチーム医療にかかわっていく存在です**．また，必要時に特定行為を駆使し，QOL や回復の妨げや疾患の増悪とならないようにタイムリーに医療を提供します．

どのようなところで働いているんでしょうか?

診療看護師は，日本 NP 教育大学院協議会による認定資格において，プライマリケア領域（小児/成人・老年）とクリティカルケア領域に分けられています．しかし，働く場所は領域の垣根を越えることが多く，急性期から慢性期，病院から診療所，施設，訪問看護ステーションなどと多岐にわたります．

例えば，病院医療と在宅医療の現場では求められる役割が異なり，活動の仕方が異なってきます．病院では医師が身近にいます．しかし，医師１人で抱える仕事内容は多く，タスクシフトが進んでいないのが現状です．

医師が多忙であることにより，ベストなタイミングで治療や処置，業務が進まないこともあります．例をあげると，状態が安定してきた人工呼吸器を使用している患者に，ウィニングのために鎮静薬を調整したり，呼吸器の細かい設定の変更をケアに合わせて進めていきたいと思うことはないでしょうか．

診療看護師は医学的知識に基づく治療計画の理解や臨床推論の能力を使いながら，全身状態をミクロの視点でとらえることで，より安全に特定行為の使いどころを見極めたり，細かい症状マネジメント行います．そして，マクロの視点で患者の個別性を捉え，治療内容やケアの調整を相談していきます．その特徴があることで，主治医と治療の方向性を一致させた状態で看護ケアとして医師不在でも必要な処置を進めることができます．

診療看護師も医師の指示のもと，患者に医療を提供することは看護師と変わりません．ただ，より多くの医学的知識，治療や診断の知識に基づき，特定行為を使用しながら，患者へより安全にスムーズな医療提供につなげるための一助を担えます．

今まで看護だけではスムーズにいかないジレンマも少しハードル低く乗り越えていく先駆け的存在で病院にいることが多いと思います．

在宅医療の現場では，さらに医師と離れた現場で働いている診療看護師が多くいます．訪問看護ステーションでは，診療所に併設されているステーションかどうかでも，活躍の幅は異なります．

病院ほど特定行為をすぐに使用できる環境ではないことがほとんどです．そのため，訪問看護ステーションなど在宅医療の現場では，特定行為が必要となる前に気づけるフィジカルアセスメント能力や臨床推論能力，また，症状をより長く安定させるための症状マネジメント能力が必要とされます．

看護師が行う特定行為

看護師の行う特定行為とは，保健師助産師看護師法の改正で生まれた「特定行為に関わる看護師の研修制度」によって，動脈採血や呼吸器設定，内服調整など 21 区分 38 行為が決められています．

特定行為とは，実践的な理解力や判断能力と，高度かつ専門的な知識や技術が特に必要とされる診療の補助行為で，医師による手順書に基づいて行われます．この研修を修了した看護師が特定看護師で，特定看護師は資格名称ではありません．診療看護師は，特定行為を行いますが，日本 NP 教育大学院協議会による認定資格です．

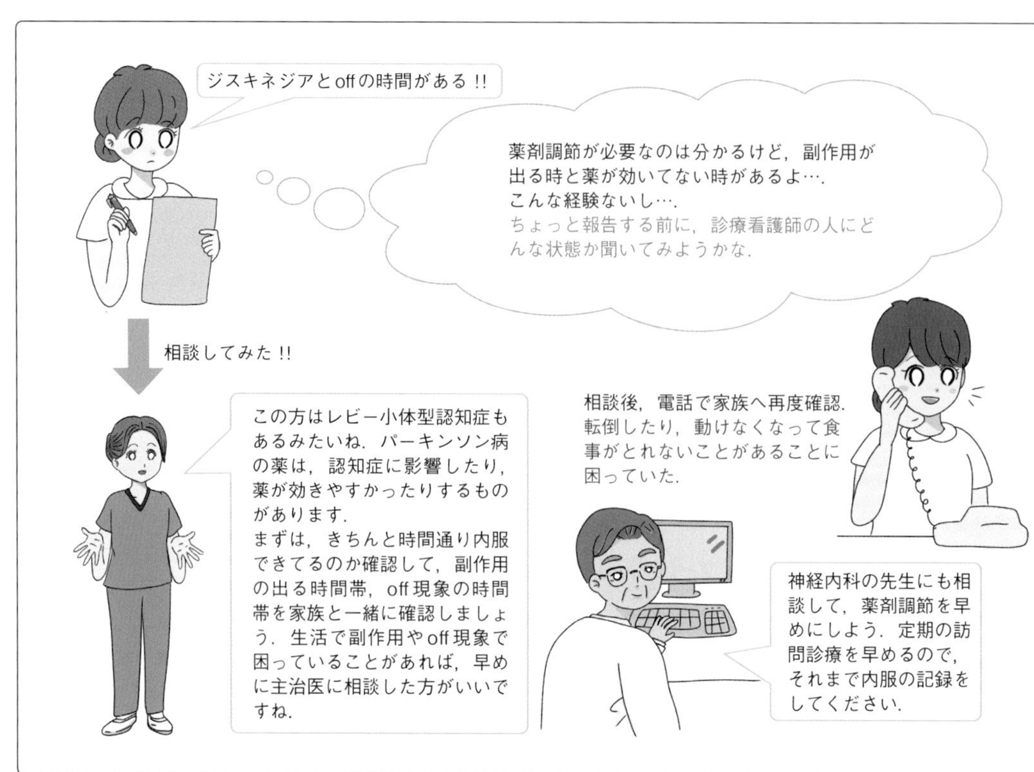
ジスキネジアとoffの時間がある !!
薬剤調節が必要なのは分かるけど，副作用が出る時と薬が効いてない時があるよ….
こんな経験ないし….
ちょっと報告する前に，診療看護師の人にどんな状態か聞いてみようかな.
相談してみた !!
この方はレビー小体型認知症もあるみたいね．パーキンソン病の薬は，認知症に影響したり，薬が効きやすかったりするものがあります.
まずは，きちんと時間通り内服できてるのか確認して，副作用の出る時間帯，off現象の時間帯を家族と一緒に確認しましょう．生活で副作用やoff現象で困っていることがあれば，早めに主治医に相談した方がいいですね.
相談後，電話で家族へ再度確認.
転倒したり，動けなくなって食事がとれないことがあることに困っていた.
神経内科の先生にも相談して，薬剤調節を早めにしよう．定期の訪問診療を早めるので，それまで内服の記録をしてください.

図 1：パーキンソン病の患者事例

在宅医療の現場では，病院医療の現場よりも身近な医療職として病状の説明をしたり，治療に関する質問を受けることが増えます．よりわかりやすく，医師と共通認識での治療を行っていくためにも診療看護師の能力は必要とされます.

在宅医療で活躍する診療看護師はまだまだ少ない状態ですが，在宅医療ではフィジカルアセスメントや臨床推論が看護師の自立した判断による，医師や他職種との協働に必要となります．そのため，在宅医療の現場で働く診療看護師は，看護師へも診療看護師同様の観察力を共有していくために教育的役割を担っている人も多くいます．そして，一緒に働くことでさまざまな看護師や多職種とよりコミュニケーションがスムーズにはかれるように，働きかけながら活動しているでしょう.

治療と看護で悩むことありませんか?

では，診療看護師にどのようなことを相談するとよいでしょうか．わかりやすいところでは「治療や療養に関する疑問」や「患者の病態での疑問」です.

例えば，訪問看護の現場で，パーキンソン病の患者がいたとします．訪問した際にジスキネジア*1を伴う時とオフ現象（ウェアリング・オフ現象）*2を伴う時があり，薬の調整が必要な状態と気づきました．

皆さんはこういう時どう報告しますか？　自分が経験していない疾患にあたった時，症状はわかるけど治療はどう進むのか，観察の注意点がわからないことはありませんか？　とにかく報告することは大切でしょう．

しかし，主治医と話したときに「いつから？」「薬は増やしたほうがいい？　減らしたほうがいい？」「次の訪問診療は1週間後だけど，それでも大丈夫？」と相手が困っている反応を見せることはないでしょうか．

特に「次の訪問診療は1週間後だけど，それでも大丈夫？」というのは，先の病状を見据えたアセスメントや生活での困りごとによっても判断が変わってくるでしょう．より観察の質を高めて，報告の内容を明確にする時，疾患の特徴や治療へつながる観察内容を捉えることは大切です．

そんな時，**図1**のように診療看護師に相談してみてはどうでしょうか？　みんなWin-Winな気持ちになれるかもしれません．

このように，患者のためにも病態や治療方針はしっかり理解して看護をしたいところです．しかし，医師の説明だけではなかなか理解しにくいこともあるかと思います．そういう時にこそ診療看護師に病態や症状，治療方針について相談してみましょう．きっとわかりやすく病態を説明しつつ，看護や治療で注意すべきことを示してくれるでしょう．また，同じ看護職ですので，看護のモヤモヤを理解しつつ治療や診療におけるジレンマも聞くことができるでしょう．

看護をしていて「治療方針が見えない」ということはあります．しかし，それは病態や治療が理解できないだけではありません．診療のうえでは「疾患の診断途中」ということ以外も多くあります．治療が多岐にわたる可能性がある場合，治療の方針は見えにくいかもしれません．診断や治療の段階の把握のためにも，ぜひ診療看護師に声をかけてみてください．（坂本未希）

*1 口をもぐもぐする，歯を食いしばる，手足が勝手に不規則に動くなどの不随意運動の一種

*2 ウェアリング・オフ現象：パーキンソン病の治療に使うL-ドパ製剤の効果時間が，長年使用することで短くなってしまう現象

オフ現象：薬効が切れ，パーキンソン症状が出現すること．特に無動のように急に動けなくなる様子

引用・参考文献

1）日本NP教育大学院協議会：NP資格認定者　https://www.jonpf.jp/about/certified_person.html より2022年2月3日検索

2）日本NP教育大学院協議会：診療看護師（NP）　https://www.jonpf.jp/document/np.pdf より2022年5月1日検索

081

ゴールのために報告の必要性を考え,
医師への報告, スペシャリストへの相談を検討しよう

なんか変? こんな時って 医師に報告するべきですか?

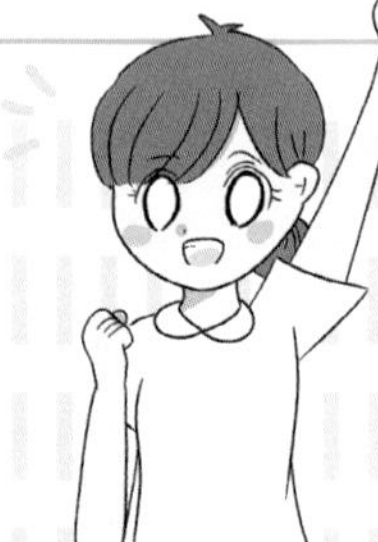

Contents

- 報告をためらうもの・報告すべきかどうかの葛藤
- 医師に報告した次に求めていることは?
- 適切な患者状態の評価をもとに, 自分のなかで答えを持っておこう
- 相談先は他にもある!スペシャリストや専門チームにも相談してみよう

「夜勤中. 明日抜管予定の患者高橋さん(仮名)の酸素化が少し悪化してしまいました. でも経過観察できない程度ではありませんが. 医師に報告・相談したほうがよいでしょうか」

「なんか変だけど経過観察できないわけではない」という状況は筆者もよく遭遇し, 悩まれる点だと感じます. 看護師の勘や懸念である主観的指標は, 実は数時間後の急変を示唆する情報だったという報告(右記参照)があります. この懸念に対し, 何がどのように変で違和感を覚えたのかを言語化し, 必要に応じて治療やケアに結びつけることは, かなり難しいといえます.

この場合の相談に即して解決策を考えてみましょう.

主観的指標

看護師がとらえた主観的な「何か変」「いつもと違う」という気づきと直観が指標となって, 急変を未然に防ぐことにつながることが指摘されています(Part2-43 参照).

報告をためらうもの・報告すべきかどうかの葛藤

そもそも, なぜ医師に報告したほうがよいか悩むのでしょう.

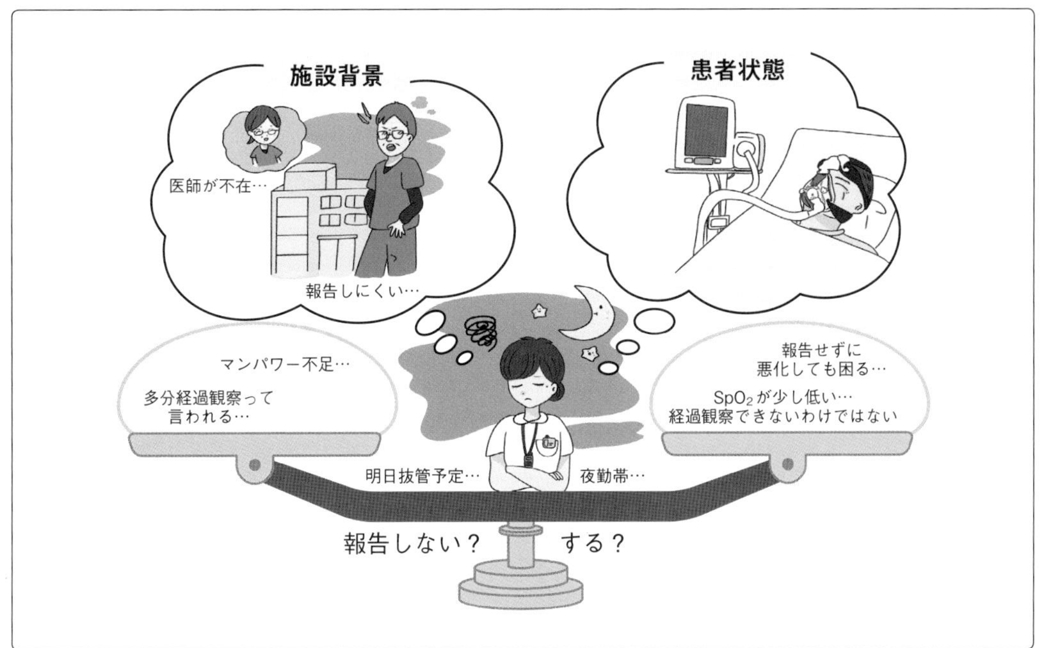

図 1：悩む報告の外的要因

極論ですが，目の前で心停止した患者がいれば，迷わずドクターコールをします．それは看護師のケアだけでは，十分に必要な対応ができないためです．このように，医師の診察・診療が必要な時には必ず報告をしているものなのです．

この場合のように**予定された処置や治療が延期になる可能性をはらみつつも，急を要して対応したほうがよいか否かが不明瞭な場合こそ悩ましい**のです．さらに患者状態とは別にさまざまな外的要因が，報告のタイミングを悩ませます（**図 1**）．

医師に報告した次に求めていることは?

では，視点を変え報告後の理想の終着点を考えてみましょう．高橋さんの理想は，「予定通りに抜管ができる」ことです．ちなみに，皆さんはこれまで医師へ報告する際に，どのような指示や診察をして欲しいと考え話をしていたでしょうか．

私たち看護師は，医師の指示に基づき診療の補助をするため「報告さえしておけばよい・後は医師の責任」という考えがあることも事実です．

ですが，**私たちには注意義務（注意深く危険な結果への移行を**

注意義務

医療機関が患者に負う義務には，安全配慮義務と契約履行義務があります．これには看護師も含まれます．

安全配慮義務は，例えば患者が転倒して負傷しないように安全に配慮する義務です．契約履行義務は，例えば，患者との契約としてのサービス計画書の内容を履行する義務です．

安全配慮義務を守るためには，予見可能性と回避可能性を把握しておく必要があります．予見可能性とは，例えばある患者が転倒する危険が発生することが予測・予見できたという可能性です．回避可能性とは，その出来事が発生しないようにすることができたという可能性です．

転倒の場合で言えば，患者の年齢や転倒歴，歩行状態，認知能力などから患者が転倒して負傷することは予見可能であり，転倒予防策を講じれば転倒・負傷は回避可能であったという場合，安全配慮義務違反とされます．

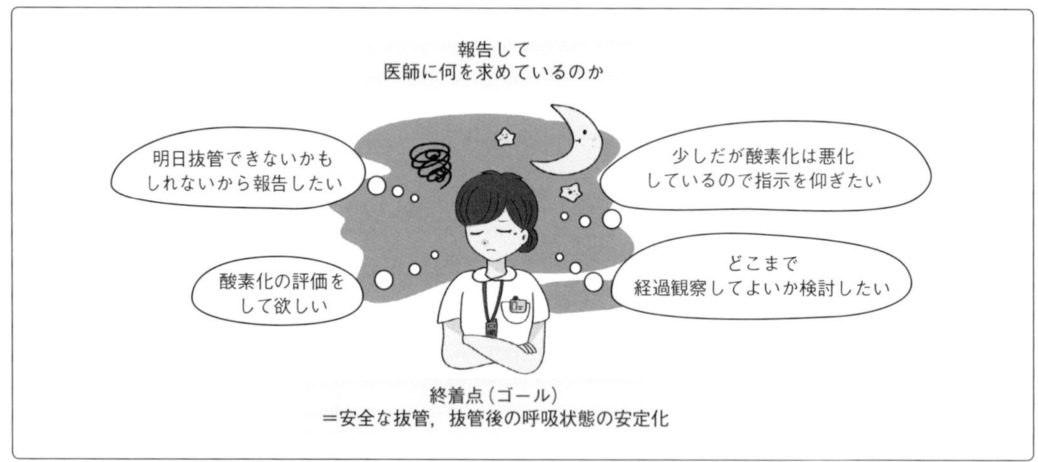

図２：報告後のゴールを考える

予見し回避すべき義務）もあり，看護師として何ができるのか・チームとしてどのように対応するのかという点も重要です．

適切な患者状態の評価をもとに，自分のなかで答えを持っておこう

何ができるのかを考える場合，状況把握・不足情報の収集は必須です．この場合であれば，「酸素化」の何がどのように正常から逸脱しているかの評価が必要です．自分のなかで，**これ以上の状況悪化を回避するための考え**を持っておくことで，観察ポイントの絞り込みもできます．

もし筆者が同じ状況に遭遇した場合，**新規発生のイベントであれば報告**をします．それは予測していない状況であり，増悪の懸念があるからです．また，経過観察という指示であったとしても，さらなる頻呼吸や酸素化不良・肺音の変化など，状況の悪化を察知する場合には再度報告・対応の相談をします．しかし，ファーストコールの時点で，次にどのような状況に陥った場合に情報共有をすればよいか，医師と事前にディスカッションしておくこともよいといえます．

これらは，筆者自身が数々の失敗や経験を踏まえてきたうえでの提案です．今でこそ系統立てて検討できますが，当時は報告不足や報告しすぎなど，結局何が正解なのかわからない日々だら

けでした．少しでも皆さんの一助になれば幸いです．

相談先は他にもある! スペシャリストや専門チームにも相談してみよう

部署内や他職種を交えても解決しない問題や，最善の処置やケアが何なのか答えが見出せない時もあります．その際は，スペシャリストや専門のチームに相談（コンサルテーション）することも大切です．思わぬアイデアや盲点が見つかるかもしれません．

患者状態の悪化に対しては，急変の予兆を捉える院内迅速対応システム（RRS：rapid response system）へ相談ができます．RRS にはクリティカルケア認定看護師や，急性・重症患者看護専門看護師が従事しています．また，呼吸に関しては，呼吸サポートチーム（RST：respiratory support team）があり，慢性呼吸器疾患看護（呼吸器疾患看護）認定看護師や臨床工学技士，理学療法士も含め多角的にアプローチがしやすくなります．

筆者は認定看護師として双方のチームに携わっていますが，自分のかかわりが少しでも患者・ご家族・スタッフ皆さんの支援になれたらと日々感じていますので，ぜひ専門チームに声をかけてみてください．（髙原有貴）

院内迅速対応システム（RRS）

院内迅速対応システム（RRS：rapid response system）とは，患者の急変の前兆から容態変化を察知して，早期対応する体制です．（Part2-43 参照）．

呼吸サポートチーム

RST は呼吸療法（人工呼吸管理など）を安全・効果的に実施できるよう，医師，看護師，理学療法士，臨床工学技士などの多職種によってかかわるチームのことを指します．

引用・参考文献

1）加藤済仁，蒔田覚ほか：看護師の注意義務と責任―Q & A と事故事例の解説．新日本法規，2006

082 Care と Cure を患者のゴールのために考えていこう

治療を頑張りたい終末期患者とどう向き合いますか？

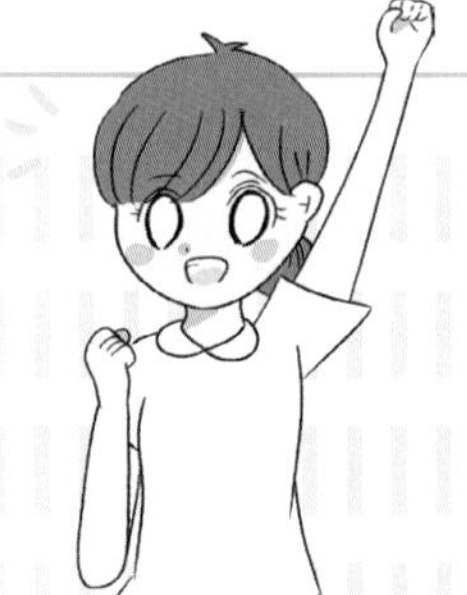

Contents

- 侵襲的治療が示す意味
- Care(ケア) と Cure(キュア) を考える
- 患者のゴールはどこにある？
- モヤモヤの先にあるもの

救命救急センターやICUなどのクリティカルケア看護を行う場でも，医療の限界から，withdraw(ウィズドロウ)（治療の中止：今まで行っていた治療を明確な意思をもってやめてしまうこと）やwithhold(ウィズホールド)（治療の差し控え：これ以上の積極的治療を「進めない」「始めない」）といった方針となり，終末期へと移行せざるを得ない事例があります．そのような時，あなたは看護師として何を大切にしますか？

侵襲的治療が示す意味

急性期では，治療が功を奏さない場合，患者や家族と相談のうえ，治療方針を再選択することがあります．しかし，患者や家族の意向から，侵襲的治療を継続することも少なからずあります．

「侵襲的治療を継続することは，患者に苦痛を与えるだけなのでは？」と考える看護師の価値観もある中で，**終末期にある患者・家族が侵襲的治療を望む真意はどこにあるのか？** まずは，患者・家族がなぜその選択を希望したのかを傾聴することが重要です．次の事例で考えてみましょう．

ある心不全末期患者がいました．その患者は意欲的に治療に臨んでいました．しかし，日に日に状態は悪化する一方．医師は予後数週間程と予測しており，医療者間では緩和的治療に切り替えることが最善だと考えていました．

しかし，患者は大動脈バルーンパンピング（IABP）を挿入してでも治療して欲しいと訴えていました．患者と話をすると，「孫の結婚式に出たい．花嫁姿を見るまで，死ねない！」と自分のためではなく，1日でも長く生き，孫のために治療を頑張りたいという思いでした．

医療者と患者・家族で何度も話し合いを重ねた結果，患者は，IABPを挿入することはせず，現行治療を継続しました．結果として出席は叶いませんでしたが，孫の結婚式の写真を病室で見ることができ，嬉しそうにしていました．患者はその1週間後，家族に見守られながら静かに息を引き取りました．

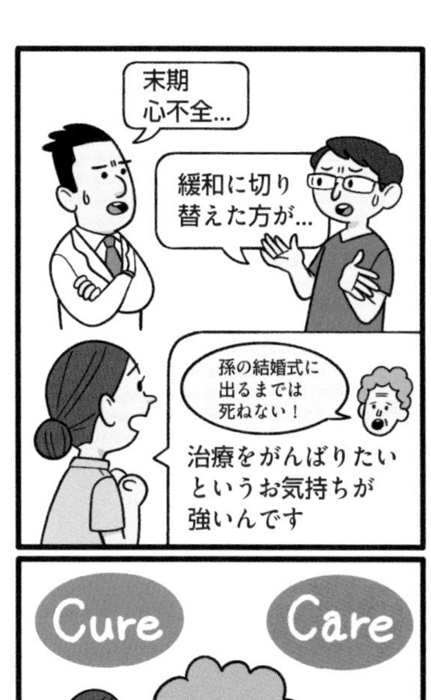
末期
心不全…
緩和に切り
替えた方が…
孫の結婚式に
出るまでは
死ねない！
治療をがんばりたい
というお気持ちが
強いんです

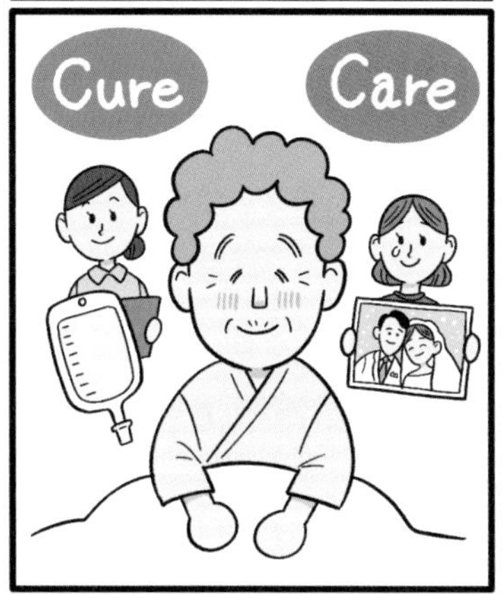
Cure
Care

Care と Cure を考える

ある患者は「最期まで自分らしく生きたい．治療を続けてください」と言い，ある患者の家族は「もうしんどい思いはさせて欲しくない．これ以上痛いことはしないでください」と言うこともあります．

最期の転帰は「死」だとしても，**患者・家族にとって最善の Care とは何かを考えることこそが，私たち看護師に求められていることだと思います**．Care と Cure が混在しがちな領域だからこそ，多角的な視点から両者の思いに寄り添い，Care とは何かを考えることが必要です．

事例の患者は，結婚式には出席できませんでしたが，もしあの時，すべての治療を中止し緩和的治療に切り替えていたならば．結果としては，違うものになっていたかもしれません．この事例でも患者・家族と何度も対話を重ねました．その中で1つの決断をしてこれ以上の侵襲的治療はせず，現行の治療を続けていくというCureの側面と，本人の治療意欲を尊重しつつ，家族との時間を確保していく`Careの側面を考えていくことができました．これこそが本当の意味でのCareを考えることにつながったのではないでしょうか．

患者のゴールはどこにある？

私たち医療者は「患者・家族のために最善*を尽くす」という使命を背負っています．しかし，必ずしもすべてを行うことがよいとは限りません．侵襲的治療を継続していくことで患者のQOLを下げてしまう可能性や苦痛を感じながら最期の時を迎える患者もいます．

＊ここでの最善とは医学的見解，自立尊重，患者をとりまく家族・社会的支援のバランスを取りながら患者のQOLを最大限に引き出すことを指します．

では，患者のゴールはどこにあるのでしょうか？　治療方針の完結だけがゴールとは言えないはずです．**この患者のように，医療者と患者家族の対話から，治療の選択肢を共に考え「最善」のCare，ゴールを検討することが大切です．**

モヤモヤの先にあるもの

看護師は，人の死に最も多く立ち会う職業と言っても過言ではありません．人の生死にかかわる仕事だからこそ，時々倫理的な壁にぶつかったりモヤモヤの連続なのではないでしょうか．そんな時は，1人で悩まず，リーダー看護師を中心にチームで共有することが重要です．共有する中で，「よかったこと」「次に活かせること」を見つけていきましょう．

チームで解決できない時は，院内にいる認定看護師や専門看護師へ相談することも方法の1つです．専門的に学んだスペシャリストだからこそ，皆さんと一緒にCareについて考えることができます．時にモヤモヤしながらも，患者・家族の側に寄り添い，相手を尊重しCareにつなげる．患者・家族の望むCareがきっとそこにはあるはずです．（長岡孝典）

引用・参考文献

1）日本クリティカルケア看護学会，日本救急看護学会監：救急・集中ケアにおける終末期看護プラクティスガイド．医学書院，2020

2）氏家良人監：救急・集中治療領域における緩和ケア．医学書院，2021

救急・集中ケアにおける終末期看護プラクティスガイド

『救急・集中ケアにおける終末期看護プラクティスガイド』は，2019年に日本クリティカルケア看護学会と日本救急看護学会が合同で作成したもので，「終末期看護の概要から具体的行動例までの一連の知識と行動を示すことによって，救急と集中ケアの臨床場面で終末期看護を受ける患者と家族のQOL（Quality of Life）/QOD（Quality of Death）を向上させること」を目的としています．

医学界では，日本集中治療医学会，日本救急医学会，日本循環器学会の3学会が，2014年に「救急・集中治療における終末期医療に関するガイドライン～3学会からの提言～」を発表しています．

083

がん告知後の患者の精神状態の経過を理解し，
患者に必要な情報の伝え方や時期を考えていこう

告知直後の患者へのかかわり方がわかりません！

Contents

- まずは声をかけて，寄り添ってみよう
- 心配ごとを聞いて，整理してみよう
- 伝えておくべき情報の整理をしてみよう
- サポーターを認識し，患者にも伝えよう

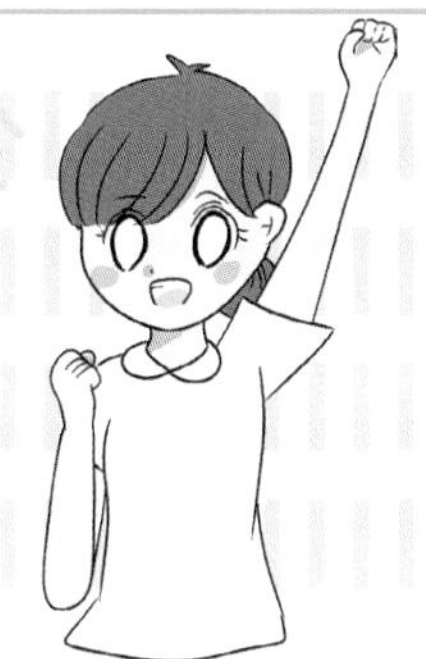

がんの病名告知後の女性患者山田さん（仮名）が，「子どもどうしよう」と泣いている…….

「声をかけてもよいだろうか」「自分に話をしてくれるだろうか」と躊躇することはありませんか？

本項では，こんなとき，どのようなことを考えてかかわったらよいかお話しします．

まずは声をかけて，寄り添ってみよう

がん告知後の患者の精神状態は**図 1** のような症状を呈し，おおむね 2 週間ほどで日常生活への適応を迎えると言われています．この経過を知っておくと，患者の反応が自然なものなのかの判断に役立ちます．

感情表出は，患者の思いを捉え，支援につなげるきっかけにもなるので，まずは患者の元へ行き，“お話をお伺いしてもよいですか？”と話しかけてはいかがでしょうか．「あの時の声かけがありがたかった」と，**「そばにいること」が重要な意味を持つ**こともあります．

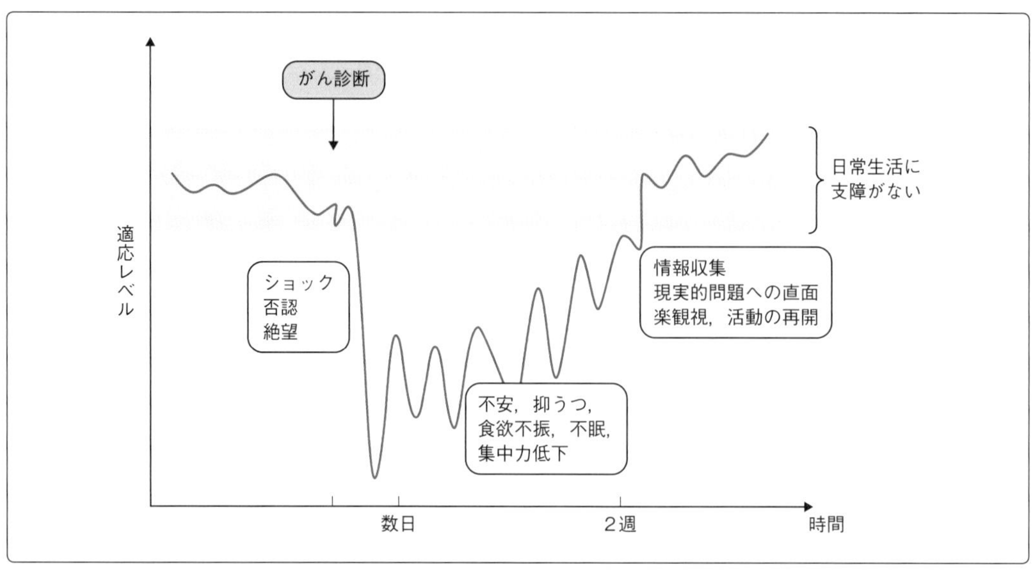

図1：がんの経過における正常反応と精神症状

文献1）より転載

心配ごとを聞いて，整理してみよう

山田さんが「子どもはどうしよう」と吐露した時，いろいろな想像をしますが，まずは山田さんに"お子さんのどのようなことが心配ですか？"など，聞いてみましょう．子どもに病気を伝えるか，遊んであげられるか，もし自分が死んでしまったら……，経済的な心配，もしくは漠然とした不安かもしれません．**1つずつ紐解くと山田さん自身も何をどう調整したらよいか考えられる**場合があります．

患者の年代や背景，疾患や病期によっても課題が異なります．具体的な治療日程や症状への対応方法，社会資源の活用方法などを提示し，一緒に検討できるとよいですね．

子どもへのケア

子の発達段階や親の思い・状況に応じて，ケアを考えていく必要があります．ケアを考えるにあたりNPO法人Hope Treeのホームページ（hope-tree.jp）が役立ちます．

伝えておくべき情報の整理をしてみよう

提供すべき情報は多いですが，患者に合わせて伝え方や時期を考えるとよいと思います．家族と一緒に聞くほうがよい内容もあるでしょう．また，妊孕性（にんよう）温存に関することなど，伝えにくいと感じる話題もあります．しかし，**将来を見据えて的確な時期に**

妊孕性温存

妊娠するための能力を保つこと．治療が妊孕性に影響を与える可能性があるときは温存できる治療の選択や治療前に精子や卵子等の凍結保存を検討する場合があります．

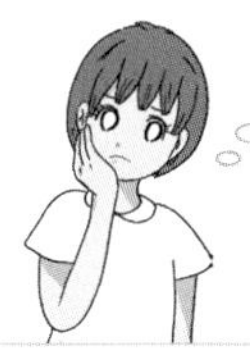

あれも，これも心配．でも，今の山田さんに必要な情報を吟味することも大切

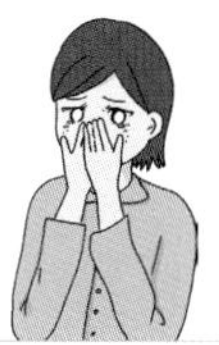

◆山田さんが病状説明を正しく理解しているかな？
→病状説明の場では思いつかなかった疑問や説明内容の誤解があるかも

◆時間的な猶予はどうかな？気持ちの落ち込みがある時期の意思決定には特に配慮を．
→例えば，妊孕性の温存等，早急な意思決定が必要なものもあれば，意思決定まで時間的猶予があり詳細は次回の説明でもよいものもある．ただ，「▲▲のことはこんな理由で次回お伝えしようと思うのですがいかがですか？」等，声かけはあると良い．

◆次回，お会いするまでに困ることはないかな？
→例えば，職場にどう伝えたらよいか迷ってないかな？
→例えば，ウィッグの準備等，もう少し先でもよいことを慌てて準備しようとしていないかな？

つい説明に注力しがちになって，ふと気づくと患者は頷くだけ，なんてことも起こり得るので，患者の様子を確認しながらお話ししましょう．

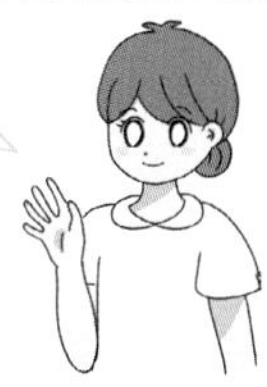

図 2：事例の情報の整理

伝えることも重要な支援です．“〇〇のことは今お話しする必要があると思っていますが，いかがですか”など，患者の意思や気持ちに配慮して進めましょう．

サポーターを認識し，患者にも伝えよう

あなた１人での解決が難しいことも多いかもしれません．ぜひ，がん領域の専門・認定看護師，同僚や他職種にも相談しましょう．**みんなで検討すると，よりよい結果が得られること**もあります．また，患者が困った時の相談窓口（がん相談支援センターや外来の看護師など）を伝え，**治療の場が変化しても支援し続ける保証**が重要です．（横田夏紀）

引用・参考文献
1）秋月伸哉：がんの経過における正常反応と精神症状．専門医のための精神科臨床リュミエール24 サイコオンコロジー（大西秀樹編），p42，中山書店，2010

がん患者指導管理のシステム

当院ではがん領域の認定・専門看護師でチームを組み，告知時の診察同席やその後の支援につなげています．告知時の説明や患者の反応や理解を確認したり，患者背景に合わせた意思決定支援を医師と協働して行うことは，継続した患者支援におおいに役立ちます．

告知時以外でも，スタッフからの情報や苦痛スクリーニングシートを活用し，介入が必要な患者と面談し，心理不安軽減に努めています．そのような看護師の介入もがん患者指導管理の充実に求められ，診療報酬も認められています．

084 変化ステージモデルから患者の状態を理解しよう

生活管理ができない患者にどうかかわったらいいですか?

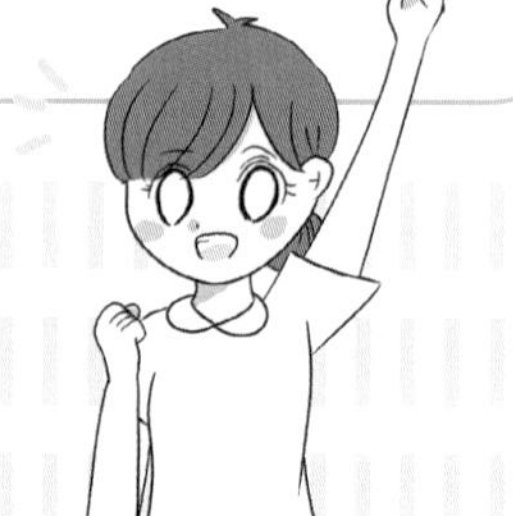

Contents

- 内服忘れの背景を探ろう!
- どうして食べてしまうのか?
- 病いの受け入れはできているのか?

病棟や外来で患者とこのような会話をしたことはありませんか?

「お昼は外食なので，薬を持って行くのをつい忘れてしまいます」
「買い物に行くと，つい好きな食べ物を買ってきてしまいます」

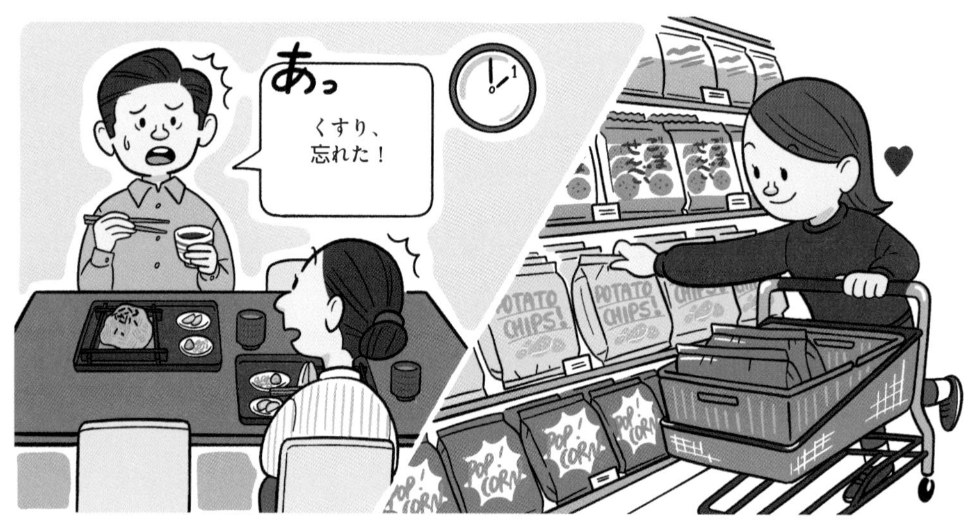

このような場合，どのようにかかわればよいのか一緒に考えてみましょう.

内服忘れの背景を探ろう!

医療者は，内服忘れが多い患者を自己管理ができない人と思いがちです．そうではなく，**まず患者がどうして飲み忘れをしてしまうのか？　その手がかりを知るためにも，生活背景を知ることが大切です**．

仕事が多忙で不規則な食事なのか？　薬の保管場所の問題なのか？　認知機能低下があるのか？　など，患者１人１人に異なる理由があるものです．原因がわかれば，内服を一包化する，内服できる時間帯に大切な薬は集約する，財布や携帯ケースなどに薬を保管するなど工夫する点が見出せます．

どうして食べてしまうのか?

慢性疾患において食事療法は基本です．医療者は，患者に自己管理方法を説明し，それを支援していきます．しかし，検査数値が不良になると自己管理ができない患者へレッテルを貼ってしまいがちです．ですが，患者は受診のたびに，医療者と検査結果や生活の振り返りをすることで「今日から頑張ろう！」と心機一転していきます．

しかし日常生活に戻ると，お菓子が目に入り「また明日から頑張ろう」と思い食べてしまう．その繰り返しを続けていると「どうして自分だけ我慢しているのか」という気持ちになります．

まず私たち看護師が，**患者の思いを聞き出し「食べちゃいけない」を「どうやったら食べられるのか」に変換していけるよう支援していきましょう．**

病いの受け入れはできているのか?

慢性疾患を持つ患者は，私たちと同じ日常を生きている生活者です．仕事や家庭を両立し治療に向き合っています．医療者から見てうまくいかないなと思う時は，患者の立場になると心理的変化がわかるヒントが見えます．それが，変化ステージモデル[4)]です（**図 1**）.

変化ステージモデル

変化ステージモデルは，多理論統合モデル（transtheoretical model：TTM）ともいい，米国の心理学者であるジェームス・プロチャスカ（James O. Prochaska）とカルロ・ディクレメント（Carlo C. DiClemente）によって提唱された理論で，５つの変化プロセスが特定されています．

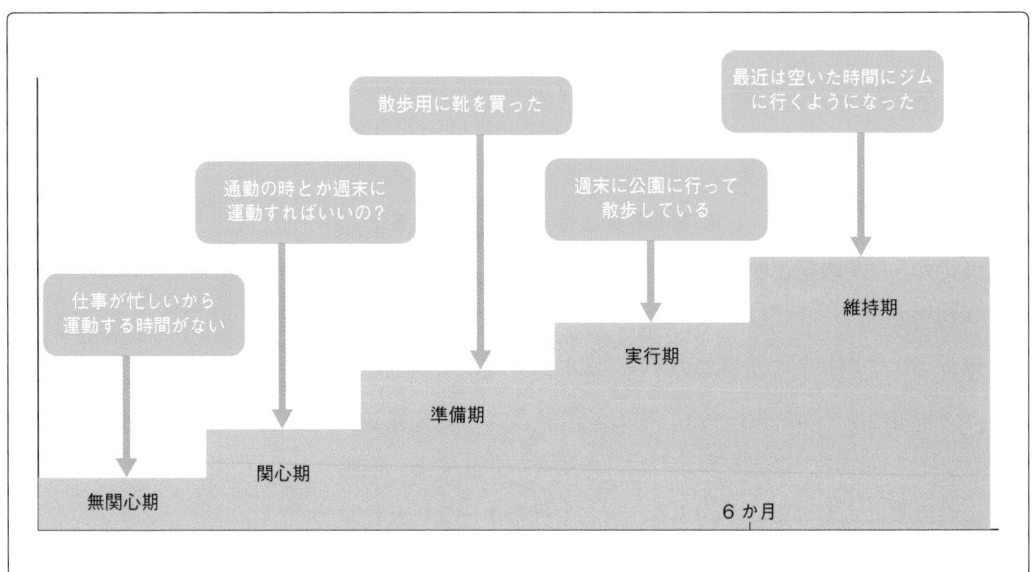

図 1：行動変化の 5 段階

下記は，行動変化の段階を 5 段階に定義づけしたものです．

①無関心期：6 か月以内に行動を変えるつもりはないという時期
②関心期：6 か月以内に行動を変えるつもりがあるという時期
③準備期：1 か月以内に行動を変えるつもりがあるという時期
④実行期：行動の修正を実行して 6 か月未満であるという時期
⑤維持期：行動を変えて 6 か月以上を経過したという時期

患者の言動から，今どの段階にあるのか？　を見極め，具体的にできることを一緒に考えていくこと．そして，患者ができたと実感できる成功体験を積み重ねていく支援を大切にしていきましょう．（町田景子）

引用・参考文献
1）黒江ゆり子：クロニックルネスと病みの軌跡についての論考―生活者を支える実践の基盤として―．日本糖尿病教育・看護学会誌 15：61-63，2011
2）幣憲一郎：糖尿病の食事療法　日米の考えかたの違い―食べたい気持ちと罪悪感―．プラクティス 24（1）：23-24，2007
3）石井均：実践！ 病を引き受けられない糖尿病患者のケア．医学書院，2019
4）佐藤栄子編著：事例を通して易しく学ぶ中範囲理論入門．p443-452，日総研出版，2018

085 家族の関係性を知り，家族をケアの対象としてかかわっていこう

看護ケアに対する家族の不満・要求に対応しきれないんです

Contents

- 家族を「知ろう」とするところから家族支援は始まる
- 家族をケアの対象として捉える
- ジェノグラムを描いてみる
- 家族の「弱み」を支援するだけでなく，「強み」を探す
- 家族の不満・要求への対処実践

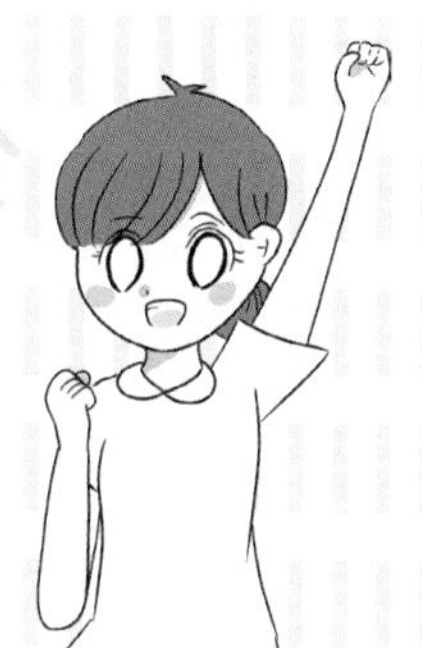

2年目の看護師から相談がありました．

「患者の家族（長女）から，“服が汚れたらすぐに着替えさせてくれないんですか”“たくさん声をかけてあげてほしい”といった不満や要求が多いんです．

患者の看護ケアはしっかりとやっているし，家族からこれ以上の不満や要求があっても対応しきれません．どうしたらよいでしょうか」

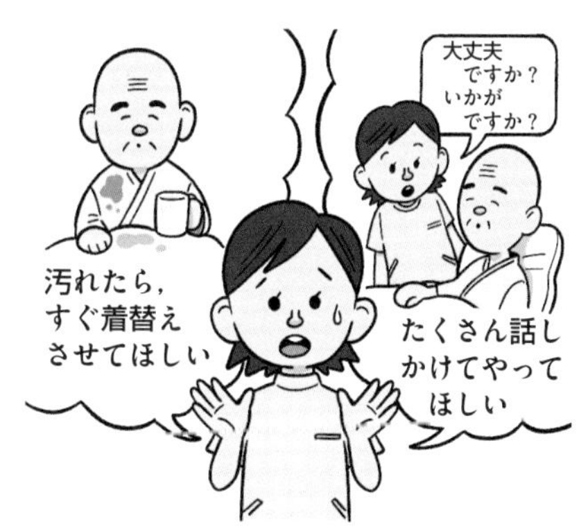
大丈夫ですか？いかがですか？
汚れたら，すぐ着替えさせてほしい
たくさん話しかけてやってほしい

このように，スタッフが家族からの不満や要求に対応しきれずに困っている場面に遭遇し，助言を求められたことはありませんか？ 一緒に考えてはみるけれど，正直，よくわからない，家族からの苦情は面倒だし，なるべくかかわりたくないなと思ってしまうことはありませんか？ いったい，この家族に何が起こっているのでしょうか．

家族を「知ろう」とするところから家族支援は始まる

いざ，家族を支援しようと思った時に，「家族の連絡先しか知らないな」とか，「面会に来ている家族は誰なんだろう」というようなこともあるかもしれません．家族のことを知らなければ，支援が困難なのは当然のことです．**家族を知ろうとする気持ちが，家族の情報を得ることにつながり，立派な家族支援となります**．

例えば，長女が面会に来た際に，話をする時間や場所を作るとよいでしょう．

家族をケアの対象として捉える

家族は，健康問題を持つ家族員（患者）のケアを行うことによって，さまざまな影響を受ける人であると同時に，家族の健康回復に大きな力を発揮するケアの提供者であるという二面性を持っているといわれています．そのため，**家族をケアの対象とすることで，家族の潜在化・顕在化している問題に気がつき，家族が行う患者へのケアを促進させることができます．**

例えば，「困りごとはないか」「体調は崩していないか」と長女を気にかけながら声をかけ，家族をケアの対象として捉えながら話すことが大切です．

ジェノグラムを描いてみる

ジェノグラム（**図 1**）とは，簡単に言えば家系図のことです．家族の内部構造を示し，基本的には**家族員間の関係性に関する情報は含みませんが，簡単な関係性については表すこともあります**．原則として 3 世代を描き，必要があればさらに拡大して描きます．患者や家族員と確認しながら作成することで，簡易的に家族の情報を得ることができます．すでに作成している方は，エコマップという家族の環境図を作成してみると，より，専門家に近づけると思います．

例えば，長女に質問をしながら，ジェノグラムを作成していきます．長女との会話からジェノグラムを作成していくと，長女は，患者の 1 人娘であり妻は数年前に他界していることがわかりました．また，長女にとって患者は唯一の家族であり，関係性もよく，結びつきの強い家族だということが見えてきます．

家族の「弱み」を支援するだけでなく，「強み」を探す

どうしても家族の「問題＝弱み」に着目してしまい，問題を解決したいという気持ちが強くなると思います．しかし，家族の「弱み」を支援することはもちろんですが，家族の「強み」を探し

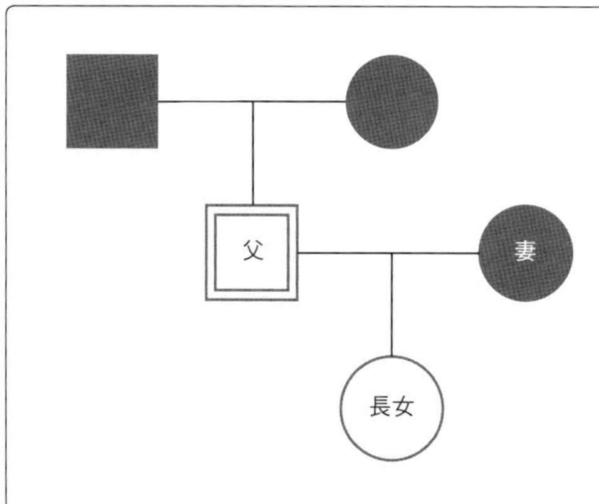

ジェノグラムとエコマップ
●家族支援では，家族の環境を理解するために，ジェノグラムやエコマップを用いることが勧められています．ジェノグラムは，3世代以上の家族や親族の関係を図式化したもので，簡単に言えば家系図です．
●エコマップは，患者を取り巻く環境の相関関係を図式化したもので，患者の周囲にいる家族や医療者，関係機関などの関係性を整理して図にして表すものです．両者ともに，用いる記号に取り決めがあるので，それを使用することが大切です．

図 1：ジェノグラムの例

たほうがうまく家族支援ができることが多い気がします．

例えば，「不満や要求が多い家族」は「熱心で意欲のある家族」であると捉えると，家族の見え方やかかわり方が変わるかもしれません．

家族の不満・要求への対処実践

長女は，父の突然発症した病気に対して衝撃を受けており，大きな不安を抱えている様子でした．また，長女は父のために何かしたいという思いが強く，長女としての役割を果たすべく，看護師への要望が多いということがわかりました．

家族への支援方策としては，面会時に患者の様子を伝え，長女の困りごとや体調などを聞くことでニーズを満たします．また，家族の要望は医療者への SOS サインであるのと同時に，患者のケアに意欲的な家族と捉え，これを家族の強みだと判断しました．患者のケアを長女と看護師がともに行うことで，患者―長女―看護師間のコミュニケーションを促進させ，関係性を強化していきます．これらによって，家族の不満や要求が減っていきました．

事例の家族のような場合，かかわりたくないという負の感情があるかもしれません．病棟管理者や外部の専門家を積極的に活用することで一歩前へ進めると思います．（中村剛士）

引用・参考文献
1）鈴木和子ほか：家族看護学　理論と実践．第 5 版，p10，p51-52，日本看護協会出版会，2019
2）法橋尚宏：新しい家族看護学−理論・実践・研究．p10，メヂカルフレンド社，2010

086

＼ 患者の全体像をつかみ，患者の好みや強みを見つけ出そう ／

精神症状に対応できず，他の患者の迷惑になっています

Contents

- 急がば回れ！　患者の全体像を描き出そう
- チームメンバーが疲弊するような困った症例にどう向き合うか
- その後の看護チームと患者の行動
- 精神科へのコンサルト

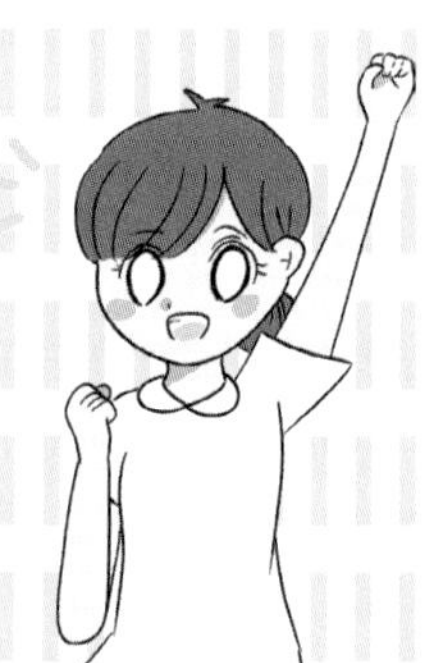

急がば回れ！ 患者の全体像を描き出そう

周囲を不安にさせるような行動が続く患者を目の前にして何とかしなければ！　と気負うと，**問題となっている行動をやめさせることにばかり注目し，そのほかの情報に関心が向きにくくなることがあります**.

一度，ここから距離を置いて，患者がどのような状態にあるのか客観的に判断するために，その全体像を描き出してみましょう．どのような精神症状が表れているのか，それに影響を及ぼすような身体の状況はないか，そして治療内容や療養環境などに目を向けてみましょう．包括的なアセスメントは問題解決の近道です.

チームメンバーが疲弊するような困った症例にどう向き合うか

夜間の大声，処置や介助の拒否，他の病室への出入りなどがある70歳代の女性原田さん（仮名）．患者への対応だけでなく，他患者から寄せられる苦情への対応で，チームメンバーは疲弊しています．

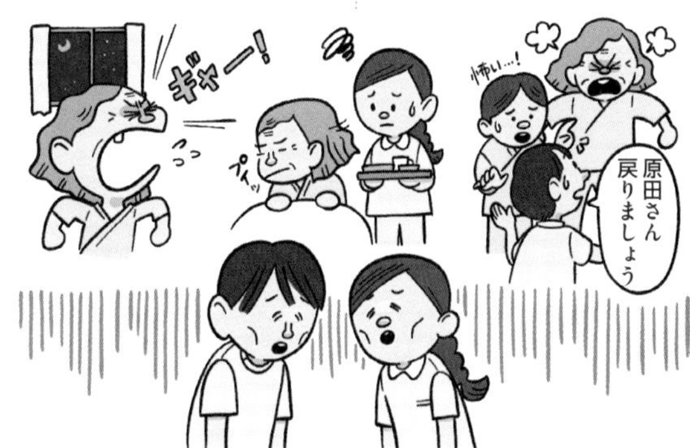

このようなケースに対し，私たちはどこに注目し，ケアしていけばよいでしょうか．

1 精神症状のアセスメントをしてみよう

患者に問題となるような行動が見られる時，精神疾患があるから，とか，認知症だからという，ざっくりとしたアセスメントで終わらせていませんか？ 精神症状には，大声のように誰もが注目する目立つ症状のほかに，**目立たない症状もあります（表1）．これらも併せて観察することで，より正確なアセスメントが可能になります**．

原田さんは「ここはどこか」と繰り返し尋ねるなど，記憶や見当識に問題がありそうでした．また，日中1人でいるときには表情が暗く，ぼんやりしている姿が見られています．

2 精神症状に影響を及ぼす身体の状況と治療内容を丁寧にチェック

せん妄に代表されるように，身体の状況や使われている薬が精神症状に影響を及ぼすことはよく知られています．しかし，**目に見える異常や患者から表出される症状についてはチェックしていても，そうでないものは見逃してしまっているかもしれません**．バイタルサインの変化，皮膚の状態，また食事量や排泄の状況，電解質のバランスなども漏れなく観察しましょう．

原田さんは，食事や水分の摂取量に波があり，排便が滞って

表1：目立ちにくい精神症状の例

- 意欲低下
- 記憶や見当識
- 失認・失行
- 不安，抑うつ

いました．また，疼痛を言語的に表現することがないため，その評価が十分行われていないことがわかりました．

3 縦断的な情報収集で患者の好みや強みを見つけ出そう

縦断的な情報収集とは，患者がどのように育ち・暮らしてきたのかなどについて過去にさかのぼって情報を集めることです．これにより，**その人の好みや，その人が元来持っている力がわかり，安心感をもたらす療養環境の提供につなげることができます**．

原田さんは元来明るく社交的な性格でしたが，配偶者に先立たれてから食事が進まず，うつ病と軽度の認知症と診断され，2年前より施設に入所していました．施設ではアクティビティに参加することを好んでいたようです．

その後の看護チームと患者の行動

上述の1～3の「精神症状に影響を及ぼす身体の状況」「目立たない精神症状」「縦断的な情報」を整理した結果，原田さんの行動は，排便や疼痛のコントロール不良，それに伴う活動量の低下が影響していると考えられました．さらに，にぎやかな集団生活に慣れていた原田さんにとって個室での療養は不安や孤独を感じさせていた可能性があるという意見も出ました．

これらを踏まえ，看護チームは原田さんが安心できるよう，日中はナースステーションなど人の動きが見える場所で過ごしてもらうとともに，痛みを評価しながら鎮痛薬を与薬することにしました．食事や水分の摂取量も増え，排便も滞ることが減り，少しずつですが夜間眠ることができるようになりました．

精神科へのコンサルト

丁寧に情報を集めて整理しても，うまくいかないこともあります．そのような時には，リエゾンチームなど精神科スタッフに相談してください．その際，先ほど述べた1～3の情報をぜひ伝えてください．精神科スタッフが患者の状態を評価したり，アプローチを検討したりするのに役立ちます．（松村麻衣子）

精神科リエゾンチーム

精神科リエゾンチームは，①経験５年以上の専任の精神科医師，②精神科等の経験３年以上で所定の研修を修了した専任の常勤看護師，③精神医療に３年以上の経験のある専従の常勤薬剤師，常勤作業療法士，常勤精神保健福祉士または常勤公認心理師のうちのいずれか１人の３名が構成する多職種連携チームで，診療報酬で加算が認められています．精神科リエゾンチームは，一般病棟における精神科医療のニーズの高まりを背景に生まれたもので，院内コンサルテーションや直接的治療・ケアによって身体医療と精神科医療をつなぎ，より質の高い精神科医療を推進することが目指されています．

087

受容支援と自立支援で退院後の
患者の生活の希望を叶えるようにしよう

患者の希望だからと，家に帰しても大丈夫なんでしょうか？

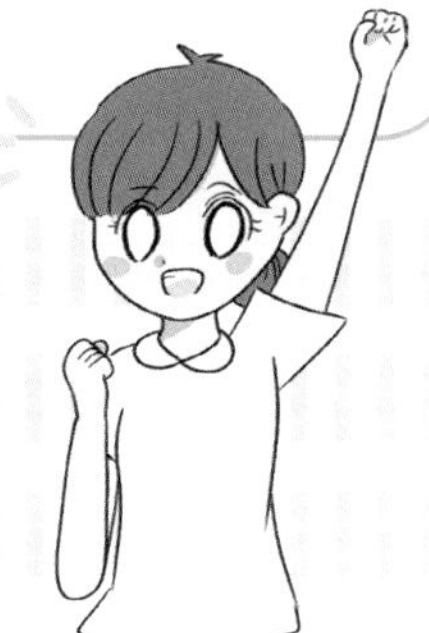

Contents

- まずは，希望の裏にある生活背景から患者を知る
- 患者の希望と現実のギャップを埋める支援と資源
- 退院調整看護師とコラボレートしよう

入院による筋力低下で歩行がフラフラです．患者は「何とかなるから早く帰りたい」っていうんですけど……．本当に自宅に帰していいのでしょうか？

とスタッフから相談がありました．しばしば「先生の指示だから」と退院が決まってしまうことがありますが，この相談のよいところは，**「患者の希望」を聞いたうえで退院の決定に悩めている点**です．

なぜ「患者の希望」が重要なのか，本項では重要な2つの支援，受容支援と自立支援を軸に，どのように退院支援を行うのか一緒に考えていきましょう．

退院支援

退院支援とは患者が自分の病気や障害を理解し，退院後も必要な適切な医療やケアを受けながら，どこで療養するか，どのような生活を送るかを意思決定するための支援です．退院支援は，その人らしい生活を取り戻せるようサポートすることが必要です．

まずは，希望の裏にある生活背景から患者を知る

冒頭の通り，退院支援は患者の生活に対する希望があってこそ成り立ちます．それは患者が病気を患った状態でも「こんな風に生活したい」と思って初めて，退院のためのリハビリテーションや指導を受け入れられるからです．

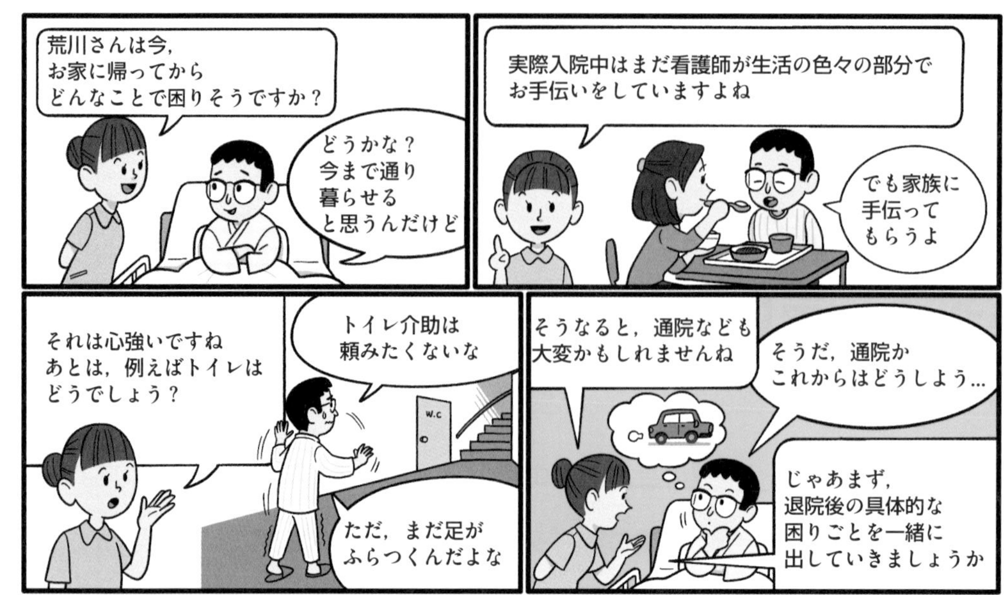

荒川さんは今,
お家に帰ってから
どんなことで困りそうですか？
どうかな？
今まで通り
暮らせる
と思うんだけど
実際入院中はまだ看護師が生活の色々の部分で
お手伝いをしていますよね
でも家族に
手伝って
もらうよ
それは心強いですね
あとは，例えばトイレは
どうでしょう？
トイレ介助は
頼みたくないな
W.C
ただ，まだ足が
ふらつくんだよな
そうなると，通院なども
大変かもしれませんね
そうだ，通院か
これからはどうしよう...
じゃあまず，
退院後の具体的な
困りごとを一緒に
出していきましょうか

→**受容支援**：患者自身が症状を受け入れ，必要な支援を選択・決定できるようにするための支援

図1：受容支援

例えば患者が，元々一家の稼ぎ頭であったから「お金がかかるし，早く帰りたい」と考えるかもしれません．「稼げなくなった自分が家族に迷惑をかけられない」といった患者の思いに気づけるのは看護師の強みであり，**可能な限り患者の過去の体験や病気に伴って起こりうる苦痛に寄り添う**ことはとても大切です．

患者の病状認識がわかったら，**実際に退院したらどのような場面で困りそうか**という具体的な話をします（**図1**）．このように，**患者自身が病状を受け入れ，必要なことに気づきを与える支援を受容支援**と言います．この時，患者に対し"思っているより動けない事実"を突きつけ退院後の不安を煽らないよう注意しましょう．

患者の希望と現実のギャップを埋める支援と資源

もちろん退院支援で患者の希望が実現できるとは限りません．でも，だからと言って希望を捨てるのではなく，限られた身体機能や支援（家族・社会福祉サービス）の中でも，**希望にあった生活の形を選択・決定できるように一緒に考えること**が，患者の納

退院調整

退院調整とは，退院後の生活・療養に関する患者の自己決定を実現するために，患者・家族の意向を踏まえて必要とする医療やケアを社会保障制度や社会資源につなぐなどのマネジメントのプロセスです．

必要とする医療やケアの内容によって行政や複数の医療機関，介護施設などが連携して必要なサービスを提供する必要があり，地域包括ケアの視点が必要とされます．

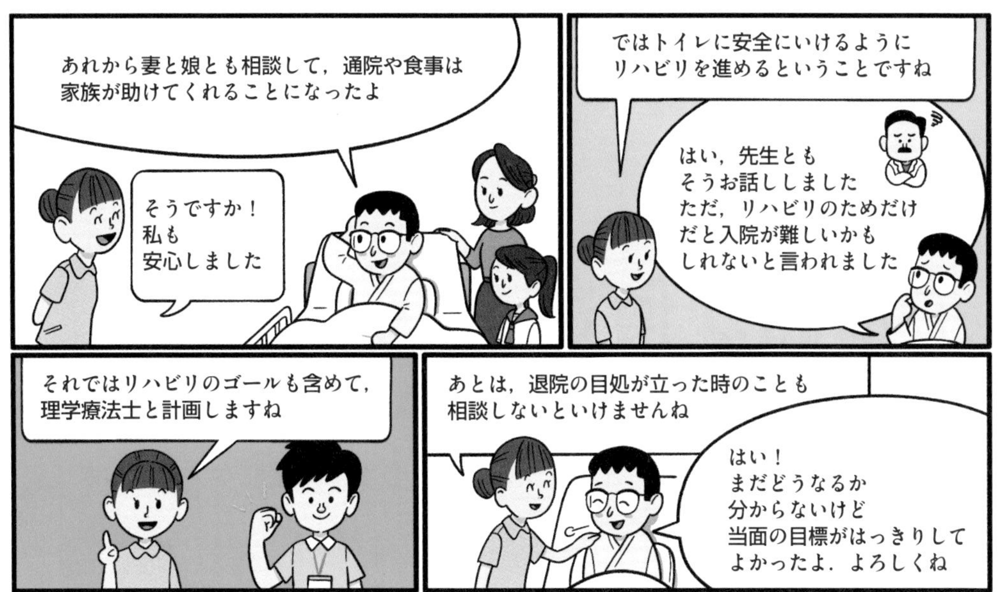
あれから妻と娘とも相談して，通院や食事は
家族が助けてくれることになったよ
そうですか！
私も
安心しました
ではトイレに安全にいけるように
リハビリを進めるということですね
はい，先生とも
そうお話ししました
ただ，リハビリのためだけ
だと入院が難しいかも
しれないと言われました
それではリハビリのゴールも含めて，
理学療法士と計画しますね
あとは，退院の目処が立った時のことも
相談しないといけませんね
はい！
まだどうなるか
分からないけど
当面の目標がはっきりして
よかったよ．よろしくね

→自立支援：患者・家族が入院前，または希望の生活を作り上げていくための支援

図 2：自立支援

得のためには大切です（図 2）．

このように，**患者が納得したうえで，患者や家族が退院後の生活を具体的に考えられるようにすることを自立支援**と言います．

したがって，受容・自立支援を促進することで，希望である“家に帰るためにはどうしたらよいのか”を患者・家族とともに考え，**退院後の生活に納得，安心できるかどうかが退院支援のゴール設定には重要な視点**となります．

退院調整看護師とコラボレートしよう

そして，患者の退院支援で困った時の窓口は，病棟担当の退院調整看護師がいるので気軽に相談してみましょう．また，この退院支援は病院の中で完結せずとも，患者との対話をしっかりサマリーし，**地域の支援者，例えば訪問看護師などに引き継げることが，病院の看護師が退院支援で担う重要な役割**であることを覚えておいてください．（三橋啓太）

088

DESC法を使って，主治医にアサーティブにかかわろう

非がん患者の苦痛に 主治医が何もしてくれません！

Contents

- 本当に医師は「何」もしていない？　心不全の緩和ケアの難しさ
- 見えている世界が違うことを理解し，医師にも「寄り添う」気持ちを持つ
- 医師と一緒にベッドサイドに行き，一緒に考える

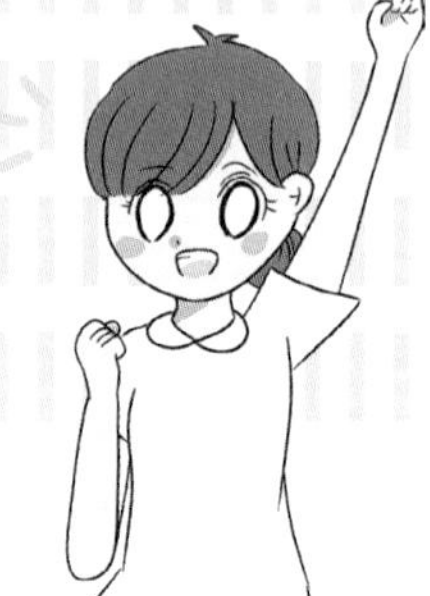

「心不全の方で呼吸困難，浮腫・全身倦怠感に困っています．患者は終末期です．主治医は何もしてくれません」

非がん患者の終末期，緩和ケアに対する医師との方向性の違いに悩むことがありませんか？　医師へのかかわり方を中心に一緒に考えてみましょう．

本当に医師は「何」もしていない？ 心不全の緩和ケアの難しさ

緩和ケアはがん患者に限りません．非がん患者の場合，**迷う時は「この患者が１年以内に亡くなったら驚く？」と自問**してみましょう．「驚かない」時期であれば緩和ケアを考える時期と判断できます．

心不全は現疾患に対する治療が症状緩和に直結し，終末期でも同じ治療が継続されるため，終末期になるほど症状緩和の実感が得にくくなります．非がん患者を専門とする医師は，緩和ケアの重要性や必要性を理解していても，医療用麻薬などの薬剤使用

のタイミングや方法に慣れていないこともあります.

医師が何もしていないように見えますが，実はまだ回復できると治療に期待しているからです．また心不全の場合は，急性増悪と寛解を繰り返し徐々に身体症状が悪化するため，予後予測が難しいことも医師が治療に迷う要因です．実は非がん患者の終末期ほど医師は迷っているんです.

見えている世界が違うことを理解し，医師にも「寄り添う」気持ちを持つ

症状のある患者の同じ状況を見ても「何が患者にとってよいか」は立場や価値観，専門性により異なります．医師は生命をあきらめない「医師の善行」，看護師は患者の思い，QOL など「自律尊重」擁護を大切にしています．**見えている世界が違うことが理解できれば，大切にしていることが違うため方向性の違いが生じることも納得できますね**.

医師にとっては終末期の治療内容変更やバッドニュースを患者・家族に伝えることは，ある意味「死の印導を渡す」気持ちとなり辛さを伴います．その悩んでいる状況に看護師が医師への不満を抱いたまま話をしても，非難的な感情しか伝わりません．**医師にも患者にするように「寄り添う」気持ちで，まず医師の思いや考えを聴いてみましょう．その後で看護師の悩みなどを伝えてみましょう**.

課題解決をアサーティブ（相手を尊重しつつ自分の意見もきちんと伝える）にする DESC 法（**図 1**）をおすすめします.

医師と一緒にベッドサイドに行き，一緒に考える

患者が医師と他の医療者に見せる顔が違うことはよく見られ，それぞれの判断に影響しています．そのため，まず医師と一緒に患者のベッドサイドに行き対話する場を作ります．患者が医師に自分の言葉で本当の気持ちを伝えられることが大事です.

一方で，医師は看護師がいることで患者の気持ちを１人で受

4 つの倫理原則

左記本文にある「医師の善行」「看護師の自律尊重」は，医療倫理の 4 原則に含まれています．この 4 原則は，1979 年にビーチャム（T. L. Beauchamp）とチルドレス（J. F. Childress）が提唱した原則で，倫理的問題の解決への指針となります.

①自律尊重：自律的な患者の意思決定を尊重する.
②無危害：患者に害を加えることを避ける.
③善行：患者に善いことを行う.
④公正：利益と負担を公平に配分する.

（Beauchamp TL, et al:Principles of Biomedical Ethics. 5th ed. Oxford University Press, 2001. 邦訳：生命医学倫理．第 5 版．立木教夫，他，監訳．麗澤大学出版会，2009）

倫理的ジレンマ

左記本文では，「医師の善行」と「看護師の自律尊重」の倫理的価値の微妙な対立を述べています．このように，どちらが明らかに正しく，どちらかが明らかに間違っているとはいえない倫理的状態を倫理的ジレンマと言います．このような倫理的ジレンマの解決を話し合うためのツールとして，ジョンセンらの四分割表が有用とされています（Part3-70 参照）.

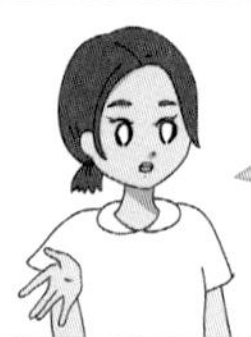

D・E・S・Cの順で台詞を考えます．
NOと言われた場合の次の提案を準備しておくことが会話のポイントです．
例：1）ベッドサイドに一緒に行く　2）カンファレンス開催の提案

D＝describe（描写）：相手の行為や状況を客観的に描写する
藤田さん（仮名）の呼吸困難，浮腫，倦怠感が昨日より強くなっています．医師には「大丈夫です」と答えていますが，看護師には「楽にしてくれ」と訴えます．

E＝express（表現）：冷静に気持ちを伝える
私には医師も困っているように見えています．実は私たちも困っています．看護でできるケアはしていますが，限界を感じています．私はどうにかもう少し症状を取って楽にできないか，藤田さんの辛さを見ていると，私も何もできないと辛くなります．

S＝specify（提案）：解決策，妥協案などを具体的に提案する
1）先生，一緒に藤田さんのところに行って，それから一緒に考えませんか？
2）藤田さんにかかわる医療者で困っていることや，これからの方向性を同じにするためにカンファレンスをしたいのですが，ぜひ，主治医として参加してほしいのです．お願いできますか？

C＝choose（選択）：相手が同意した時／しなかった時の両方の対応を考える
1）YES→ありがとうございます．時間を調整いたします．
NO→では改めて相談させてください．看護師への藤田さんの反応などは共有できるように，詳細に記録しますね．先生からも看護師に声をかけてもらえると助かります．
2）YES→ありがとうございます．都合のよい時間をいくつか教えてください．改めて時間と場所をお知らせしますね．
NO→では，改めて藤田さんの情報を共有できる方法を相談させてください．

図1：DESC法

け止める負担も少なくなります．また，患者の「息苦しい」「辛い」「痛い」などの症状を一緒に確認することで，状況把握のずれがなく必要な治療・症状緩和・ケアをその場で話し合うことができます．その際，看護師がどう患者・家族や医師をサポートできるか言葉にして伝えてみましょう．必要に応じてスペシャリストや専門チームと一緒に検討できるとよいですね．（武田美和）

引用・参考文献

1）吉田みつ子：看護倫理-見ているものが違うから起こること．医学書院，2013
2）平木典子ほか：ナースのためのアサーション．金子書房，2020

DESC法とは

DESC法とは，アメリカの心理学者ゴードン・バウアーらによって提唱されたコミュニケーション技術で，相手を尊重しながら自分の言いたいことを伝えるアサーションスキルを4つのステップに体系化したものです．D＝describe（描写）→E＝express（表現）→S＝specify（提案）→C＝choose（選択）の順に会話を展開して進めていきます．

089 退院後の療養環境を視野に入れた支援をしていこう

口から食べられないので，家族がOKなら転院でいいんですよね？

Contents

- 看護師が感じた「患者が食べたそう」を確認
- 患者の「食べたい」という意思の背景にあるもの
- 患者の「食べたい」希望を叶えるアプローチ
- 退院後の療養環境を視野に入れた支援

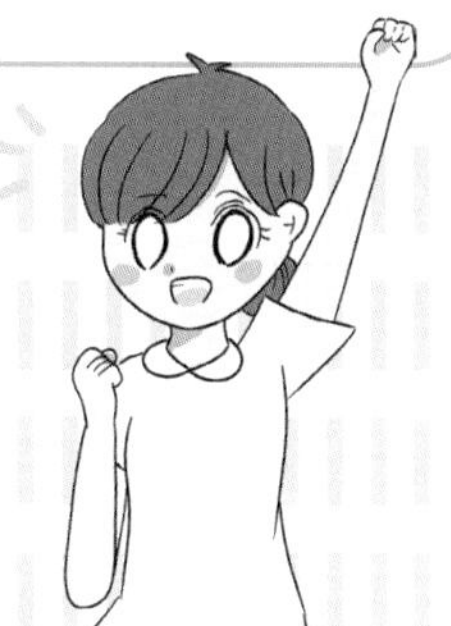

あなたはスタッフから「91 歳の吉田さん（仮名）は誤嚥性肺炎で繰り返し入院しています．今は絶食で点滴のみです．もう口から食べられないから，家族が OK なら点滴のみで転院の方向になっているみたいで．ただ吉田さんは食べたそうなんです」と，相談されました．

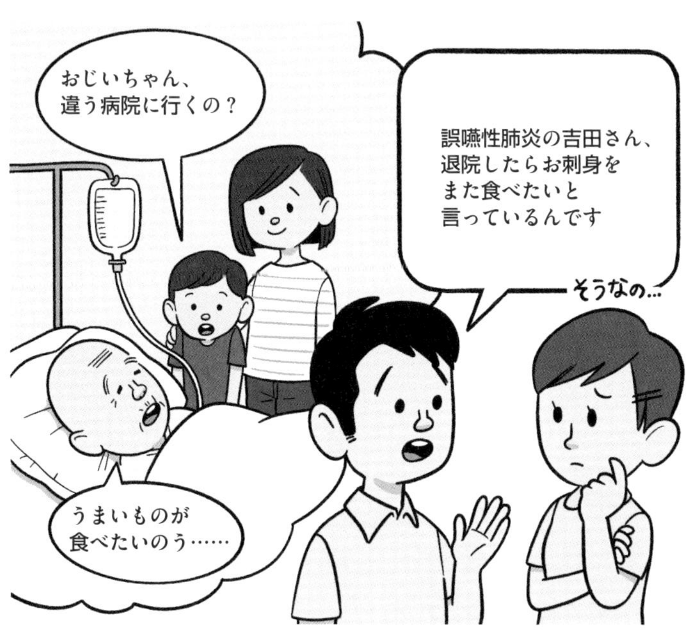
おじいちゃん、
違う病院に行くの？
誤嚥性肺炎の吉田さん、
退院したらお刺身を
また食べたいと
言っているんです
そうなの…
うまいものが
食べたいのう……

看護師が感じた「患者が食べたそう」を確認

まず相談者が，なぜ「患者が食べたそう」と思ったのかを確認してみましょう．患者が周囲の患者の食事場面を見て表情に変化があったのか，患者が「食べたい」と発言をしたのか，口腔ケアをする際に咀嚼するような仕草が見られていたのかなど，患者の反応を見て「食べたそう」と感じたはずです．

確認後，患者が「食べたい」と発言をしていたのであれば，私たちは，患者の意思を尊重してあげたいと思う一方で，尊重することで再び誤嚥性肺炎になる可能性があり，生命にかかわると思いますよね．患者は「食べたい」と言っているのに，食べることができない．そしてこのまま，一度も食べられず転院なのかもしれない，でも看護師としては何かできることはないか，葛藤がうまれるのではないでしょうか．

患者の「食べたい」という意思の背景にあるもの

患者はなぜ食べたいと言っているのでしょうか．

高齢者にとっての食べる意味には，「おいしい」と食べることで，食事を楽しみ，生きる意欲につながる，生活リズムがつくなど，QOL の向上につながるというものがあります．

食への意思の背景には，元々食べることが好きだった，普段の生活の中で食べることを楽しみにしていた，好きな食べ物を食べたいと思っているなど，それぞれ理由があります．

患者や家族に対して，患者の「食べたい」という思いについて，どのような思いがあるのか，聴いてみましょう．

患者の「食べたい」希望を叶えるアプローチ

患者，家族からの情報で，「食べることが好き」「○○が食べたい」「少しでもいいから口から食べたい」などと表出されるかと思います．このような思いを聞くと，なおさら，患者の思いを少しでも叶えられるようなケアをしたいと考えますよね．

誤嚥性肺炎を繰り返す患者に対して，嚥下機能評価が実施されているか確認してみましょう．もし実施されていなければ，医師に，患者や家族の思い，そして看護師としても何かできることはないか考えている旨を伝え，医師へ嚥下機能評価の相談をしましょう．

嚥下機能評価の結果に応じて，食事形態を変更することで摂取可能と判断されることもあれば，経口から必要量の栄養を摂取することは困難であり，お楽しみ程度（1日にゼリーを数口など）なら可能と判断される場合もあります．患者と，家族と情報を共有し，この結果を踏まえて，改めて患者と家族の希望を確認しましょう．

吉田さんの場合，嚥下機能評価の結果は，お楽しみ程度の食事であれば摂取可能であるが，誤嚥性肺炎のリスクはあるという評価でした．吉田さんと家族に結果を説明し話し合ったうえで，「少し味わうだけでもいいから食べたい」と希望がありました．

摂食・嚥下機能の評価

摂食・嚥下機能の評価については，Part 2-50参照.

退院後の療養環境を視野に入れた支援

吉田さんは，「入院中はお楽しみ程度の食事は可」と医師の指示が出ました．吉田さんは今後，転院方向です．転院先の病院では希望に沿った経口摂取の対応の可否の確認が必要となります．

現在の病院ではできることも，次の療養先ではできないことがあります．そのため，この先に吉田さんの意思を尊重したケア介入が困難となる可能性もあります．

吉田さんの意思が少しでも叶う療養先を選定するのか，今の病院のみでの介入でとどまり療養先を選定するのか，患者，家族，医療者での話し合いを行いましょう．そして患者，家族が合意したうえで，次の療養先の選択ができるよう，多職種と協働して決められるとよいでしょう．（平佐靖子）

Part 5

病院組織とマネジメント

編集リーダー
松村麻衣子
伊藤麻紀

＼ 伝えたいこととそのゴール ／

- 社会人である看護師として**押さえておきたい基本**がわかる
- 安心して健康に働くために**必要な環境**がわかる
- **医療の質と安全**が守られる**仕組みがわかる**

Part 5
病院組織とマネジメント

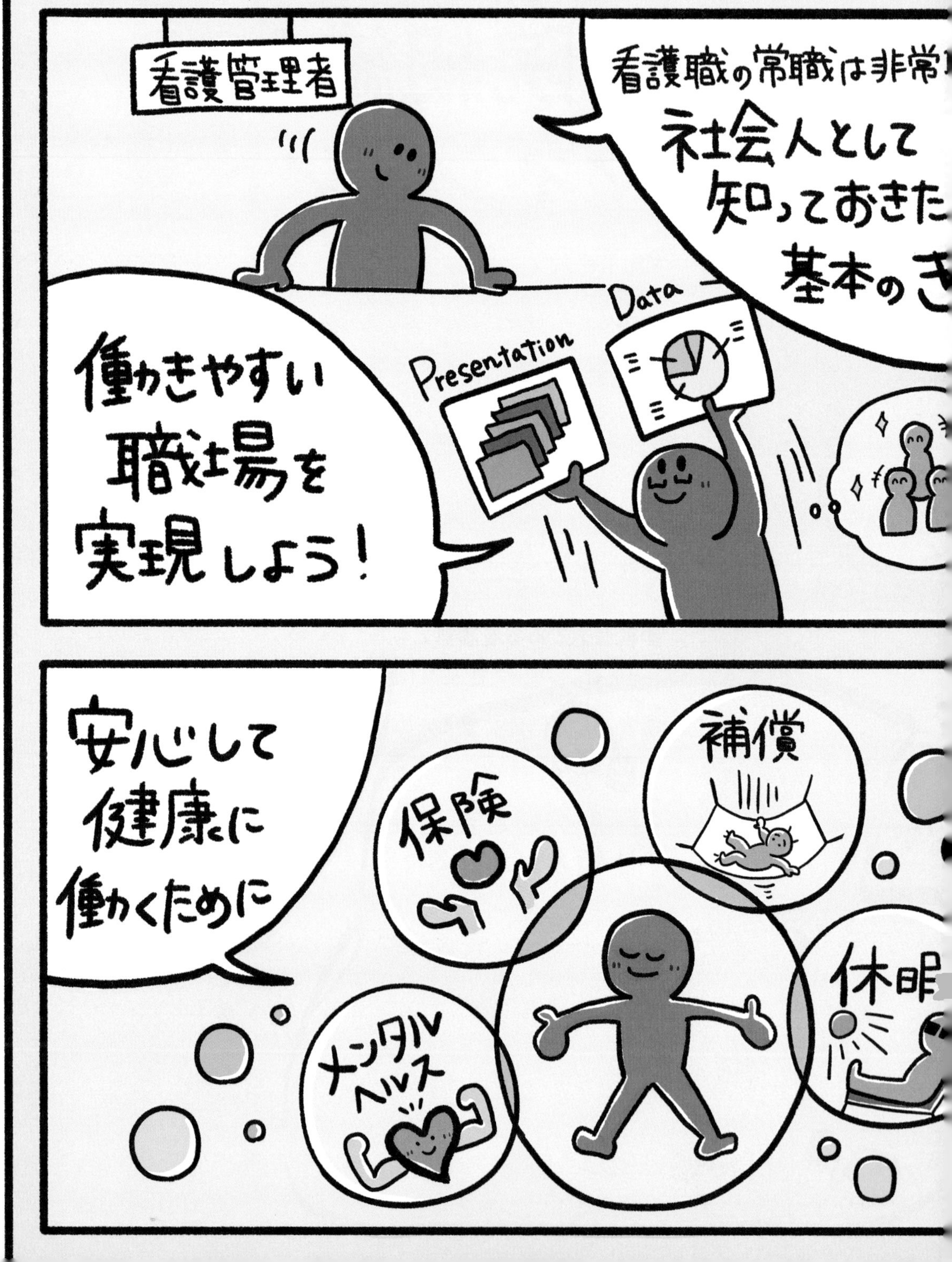

H

いようで
は身近な
院経営の話

収支
¥
監査
給与

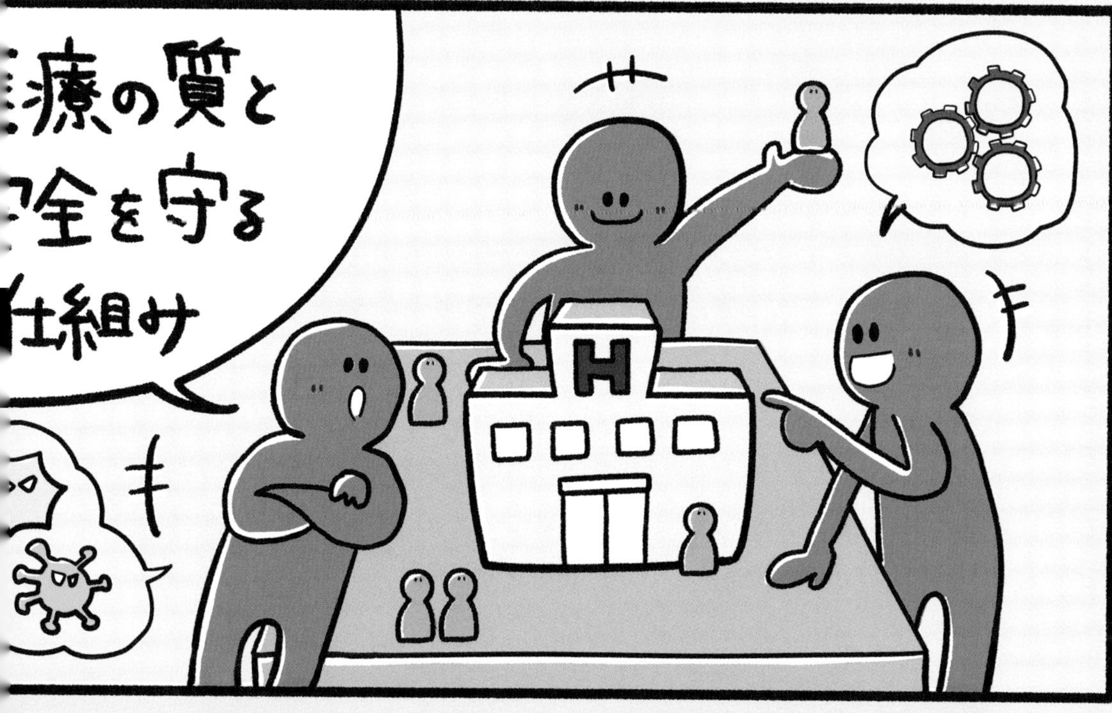

090

＼ 病院という組織に雇用されていることの意味を理解して，キャリアを積んでいこう ／

医療はサービス業なの？

したいこととできないことの間にいるあなたの悩みを解決します

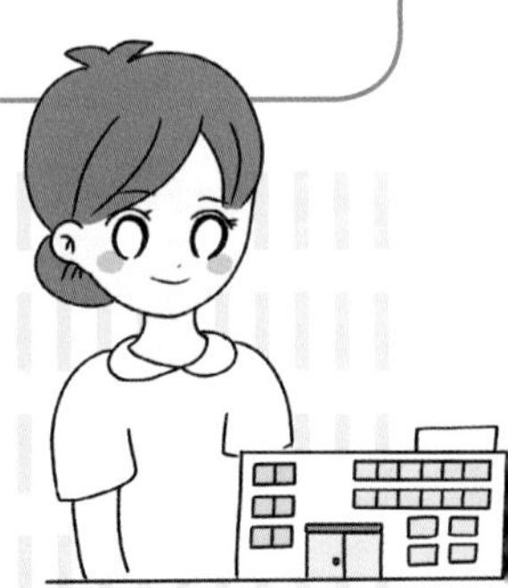

Contents

こんなことをするために看護師になったんじゃない？

診療報酬加算をとるための書類作成，ベッドコントロールのための転棟，期限ありきの退院調整……．看護師の仕事の中には，“患者というより病院のためではないだろうか”と思わず首をひねることが少なくありません．

「私は人を助けたくて看護師になったんだ！ お金儲けのために看護師になったんじゃない！」そういう声はたびたび耳にしますし，筆者自身もそういうジレンマに苦しんできました．

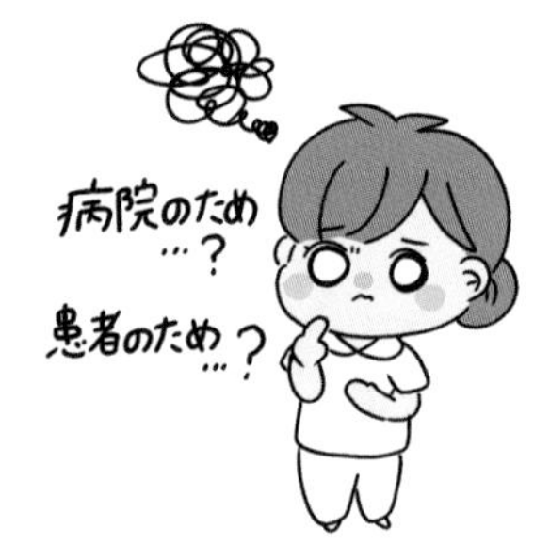

ではなぜ，私たちは病院の売り上げに貢献し，節約を強いられるのでしょうか？　なぜ私たちが病院の経営状況に関心を持たなければならないのでしょうか？

本項では**組織で働く私たちの宿命と**，**それに伴うジレンマを**

ちょっとでも解決することを目指すような，そんなお話をしたいと思います．

病院の収入と経営方針

基本的に病院の収入は，患者から支払われる医療費の自己負担分，医療保険から支払われる診療報酬，差額ベッド代などの医業外収入に限られます．そうして得られた収入から，医療材料，薬剤費，医療機器の購入費，人件費を支払い，運営しているのです（詳しい話は Part 4-92 を参照ください）．

医療はサービス業です．しかしその**サービスにつけられる値段は決まっていて（診療報酬），病院がそれを決めたり，変えたりすることはできません**．提供されるサービスの内容が同じであれば，どのように質を高くしても収入は変わらないのです．それどころか，期限を超えたり，標準的な範囲を超えた治療を行ったりすれば，そのぶんの収入が減ったり，支出が増えたりすることもあります（医療費の定額支払い制度）．

こうしたことから，病院はどの分野に力を注ぐか方針を立て，それを軸に私たちは仕事をしているのです．

医療費の定額支払い制度

医療費の定額支払い制度は，DPC 制度（DPC/PDPS）に基づく診療報酬支払い制度です．

DPC は Diagnosis Procedure Combination（診断，処置の組み合わせ）の略で，PDPS は Per-Diem Payment System（1 日当たり包括支払い制度）の略です．

DPC 制度は，診療行為ごとに決められた点数で支払う従来の「出来高払い方式」とは異なり，入院患者の診断名をもとに診断群分類という区分ごとに入院日数に応じて定められた 1 日当たりの定額の点数を基本に診療報酬を計算する方式です．

病院で働く看護師は会社員です

設置母体によりますが，基本的に看護師は会社員，つまり，病院という組織に雇用されている（＝給与をもらっている）立場です．つまり，**病院から期待されている役割や責任があるという**ことです．

私たちは看護師として知識や技術を磨きながら「こういう看護がしたい」「こういうことを大切にしていきたい」という思いを持って仕事をしています．学生の頃にも自分の「看護観」を見出していくよう教育されてきたし，プロとして経験を積む中でそれは一層広がりや奥行きを持ち，ゆらぎながらも自分の実践を支えていることでしょう．

このような**「私はこうしたい」という思いは仕事のモチベーションにもなるとても大切**なものです．しかし私たちに求められることはそれだけではありません．

組織に雇用されている，ということは，組織から期待された役割や責任を果たさなければなりません．そのために，私たちは部署に所属し，そこで与えられた立場に期待されている役割を理解し，それに応えていく必要があります．そのために面倒に感じられるような書類を作成し，患者に多少の負担をお願いしなければなりません．必要なことは報告し，上司の指示に従わなければなりません．**その対価として支払われるものが給与なのです**．

実績と信頼を積み上げ，熱い思いを貫こう！

だからといって，自分の「こうしたい」が実現できないというわけではありません．ただし，それを実現するには，実績を積み上げ，信頼を獲得していくことが必要です．貢献度が高ければ，それに見合ったポジションや給与が与えられ，その思いや意見が採用されようになるでしょう．

そうなるまでは遠く，はるかな道のりのように感じられるかもしれません．しかし，**看護師長や看護部長と呼ばれる人も，初めは皆さんと同じ立場でした**．その中でやりたいこと，実現したいことをするために地道な活動を続けてきたのです．

大きな組織であればあるほど，そのプロセスにおける苦労はありますが，そのぶん，やりがいや達成感も大きなものになるでしょう．（松村麻衣子）

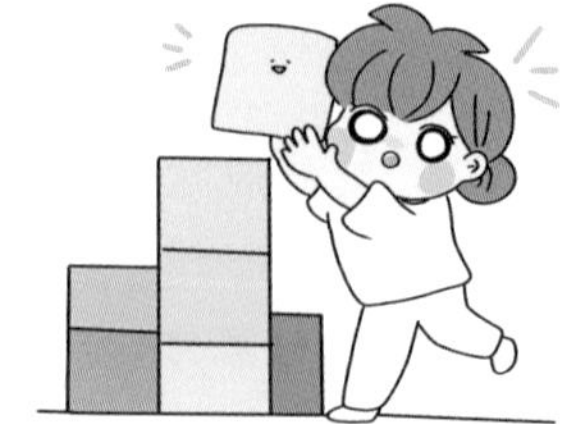

091

マネジメントツールを活用して，
自院の現状・特徴を正しく知ろう

「隣の芝生は青く見える」謎を解明

病院の特徴を知ろう

Contents

- あるべき姿とのギャップは何か
- ツールを活用して，正しく現状を捉えて分析する
- 戦略的な方向性を示す

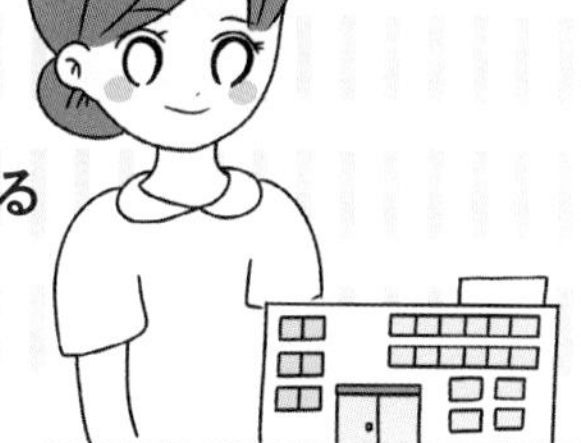

「隣の芝生は青く見える」．このことわざは，自分で自分を見つめる時は嫌なところが気がかりになる一方で，他人を見る時はよいところに目が行ってしまう，心理的バイアスを表現しています．学生時代の友人が勤務する病院や同じ病院の他部署と比べて，今の自分の所属する病院・部署・チームの問題ばかりが目につき，モヤモヤしていませんか．

私たちの生活と同様に，医療や看護を取り巻く環境は，絶えず変化しています．今を正しく分析して問題の正体を知りましょう．マネジメントや問題解決に使えるツールの存在を知ることは，これを解決するヒントになるはずです．

あるべき姿とのギャップは何か

マネジメントの視点では，現在どのような環境の中で医療・看護を提供しているのか，取り巻く環境はどうか，まずは現状を正しく捉えることが重要です．どのような事実か，どういった立場から見た事実か，感覚的に捉えるのではなく，客観的データを確認して事実の見極めを行います．それを分析して推定することで，事実は行動や判断に結びつく情報となります．

今は公表されている情報も多く，ホームページなどの情報からほとんど正確にその組織や状況を把握することが可能とも言われています．自院の特徴を明らかにするために，同規模の病院，同疾患を対象とした専門病院などと比較することも，地域における自院の位置づけを確認することも可能です．

では，あなたの病院・部署・チームにある問題とは何でしょうか．問題とはあるべき姿と現状の間にあるギャップのことを言います．ギャップこそが問題であり，問題を明確にしたうえで解決策を打つことが問題解決です．何が問題かを的確に捉えないと，その後の解決策が的外れになり，問題解決しないばかりか，新たな問題を引き起こすことさえあります．

ツールを活用して，正しく現状を捉えて分析する

ツールを使った組織戦略や部署目標策定の方法を紹介します．

現状を分析するために使用する代表的なツールとしてSWOT（スウォット）分析があります．正しく現状を把握し，問題を抽出して整理し，優先づけすることによって，成功可能性の高い（不確実性を最小限にした）経営戦略や部署目標などを策定すること[1)]が，このツールを使用する目的です．

SWOT分析は，外部環境・内部環境を同時に分析する統合型の現状分析（環境分析）ツールといわれています．取り巻く環境を外部環境・内部環境に分け，それぞれプラス要因とマイナス要因で分類し，整理することで現状を捉えようとします（**表1**）．

SWOT分析を用いることで，表面的で最も関心のある課題に引っぱられることなく，多方面からみた組織の分析ができるようになります．

戦略的な方向性を示す

管理者は，現状把握にとどまるのではなく，問題解決と戦略的な方向性を示すことが求められています．例えば，SWOT分析で明らかにした内部環境の強み・弱みと外部環境の機会・脅威

自院の特徴を知る

同規模の病院，同疾患を対象とした専門病院などと比較し，自院の特徴を明らかにする経営手法にベンチマーキングがあります．

ベンチマーキングとは，企業の経営革新手法で，高い成果を上げている他社のやり方（ベストプラクティス）を学び，自社に取り入れることで，事業や経営戦略を革新することを目的としています．

一般的には，①他社のベストプラクティスを特定し，②他社のプロセスと戦略を自社のものと比較し，③ベストプラクティスを自社に適合する計画を策定し，④ベストプラクティスを取り入れた革新を実行するというプロセスになります．

SWOT分析

SWOTは，S=strength（強み），W=weakness（弱み），O=opportunity（機会），T=threat（脅威）の略．

表 1：SWOT 分析

内部環境	強み（S） 組織にとって優位なこと さらに強化していきたいもの	弱み（W） 組織の問題・課題となっていること 強くしたいもの
	スタッフの年齢に幅がある 専門的教育を受けた看護師がいる 看護補助者と協力体制が築けている 時間外勤務時間が少ない	専門的知識をスタッフ間で共有できていない 再入院率が高い 退院支援への意識と知識の不足
外部環境	機会（O） 組織にとって好ましいもの	脅威（T） 組織にとって好ましくないもの
	緊急入院患者の受け入れがスムーズ 院内・院外で受けられる研修が多い 近隣の医療機関との連携が強化されてきた	クレーム対応事例が増えている 認知症疾患を持つ患者の増加 独居・家族支援のない患者の増加

※仮想病棟の SWOT 分析を作成したものです．

をクロスさせて今後どのような方向へ進むべきかという方向性や課題を抽出・整理[2]（クロス分析）します．そして，取り組むべき優先度を決めます．さらに BSC（バランス・スコアカード）[3] 等のマネジメント・ツールを使用して管理者は戦略の方向性を示していくのです．このように病院組織や部署，チームの戦略を立てることにも活用できます．

ツールはどれも使い方を誤っては意味も効果もありません．専門書で学習し正しく使いこなすことが肝心です．まずは現状を正しく把握することから始めてみましょう．（合澤葉子）

BSC（バランス・スコアカード）

バランス・スコアカードとは，従来の財務指標を中心とした業績評価システムの欠点を補うものであり，戦略・ビジョンを 4 つの視点（財務の視点・顧客の視点・業務プロセスの視点・学習と成長の視点）から業績を評価する手法です．

引用・参考文献

1）深澤優子：SWOT/クロス分析-看護事例で分かる部署目標・戦略策定．p54，日総研出版，2015
2）同上，p73
3）井部俊子ほか編：看護管理学習テキスト第 3 巻．看護マネジメント論．第 2 版，p34-40，日本看護協会出版，2018

092

病院の収支バランスに関心を持ち，削れるコストがないか点検し，協力できることを考えてみよう

なぜここにお金をかけないの？ と嘆く前に 知っておきたい病院の収入と支出

Contents

- うちの病院って儲かっているの？
- 病院は収入をどのように得ているか
- 収入に関連する入院基本料とベッド運用
- 病院の支出にはどのようなものがあるか
- 病院経営を黒字にして理想とする職場環境を

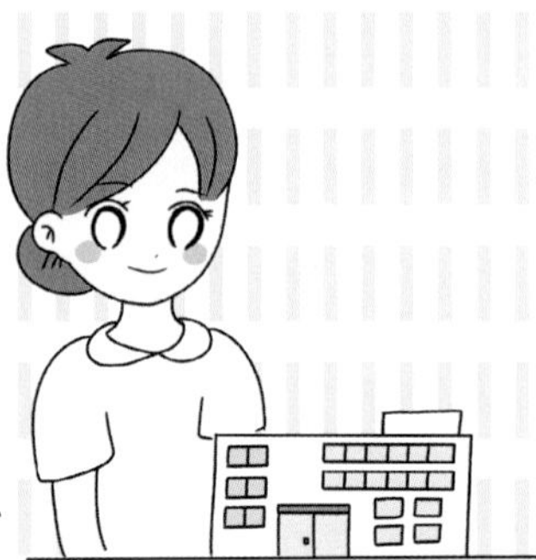

「うちの病院の備品って旧式の物が多くて使いにくいのよね」

「どうして最新式の便利な物を使わないのかしら」などと思うことがありませんか．

看護用品や医療機器も年々進化し，便利な物が次々と登場してきますが，値段を見てびっくりすることも．**よその病院では最新式の設備を導入しているのに，どうしてうちはそこにお金をかけないの？** と，納得いかないこともあるでしょう．

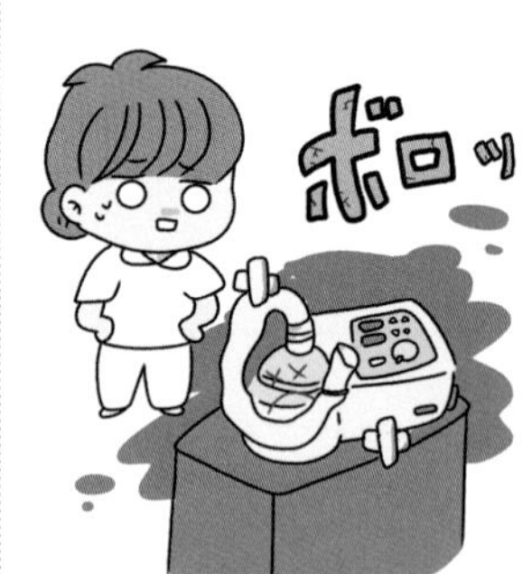

うちの病院って儲かっているの？

普段は聞きにくい病院のお金の話です．「儲かっている？」と聞くと，あまりよいイメージを持たないかもしれませんが，言葉を変えると病院が本来の使命である医業を行い，「利益を上げている」ということです．

しかし，**今の時代，病院が黒字を出すことは容易ではなく，実に約7割の病院が赤字経営になっています**[1]．なぜ，赤字の病

院と黒字の病院が出てくるのでしょうか.

病院は収入をどのように得ているか

入院や外来の患者が多いと収入が上がりそうですね. しかし, 病院の収入はそれだけではありません. 主に①入院収入, ②外来収入, ③室料差額収入, ④その他の医業収入に分けられます[2].

入院収入と外来収入は, 患者から直接いただく治療費の自己負担金 (1～3 割) と保険者から支払われる診療報酬になります. 室料差額収入は特別室などの差額ベッド代, その他の医業収入には, 診断書などが含まれます. 中でも入院による収入割合が全体の約 6 割を占めています.

収入に関連する入院基本料とベッド運用

収入を増やすには, 病院収入の柱である入院収入を増やす必要があります. 看護に関連する収入では, 入院医療体制を評価する入院基本料があります.

入院基本料は, 病院・病棟の機能, 看護職員配置, 看護師比率, 平均在院日数, 重症度, 医療・看護必要度などの基準により決められており, より高い基準を取得すると診療報酬も高くなります.

入院収入を増やすには, 新規の入院患者をできる限り受け入れ, 計画的に退院調整を行い平均在院日数短縮に努めるなど, 効果的な医療の提供と効率的な入院ベッドの運用が求められます.

病院の支出にはどのようなものがあるか

病院の支出には, 給与費, 材料費 (医薬品や診療材料費等), 委託費 (保守管理委託費や寝具委託費等), 設備関係費, 研究研修費, 経費 (水道光熱費, 広告費など) などがあります. 中でも**支出に占める割合は給与費が最も高く, 一般的には病院収入の50%前後が理想**だと言われています[3].

病院収入を左右する診療報酬

病院が診療行為を行うと公的医療保険から対価が支払われます. これが診療報酬です. 診療報酬とは, 技術やサービスの評価である医科診療報酬・歯科診療報酬・調剤報酬と, 物の評価である薬価・材料価格に分けられます.

診療行為の範囲や点数は診療報酬点数表で定められています. 診療報酬は 2 年に 1 回見直され (診療報酬改定), これまでと同じ医療行為を行っていても点数が下がることもあれば, 上がることもあります.

診療報酬は病院の収入に直結するため, 診療報酬改定により「何が新設されるのか」「施設基準のどこが変更されるのか」という情報を収集するなど, 診療報酬の動向に注視することが必要です.

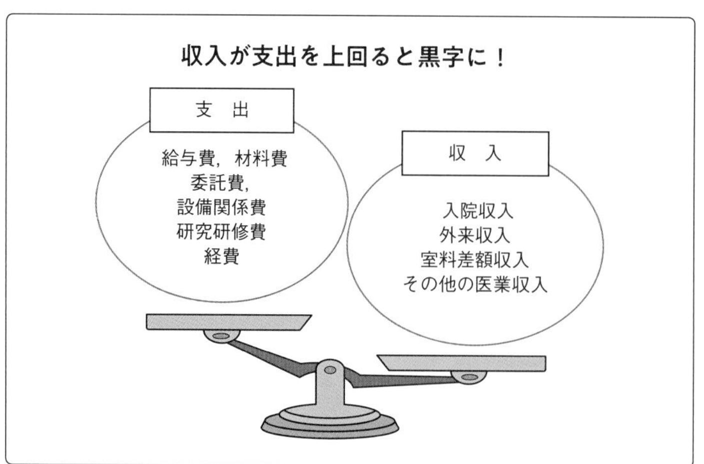

図 1：病院の収入と支出のバランス

医療を行うには医薬品や診療材料が必要ですし，働く人材は最も重要です．人件費が高いからと給与を下げたり，職員を減らしたりすることは容易ではありません．支出を抑えるには，診療材料などの無駄を省き，備品も長く使えるように丁寧に扱うなどの意識が必要です．

病院経営を黒字にして理想とする職場環境を

病院の収入が支出を上回っていれば利益が出ますし，その逆だと赤字になります（図 1）．

利益が出なければ，設備にお金をかけたり，それこそ職員を増やしたり，給与を上げることもままなりません．利益を上げるには，収入を増やし，支出を減らすための努力が必要です．看護職も病院の経営状況に関心を持ち，積極的に削れるコストがないか点検し，協力できることを考えてみましょう．（津嘉山みどり）

引用・参考文献

1）全国公私病院連盟：平成 28 年病院運営実態分析調査の概要（平成 28 年 6 月調査），2017 https://www.hospital.or.jp/pdf/06_20170306_01.pdf より 2021 年 4 月 5 日検索
2）海江田鉄男：はじめて学ぶ病院経営のしくみ―第 8 回病院全体の収入だけではなく，個人の給与も上げるには……．smart nurse 12（11）：63-66，2010
3）海江田鉄男：はじめて学ぶ病院経営のしくみ―第 4 回わかりにくい病院経費の内訳がわかる！．smart nurse 12（7）：63-66，2010
4）久保田巧：経営数字に強くなる！はじめの一歩の基礎知識．Nursing BUSINESS 11（6）：14-21，2017

093 監査は医療の質を高めるための活動とポジティブに捉えよう

外の目でよりよい病院に
～監査って何？ と聞かれたら～

Contents

- 監査とは何か
- 監査をするのは何のため
- 医療監視と適時調査の違いを知っていますか
- 病院機能評価は医療の質を評価
- 監査をポジティブに捉えて質を高めよう

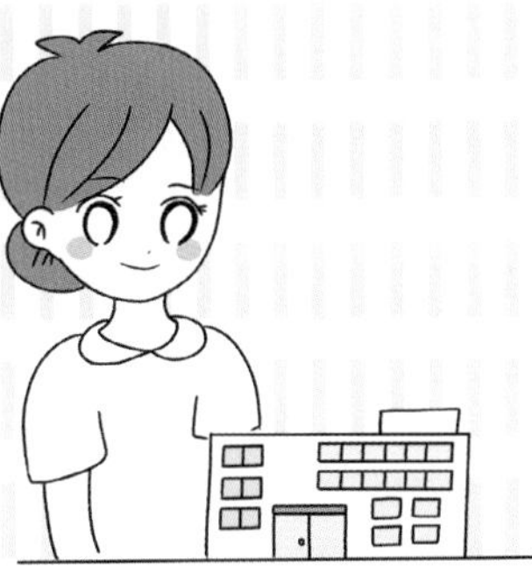

監査とは何か

「明日は監査の日だからたいへんだ」と師長さんがバタバタしていることはありませんか．監査というと外部の検査員のチェックを受ける印象がありますが，そもそも監査とは何でしょうか．

監査には「監督し検査すること」という意味があります[1)]．基準や規定などに照らし合わせて，それに合致しているかを点検します．「不適切だった」という不適合の判断だけでなく，「基準通りに行われている」という質の保証にもなります．では，病院では何を監査するのでしょうか．

監査をするのは何のため

病院の監査は医療の質の監査です．医療の質は，看護記録の質，看護ケアの質，診療の質，医療安全や感染対策の質，患者満足度など多岐にわたるため，それぞれの分野におけるチェックポイントを理解しておく必要があります.

医療監視と適時調査の違いを知っていますか

ところで**「医療監視」と「適時調査」の違い**をご存知でしょうか.「監査」という言葉で,両者が混同されていることがあります.両者を比較し**表1**にまとめてみました.

どちらも病院が適切に運営を行うために必要な基準・規定に基づいて監査されますが,**適時調査で診療報酬の届出要件を満たしていないと診療報酬の返還**が求められます.特に看護では,入院基本料関係が重要です.看護師の配置人数や夜勤時間数などの勤務実績がわかる資料等を提出し,基準を満たしていることが確認されます.

病院機能評価は医療の質を評価

病院は安全で安心な質の高い医療を提供するために日々取り組んでいます.**病院機能評価は,組織の運営体制や提供している医療が第三者の目で評価**を受け,改善点を見出し,さらなる医療の質の向上を目指すものです.

評価項目は,**表2**の対象領域に分かれており,安全管理,感

病院の第三者評価

病院の第三者評価システムには,公益財団法人 日本医療機能評価機構が行っている病院機能評価のほかに,医療の質と安全に関する国際学会(International Society for Quality in Health Care:ISQua)が実施する国際第三者評価(International Accreditation Programme:IAP),Joint Commission International(JCI)による第三者評価があります.

患者の視点から医療サービスを評価する「病院利用者による医療従事者および医療システム評価」(Hospital Consumer Assessment of Healthcare Providers and Systems:HCAHPS)が米国では普及してきており,これを取り入れるわが国の病院も増えつつあります.HCAHPSは,米国政府が開発した統一的な患者評価指標で,患者経験価値(patient experience:PX)を基に医療サービスの質を評価します.

表1:医療監視(立入検査)と適時調査の比較

	医療監視(立入検査)	適時調査
実施主体	保健所	地方厚生局
監査目的	医療法第25条第1項に基づき,病院が規定された人員及び構造設備を有し,安全管理体制や感染対策,職員の健康管理,医薬品等の管理,設備・管理の維持を適切に行っているかどうかを検査する.	診療報酬支払に関わる種々の施設基準の届出に対し,入院基本料などの基本診療料から医学管理・検査・処置・手術などのすべての届出要件を満たしているかを検査する.
頻度	年に1回	2年に1回または3年に1回
調査後の措置	口頭による改善指導,文書による改善指導・指示	施設基準を満たさない請求は,指導・監査処分を受け,返還金が生じる.

文献2),3)を参考に筆者作成

表 2：病院機能評価の評価対象領域

第 1 領域	患者中心の医療の推進	病院組織の基本的な姿勢 患者の安全確保等に向けた病院組織の検討内容，意思決定
第 2 領域	良質な医療の実践 1	病院組織として決定された事項の，診療・ケアにおける確実で安全な実践
第 3 領域	良質な医療の実践 2	確実で安全な診療・ケアを実践するうえで求められる機能の各部門における発揮
第 4 領域	理念達成に向けた組織運営	良質な医療を実践するうえで基盤となる病院組織の運営・管理状況

文献 4）を参考に作成

染管理，医療提供のケアプロセス，組織の運営体制などにかかわる内容になっています．

病院機能評価を受けることは義務ではありませんが，一定の水準を満たした病院は「認定病院」となるため，質の保証がなされます．**第三者評価を受けることで，自分たちが気づかなかった改善点に気づき，取り組むことのできることがメリット**です．

監査をポジティブに捉えて質を高めよう

第三者による外部監査もあれば，自分たちで行う内部監査もあります．日常から自分たちの目で監査をすることは質の向上につながります．**監査は質を高めるための活動とポジティブに捉え，積極的に取り入れたい**ものです．（津嘉山みどり）

引用・参考文献

1）広辞苑 WEB 辞書：https://sakura-paris.org/dict/ より 2022 年 5 月 1 日検索
2）厚生労働省医政局．医療法第 25 条第 1 項の規定に基づく立ち入り検査要綱 https://www.pref.okayama.jp/hoken/hohuku/tuuchi/iryouiji121015-03.pdf より 2022 年 5 月 1 日検索
3）厚生労働省保健局医療課医療指導管理室：適時調査実施要領 https://www.mhlw.go.jp/seisakunitsuite/bunya/kenkou_iryou/iryouhoken/dl/chousa_01-1.pdf より 2022 年 5 月 1 日検索
4）日本病院医療機能評価機構：病院機能評価事業 https://www.jq-hyouka.jcqhc.or.jp/accreditation/outline/hospital_type/ より 2022 年 5 月 1 日検索

094

年功賃金が見直される将来を見据え
能力やスキルを常に高めてゆこう

看護師の給与の大解剖：基本給，昇給，退職金 —あなたの知らない給与規定の世界

Contents

■看護師の給与は，能力主義賃金？ 成果主義賃金？

■わが国の多くの病院の看護師給与は，年功賃金

■欧米の多くは，職務給

■年功賃金の問題点と将来の方向性：脱年功化へ

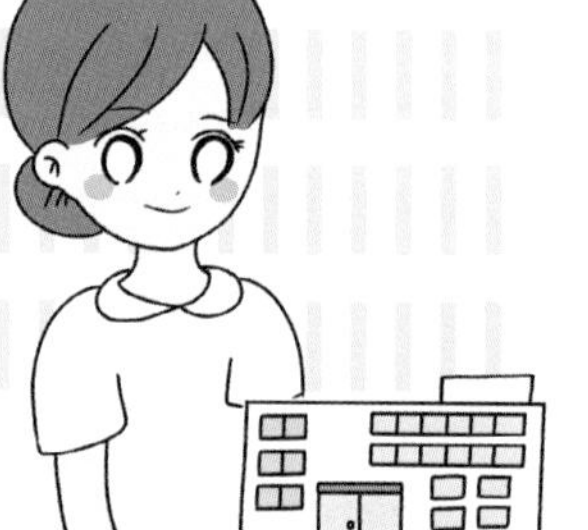

看護師の給与は，能力主義賃金？ 成果主義賃金？

病院組織の運営にとって，**もっともお金がかかるのは多様な医療専門職を雇うために支払う費用，つまり人件費**です．とりわけ多くの人手が必要な看護師の人件費は多額なものとなります．

さて，看護師の賃金はどのような要素によって決まるのでしょうか．もし，純粋に能力によって賃金が決定されるとしたら，能力主義賃金です．専門職としての成果によって賃金が決まるのならば，成果主義賃金です．看護師は，能力アップのために実にさまざまな継続教育を受け，日進月歩の医療技術にキャッチアップするために，生涯教育を受け，また認定看護師，専門看護師制度によって専門領域の能力アップに余念がありません．また，近年，看護業務を遂行することによってアウトカム（成果）が求められつつあります．

わが国の多くの病院の看護師給与は，年齢・年功賃金

このような時代の潮流を鑑みれば，看護師の賃金は能力主義賃金か成果主義賃金，あるいはそれらのミックスになる必然性があります．ところが**実態は大きく異なります**．**圧倒的多数の医療機関では伝統的に，能力でも成果でもなく，年功（在職年数と年齢）に対して賃金を支払って**

います．これを年功賃金といいます．

年功賃金では，**図 1** のように，新卒で病院に採用されると無条件で最低賃金から出発して，年功とともに徐々に上がってゆき（ただし，上がり幅は少ない），熟年になると上がり幅は抑制され，定年時に退職金が支払われ，めでたく退職となります．

欧米の多くは，職務給

さて，欧米の病院の賃金体系を示したものが図 2 です．**一般的にクリニカルラダーごとに賃金レンジが設定されています**．クリニカルラダーで定義される職務内容，役割，職務を遂行するために必要な専門的能力，そして，職務に対する熟練度によって賃金が決定されるので，このような賃金支払い方式を職務給といいます．年齢を基準にして賃金を決定することは違法行為となります．

年功賃金の問題点と将来の方向性：脱年功化へ

いずれにせよ，日本では，看護師にとって，能力開発や成果を追い求めることが重要であるとさかんに喧伝（けんでん）されているにもかかわらず，**こと賃金に関しては，能力や成果以上に，年齢と年功が重視されています**．

その背後にあるものとして，年齢と能力の関係を解剖して見

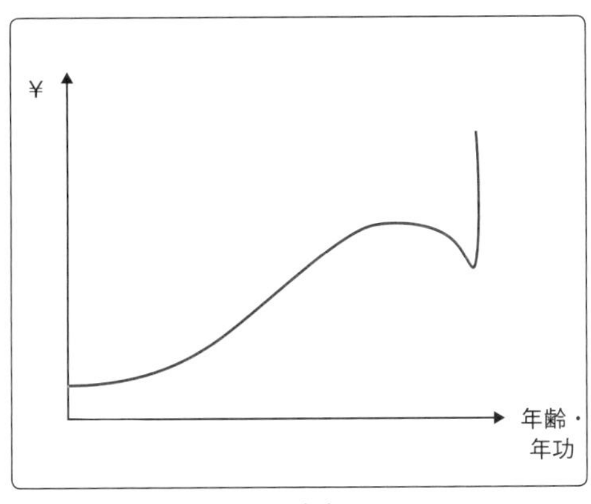

図 1：年齢・年功賃金

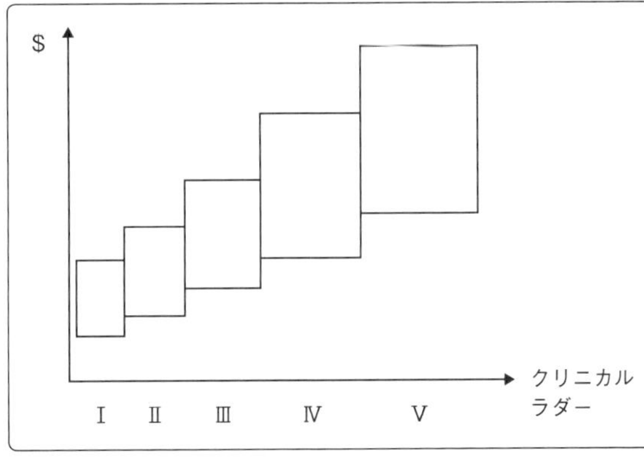

図 2：職務給

てみましょう．一般的に若年のうちは，年齢を重ねるとともに，あるいは勤続年数が増えるに従い，ある程度，職務習熟が進んでゆきます．ところが，28歳くらい以降は，デキる人はおおいに伸びますが，デキない人はあまり伸びません．いわゆる能力の格差が拡がってきます（**図3**）．

すると，一生懸命働いて，能力アップにも熱心，成果が大きい人ほど年功賃金では報われず，相対的に低い能力で成果も小さい人が自動的に救済されて報われる，ということになってしまいます．この背後にあるカラクリが年功賃金です．

相対的に若くて能力が高く成果が大きい人材に冷たく，逆に，年老いて能力が低く成果も少ない人材を暗黙的に守る賃金体系が年功賃金ということになります．

さて，年々看護部門で働く看護師の平均年齢は伸びつつあります．簡単にいえば，**高齢化する看護師の賃金体系を年功賃金のまま維持してゆくのは困難なので，遅ればせながら，看護師の賃金に少しずつ能力主義や成果主義の要素が導入されつつあり**ます．

したがって，今後キャリアを伸ばしてゆく際には，徐々に脱年齢化，年功化せざるをえない**看護師の賃金体系にフィットさせるために，能力やスキルを常に高めてゆく必要がある**でしょう．

（松下博宣）

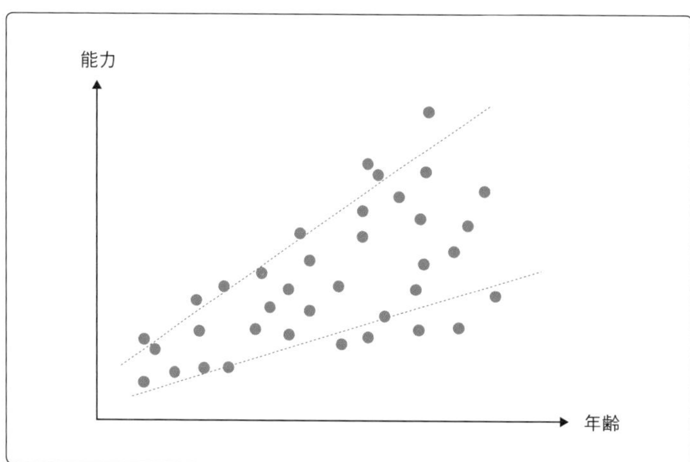

図3：能力と年齢の相関

095 看護管理者の持つ視点やパワーを活用して，働きやすい職場を作っていこう

看護管理者（師長・副部長・部長）って何する人？ もっと話して味方につけよう

Contents

- ■看護管理者の役割
- ■看護管理には看護職みんながかかわっている
- ■倫理的な問題にも看護管理上の問題が関連している!？
- ■スタッフも管理者も悩んでいる! ならばもっと話をしてみよう

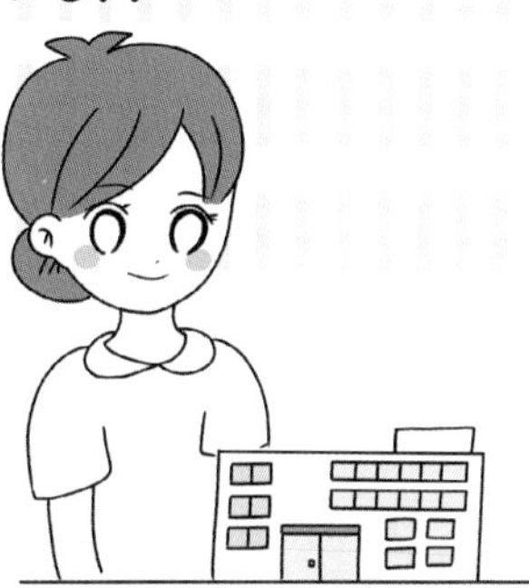

看護管理者の役割

看護管理者の職位名称や位置づけは，医療機関により異なることがあります．本項では一般的な例を示します．

看護部長は，看護部門のトップであり，経営陣の一角を担う存在です．看護部長が副院長を兼任している組織も増えてきています．看護部の理念や目標を全職員と共有し，その実現に向けてさまざまなマネジメントを行うことが大きな役割です．看護部の人事採用計画や業務計画，予算案などを策定し，病院長や事務長と交渉を行うなど，包括的なマネジメント能力が問われる役職です．**看護部長をサポートする副看護部長が置かれることもあります**．

看護師長は，病棟など各部門の責任者であり，現場と経営陣をつなぐパイプ役です．看護の対象者のニーズを満たすことを目的とした部門目標達成のため，管理単位を導く役割があります．スタッフへの教育を通して看護レベルを底上げすること，医療事

故の予防・再発防止策を導入すること，目標の達成度を評価すること，勤務表の作成や管理を行うことも，一般的には師長の役割です．

看護管理には看護職みんながかかわっている

では，看護管理とは看護管理者だけが行うものなのでしょうか．看護管理とは「患者にケア，治療，そして安楽を与えるための看護スタッフメンバーによる仕事の過程」[1)] です．この仕事の過程とは，1人1人の看護実践の総体です．

看護は看護職同士，多職種との協働などチームでのケアも必要になります．よりよい看護を提供するために看護管理者は「計画し，組織化し，指示を与え入手できる財政的・物質的・人的支援を統制する」[2)] 役割を担います．このようにして考えられた仕組みは，看護管理者だけでなく，すべての看護職がかかわりを持つものといえます．

倫理的な問題にも看護管理上の問題が関連している!?

看護師1人1人が患者や家族に対してよいケアを提供したい

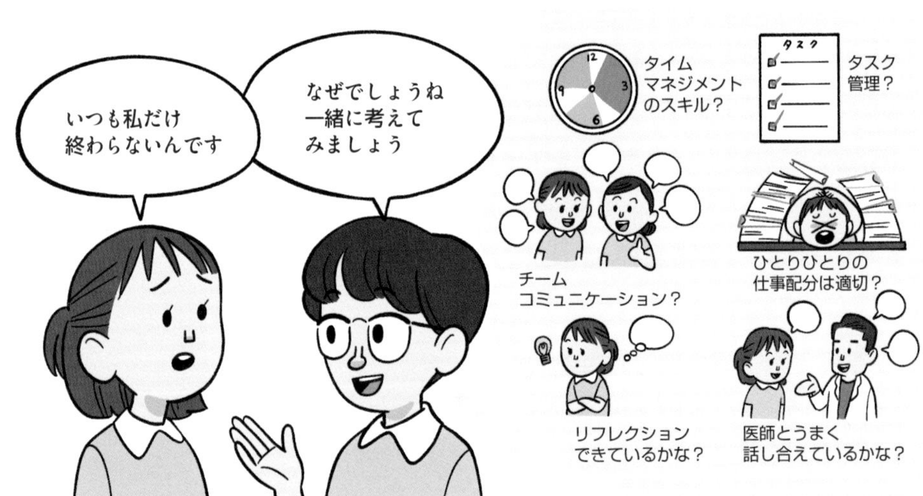
いつも私だけ
終わらないんです
なぜでしょうね
一緒に考えて
みましょう
タイム
マネジメント
のスキル？
タスク
タスク
管理？
チーム
コミュニケーション？
ひとりひとりの
仕事配分は適切？
リフレクション
できているかな？
医師とうまく
話し合えているかな？

と思っても，さまざまな問題によりそれを阻んでしまうこともあります．例えば，同僚の能力や士気の低さ，人員不足状況，乏しい医療資源，医師と看護師あるいは管理者とスタッフ，先輩と後輩の間のパワーバランス，組織の風土[3]などが挙げられます．

臨床場面において倫理的な問題に悩むとき，それは身を置く環境そのものが，倫理的かどうかが関連しているといわれています．個人的問題に起因するものもあれば，むしろ組織的・制度的・社会的問題や人間関係から生じる問題[4]も多いのです．このように**看護師が感じる倫理的問題を含む場面には，看護管理上の問題も関連**しているといえます．

スタッフも管理者も悩んでいる! ならばもっと話をしてみよう

ある調査[5]では，スタッフナースと管理者のどちらも，経済的状況によって質の高いケアが提供できないこと，看護専門職の規準に一致した質の高いサービスが提供できないことなど，**看護管理上の問題を含む倫理的問題を感じている**ことが明らかになっています．つまり，スタッフナースも看護管理者も質の高いサービスを提供するために，解決することが困難な倫理的ジレンマを抱いているということです．

解決のためには，問題意識を言葉にすること，いろいろな立場から物事を見て，何がケアの対象者にとってよいのか，働く人々にとってよいのか，皆で考え抜くしかありません．ぜひ看護管理者の持つ視点やパワーを活用してください．働きやすい職場は皆でつくるものであるといえます．（合澤葉子）

引用・参考文献

1）Gillies, D：看護管理-システムアプローチ（矢野正子訳）．p1，HBJ 出版局，1986
2）同上，p1
3）鶴若麻理：臨床のジレンマ 30 事例を解決に導く看護管理と倫理の考え方．p10，学研メディカル秀潤社，2014
4）同上，p10
5）Cooper RW et al：Key ethical issues encountered in healthcare organizations-The perceptions of staff nurses and nurse leaders. Journal of Nursing Administration 34（3）：149-156, 2004

096 情報収集・データ収集によって問題を数値化・言語化して働きやすい職場を作っていこう

管理者を動かすための極意
―データ収集とプレゼンで上司をくどく

Contents

- ■まず！ 情報収集・データ収集，そして数値化
- ■管理者を巻き込む方略
- ■実施時のコツ：反対する人は必ずいる！
  困ったときには管理者の支援と苦情窓口の統一
- ■数値の出ない結果は言語化して広めていく

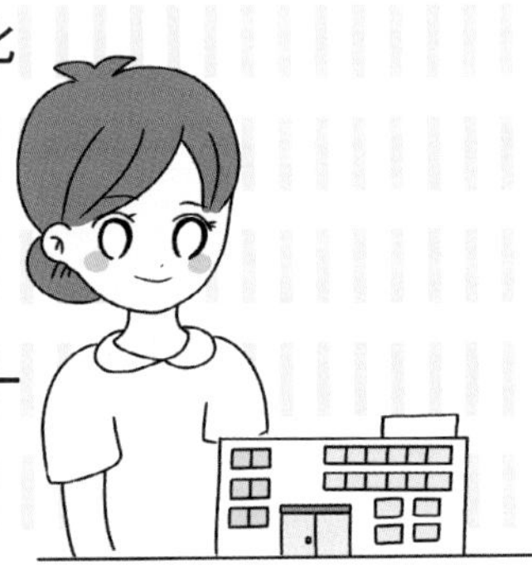

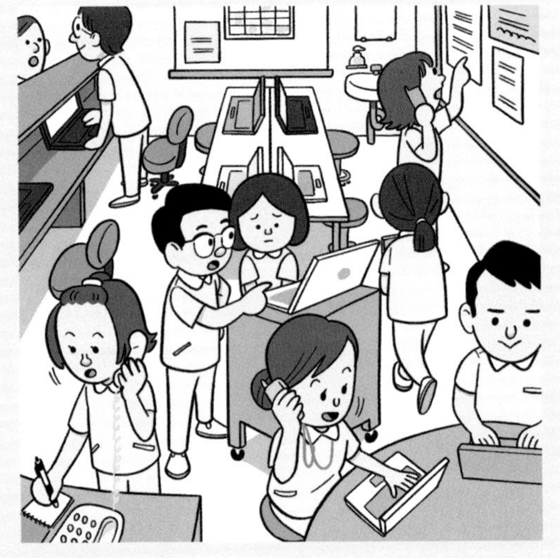

小山さん（仮名）は心臓カテーテル検査（以下，検査）を主に担当する混合病棟に勤務しています．検査は8件/日程度，検査時間は短い人で15分程度，長い場合は数時間かかり，搬送する患者の出入りが多くなります．日勤看護師は他の患者を受け持ちながらオンコールで呼ばれ戻ってくる患者の対応をします．そのため，1日のケア計画は予定通りに進まず，残業になることが日常茶飯事です．

この殺伐とした状況を小山さんは，「検査日の看護師はいら立ちが強くコミュニケーションがとりづらいこと」と，「検査への対応が最優先となるため，その他の療養指導等の看護ケアが中断されることが多い」と思い，業務改善の必要があるのではないかと感じていました．

以上のように，日々働く中で「何とかしたい」と思うことありませんか．本項では業務改善の事例を通して，「管理者を巻き込み改善する極意」について考えていきます．

まず! 情報収集・データ収集，そして数値化

1 「これは問題だ．解決したい」と思ったらまずは周囲の人に聞いて問題の事柄を見直そう

「これは問題だ！」と騒いでも誰も改善してくれません．また，検査が多いことが原因だからといって「検査数を減らす」，いわゆる問題を「なくす」ことはできません．周囲との対話から**「問題だと思っているのは自分だけなのか」など情報収集をしてみましょう**．もしかすると，そのまま解決するかもしれません．

次に「解決したら何ができるようになるのか」を明確にするために，**日々の何気ない業務にかかる時間や人数など振り返ってみましょう**．問題の事柄を分析する第一歩になります．

2 数値にできることは数値にする

対話により問題を抽出したらそれが病棟全体の問題なのか，アンケートなどでデータ収集を行い，数値化してみましょう．業務にかかる時間や勤務中にサポートが必要だと思う内容，業務中のいら立ちの有無などの感情にも目を向けましょう．

病棟業務は作り上げられた歴史があり，業務改善に失敗した経験は大きな弊害になります．しかし，入院患者の背景や治療内容は常に変化し，病棟業務も変化が求められます．

変化する組織には，自分たちの思い込みを捨て，状況を捉え直すことで新たな思考に基づき踏み出す力を持つと同時に継続的に学ぶ環境が必要です[1)]．なんらかの結果から**改善を希望している「今」があることが明らかとなったら，改善の必要性について文書を作成し，管理者や周囲の理解を得ていきましょう**．

管理者を巻き込む方略

1 管理者を味方につけるためには相手について知っておこう

「管理者だから問題には気づいているはず」と思いがちですが，看護観が看護師ごとに異なるように，**看護管理観も十人十色**です．管理者の人柄や看護観，看護管理観について，日々の会話に関心を持ち管理者のことをよく知っておきましょう．

2 管理者との「対話」を大切にする．「知ってもらう」ための報告はこまめに！

問題を感じたとき，管理者はどのように分析しているのか聞いてみましょう．「どうしたらよいですか」と質問するのではなく，**「この現状をどのように見ていますか」と聞いてみてください**．管理者の考えや感情も聞くことができるかもしれませんよ．

病棟全体の取り組みを行うときは，日常会話のように管理者に報告しましょう．管理者が「知っている」ということが重要です．**支援を求めるときは文書にして「報告する」姿勢を見せるとさらに効果的**です．

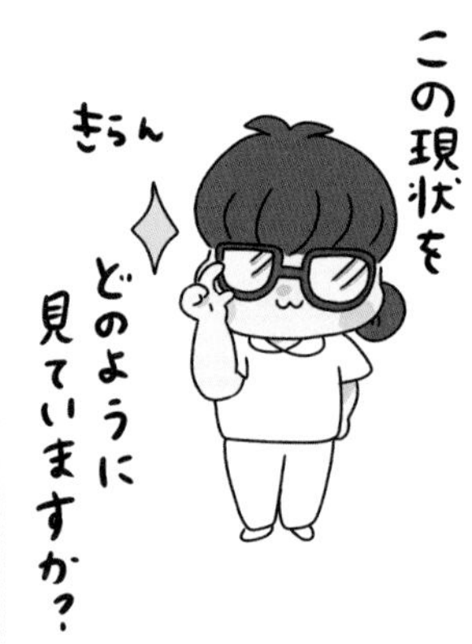

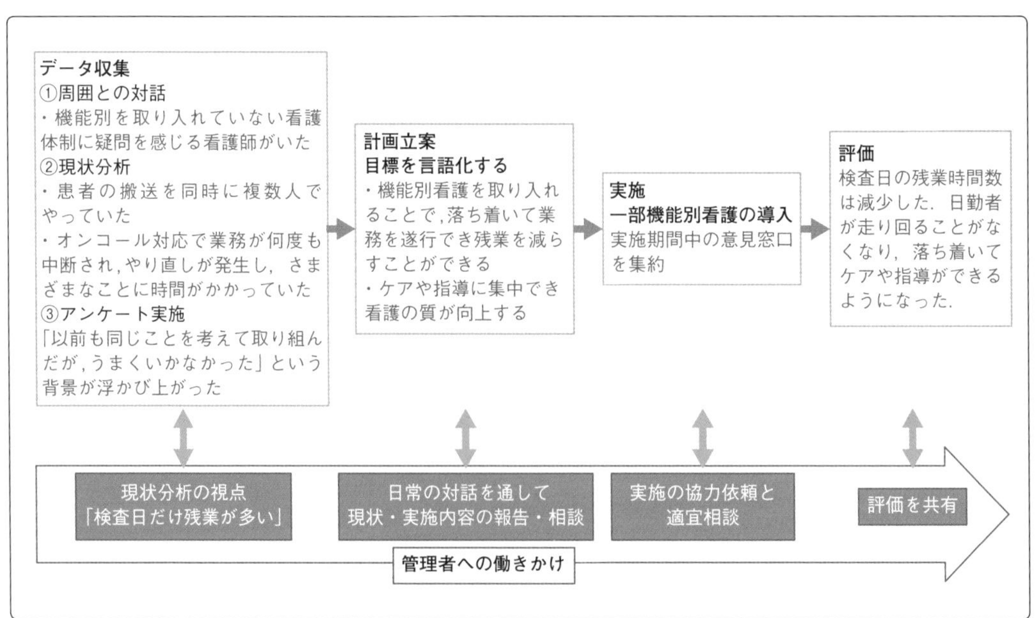

データ収集
①周囲との対話
・機能別を取り入れていない看護体制に疑問を感じる看護師がいた
②現状分析
・患者の搬送を同時に複数人でやっていた
・オンコール対応で業務が何度も中断され，やり直しが発生し，さまざまなことに時間がかかっていた
③アンケート実施
「以前も同じことを考えて取り組んだが，うまくいかなかった」という背景が浮かび上がった
計画立案
目標を言語化する
・機能別看護を取り入れることで，落ち着いて業務を遂行でき残業を減らすことができる
・ケアや指導に集中でき看護の質が向上する
実施
一部機能別看護の導入
実施期間中の意見窓口を集約
評価
検査日の残業時間数は減少した．日勤者が走り回ることがなくなり，落ち着いてケアや指導ができるようになった．
現状分析の視点
「検査日だけ残業が多い」
日常の対話を通して
現状・実施内容の報告・相談
実施の協力依頼と
適宜相談
評価を共有
管理者への働きかけ

図 1：事例におけるプロセスと管理者への働きかけの実際

3 プレゼンテーションには管理者の分析を含めておく

実施計画を立案したら，まずは管理者に伝え支援を依頼してから病棟全体へのプレゼンテーションを行いましょう．**その時には，管理者の問題意識を改善内容に含めると問題意識の共有化ができます．**

実施時のコツ：反対する人は必ずいる！ 困ったときには管理者の支援と苦情窓口の統一

新しいことを始める時に，全員の賛同を得て進んでいくことは難しいものです．変化することに不安を感じ，反対意見を挙げる人もいます．

しかし，苦労して決めた方略を周囲から言われるたびに変更すると評価が難しくなります．意見を聞く窓口を決め，決めた方略は一定期間続けましょう．

数値の出ない結果は言語化して広めていく

結果を数値化することは大切ですが，数値で出せる結果は意外と少ないものです．**余裕があり協力体制を組み業務が遂行できる環境を作り出せたことは，「働きやすい職場」となったことに他なりません．**

数値にならない結果は意図的に言語化することで，「できたことを承認する」環境を醸成させます．そして，ものごとを変革するには時間がかかります．必要な時には焦らずじっくりと時間をかけることも覚悟しておきましょう．（伊藤麻紀）

引用・参考文献

1）手島恵：主体性を高めチームを活性化する看護のためのポジティブ・マネジメント．第2版，p2-63，医学書院，2018

改善とカイゼン

改善は，作業の見直し活動であり，トヨタ自動車の改善活動は世界的に有名で，海外でもそのままKaizenと表記・表現されています．

漢字の改善は，よい状態に改めることを意味しますが，Kaizenをカタカナ表記したカイゼンは，現状に満足しないで，問題に気づきよりよい状態へ変化し続けること，持続的な改善の意味合いが強いとされています．

097 法定福利厚生と法定外福利厚生の仕組みと種類をよく知っておこう

上手に使おう「休暇や制度」：福利厚生制度

Contents

- ■福利厚生制度とは ■社宅・住宅手当
- ■院内保育所 ■キャリアアップ支援
- ■専門職によるメンタルサポート
- ■財形貯蓄，一時金 ■有給休暇

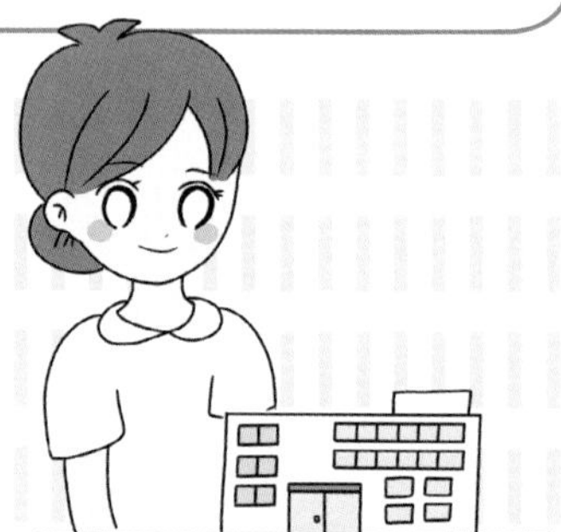

福利厚生制度とは

福利厚生制度とは，賃金や賞与などの基本的労働条件とは別に，医療機関や企業が従業員やその家族の生活を支え，より快適に生活できるように用意するものです．そうすることが，従業員の生産性を高め，医療機関の持続的発展に寄与すると考えられています．**法定福利厚生と法定外福利厚生の2つに分けられます**．

1 法定福利厚生

法定福利厚生は，文字通り，法によって定められた福利厚生です．医療機関が費用を負担して従業員に提供しなければならないと法律が定めているものです．たとえば，社会保険（雇用保険，健康保険，介護保険，労災保険，厚生年金保険）と子ども・子育て拠出金などが該当します．

2 法定外福利厚生

医療機関は福利厚生として法定福利厚生だけでなく，追加の

子ども・子育て拠出金

子ども・子育て拠出金は，以前は「児童手当拠出金」の名称でしたが，2015年に名称変更になりました．児童手当や子育て支援事業，仕事と子育ての両立支援事業などに充てられている税金で，雇用者側が全額負担するものです．

プラス・アルファも提供しています．この追加部分を法によって定められる範囲の外にあるので，「法定外福利厚生」といいます．

法定福利厚生はどの病院でも加入が法的に義務づけられているので，際立った差はありません．しかし，**法定外福利厚生は，病院が，立地条件，財務状況，競合との関係を含む人事戦略の工夫で自由度が高い制度設計が可能となるので，医療機関によって，その内容は大きく異なります**．よって，以下は法定外福利厚生のなかでも看護師を対象としたものを解説します．

社宅・住宅手当

住宅手当とは，賃貸物件の家賃や持ち家の住宅ローンの一部を，病院が負担する法定外福利厚生制度です．自己負担の割合や金額は病院により異なります．

病院が社宅や寮を所有したり，賃貸したりして借り受けて運用する場合，従業員に「お得感」を実感してもらうために，通常，周囲の賃貸物件より大幅に安い家賃を設定しています．

院内保育所

院内保育所とは，病院内や至近の場所に設けられた保育施設に看護師が自分の子どもを預けることができる法定外福利厚生です．一般的には近隣の保育園よりも料金が安く設定されています．

また，交代勤務に合わせるため，24 時間体制で運営している場合もあります．夜勤にも対応しやすいため，仕事と育児を両立したいというワークライフバランスを実現したい看護師にとっては利用価値がある制度でしょう．

キャリアアップ支援

キャリアアップ支援とは，学会参加の費用，認定・専門看護師の資格取得支援，大学院進学，留学の支援に関する法定外福利厚生です．

看護師のキャリアアップには，多くのお金や時間がかかりま

就業規則

就業規則は，会社あるいは病院で雇用主と労働者の間で，労働時間や休日，賃金支払い，従業員の健康に関する事項など働くルールを定めたものです．労働基準法の規定により，所轄の労働基準監督署長に届け出なければなりません．労働基準法は，労働関係の基本原則や，労働条件の最低基準についてなど，労働に関する規制を定めた法律です．就業規則がない，性別による差別，法定労働時間を超えた労働，休憩がない，休日がない，有給休暇が取得できないなどは，労働基準法違反となります．

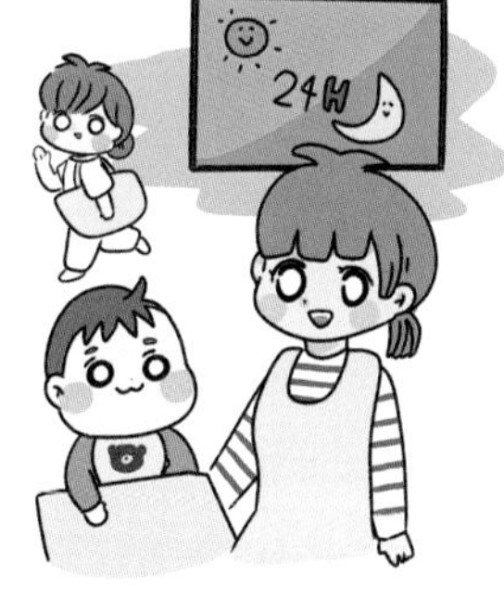

す．ただし，キャリアアップ支援は勤めている病院に対して長期的に働いて，貢献することが前提です．

専門職によるメンタルサポート

ストレスが多い職場では，メンタル問題を抱える看護師は多いものです．

メンタル問題は生産性の低下や，医療安全や質の低下にもつながるので，病院としても近年強化しているサポートです．

財形貯蓄，一時金

財形貯蓄とは，毎月決まって支給される賃金から天引きされて，貯蓄ができる福利厚生や，結婚，出産祝い金などがあります．医療機関によっては，「祝い金」や「祝儀」を出すところがあります．結婚や出産に伴い，一時金が支給される法定外福利厚生です．

有給休暇

会社や病院における１年間の休日数の合計を年間休日数といいます．有給休暇，つまり，労働が免除された日であるにもかかわらず，給料が出る休暇は労働基準法によって定められた法定休暇となります．**年５日以上取得させることが義務化**されています．

法定休暇のほかにも，法定外休暇として，夏季休暇，年末年始休暇，バースデー休暇，結婚休暇などが看護師を対象とする就業規則により「休日」として定められている場合，これらも年間休日に含まれます．

上司がなんと言おうとも，有給休暇は職員の希望期日に取得させることが原則です．したがって，取得制限（申請却下）は労働基準法違反となります．とはいえ，多忙を極める臨床現場．例えば，年度初めに上司と相談して各人の有給休暇取得計画表を作り，取得しやすいコミュニケーションを図るなど工夫が必要です．（松下博宣）

098 労災保険は，公私の区別が大事．業務上の事由や通勤に伴うものであったかで判定されることを知っておこう

働くあなたを守り支える 労災保険と各種補償

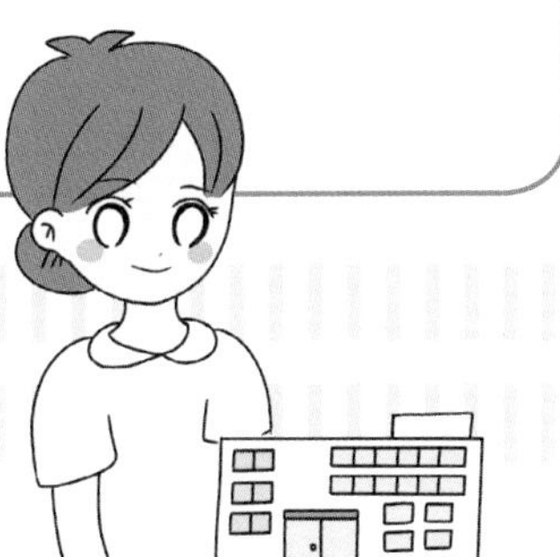

Contents

- 労働者が守られる保証の範囲
- 労災保険は業務と通勤にかかわる補償

労働者が守られる保証の範囲

労働者に該当する人は，労働保険によって就労上の不利益から守られています．

労働保険は労働者災害補償保険（一般に「労災保険」といいます）と雇用保険とを総称したものです．

労働者とは，「職業の種類を問わず，事業に使用される者で，賃金を支払われる者」であり，アルバイトやパートタイマーなどの雇用形態に関係ありません．病院職員であれば，病院（大学病院は大学），派遣職員は派遣業者が雇用主となり対応します．

就労上の不利益から労働者を守る補償制度であり，補償の適用に際しては公私の区分がポイントです．**制度による補償範囲を理解し，安心安全に働きましょう**．

労災保険は業務と通勤にかかわる補償

労働者の業務上の事由または通勤による労働者の傷病などに対して必要な保険給付を行い，併せて被災労働者の社会復帰の促進などの事業を行う制度です．その費用は，原則として事業主の

負担する保険料によってまかなわれています．

1 業務上の負傷，疾病，障害，死亡の補償（業務災害の補償）範囲

①業務上の負傷であること

- 所定労働時間内や残業時間内に職場内において業務に従事している場合（事業主の支配・管理下で業務に従事している場合）
- 昼休みや就業時間前後に職場施設内にいる場合（事業主の支配・管理下にあるが業務に従事していない場合）
- 出張等で職場外の業務に従事している場合（事業主の支配にあるが，管理下を離れて業務に従事している場合）

②業務上の疾病であること

- 労働の場に有害因子が存在し，当該健康障害を起こすのに足りる曝露があったことが医学的に妥当な経緯によって説明できる疾病をいいます．有害因子には物理的な物質によるものから，精神的因子までを含みます．

③補償の内容

補償される給付は，現物支給と給付金の２種類です．

給付金は，給付基礎日額をもとに算定され，個人によって支給額が異なります．労災による休業補償は療養開始後４日目から適用になり，それまでの３日間は事業主が補償します．ポイ

表１：労働者災害補償保険による給付の一部

保険給付	状況	給付内容
療養（補償）等給付	業務災害，複数業務要因災害または通勤災害による傷病により療養するとき	必要な療養給付（労災病院や労災保険指定医療機関等で療養を受けるとき）
		必要な療養の費用の給付（労災病院や労災保険指定医療機関等以外で療養を受けるとき）
休業（補償）等給付	業務災害，複数業務要因災害または通勤災害による傷病の療養のため労働することができず，賃金を受けられないとき	休業日４日目から，休業１日につき給付基礎日額の80 ％相当額の給付（保険給付60%，休業特別支給金20%相当）

その他の補償，給付：障害（補償）等給付，遺族（補償）等給付，葬祭料等（葬祭給付），傷病（補償）等年金，介護（補償）等給付，二次健康診断等給付

ントは，**支給開始は療養開始日が起算日**となることです．また，**療養開始は受診日以降**になります．

2 通勤により被った負傷，疾病，障害，死亡の補償（通勤災害の補償）範囲

労働を目的とした通勤途中の災害を対象とします．途中で経路を逸脱，中断した時，それ以降は「通勤」になりません．ただし，以下に示す逸脱，中断が日常生活上必要な行為であって，厚生労働省令で定めるやむを得ない事由により行うための最小限度のものである場合は，逸脱または中断の間を除き「通勤」となります．

- 日用品の購入その他これに準ずる行為
- 職業訓練，学校教育法第１条に規定する学校において行われる教育その他これらに準ずる教育訓練であって職業能力の開発向上に資するものを受ける行為
- 選挙権の行使その他これに準ずる行為
- 病院または診療所において診察または治療を受けることその他これに準ずる行為

なお，通常の通勤経路を一般的な判断のもとに変更した場合（電車の遅延がありルートを変更・渋滞があって迂回する・雨が降ったので自転車から徒歩や車に変更など）は通勤と考えます．

3 補償，給付の申請

労働基準監督署が窓口です．（浅香えみ子）

引用・参考文献

1）厚生労働省・都道府県労働局・労働基準監督署：請求（申請）のできる保険給付等～全ての被災労働者・ご遺族が必要な保険給付等を確実に受けられるために～ http://www.mhlw.go.jp/new-info/kobeto/gyousei/rousui/091124-1.pdf より 2022 年 2 月 24 日検索

2）厚生労働省労働基準局：基発 0529 第 1 号心理的負荷による精神障害の認定基準の改正について http://www.hiph.go.jp/h-crisis/wp-content/uploads/2020/06/000634905.pdf より 2022 年 2 月 4 日検索

労働基準監督署

労働基準監督署は，各都道府県の労働局が管轄する行政機関で，労働基準法などの労働関係法令の履行を確保するための機関です．

労働条件や安全衛生の指導，労災保険の給付などの業務を行っています．

099

困難にしなやかに対処できるよう，自分のストレス反応を知り，対処行動を備えておこう

本当に必要なのは鋼（はがね）のメンタルより○○だった！ ～あなたを守るメンタルヘルスの基礎知識～

Contents

- メンタルの強弱とは？
- 「耐える」のではなく「しなやかに対処する」
- 自分の心の状態に気づく
- ごほうびになる活動をしよう
- 「相談先」も探しておこう
- 3ステップであなただけの「心のセルフケア」ツールを備えよう

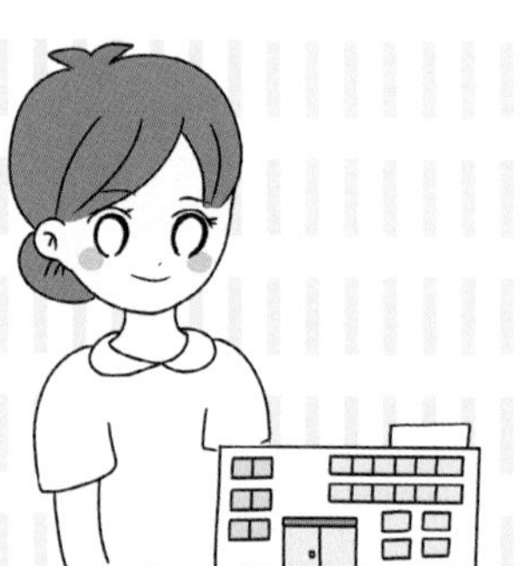

メンタルの強弱とは？

「私はメンタル弱いので……」―いつも忙しく，緊張感を伴う現場で頑張っている若手の看護師からよく聞く言葉です．

でも本当にそうなのでしょうか．看護師は，看護学生の頃からたくさんの課題をこなし，厳しい指導に耐え，国家試験に合格し，苦しい状況にある人に寄り添い続けています．メンタルの強さとは何でしょうか？　どのようにすればメンタル面のしんどさに対処することができるでしょうか．

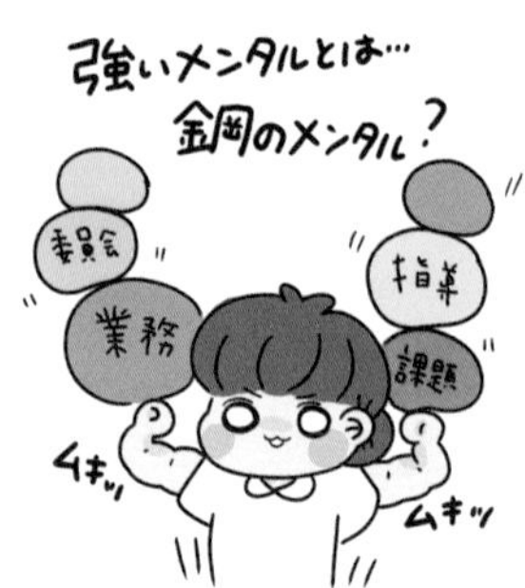

「耐える」のではなく「しなやかに対処する」

「メンタル」とか「精神力」という言葉は，多くの場合「困難な

場面に耐える力」とほぼ同じ意味で使われています．しかし「耐える」という方法だけでは，本当に困難な状況を乗り切ることはできません．また「耐えている」と考えていても，心に負った傷から目を背けているだけなのかもしれません．

本当に必要なのは「耐える」のではなく「しなやかに対処する力」です．そのために必要なのが，心のセルフケアのスキルです．心のセルフケアとは，まず自分の心がどのような状態にあるのか気づき，効果的な対処行動を積極的に行うことで，心の健康を維持することです．

自分の心の状態に気づく

皆さんは普段自分の心がどのような状態か，関心を寄せていますか？　今の心の健康状態は100点満点で何点ぐらいですか？　そしてその点数はどのような時に上がったり下がったりするでしょうか．たくさんの業務，難しい手技，不規則な勤務，患者の死……看護師の仕事は緊張の連続です．オフの日だって，友だちや家族との関係，メディアから流れてくる情報など，心をざわつかせられるような刺激に晒されています．

こうした刺激の数々は，私たちの心や身体，行動に変化を及ぼします．これを「ストレス反応」といい，放っておくと深刻な状況につながることもあります．**些細な変化でも早めに気がつくことができるよう，普段から自分の心や身体の状態に注意を向けておく**ことをお勧めします．

ごほうびになる活動をしよう

仕事を進めるうえでストレスの要因となるような刺激は数多くあり，それらのすべてを避けることはできません．むしろ，それらにうまく対処することで難しい局面を乗り越えられる力を備えられるなど，達成感や成長の機会とすることもできます．そのため，**ストレス要因やそれによって引き起こされるストレス反応にできるだけ早く気づき，対処行動をとることが重要**です．

人によって効果のある対処行動はさまざまですが，一般的に

レジリエンス

メンタルヘルスの問題やストレス状況などに向き合い，そこから回復する力をレジリエンスと言います．レジリエンスは，さまざまな領域で用いられている用語・概念で，「身体的，感情的，経済的，または社会的な課題から立ち直る能力を指す．

レジリエンスがあるということは，悲劇，トラウマ，逆境，困難，持続的な重大な人生におけるストレッサーに直面して，これらに適応する人間の能力を持っていることを示している」（バーバラ・レズニック監修・編集，任和子監訳：高齢者リハビリテーションに焦点をあてた自己効力感とレジリエンスを高める看護の実践．p.76，学研メディカル秀潤社，2020）．

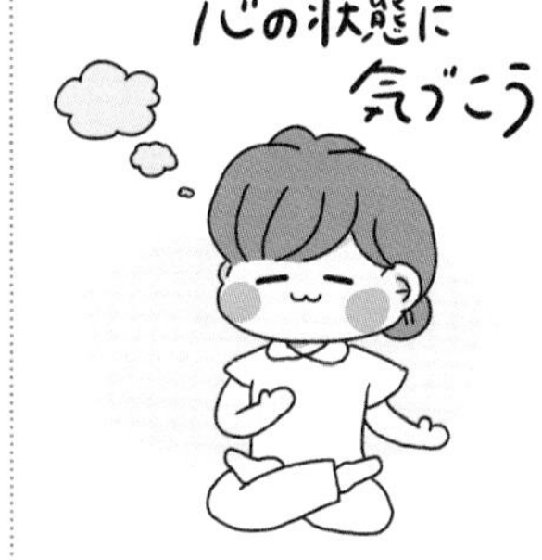

喜びや達成感を感じられることがよいとされています．休息はとても重要ですが，ベッドで横になりながら辛いエピソードを繰り返し考えているようでは効果がありません．そのような時には**思い切って「自分へのごほうび」になるような活動**をしてみましょう．

「相談先」も探しておこう

それからもう１つ，**信頼できる誰かに自分の思いや状況を伝え，サポートを得る**ということも大切な対処行動の１つです．頼れる相談相手や院内の相談窓口，病院が契約しているサポート機関，公的な相談窓口を調べて，下記の対処行動のリストに追加しておくと，自分のケアにはもちろん，チームメンバーが深刻な問題を抱えている際の情報提供に役立てることができます．

3ステップであなただけの「心のセルフケア」ツールを備えよう

①負担に感じること・その時に現れるストレス反応（心や体の変化）を知っておく．

【記入例】
負担に感じること：苦手な先輩と夜勤，自分がリーダーの日
ストレス反応：楽しい時に笑えない，眠れない，食欲がない

②喜びや達成感を得られる対処行動をできるだけたくさんリストアップし，ここぞという場面で使う，とっておきの対処方法に☆印をつけておく．

【記入例】
ひとりカラオケ・〇〇カフェのケーキ・友だちと旅行☆・映画「〇〇」を観る

③①に気がついたら早めに②の活動を実行する．効果がなければ別の活動を試す．

自分のストレス反応を知って，心と体の変化が現れたら，自分に合った対処行動をとりましょう．（松村麻衣子）

心の健康相談窓口

厚生労働省では，都道府県・政令指定都市が実施している「心の健康電話相談」等の公的な電話相談事業に全国共通の電話番号を設定しています．

また，厚生労働省のホームページ「まもろうよ こころ」（https://www.mhlw.go.jp/mamorouyokokoro/）には，「こころの耳」などの電話相談やメール，SNSによる相談先がリスト化されています．

各都道府県の看護協会に設置されている「ナースセンター」でも，メンタルヘルス相談を受け付けています．

ストレス対処 認知行動療法

認知行動療法とは，考え方や行動が気分に影響していることから，考え方や行動の幅を広げ，柔軟に対処することによって，不安・抑うつ・ストレスなどの問題の改善を促す技法です．

本項で述べた３ステップの「心のセルフケア」も認知行動療法での理論や技法に基づいています．

100

院内の医療チームを知り，
現場の困りごとを相談してみよう

専門知識を持つ多職種集団「医療チーム」の魅力に迫る

Contents

- 多職種チームの必要性：診療報酬として認められた背景
- 診療科を超えた医療チームは患者のパフォーマンスを専門的に支援する
- チームラウンドがあるときには患者のところに一緒に行ってみよう，医療チームの成長は現場の質問が鍵となる

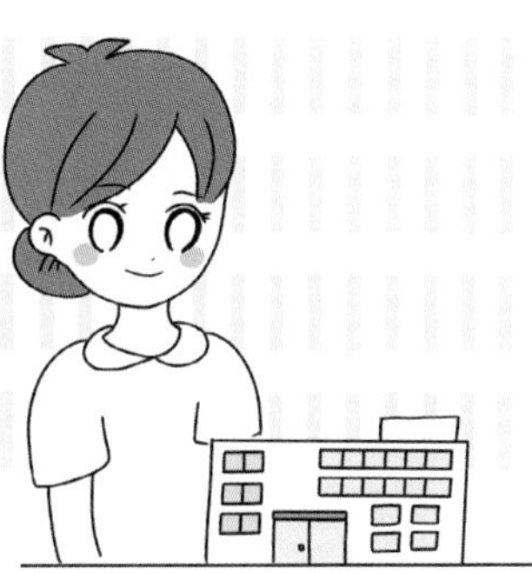

多職種チームの必要性：診療報酬として認められた背景

医療の高度化，専門分化により，専門的知識とケアが必要となります．一方で，高齢化に伴い，1人の患者が複数の疾病や合併症を持ちながら治療を行うことが珍しくありません．また，社会の医療に対するニーズは，多様で複雑化しています．疾患の治療だけでなく，診断から治療までのプロセス，心理，社会，倫理的側面を含めた対応が求められています[1)]．

さらに，患者は精神，社会面においてさまざまな背景がある生活者です．専門分化が進むことで「その人にとっての最善」について多職種が共通の目標や価値観を持って連携することが難しくなります．チーム医療は，生活者である患者にとって今の最善を考えることが可能となります．

診療科を超えた医療チームは患者のパフォーマンスを専門的に支援する

治療は入院時に必要とされる治療を行う診療科が，いわゆる「主科」として担当することになります．慢性疾患や認知症，精神疾患を持っていて手術や検査，治療を受ける患者が多くいます．**「主病名の治療」をよりよい状態で受けるために，専門的な視点でサポートしてくれるのが，チーム医療**なのです．

例えば，虫垂炎で緊急入院・手術を予定している患者には坐骨部に褥瘡がありました．普段はトイレに行く以外は椅子かソファーに座り過ごしていました．主科は外科で，普段は褥瘡治療に対応していません．外科の医師は自宅で行ってきた処置を継続するように指示をしました．

一方，在宅からの「持ち込み褥瘡」は褥瘡対策チームに報告されます．褥瘡対策チームは専従の看護師，専任の医師がおり，患者が過ごしてきた生活背景をもとに褥瘡をアセスメントし，術後の安静時や座位の取り方などを含めた入院中の褥瘡ケアを計画立案します．また，局所治療は病院によって医療材料が異なるため，創傷被覆材などを使用し術後の時期によりよい治療を検討します．

このように，**チーム医療は手術や治療がスムーズに行えるように多職種で検討した治療やケアを提案**しています．さらに，チーム医療にかかわる診療報酬は入院時のスクリーニングからリスクアセスメントを行い，チーム医療につながるようになっています．

皆さんの病院ではどのようなチーム（**表1**）があり，どのよう

表1：医療チームの代表例

・栄養サポートチーム　・褥瘡対策チーム　・感染制御チーム
・緩和ケアチーム　・呼吸ケアチーム　・排尿ケアチーム
・認知症ケアチーム　・せん妄ケアチーム　・精神科リエゾンチーム
・ラピッドレスポンスチーム　・心不全チーム
・抗菌薬適正使用支援チーム
・早期離床・リハビリテーションチーム　・摂食嚥下支援チーム

チーム医療加算

医療機関でのチーム医療では，医療安全対策加算，感染防止対策加算，褥瘡ハイリスク患者ケア加算が３本柱と言われ，この３つのチーム医療では，「委員会」「チーム編成」「管理者」の組織が規定されています．

それ以外のチーム医療加算は，この組織の規定はありませんが，チーム編成や各職種の経験年数や研修などの条件があります．

な活動をしているのか，調べてみるとよいでしょう．

チームは施設によってチームリーダーや構成メンバーは異なります．**大切なことは，患者にとって必要なことを話し合える多職種チームであることです**．もし，読者であるあなたがチームに参加することになった時には，他部門，多職種の業務内容に興味を持ち理解すること，その職種の「強み」を知り必要なことは対話をすることが求められます．

治療に影響を及ぼす事柄の最新知識やエビデンスを知るだけではなく，ケアを提案し実臨床に結びつけていけることで質の高い医療を提供することとなります．

チームラウンドがあるときには患者のところに一緒に行ってみよう，医療チームの成長は現場の質問が鍵となる

診療報酬が加算される医療チームは，定期的にラウンドやカンファレンスを多職種で行うことが定められています．必要な情報の種類や聴き取り方を学ぶ機会となるため，記録を読んだり，ラウンドに同行したりして患者との対話や雰囲気などを観察しにいってみましょう．

また，病棟で患者ケアにかかわる読者の皆さんもチーム医療の一員です．**日々のケアにおいて困りごとがある時にはぜひ質問してみてください**．**現場の困りごとが伝わり，事例に沿ったケアを提案してくれるかもしれません**．現場の質問が個々のチームの成長にもつながります．

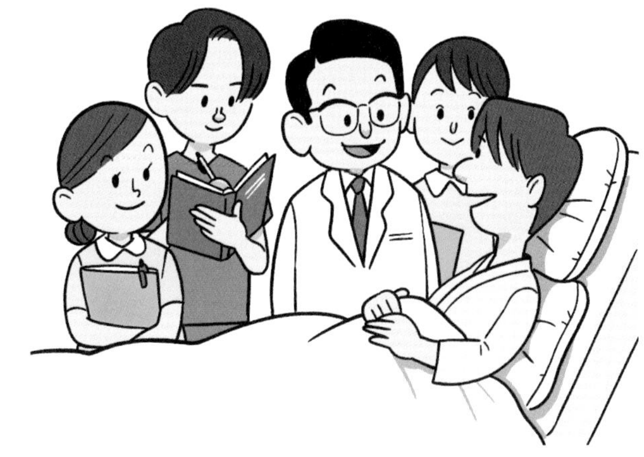

(伊藤麻紀)

引用・参考文献

1）水本清久ほか：チーム医療とは．実践チーム医療論：実際と教育プログラム―インタープロフェッショナル・ヘルスケア（水本清久ほか編著），p2-7，医歯薬出版，2011

101

自院だけでなく，地域全体で
取り組みを進めていこう

患者の安全を守る「医療安全と感染管理」の活動

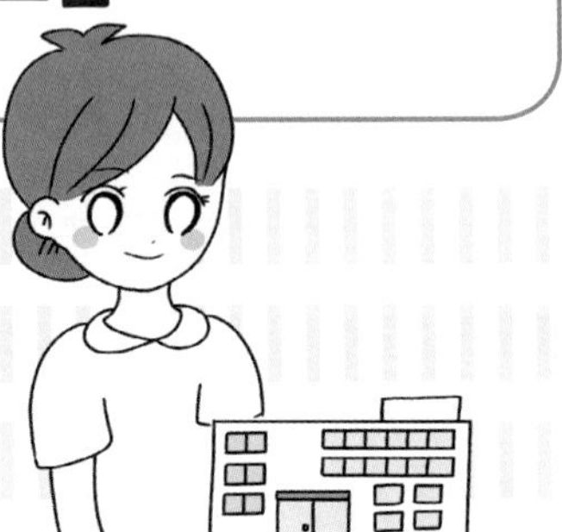

Contents

- 病院全体で取り組む医療安全
- 院内から地域，世界まで見つめる感染管理
- 医療機関の連携で院内に新しい風が吹く！

病院全体で取り組む医療安全

すべての医療機関は，医療法によって医療安全管理体制の整備を行うことが義務づけられています．**医療安全や感染対策はやったり，やらなかったりするかを病院が決められるものではありません．**法律で行うことが定められた，病院の基礎となるものです（**図1**）．

以前は，医療事故は「個人の注意で防ぐことができる」という考え方をしていました．今日ではヒューマンエラーの考え方に基づいて，「**人は誰でも間違える**」という考え方が広がっています．人は誰でも間違えるからこそ，個人の努力に頼るのではなく，エ

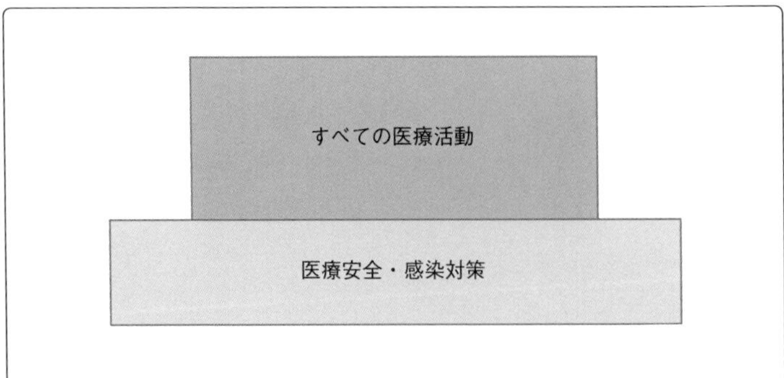

図1：患者の安全はなによりも優先される

安全管理のための体制

医療法施行規則によって病院等の管理者は，以下に掲げる安全管理のための体制を確保しなければならないと定めています．

①医療に係る安全管理のための指針を整備すること
②医療に係る安全管理のための委員会を開催すること
③医療に係る安全管理のための職員研修を実施すること
④医療機関内における事故報告等の医療に係る安全の確保を目的とした改善のための方策を講ずること
＊④に院内のインシデント報告システムが該当します．

ラーを誘発しない環境や基準（マニュアル）などの病院システムを組織的に整備することが必要です．

例えば，このようなインシデントがあります．

心臓カテーテル室で患者を呼ぶために「順番が来たから来てください」と病棟へ連絡しました．連絡を受けた病棟の看護師は検査予定の患者を移送しましたが，実際に呼ばれていたのはその次に検査する別病棟の患者だったのです．連絡をする際に名前を確認しなかっただけでなく，病棟の看護師は「自分の病棟の患者が呼ばれたのだろう」と思い込んだため，エラーを修正することができませんでした．心臓カテーテル室で患者の取り違えが判明し，未然に防ぐことができました．

重大な医療事故として，肺の手術と心臓の手術をする患者を取り違えて手術を行った大学病院の事例がありました．しかし，先ほどのインシデントのように重大な医療事故につながりかねないインシデントは，どの医療機関でも発生しているのです．

1 件の重い傷害の背景には，300 件の傷害のない災害（インシデント）が存在するというハインリッヒの法則があります（**図 2**）．**エラーは 1 つだけはなく，複数のエラーが重なって重大な事故に発展していきます**．そのため，現場から報告されたインシデントは多職種から構成される医療安全委員会で分析され，結果を現場にフィードバックして再発防止対策が行われます．この積み重ねによって，1 件の重大な事故を防ぐことにつながります．**インシデント報告は，より安全な病院システムを構築する組織的な活動の出発点なのです**．

人は誰でも間違える

1999 年，米国の医学研究所（The Institute of Medicine：IOM）が，3,360 万人の入院患者を対象にした医療実態の調査レポート“To Error is Human”を発表しました．このレポートは，2000 年に『人は誰でも間違える―より安全な医療システムを目指して』（日本評論社）の書名で邦訳され，「人は誰でも間違える」を前提にした医療安全に関する考え方は，日本の医療に大きな影響を与えました．

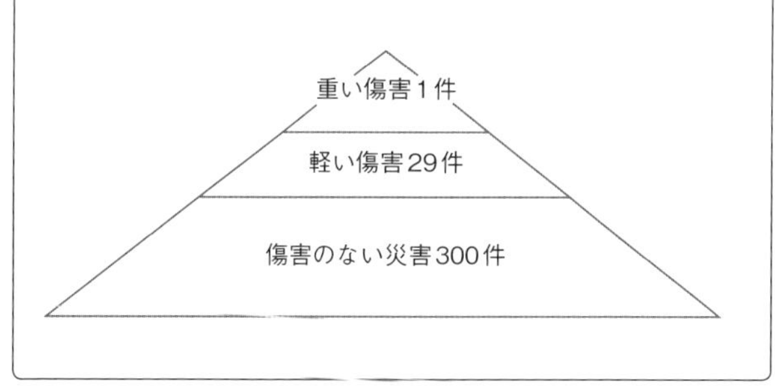

図 2：ハインリッヒの法則

文献 1）より引用

院内から地域，世界まで見つめる感染管理

感染管理が行う重要な業務の 1 つにサーベイランスがあり，病院内で特定の細菌やウイルスの検出が増えていないかを日常的に監視しています．通常時のベースラインを超えて増加した場合

は，感染制御チーム（infection control team：ICT）が現場の実地調査・介入を行います．サーベイランスは院内の状況を疫学・統計学的に捉えていますが，アウトブレイクの発見は「なんだか，最近，下痢の患者が多いな……」という，現場から寄せられた情報がきっかけになることも多いのです．やはり，**現場の看護師がもっとも敏感に患者の変化を捉えることができます**．

感染管理は院内だけでなく，病原体を持ち込ませないように院外の流行状況にも目を光らせます．例年流行するインフルエンザの流行状況に応じて，段階的に面会制限の厳格化や，来院者へのマスク装着の呼びかけを行います．

市町村や都道府県単位だけでなく，近年は国単位での情報収集も重要です．グローバル化によって世界の距離は縮まっており，新型コロナウイルス感染症（COVID-19）のように世界のどこか1か所で起きた感染症が，すぐさま世界中へ伝播する危険があるためです．鳥インフルエンザなど世界各地における感染症の流行状況を，厚生労働省や世界保健機関（WHO）などから情報収集して注意を払います．

未知の感染症はいつ発生するかを予測できません．そのため，未知の感染症に対応しながら，**どうやって病院の診療を継続していくかを事業継続計画（business continuity plan：BCP）を立て事前に検討していくことも重要**になります．

事業継続計画

大地震などが発生した場合，病院は大きなダメージを受けます．しかし，多数の傷病者を受け入れる病院が機能を停止するわけにはいきません．

災害時でも診療を継続し，地域で求められている役割を発揮する必要があります．

病院における重要な業務の見極め（優先順位の設定）や，早期復旧についての手順などを記述した計画書をBCPといいます．BCPは平時に策定することが必要です．

医療機関の連携で院内に新しい風が吹く

医療安全・感染管理の加算では，地域の医療機関がお互いの病院をラウンドしてチェックリストで評価し合います．自分たちには見慣れている院内の様子が，実は外から見ると異様に見えることは多くあるのです．**組織以外の部外者の目が入ることで，新しい見方や考え方を取り入れてより開かれた病院システムとなるよう整えます**．地域全体で医療の質向上を目指す取り組みが行われています．（河野一也）

引用・参考文献

1）ヘルベルト・ウィリアム・ハインリッヒ：ハインリッヒ産業災害防止論（井上威恭訳），p59-60，海文堂出版，1982

Part 6

自分のキャリアと仲間のキャリア

編集リーダー
藤　健二郎
菊池亜季子

伝えたいこととそのゴール

- キャリアについて
  考えるきっかけが得られる
- 自身の知識や経験を肯定的に捉えて
  キャリアを考えることができる
- 認定看護師・専門看護師・診療看護師などにある
  専門性を近しく感じ, 自身のキャリアとして
  可能性を感じることができる

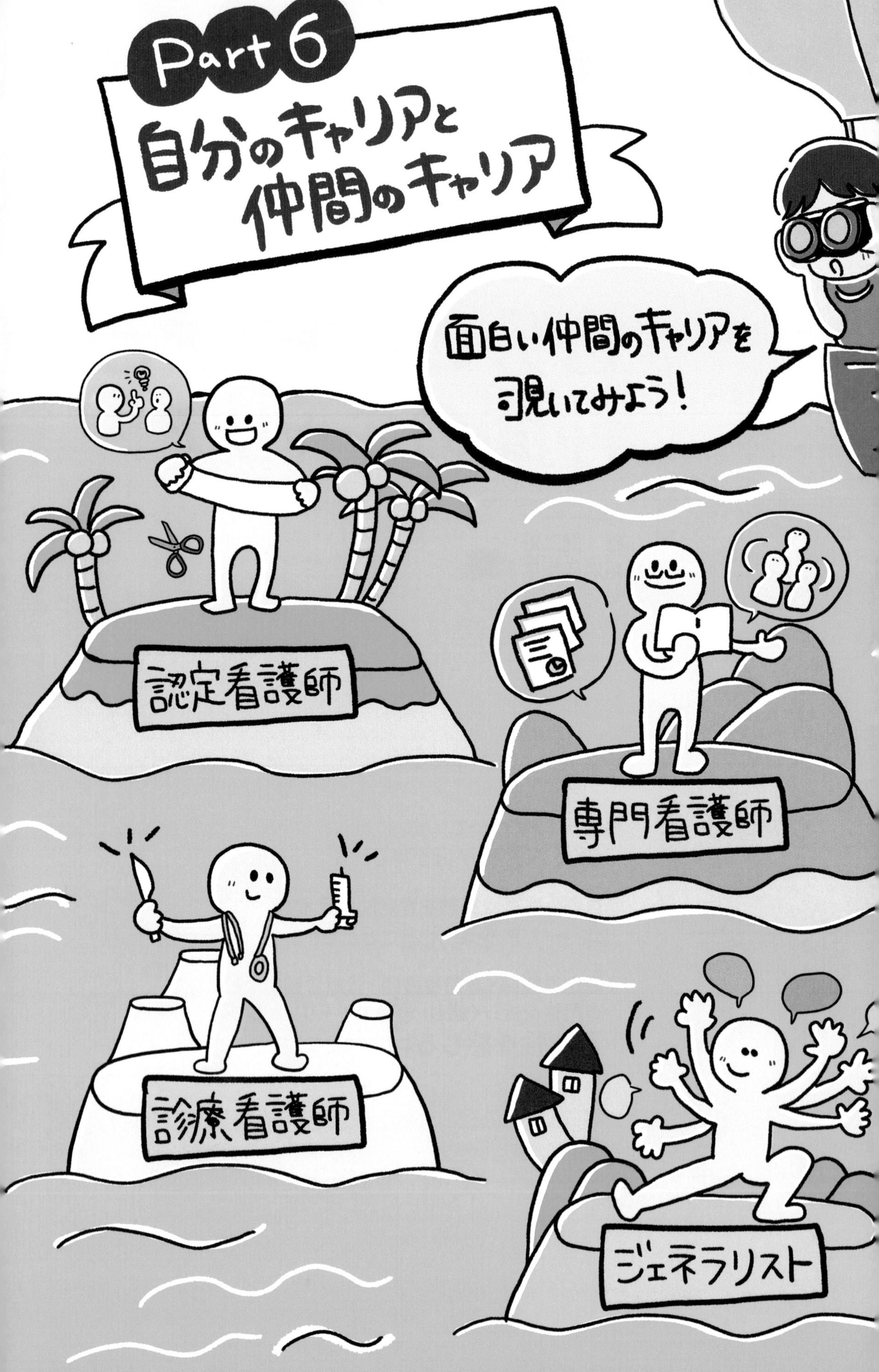
Part 6
自分のキャリアと
仲間のキャリア
面白い仲間のキャリアを
覗いてみよう!
認定看護師
専門看護師
診療看護師
ジェネラリスト

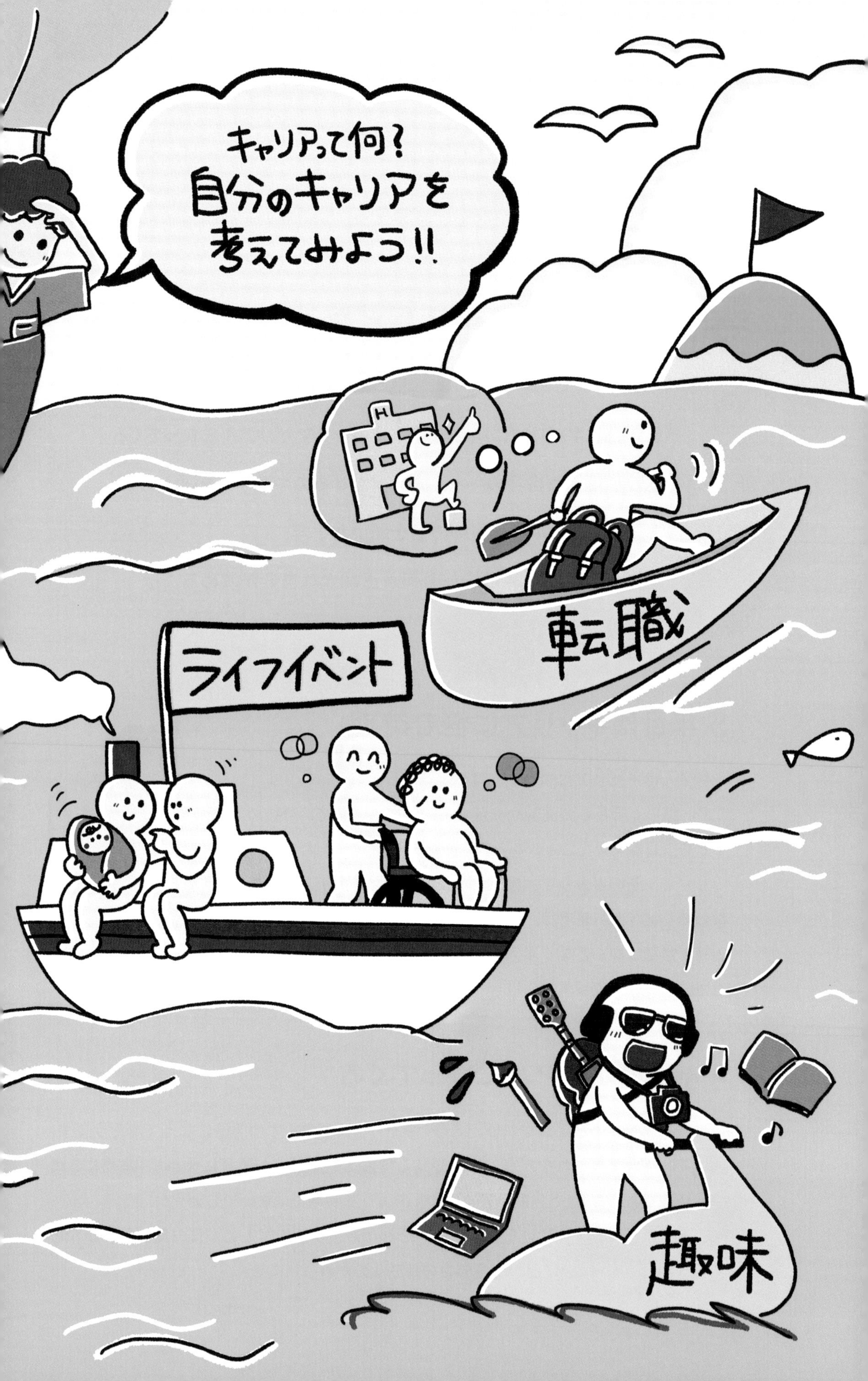
キャリアって何?
自分のキャリアを
考えてみよう!!
転職
ライフイベント
趣味

102 自分のキャリアは自分で決めるが，周囲の話も聞いてみよう

悩んだときは，まず 等身大のキャリアをイメージしてみる

Contents

- 5 年目はキャリアに悩む時期
- キャリアがリアルになってくる
- 悩みに悩んだ自身のキャリア
- なぜそのキャリアを選ぶのか
- とにかくいろんな看護師の話を聞いた 1 年
- 選んだのは大学院進学
- 何が正解かは自分が決めること

5 年目はキャリアに悩む時期

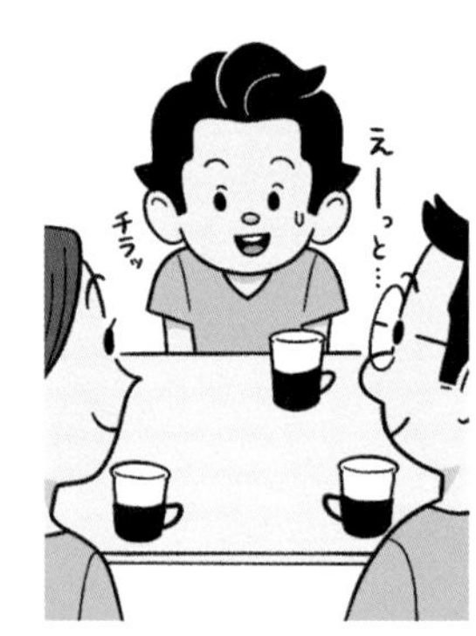

皆さんはキャリアについて，誰かと話をしたことはありますか？ 恐らく師長との面談や先輩との何気ない会話で，今後のことを少しは考えたことがあるかもしれません．

しかし，**そのキャリアは果たして自分で考えて選択したものなのでしょうか．**筆者は，師長や先輩とキャリアの話をしている時，最初はなんとなく周囲の顔色をうかがいながら言葉を選んでいることに気づきました．

キャリアがリアルになってくる

看護師 5 年目くらいになれば，この「キャリア」が少しずつ明確になってきそうです．そして，今まで流されながら，**ぼんやりと考えていた部分が現実に代わり「本当にこのキャリアでいいのか」**と自問自答する，そのような時期ではないでしょうか．

今まで何となく決めていたキャリア，それがあらゆる現実とともに一気に襲いかかってくるような感覚を覚えるのが 5 年目の時期なのかもしれません．

悩みに悩んだ自身のキャリア

1年目から救命救急センターに配属され，目の前のことに精一杯だった筆者は，いずれは集中ケアのスペシャリストになり，お世話になった病院で最後まで勤めることが自然だと思い込んでいました．

しかし，業務に少し余裕が出てきた頃，次第に周りが見えてくるようになってきました．学会やセミナーに参加して，他の病院の看護師とかかわることで，**院内だけではなく，院外にある世界を考えるようになりました．**

なぜそのキャリアを選ぶのか

そうして，いつかは認定看護師になりたいと思って日々邁進していましたが，「なぜ認定看護師になりたいのか」と聞かれたときその理由を自分の言葉で答えることができなかったのです．

今，**自分がなりたい未来がなんとなくあるという方は，なぜそうなりたいのか，何のためにそれを目指すのか，その先には何があるのかをいったん考えてみてもよいかもしれません．** じっくり未来を考えられるようになったとき，筆者は今まで「こうあるべきだ！」と思い込んでいたキャリア選択の理由を答えることができませんでした．

とにかくいろんな看護師の話を聞いた1年

看護師4年目，目指すキャリアを見失った筆者は，自身の病院の外にいるさまざまな看護師の話を聞いてみました．とにかく次々に約束を取り付けインタビューを申し込みました．

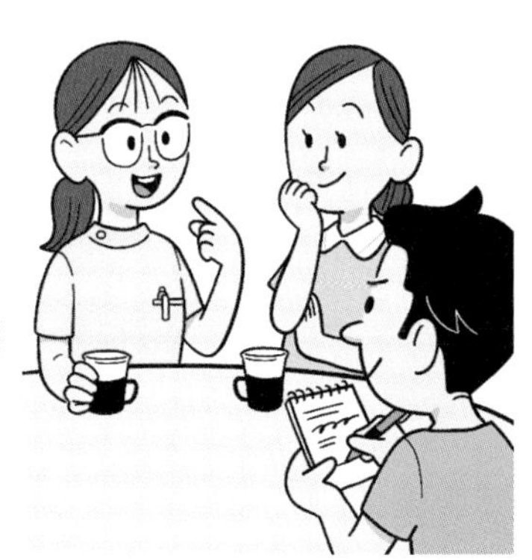

管理職経験者，博士課程に進学した看護師，専門看護師，認定看護師，訪問看護ステーションの運営をしている看護師，企業に勤める看護師，さまざまな方々の話を聞きました．病院にいるだけでは聞けなかったであろう話を聞いて，とても強い刺激を受け，自分のキャリアを考えるきっかけになりました．

選んだのは大学院進学

そうして筆者は，病院に残って今まで通りのキャリアを歩むのか，違う道にチャレンジするのか，しばらく立ち止まって考えてみることにしました．

インタビューに答えてくださった方々の資料をまとめたり，自分自身でも病院や大学の情報を調べたりしました．月日は流れていくばかりに感じ，あらゆる葛藤がありましたが，**筆者は大学院への進学を決意しました．**それからは大学院の受験勉強を始めつつ，師長に相談し，多くの方々の助けを得ながら大学院を受験しました（進学までの詳しい流れは右の漫画を参照）．

実録！
大学院進学までにしたこと

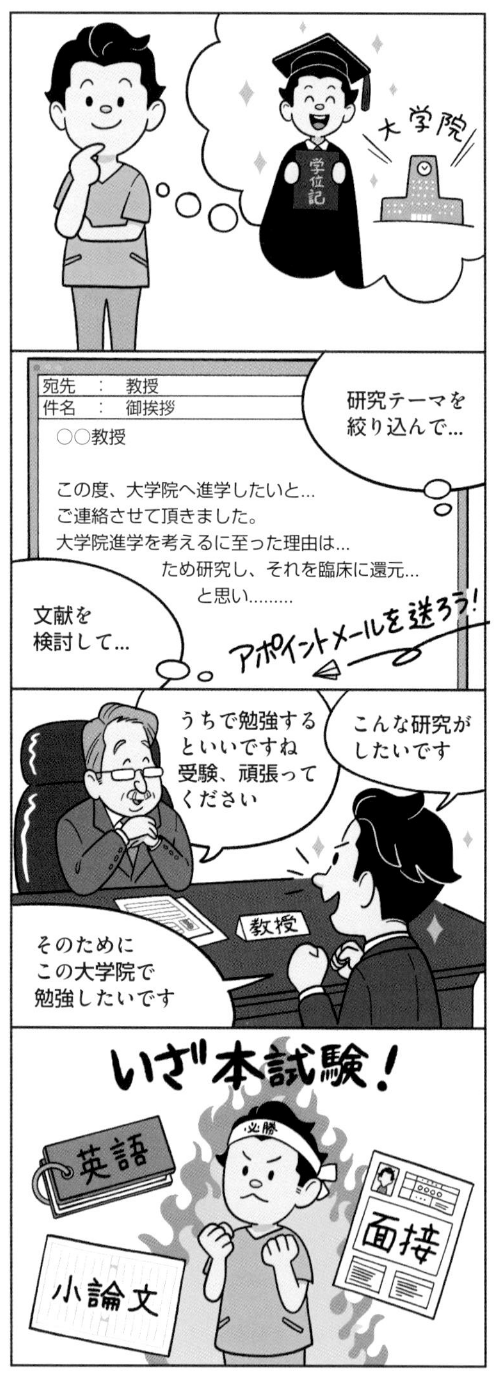

大学院
学位記
宛先 ： 教授
件名 ： 御挨拶
○○教授
この度、大学院へ進学したいと…
ご連絡させて頂きました。
大学院進学を考えるに至った理由は…
ため研究し、それを臨床に還元…
と思い………
研究テーマを絞り込んで…
文献を検討して…
アポイントメールを送ろう！
こんな研究がしたいです
そのためにこの大学院で勉強したいです
うちで勉強するといいですね 受験、頑張ってください
教授
いざ本試験！
必勝
英語
面接
小論文

何が正解かは自分が決めること

正直，筆者の選んだ道が正解かはわかりません．ただ，今までと違うことは**「自分で選んだ」**と言うことです．

キャリアに疑問を持って動き出す，人にアポを取る，自分で進路を決める，この一連の作業を自分で選択して実行しました．きっかけになったのは自分の感覚でしたが，経験年数にかかわらず，もっともっと看護師同士でキャリアについては語ってよいと思うのです．

ここからは，筆者がインタビューしてきた方々のお話をもとに記事を構成しています．看護師同士でキャリアの話をするきっかけになればと思います．（藤　健二郎）

103 近くて遠い存在の認定看護師

＼認定看護師という肩書には責務が伴うことを自覚しよう／

Contents

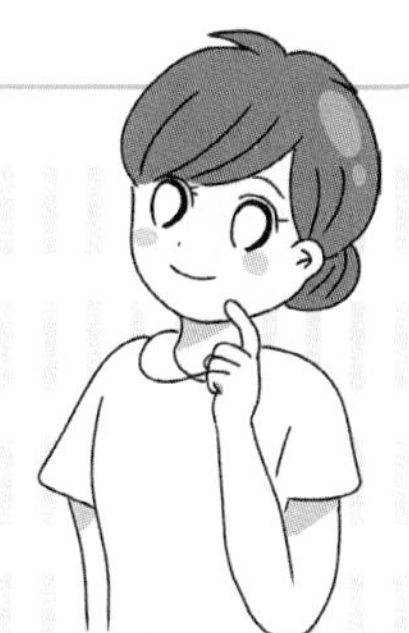

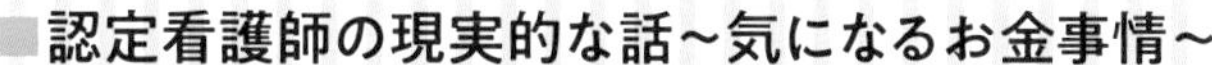

認定看護師の仕事内容についてはPart 4でも触れられていますし，公的な情報も豊富です．そこで本項では，読者の描く自身のキャリア選びの参考にしていただけるよう，「5年目看護師」の筆者が，憧れの資格である認定看護師に対して「普段は聞きにくいけど，実は聞きたいこと」についてインタビューの形でお伝えます．

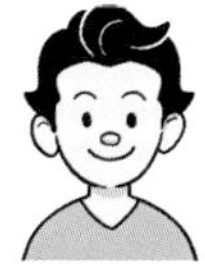

筆者のギモン

認定看護師って，病院内では臨床のスーパースターのような立ち位置と考えているけど，どのような人がなれるものなのかな？　そもそもなりたいからなれるものなのだろうか

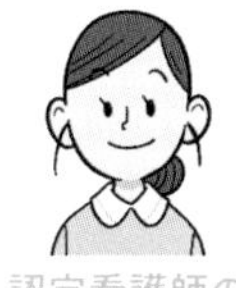

認定看護師のツブヤキ

認定看護師を目指したいと思った時に必要なこと

認定看護師を目指す方法はいくつかあります．病院を退職・休職し自費でチャレンジもできますが，今どきは病院に所属しながら，何かしらの支援を受けて通うことも多いでしょう．

そのステージにたどり着く道もいろいろで，所属施設から推薦や指名を受けたり，自分から認定看護師になりたいと意思表明し交渉する人もいます．

推薦を受けたり，なりたいという希望が通る存在になるためには，**院内でパフォーマンスを発揮する，種々の活動も積極的にこなす，意思表明をして上司に相談しておく**など，戦略的な根回しが必要なこともあるでしょう．

まずは組織にとって，あなたが認定看護師として存在するのに必要な人材と思ってもらうことを意識してみるといいでしょう．

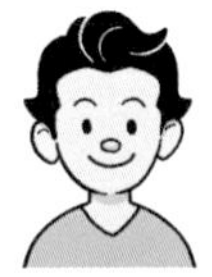

筆者の
ギモン

なるほど．病院に必要とされるような立ち回りは重要なんだ．じゃあ，実際にどんな人が認定看護師に向いているんだろうか？

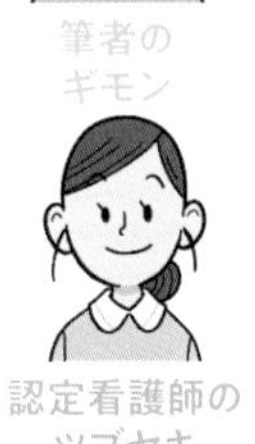

認定看護師の
ツブヤキ

そもそも誰もが目指せる資格なのか？

認定看護師だけに限らないけれど，頼りになる存在の象徴になるとしたら，**スタッフとして臨床を支えるようなポジションを構築できる人，そして周りのスタッフが相談をしたくなるような先輩**というのは１つの目安ですね．そんな人って，人柄>ポジションですよね，結果，そういう認定看護師こそ組織に必要とされる＝向いている人，になるように思います．

でも，認定看護師の資格を取った後，あたかも資格が自分自身と入れ替わったように捉えてしまう人もいるという話を聞くことがあります．これは私の考えですが，認定看護師になったからこそ，常に謙虚に，臨床に学ばせてもらっているというスタンスでいることが重要だと思っています．

この，驕(おご)らず真摯であるという姿勢も，活躍している認定看護師の方々が持っている資質に思えますね．

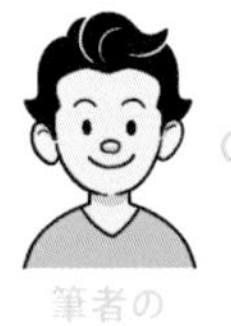

筆者の
ギモン

病院で働く看護師にとって「認定」という名称は，ときに自身の力量を測れなくなるくらい大きいのかもしれない．では，認定看護師教育では，専門知識以外にスタッフとの良好なかかわり方や，組織としての振る舞い方を学ぶ機会はあるのかな？

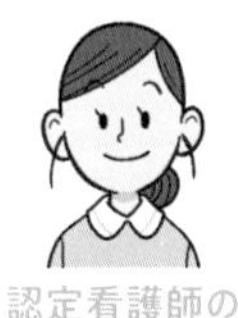

認定看護師の
ツブヤキ

在学中に学ぶこと～人としての成長もできた認定看護師教育課程～

それぞれの教育機関での特徴はあると思うのですが，私が受けた認定看護師教育課程では医学的な知識の他にも倫理や，人間関係等の講義がありました．

また，自分が経験してきたことを思い出しながら，今までの看護場面について振り返るようなディスカッションの場もありました．

そこで改めて自分が勤めている病院の特徴や，自分自身の強みや弱みを再確認することができました．この振り返りのおかげで，自己を俯瞰して見る力を養うことができました．**この俯瞰力は認定看護師の役割である「実践」や「相談」を行うためにはとても重要**なものだと思います．

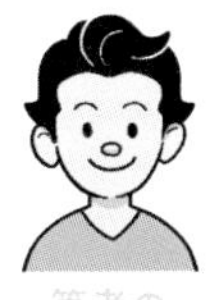
筆者のギモン

認定看護師は，知識や技術だけでなく，職場でいかに信頼を得られるかや，全体を眺めて捉える力も不可欠なんだな．非常に多くを求められそうだけど，正直なところ，それに見合った見返りってあるのかな？

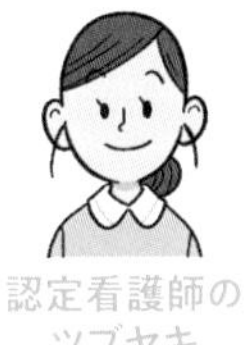
認定看護師のツブヤキ

認定看護師の現実的な話～気になるお金事情～

私の場合ですが，認定看護師になってから給与のベースは1万円ほど上がりました．ですが，手当がつかない病院も多いようです．

また，セミナーや勉強会，執筆などの依頼も来るようになりました．具体的に言うと，商業雑誌が1頁5,000～10,000円くらい，セミナーが1時間で1～3万円くらいですかね．あくまで私個人の場合です．

ちなみに，**こうした院外での活動は，認定看護師の認定更新の際に必要となるので，重要な活動の機会を得るための積極的な行動も大切**になると思っています．

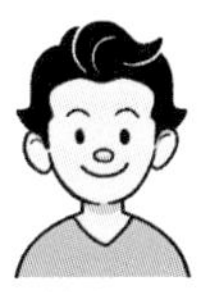
筆者のギモン

そうなんだ．外部からの依頼は認められたようで確かに嬉しいし，金銭的な報酬もあるのか．そうなると，結局は自分を病院外に売り込む能力も必要になってくるな．でも肩書が増えると，それはそれで責任は増えそうだ．

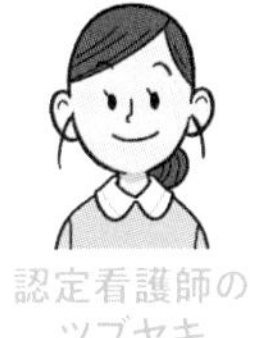
認定看護師のツブヤキ

認定看護師という肩書のメリットの一方で，その重さを背負う

認定看護師になって，医師から声をかけもらう機会も増えましたね．あとは他部署からの相談．これもまた嬉しい．横断的な組織活動が認定看護師には求められるので，次も声をかけてもらえるようについつい頑張るということはあります．

そうして頼られる一方で，自分の発言には責任を持つようにしています．**私が不確かなことを言ってしまうと，看護師が言った言葉だけで終わらず「認定看護師」の発言になる**ので，そこは慎重になります．肩書があるとはそういう責務を負うということを噛み締めることで，日々勉強ですね．

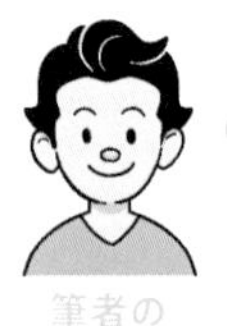
筆者のキモン

認定看護師もその活躍の裏に，苦労があるんだな．そしてやっぱり責任感が強い．頼りになるわけだ．活躍し続けるために，そして質を保つためにすべきことはなんだろうか

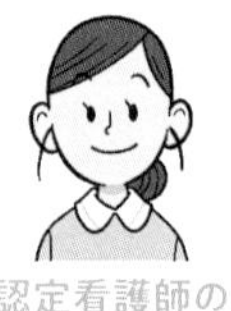
認定看護師のツブヤキ

「認定看護師」として名乗り続けていくために意識しているスタンス

私が意識しているのは，アンテナを張り続けることです．これは部署においてもそうですし，勉強においてもそうです．そのためには小さな疑問や，課題をキャッチしていく必要があるので，積極的にスタッフ同士でコミュニケーションをとるようにしています．

また，**勉強に関してですが，常々雑誌を読むようにしています．** 雑誌は院内に置いてあることが多いので，新しいものが出たらすぐに読みますね．そうやってどのような情報でもキャッチしていく姿勢でいると，誰からも必要とされる認定看護師になれるのではないかと思っています．（藤　健二郎）

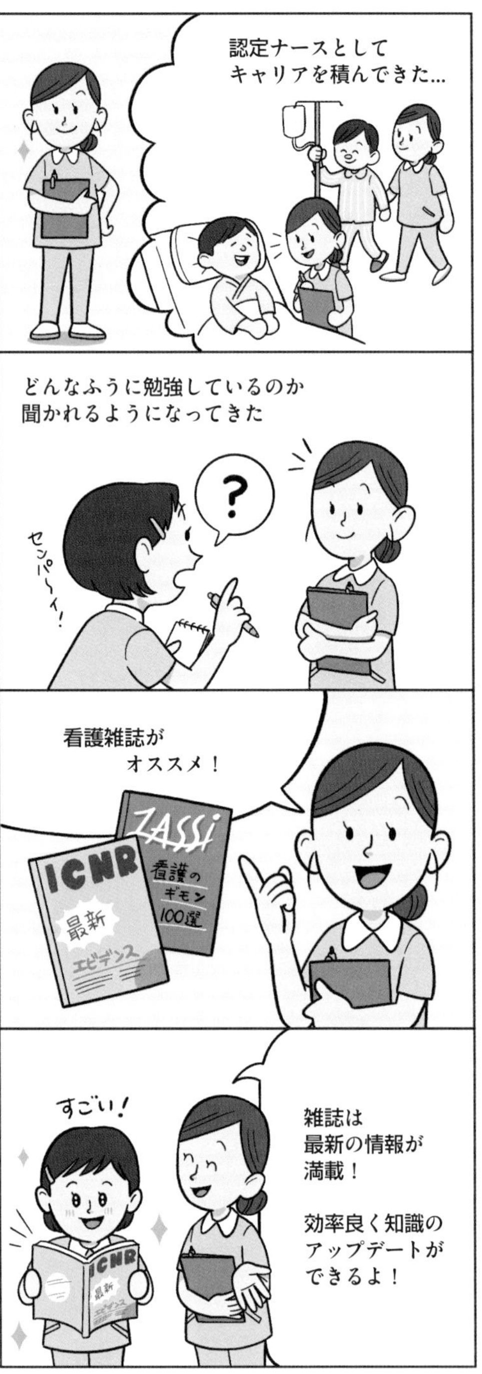
看護雑誌は便利なツール
最新知識に触れておこう
認定ナースとして
キャリアを積んできた…
どんなふうに勉強しているのか
聞かれるようになってきた
センパ〜イ！
?
看護雑誌が
オススメ！
ZASSi
看護のギモン100選
ICNR
最新
エビデンス
すごい！
雑誌は
最新の情報が
満載！
効率良く知識の
アップデートが
できるよ！

104 大学院は，自分が行きたいと思ったら行く場所，新しい世界に踏み出そう

専門看護師になるための道のり

Contents

Part4 では，現役の専門看護師が臨床でどのように活躍をしているのかについてまとめられています．

本項では，専門看護師を目指すに際して有用と思える情報を，前項と同様に，5 年目看護師である筆者が，専門看護師へのインタビューをする形でまとめてみました．

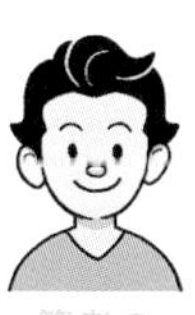

筆者のギモン

専門看護師って勤務していた病院（約 400 床の総合病院）に 1 人もいなかったんだよな．具体的にどのような役割を持った資格なんだろうか？

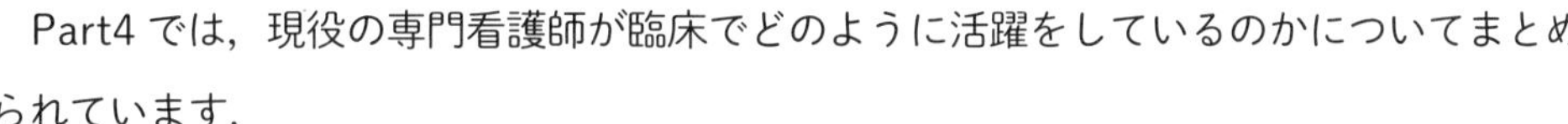

専門看護師の役割は多岐にわたる

専門看護師には，実践・教育・相談に加え，**調整・倫理調整・研究**という役割があります．そのため，自部署だけではなく他部署や他職種，家族や地域を含めてかかわっていく，いわば患者と医療者と地域をつなぐような役割を担います．

また，大学院で研究を行うので**日々の看護に対して研究的視点で介入を行う**ことができます．そうすることで看護全体の質を高めることにつながります．

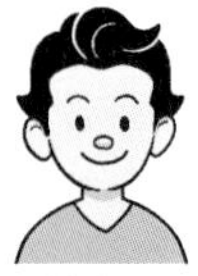

筆者のギモン

なるほど，専門看護師はその役割上，さまざまなことを知っておく必要があるな．そして研究までするとなると，大学院はとても大変そうだ．そのような大学院では，具体的にどのようなことを学ぶのかな？

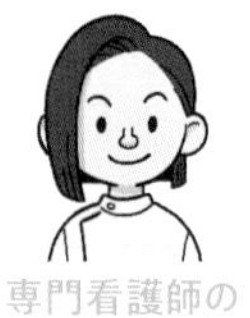

専門看護師のツブヤキ

大学院で何を学ぶかは自分次第

私は大学院で，学びたいことをある程度自分の意思で選ぶことができました．看護を学びたい人は看護学の単位を重点的に選択できたり，一方で，医学的知識を学びたいと思えば，病理学や薬理学の単位を選択することもできました．そうして選択的に学びつつ，徐々に臨床に出た後をイメージしたシミュレーションや実習が増えていきます．

そして忘れてはならないのが，**2年間かけて修士論文に取り組む**ということです．修士論文は，大学院で学んだことの集大成なので結構大変です．

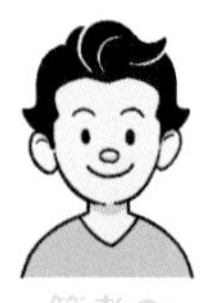

筆者のギモン

大学院では学ぶ内容を選べたりもするんだな．そして，修士論文は大変そうだ．修了まで大変な専門看護師，大学院を修了した後，臨床ではどのような役割を作っていくのだろうか？

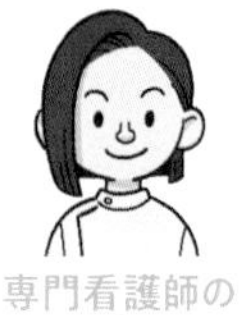

専門看護師のツブヤキ

専門看護師の役割は自分で作り出す

専門看護師が何を学び，何ができるのか，他の病院スタッフには知られていないことのほうが多いと思います．なので，待っていても何も仕事がなかったりもします．そのため，**自分から役割を作り出す必要があります．**

私の場合は，専門看護師の存在を少しでも知ってもらうために，積極的に勉強会を開いたり，他病棟へ応援に行ったりして，他部署と交流を持つようにしていました．今ではありがたいことに，機能不全に陥ったご家族に対する介入や，倫理的な問題の多い症例への介入などを任されるようになりました．

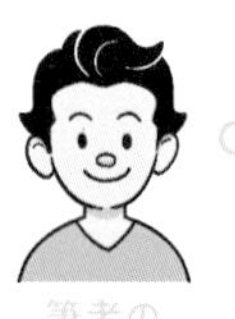

筆者のギモン

進学・修了・認定はもちろん，その後に役割を作り出すまでが必要となると，専門看護師という資格はとても大変そうだ．それでも大学院にいくメリットは何だろうか？

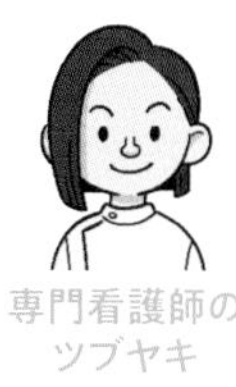

専門看護師のツブヤキ

看護や自分自身と向き合うことができる大学院生活

臨床の経験を持ちながら，一度立ち止まって看護と向き合うことができたことで，やっぱり自分は看護が好きだなと再確認することができました．それからというもの，臨床で実践する看護の意味づけができるようになり，看護という仕事がとても面白いと感じるようになりました．

あとは看護という１つの学問を学んだことで，研究的視点で医師ともかかわることができるようになり，やりがいも大きくなりました．やはり論文を書ける，読めるというのは強みになりますね．

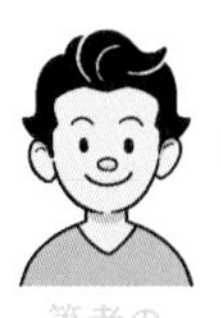

筆者のギモン

確かに５年目になって自分の看護に対して葛藤を覚えることもある．臨床もいいけど，考える時間を得るために，大学院への進学も選択肢として考えてよいのかもしれない．でもそんな思いで飛び込んでもいいものだろうか？

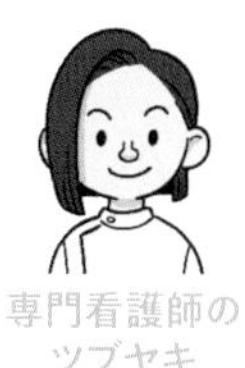

専門看護師のツブヤキ

負担とリターンの内訳：学費はどのくらい？　その後の給与や待遇は？

学費はそれぞれの学校のホームページを見てもらうのが一番かと思いますが，およそ年間70～150万円くらいです．本来であれば２年間で修了する大学院ですが「長

仕事との両立に悩んだら…
長期履修制度を活用しよう

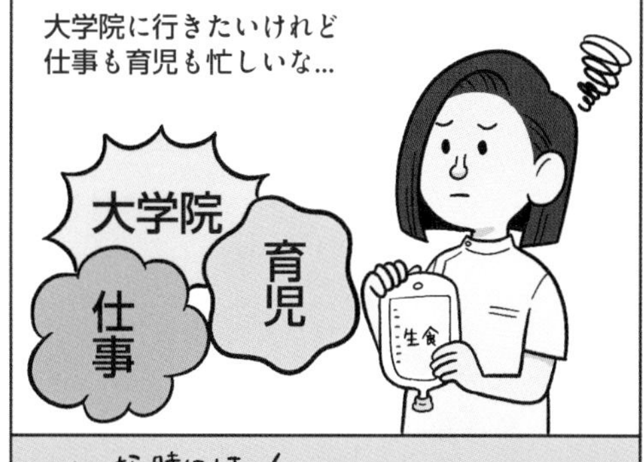
大学院に行きたいけれど
仕事も育児も忙しいな…
大学院
育児
仕事
生食

そんな時には

長期履修制度

- 通常２年の修業年限を３～４年にすることができる制度
- 大学院と仕事と育児を並行しやすい
- 年間に取得できる単位数が制限される場合もある（大学によって違いがあるので要確認）
- 学費は修業年数で分割するので支払い金額は変わらない

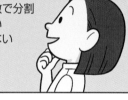

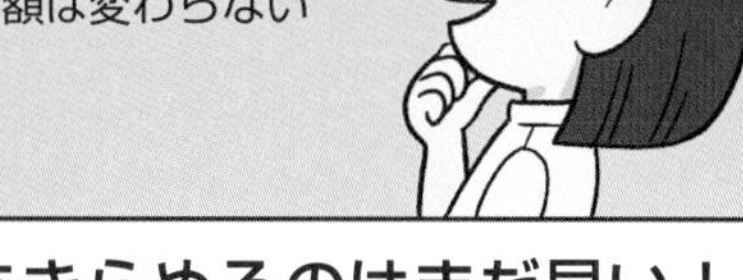

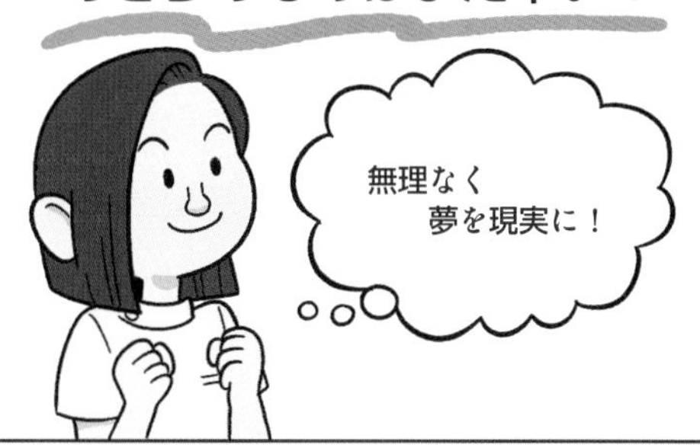
あきらめるのはまだ早い！
無理なく
夢を現実に！

期履修制度」といって，働きながら3～4年で修了を目指す制度もあります．

私の友人は，育児をしながらフルタイムで働きつつ，3年で大学院を修了しました．また，奨学金を借りることもできますし，通い方は人それぞれです（長期履修制度については前頁の漫画を参照）．

専門看護師の給与に関しては，手当が出る病院と出ない病院がありますし，一概には言えません．役職もつく場合とつかない場合があります．この点に関しては，専門看護師として，臨床でいかに組織に貢献できるかがポイントのように思います．

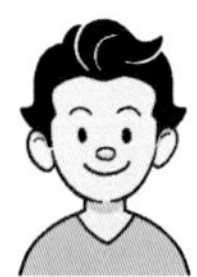
筆者の
ギモン

大学院進学に関しては知らない制度もたくさんありそうだ．進学に役立つ手段があることはわかったけど，大学院に行くってなんだか敷居が高い印象がある．

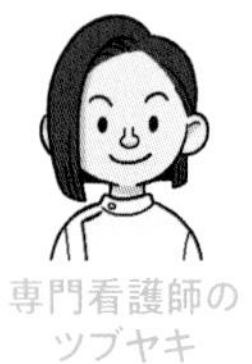
専門看護師の
ツブヤキ

大学院に行くきっかけやタイミングっていつだろう

大学院は，**自分が行きたいと思ったら行く場所**だと思います．私は5年目の終わりに仕事を辞めて大学院に行きました．当時は自分が行っていいのかな……という気持ちもありましたが，今は行ってよかったと胸を張って言えます．

なので，行きたいと思う気持ちが膨らんできた時は，その気持ちを大切にして，思い切って飛び込んでみるのも悪くないと思います．周囲からは自分が期待していないようなさまざまな意見が出るかもしれませんが，自分の人生なので自分で決めてよいと思いますよ．

どのようにして大学院に進学したのか

筆者は現在，専門看護師を目指して大学院に通っています．専門看護師になりたいと思ったきっかけは，院外活動で出会った専門看護師がとても素敵な人で，その人に憧れたからです．しかし，相談できる相手もおらず，右往左往していたところ，本書の執筆メンバーの1人が進学の相談に乗ってくれました．その後，大学院の教授を紹介していただき，進学が決まりました．

結局は専門看護師を目指した理由も，大学院への進学も，**人との出会い**から始まったのです．もしあなたが，進路について迷っていたり，自分が何をしたいのかわからなくなっていたりするのであれば，院外での接点を持つことで，新しい世界に踏み出すきっかけになるかもしれません．勇気を出して，飛び出してみてはどうでしょうか．（藤　健二郎）

105

＼診療看護師は，開拓期．未来は
これからの診療看護師にかかっている／

診療看護師のこれから

Contents

- 診療の知識を持って，タイムリーな処置ができる診療看護師
- 医行為（特定行為）は，タイムリーに患者の利益につながる
- 診療看護師はこれから働き方を創っていくことができる資格
- 診療看護師の未来はこれからの診療看護師にかかっている

Part 4 では診療看護師について，そのあらましや実践について解説しています．ここでは前項と同様に，診療看護師を進路に考えた場合を想定し，5 年目看護師の視点でインタビュー形式にてまとめました．

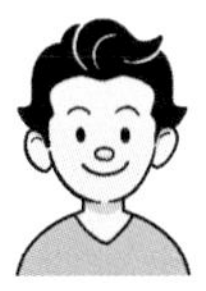
筆者のギモン

勤務していた病院には診療看護師はいなかったのもあって，イメージが湧かないな．実際に臨床でどのように仕事をしているのだろうか．

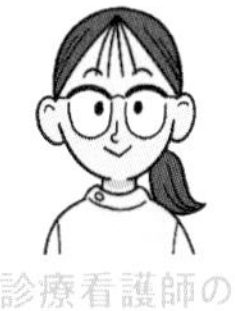
診療看護師のツブヤキ

診療の知識を持って，タイムリーな処置ができる診療看護師

診療看護師は看護の視点を持ちながら，**診療について医師とディスカッション**を行うことができます．そうすることで，患者の意向に沿った治療や退院後の療養生活を，丁寧に調整することができるのが役割の1つと思っています．

ですから，学んできた診療の知識や，医行為をする技術を看護として患者にどう反映させるかを常々考えています．具体的には，診断や治療に関する情報をわかりやすい形でスタッフに共有したり，特定行為で患者の離床を早めるようにかかわるなどしています．

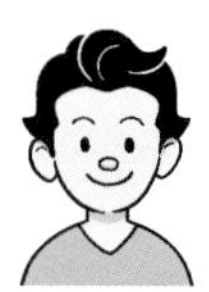

診療看護師が医療と看護と患者をつなぐ役割であることは理解できた．もう1つの強みとして，診療看護師といえば，なんと言っても特定行為だろう．さまざまな特定行為があるようだけど，臨床では具体的にはどのようなことをするのだろうか？

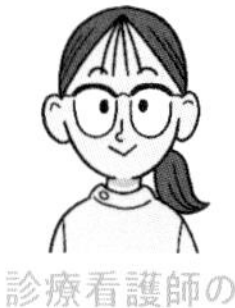

医行為（特定行為）は，タイムリーに患者の利益につながる

医師が多忙な時，感染源となる不要なドレーンを医師に代わって抜くという行為．この場合は診療看護師が患者へタイムリーに医行為をすることで，患者の感染リスクを下げることなどにつながります．ですから，十分なアセスメントをしたうえで診療看護師が医師に代わって実施します．

また，人工呼吸器をつけた患者のウィーニングを，医師に代わって診療看護師が行うこともあります．ベッドサイドで患者の状態を見ながら，タイムリーにウィーニングができるので，抜管をスムーズに行うことができます．

このように私たちは，“特定行為は，**それを行うことでどのように患者の利益につながるのか**”ということを常々考えて現場に立っています．

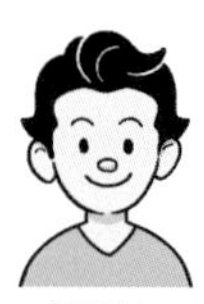

診療看護師の医行為は，患者への影響を最優先で考えることが大切．まさしく診療と看護の融合だ．あらゆる可能性が期待できる診療看護師だが，認定看護師や専門看護師と比べると人数は少ないと聞いた．現状が知りたいな．

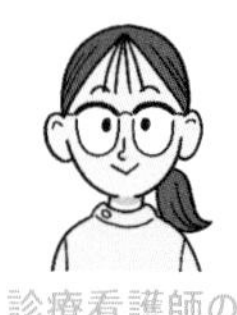

診療看護師はこれから働き方を創っていくことができる資格

現在日本で診療看護師は569名（2022年1月18日現在）が活躍していますが，依然として開拓期にある職種です．そのため，診療看護師の役割を働く場所で模索するところから始まる人も少なくありません．

大変だと思われる方も多いと思いますが，言い方を変えると，診療看護師になった人の努力次第で，まだまだいろいろな可能性を作り出せる職種だといえます．だからこそ，**看護師ではなかなか届かなかったジレンマに，少し光を入れることができるかもしれない**と思い，日々活動しています．

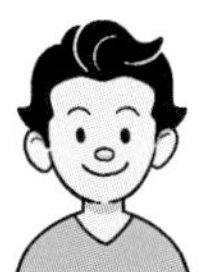

看護師としてのジレンマは，資格を問わず臨床で働いていると感じることは多いのだと思う．それを解決できるかもしれない診療看護師はとても魅力的だ．これからさらに活躍が期待される診療看護師，将来はどうなっていくのかな？

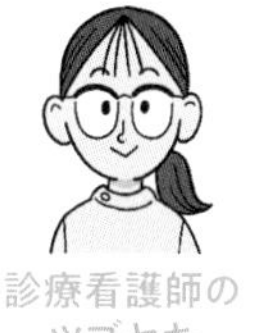

診療看護師の未来はこれからの診療看護師にかかっている

将来的には「診療看護師＝海外NP」という構想も期待できるのではないかと私は思います．そもそも海外NPがベースの資格なので，目指しているところは似ていると思います．

ただ，そもそもわが国での方向性もありますし，海外NPの役割や立ち位置をそのまま日本の診療看護師に当てはめられるかというと違うので，診療看護師の未来は今後の診療看護師の働き方にかかっているといえます．

私も臨床で日々悩んだり，壁に当たったりすることもありますが，これほど面白い資格は他にないと思っています．臨床でジレンマを感じている方々，診療看護師として一緒に看護を盛り上げていきましょう（診療看護師の卒後の流れについては漫画参照）．

（藤　健二郎）

これからのアナタの活躍次第 診療看護師のミライ

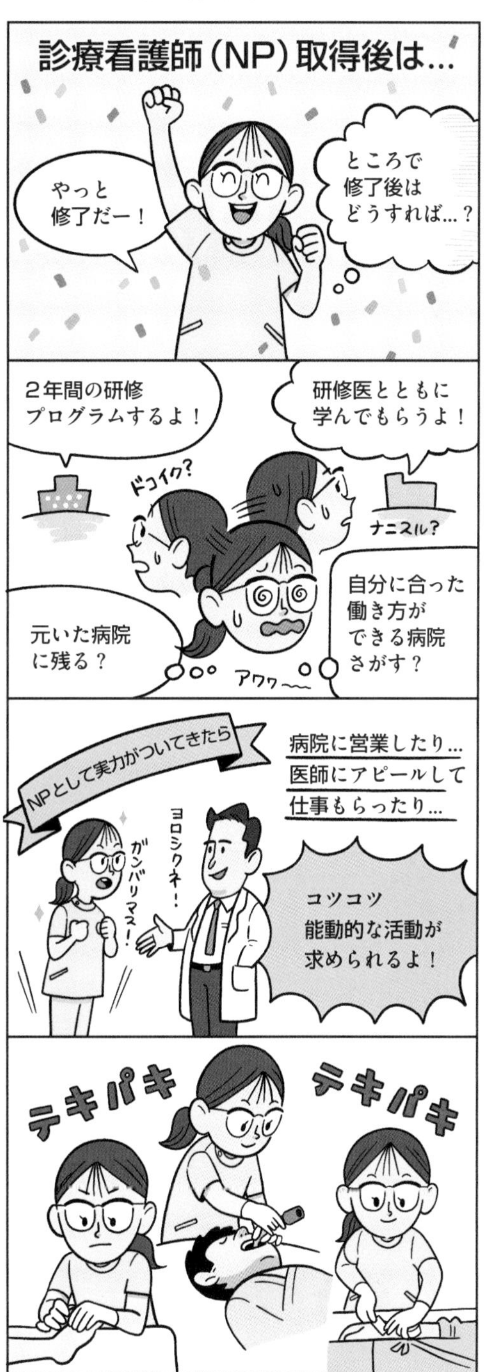

106 資格の有無や立場を問わず，自信を持って目の前の看護に精一杯取り組んでいく

ジェネラリストな働き方 ～幅広い経験から見えるもの～

Contents

- きっかけは経験豊富な先輩と，ある患者とのかかわり
- 時に便利屋さんのようなポジションになることもあるが，幅広い経験は強みになる
- 院内のキャリアにおいてもジェネラリストの経験が活きる
- 病院を支えるジェネラリスト

病院に勤めて５年ほど経過すると，目指す道に迷ったり，意図しない異動を経験したりするこがあるのではないでしょうか．筆者も５年目看護師であり，この道を極めるべきか，あるいは違う道を選択するべきか，ことあるごとに悩み続けています．

そこで本項では，領域にこだわらず幅広い経験をされ，そこを強みとして働いている（ここではジェネラリストと呼びます）先輩に話を聞いてみました．

経験豊富なジェネラリストの方々の後ろ盾があるからこそ，病院は成り立っていると言っても過言ではありません．そのようなジェネラリストの方々はどのようにして今の働き方に行き着いたのか，５年目看護師の筆者が，胸を借りるつもりでインタビューしてみました．

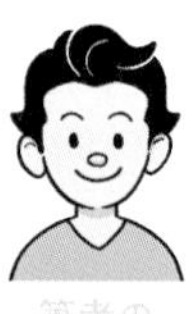

筆者のギモン

病院で看護師として５年ほど勤務をしていると，専門性を高めることを含め，さまざまな選択肢が増えると思う．そこから，ジェネラリストを選択したきっかけを知りたい．

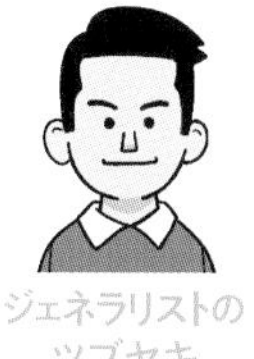

ジェネラリストの
ツブヤキ

きっかけは経験豊富な先輩と，ある患者とのかかわり

若手の頃は，高い専門性を身に着けている先輩看護師に憧れを持っていました．しかし，異動や転職を経てさまざまな部署を経験するうちに，その一方で，幅広い経験と知識を持って看護に向かっている先輩方を目にするようになり，次第にその姿に憧れるようになりました．

時を同じくして，ある患者にケアを行った際に「あなたがやってくれると何か気持ちいいわ」という言葉をいただき，**患者が1日の中で1つでも気持ちいいと思えることを，専門性にとらわれず，柔軟に，幅広い知識と経験を活かして提供**できるようになりたい，と思うようになり，今に至ります．

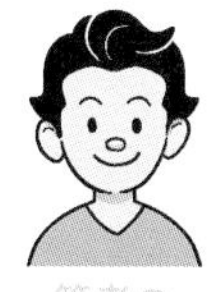

筆者の
ギモン

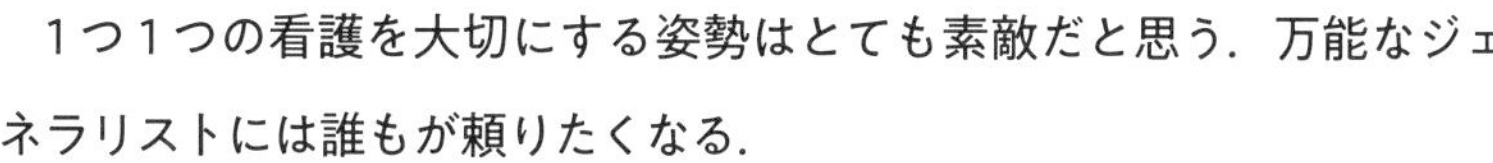

1つ1つの看護を大切にする姿勢はとても素敵だと思う．万能なジェネラリストには誰もが頼りたくなる．

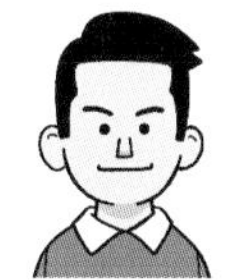

ジェネラリストの
ツブヤキ

時に便利屋さんのようなポジションになることもあるが，幅広い経験は強みになる

幅広い領域で積んできた経験は，大きな自信になります．また，新しいことをどんどん学んだり，チャレンジしたりすることに対しての戸惑いを抱き難いという性質は，領域に縛られないジェネラリストならではだと思います．

一方で，幅広い経験があるが故に，**組織の中では便利屋さんのようなポジション**になることもあるのかもしれません．まんべんなく知っているとは言え，その中でも苦手とする領域の処置や看護の依頼を受けざるを得ないこともあります．

さらに，領域を限定していないことから，他部署への応援は日常茶飯事です．そのようなときは何か1つ極めておけばよかったなと思ってしまうこともあります．

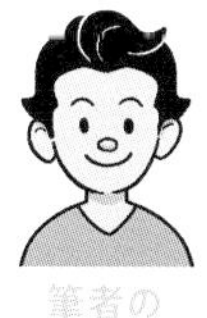

筆者の
ギモン

1つのことにとらわれない思考はとても素敵だ．

ところで，なんでもできるジェネラリストの方々は，さまざまな経験をしていることから，病院の中で看護師長などポジションアップに向いているような気がするが実際はどうなんだろうか？

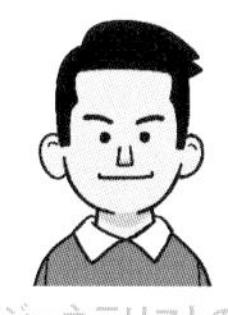

ジェネラリストの
ツブヤキ

院内のキャリアにおいてもジェネラリストの経験が活きる

ありがたいことに，昇格のお声かけをいただいたことがあります．当時は臨床での看護に魅力を感じており，1度目は断りましたが，2度目は受け入

れ，２年ほど管理職をしたことがあります．最終的には臨床での看護の魅力に負けて，管理職を辞めて転職をしましたが，管理職を引き受けたたことで，臨床一筋では経験できないキャリアを肩書として付けることができたと思います．

管理職を務めていた当時は，さまざまなキャリアを持つスタッフとかかわりましたので，その時にジェネラリストとしての幅広い領域経験が活かされました．

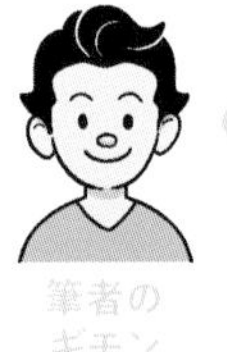

筆者のギモン

いろいろな経験が必要な管理職は，経験豊富なジェネラリストのような方々が最適なのかもしれない．

やっぱり本当の意味で病院を支えているのは，ジェネラリストとして経験豊富な先輩達だな．

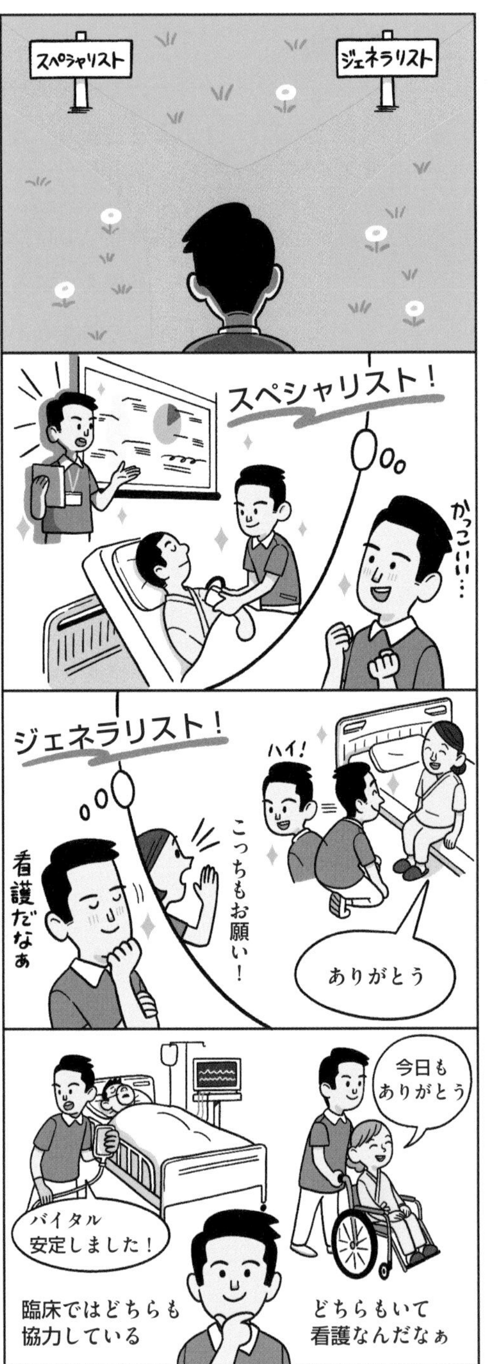
看護の現場を支える
経験豊富なジェネラリスト
スペシャリスト
ジェネラリスト
スペシャリスト！
かっこいい…
ジェネラリスト！
ハイ！
こっちもお願い！
看護だなぁ
ありがとう
今日もありがとう
バイタル安定しました！
臨床ではどちらも協力している
どちらもいて看護なんだなぁ

病院を支えるジェネラリスト

専門領域の看護の学術集会が開催され，その学会発表などに人員が割かれ現場が慌ただしい時も，病院は滞りなく稼働しています．そのような病棟には，専門に特化はしていなくても，**日々の看護を丁寧に積み重ねているジェネラリストの看護師が臨床を支えてくれています．**

資格の有無で，立場や役割が変わることもありますが，看護師は“働くみんなが主役なんだなあ”とつくづく思います．自信を持って目の前の看護に，精一杯取り組んでいきたいものです．（藤　健二郎）

107 どこでも応用できる看護師の経験．いつ何が起きても楽しめる，そのような前向きな気持ちで人生を過ごそう

ライフイベントも大切にしたいあなたへ
～人生の中にある仕事～

Contents

- キャリアの前に，あなたの人生について考える
- 人生の中に仕事がある，仕事の意味は人それぞれ
- ライフイベントを大切にすることと，人生を大切にすること
- 自分の人生を肯定できるマインドをもとう

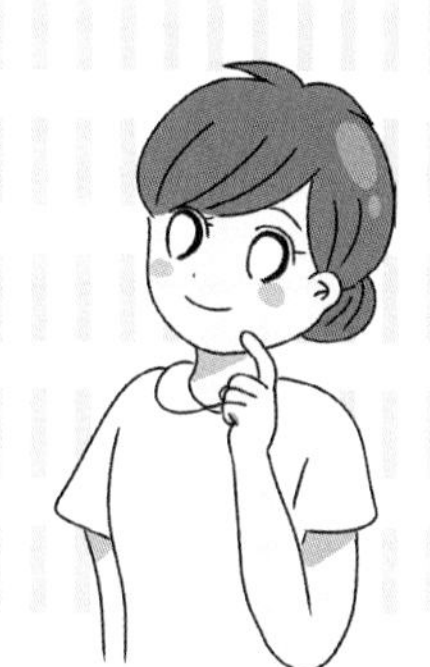

自分自身のキャリアを考えることは大切なことですし，皆さんも管理者との面談で将来のキャリアについて考えを求められた経験があると思います．

本項ではあなた自身の人生，という大きな視点で，「ライフイベントも大切にしたい」あなたへ向けてメッセージを送ります．

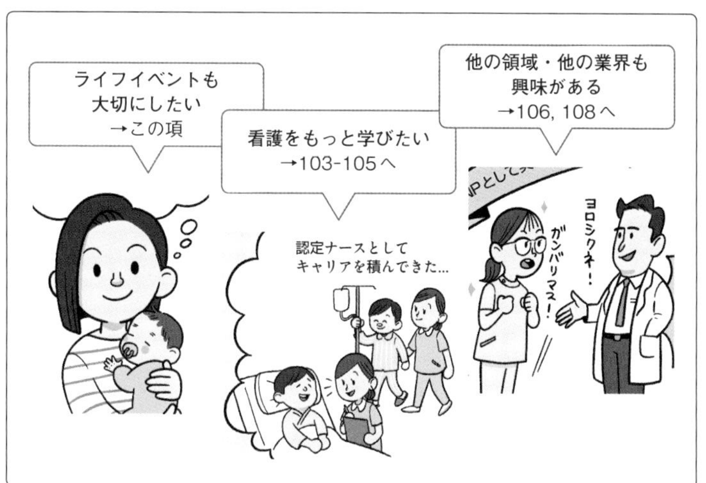
ライフイベントも
大切にしたい
→この項
看護をもっと学びたい
→103-105へ
他の領域・他の業界も
興味がある
→106, 108へ
認定ナースとして
キャリアを積んできた…
ヨロシクネ！
ガンバリマス！

図 1：将来のイメージ

キャリアの前に，あなたの人生について考える

この本を手に取ってくれた皆さんは，これまでどのような人生を過ごしてきましたか？　思い通りの人生，壁ばかりに感じる人生，本当にさまざまだと思います．皆さんはこれから，どのような人生を過ごしていきたいでしょうか．

人生の中に仕事がある，仕事の意味は人それぞれ

看護師という仕事が好きで働いている方，生活のために看護師として働いている方，仕事の意味は人それぞれです．ただ，あなたが看護師として働いていることに意味があります．これまで看護師として働く中で得た学びや感情の経験がその意味を持ちます．

あなたがこれまで看護師という仕事をしてきたことは，人とかかわりながら人間的にも成長してきたということです．**患者や家族，看護師同士や多職種とのかかわりに悩んだこと，自分の人生について考える機会があったこと，それらすべての経験は間違いなく皆さんの財産**です．

今後やりたいことがもしあるならば，まずは情報を集めるなど，小さな行動から移してみましょう．そして看護の専門性を極めていくにしても新たな領域や業界へ進むにしても，前述の通り

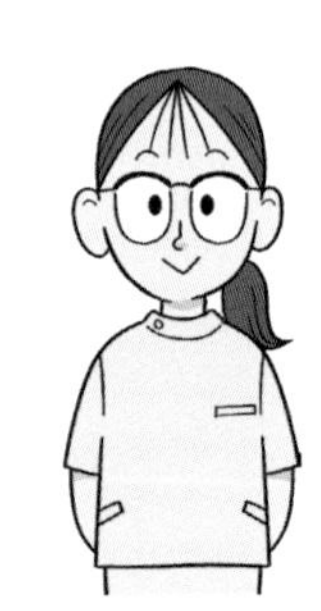

【どこでも多用できる看護師の経験】
・多重課題の優先順位づけ
・多職種との調整
・課題解決思考

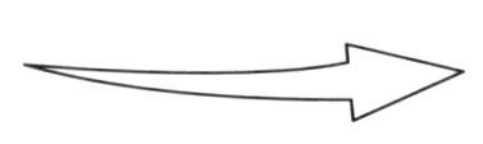

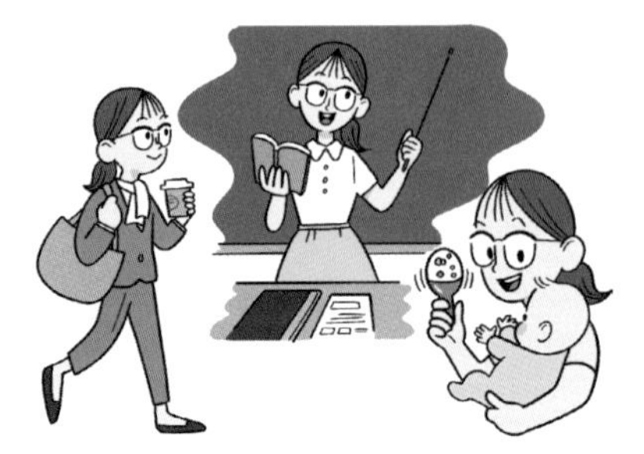

図 2：看護師経験の価値

これまで歩んできたキャリアは，あなたの今後を支えます．

ライフイベントを大切にすることと，人生を大切にすること

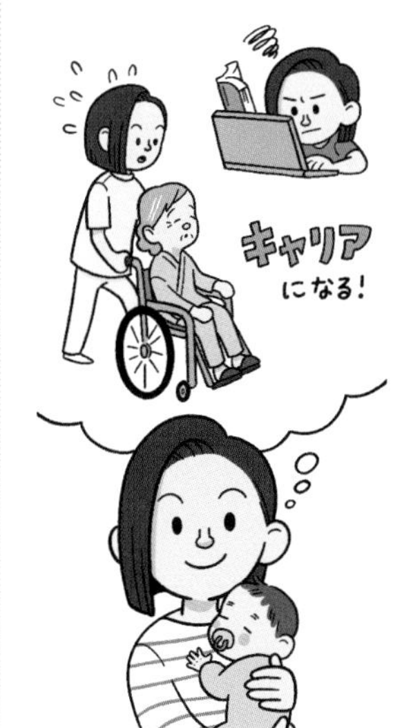

ライフイベントとは人生に起こりうる出来事と言えます．結婚や出産，子育て，引越し，介護などそのライフステージによって訪れるイベントもそれぞれですよね．今現在，看護師としてすでに経験があるあなたはすでにキャリアを持っています．

時として，結婚や妊娠・出産によって仕事を離れる選択もあるかもしれません．これまでの仕事の経験は仕事に限らず生活の中にも活かしていけるものでしょう．

自分の人生を肯定できるマインドをもとう

何かあった時に，ライフイベントも大切にできる．そのために自分の仕事も含めた自分の人生を肯定できるマインドを作っていきましょう．人生も仕事も捉え方です．出会いも結婚も出産も子育ても計画通りではありません．どっしりと構えて，何か楽しさや面白さを見つけながら過ごし，ライフイベントがあるその時に**その時の最善を考えるマインドでいることが重要**です．

私も自分の人生に思い悩むこともあります．できる無理はするけれども，どうしようもなく落ち込む日はとことん自分を甘やかします．感情のままに自分を認めます．

そのようにたまにやり過ごしながら，計画は立てつつも，いつ何が起きても楽しめる，そのような前向きな気持ちで人生を過ごしてみようと思えたら，明日の朝も気持ちよく起きれそうですよね．（菊池亜季子）

108

「自分にフィット」するキャリアを選ぶ，
その気持ちでこれからのキャリアを考えてみよう

キャリアに悩むあなたへ ~キャリアフィットという考え方~

Contents

- キャリアとは人生そのもの
- 苦手なことを頑張るのは修行．好きなことを頑張ることが努力
- 「ようやるわ」はとても大切な言葉
- 好きなことばかりはできない．嫌いなこともする
- 自分にフィットするキャリアを探そう

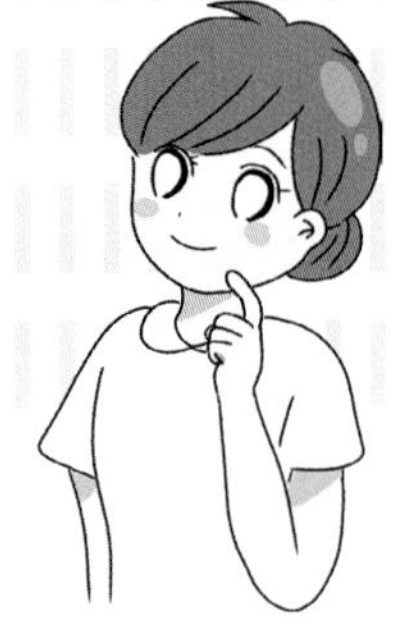

「キャリア」とは一体何なのでしょうか．ここまで看護師のキャリアについて書いてきた筆者がこのようなことを言うと「今さらどうした？」と思われる方もいるかもしれません．ですが，正直，「キャリア」という言葉については，執筆を始めた当初からしっくりきていません．

キャリアとは人生そのもの

そもそもキャリアという言葉は「経歴」や「出世」の意味で捉えられることが多すぎるように思うのは筆者だけでしょうか．代表的なのが「キャリアアップ」と言う言葉です．あたかも仕事をして，お金を貰っていることこそがもっとも尊く，大切なことのように……．

例えば，育児をしてきた時期や，一時的に看護師の仕事を離れていた時期は？　家庭での時間やそれ以外の趣味の時間は？　1人で旅に出た時間は？　それらも立派なキャリアだと思いま

す．看護を離れたとしてもそれは看護師を１つのキャリアと捉えるなら人生という大きなキャリアの一部となります．

結局はどのようなキャリアを歩むべきなのか，それは最終的にそれぞれが決めることではあると思いますが，筆者なりの結論は「自分の好きなことで生きていく」ということです．筆者は人に教えたり，新しいことを勉強したりするのがとても好きですが，先輩や上司から「ようやるわ」と言われます．

この「ようやるわ」という言葉，一見，悪口や嫌味のように聞こえなくもないですが，実はこの言葉は**「他人が不得意で，自分が得意」な領域がわかる**という，特殊な効果があります．

「ようやるわ」はとても大切な言葉

どういうことかというと，不得意な人にとってはとても教育が苦痛だとして，一方で筆者は後輩の話を聞いたり，小さな疑問を一緒に解決したりするのが大好きで，教育に苦痛を感じません．

これは**適性の問題**であり，教育が苦手な人が「自分の仕事だから」と教育を頑張るのはあまりにもキツいことで，それは単なる「修行」です．

一方で，筆者にすれば教育は楽しくてしょうがないかかわりです．筆者のような者にとっては，教育をすることは修行ではなく，いくらでも時間をかけて熱中できること，すなわち「努力」になります．こうやって自分の適性を見つけること，そしてそれを探し続けることすべてがキャリアなのだと思います．

好きなことばかりはできない．嫌いなこともする

とはいえ，好きなことばかりやっていられません．だから，好きなことをするために嫌なこともするのです．ちょっとわかりにくいですよね．

筆者は教育をするのが好きで，実際に病棟では教育を担当させてもらっていました．しかし，教育はただ後輩に知識や技術を教えるのではなく，資料を作ったり，会議へ出席したり，主任や

師長への報告や連絡，ほかのスタッフへの協力依頼など，多岐にわたります．

筆者が好きな後輩との時間は，教育の仕事全体のほんの一部に過ぎません．これと同じように，**どのようなキャリアを選ぼうと，楽しいことの裏にはそうでもない場面があり，それから逃げることはできません．**しかし，好きなことがあると，嫌なことも頑張れるものです．

自分にフィットするキャリアを探そう

まずは**好きなことや，心から楽しいと思えることを見つける**ことから始めてみてはどうでしょうか．

それは看護ではないかもしれないし，仕事とはかけ離れたものかもしれません．しかし，その道を信じて突き進んでいけば，嫌なことも苦にならないほど没頭する自分の進むべきキャリアが見えてくるかもしれません．

無理をしなくても頑張れる，そのような**「自分にフィット」**するようなキャリアを選ぶ，そのような気持ちでこれからのキャリアを考えてみてはいかがでしょうか．自分はそうして，いまここに立っています．（藤　健二郎）

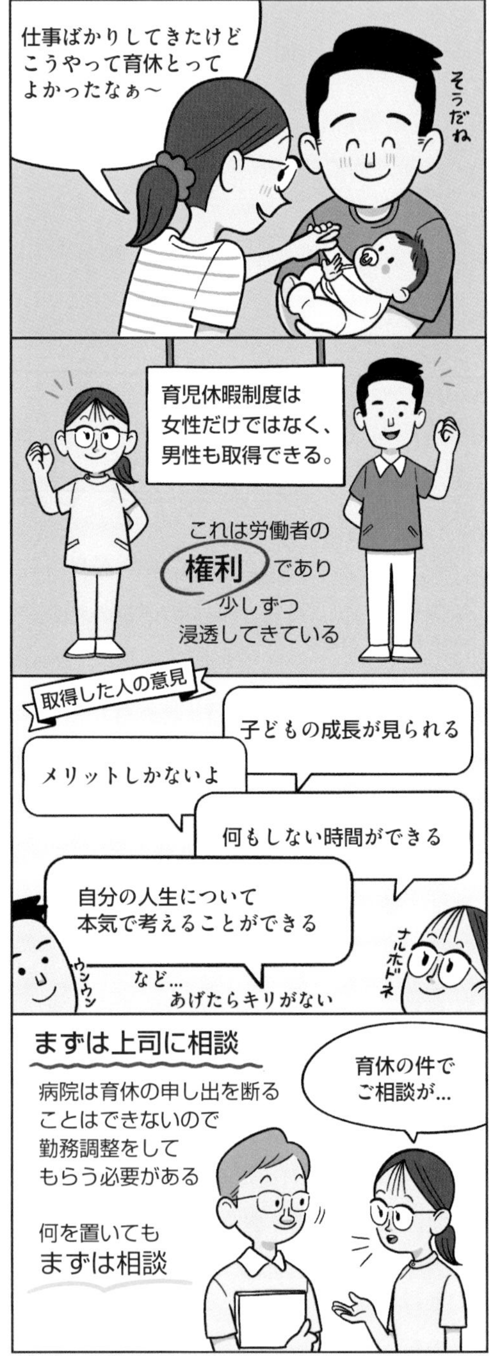
これもキャリアの1つ
メリットしかない！育児休暇制度
仕事ばかりしてきたけど
こうやって育休とって
よかったなぁ～
そうだね
育児休暇制度は
女性だけではなく、
男性も取得できる。
これは労働者の
権利であり
少しずつ
浸透してきている
取得した人の意見
子どもの成長が見られる
メリットしかないよ
何もしない時間ができる
自分の人生について
本気で考えることができる
ウンウン
ナルホドネ
など…
あげたらキリがない
まずは上司に相談
病院は育休の申し出を断る
ことはできないので
勤務調整をして
もらう必要がある
何を置いても
まずは相談
育休の件で
ご相談が…

コラム

看護師資格をもっているすべての方へ伝えたいこと

わが国には，168万人以上の看護師が就業しているとされてます（令和元年データ）[1)]．そして潜在看護師，つまり看護師として就業していない方は約55万人[2)]いると考えられています．また，看護師として就業している方のうち，看護職にこだわらず，興味や関心のもてる仕事をしたいという方は33%[3)]と，看護師以外の働き方も考えていることがわかっています．

この事実から言えることは，看護師という資格を持つことで，多様な職の選択肢と，多様に活躍できる可能性があるということです．今，看護師として働いていなくとも，看護師という資格を持っていることは，みなさんにとって強みであり，それだけで価値があるものだと思っています．

本書は看護師として実践の場にいる方を対象として書いています．キャリアについてもそのスタンスを基本として，このPart6を中心に各項で触れてきましたが，上記データからもわかるように，それが必ずしも全員に当てはまるものではないことも十分に理解しているつもりです．看護師という資格の中にある価値，看護師を目指そうとした，もしくはなったみなさんの人柄やマインドは，看護師という職業を通じなくとも素敵に活きていくと信じていますし，そんな思いを込めて本書をまとめました．

尊敬している編集者のNさんが以前，私に教えてくれました．「警察官が街にいてくれるだけでその街が守られるように，看護師が医療の有る場に存在するだけで患者さんが安心して過ごすための支援になっていると思うんです．いてくれるだけでいいんです」と．

私はその時には意味がわかりませんでしたが，私たちが行う看護は介入することだけではありません．ただそばにいること，じっと見守ること，いつでも支援すること，それも看護と気づいたとき，Nさんの言葉の重さ，そして看護の偉大さを再認識しました．

看護は病院だけでなく，地域全体でそのマインドが必要とされる価値をもっているのです．看護師として働いていなくとも，みなさんの看護師マインドは素敵に映るでしょう．

看護師として日々忙しく過ごしていると，時にその価値に気づかずにこのままでいいのか悩んでしまうこともおおいにあるでしょう．しかし今や，看護師も医療・看護・福祉の世界だけでなく，社会全体の課題認識や解決力，広い視野をもつことを求められる時代になってきています．選択肢が増えたからこそ悩むのでしょうし，そして私たちも悩んできました．その先にある看護の行き先はきっと素敵な未来なのだと思えます．

そしてそんな悩みを抱くとき，みなさんを支え，励ましてくれる人たちがいることを忘れないでください．本書が少しでもその手助けができたら幸いです．

2022年6月

Part 6のまとめと，あとがきにかえて

菊池亜季子

引用・参考文献

1）https://www.nurse.or.jp/home/statistics/pdf/toukei01.pdf （2022年4月7日検索）
2）https://www.mhlw.go.jp/shingi/2004/07/s0729-9g.html（2022年4月7日検索）
3）https://www.nurse.or.jp/home/publication/pdf/research/92.pdf（2022年4月7日検索）

索引 | Index

欧文索引

和文索引

できるナースと言われるために
5年目までに知っておきたい108のこと

2022年7月5日　　初版　第1刷発行
2022年8月26日　　初版　第2刷発行

監　修　浅香えみ子
発行人　小袋　朋子
編集人　増田　和也

発行所　株式会社 学研メディカル秀潤社
〒141-8414 東京都品川区西五反田 2-11-8
発売元　株式会社 学研プラス
〒141-8415 東京都品川区西五反田 2-11-8

印刷　株式会社真興社
製本　株式会社難波製本

この本に関する各種お問い合わせ
【電話の場合】
● 編集内容については Tel 03-6431-1231(編集部)
● 在庫については Tel 03-6431-1234(営業部)
● 不良品(落丁，乱丁)については Tel 0570-000577
学研業務センター
〒354-0045　埼玉県入間郡三芳町上富 279-1
● 上記以外のお問い合わせは
学研グループ総合案内 0570-056-710(ナビダイヤル)
【文書の場合】
● 〒141-8418　東京都品川区西五反田 2-11-8
学研お客様センター『できるナースと言われるために
5年目までに知っておきたい 108 のこと』係

● ショメイ：デキルナーストイワレルタメニゴネンメマデニシッテオキタイヒャクハチノコト

本書に記載されている内容は，出版時の最新情報に基づくとともに，臨床例をもとに正確かつ普遍化すべく，著者，編者，監修者，編集委員ならびに出版社それぞれが最善の努力をしております．しかし，本書の記載内容によりトラブルや損害，不測の事故等が生じた場合，著者，編者，監修者，編集委員ならびに出版社は，その責を負いかねます．

また，本書に記載されている医薬品や機器等の使用にあたっては，常に最新の各々の添付文書や取り扱い説明書を参照のうえ，適応や使用方法等をご確認ください．

株式会社 学研メディカル秀潤社